U0689489

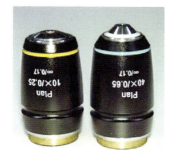 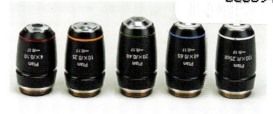

图 5 - 3　无限远平场物镜

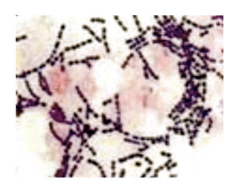

图 8 - 3　链球菌

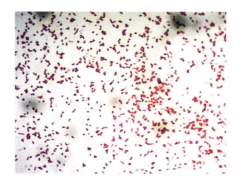

图 8 - 4　大肠埃希菌

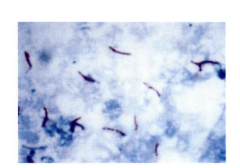

图 8 - 6　结核分枝杆菌

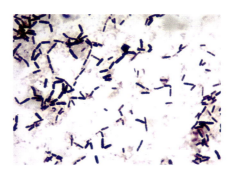

图 8 - 7　革兰阳性杆菌

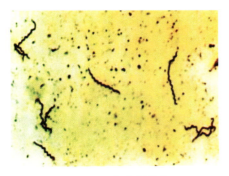

图 8 - 8　梅毒螺旋体

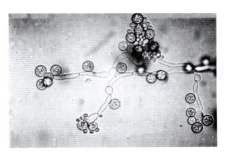

图 10 - 1　白假丝酵母菌

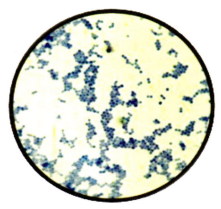

图 11 - 1　金黄色葡萄球菌　100×10

［革兰阳性（G⁺）球菌，蓝紫色］

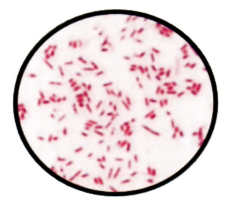

图 11 - 2　大肠埃希菌　100×10

［革兰阴性（G⁻）杆菌，红色］

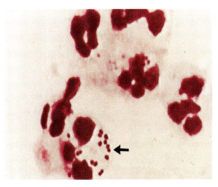

图 12 - 2　淋病奈瑟菌　100×10

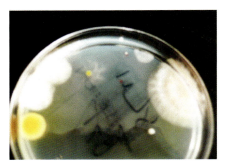

图 12 - 3　微生物菌落形态

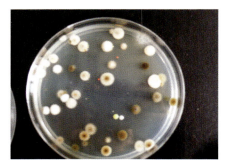

图 12 - 4　微生物菌落形态

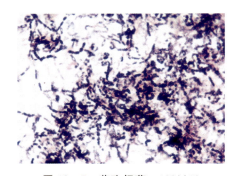

图 12 - 5　芽孢杆菌　100×10

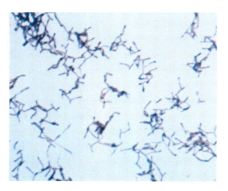

图 12 - 6　放线菌　100×10

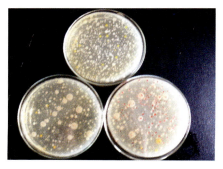

图 18 - 1　倾注培养结果

高职高专医药类工学结合规划教材
浙江省"十一五"重点教材建设项目

药学微生物及技术

Pharmaceutical Microorganism and Technology

主　编　周海鸥　蒋锦琴
副主编　黄卫平　银国利　何　方

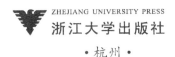

ZHEJIANG UNIVERSITY PRESS
浙江大学出版社
·杭州·

图书在版编目(CIP)数据

药学微生物及技术/周海鸥,蒋锦琴主编. —杭州：
浙江大学出版社,2011.11(2023.1重印)
ISBN 978-7-308-09283-8

Ⅰ.①药… Ⅱ.①周…②蒋… Ⅲ.①药物学：微生物
学—教材 Ⅳ.①R915

中国版本图书馆 CIP 数据核字(2011)第 229458 号

药学微生物及技术

主　编　周海鸥　蒋锦琴
副主编　黄卫平　银国利　何　方

丛书策划	阮海潮	
责任编辑	阮海潮	
封面设计	姚燕鸣	
出版发行	浙江大学出版社	
	（杭州市天目山路 148 号　邮政编码 310007）	
	（网址：http://www.zjupress.com）	
排　　版	杭州金旭广告有限公司	
印　　刷	广东虎彩云印刷有限公司绍兴分公司	
开　　本	787mm×1092mm　1/16	
印　　张	28	
字　　数	664 千	
版 印 次	2011 年 11 月第 1 版　2023 年 1 月第 4 次印刷	
书　　号	ISBN 978-7-308-09283-8	
定　　价	57.00 元	

版权所有　翻印必究　印装差错　负责调换

浙江大学出版社市场运营中心联系方式：0571 - 88925591；http://zjdxcbs.tmall.com

本书编写人员名单

主　　编　　周海鸥　蒋锦琴
副　主　编　　黄卫平　银国利　何　方
编　　者　　（以姓氏笔画为序）

王知坚　浙江省食品药品检验所
龙正海　浙江药科职业大学
叶丹玲　浙江药科职业大学
邢旺兴　杭州师范大学
吕火烊　浙江省人民医院
阮　萍　绍兴文理学院
花扣珍　杭州医学院
杨　珺　杭州医学院
何　方　杭州医学院
陈恩富　浙江省疾病预防控制中心
范兴丽　杭州医学院
罗冬娇　杭州师范大学
周海鸥　杭州医学院
施新颜　杭州市妇产科医院
姜　侃　浙江省质量技术监督局
徐水凌　嘉兴学院
殷　红　杭州医学院
唐学雯　浙江省疾病预防控制中心
黄卫平　杭州医学院
银国利　杭州医学院
董海艳　温州医科大学
蒋锦琴　杭州医学院
蔡大敏　杭州医学院
潘　嬿　杭州胡庆余堂
冀　磊　杭州医学院
魏兰芬　浙江省疾病预防控制中心

FOREWORD 前　言

　　《药学微生物及技术》是药学类专业人才培养方案中的专业基础课程。根据高职高专技能型专业人才培养目标和学校办学特色，按照国家职业分类标准和职业资格认证制度的要求，本教材立足于中国国情和现行政策背景，引入行业标准，以药学岗位需求为依据，编写内容从简单医院药房药品管理进一步拓展到涉及药品生产、药品经营、药品使用、药品监督管理等多个环节，和药物制剂、药品检验、质量管理、药品验收、药品购销、药品养护、药品配发等与微生物相关的众多岗位工作群。本教材是在对医院药房、制药及经营企业调研的基础上，突出微生物操作技能和综合能力的培养，以药学专业药房、药店、制药、药品经营企业微生物监控及检测中的典型工作任务为驱动，按"需用为准、够用为度、实用为先"的原则设计安排教学内容，突出教学内容的职业性；紧紧围绕工作任务进行教学内容的选取，以典型工作任务构建教学项目，以教学项目为引领组织教学活动；达到药学专业学生获得执业药师、从业药师、医药商品购销员资格等职(执)业资格证书中相应模块考证的基本要求，并为学生今后学习相关专业知识、强化职业技能和提高专业素养奠定基础。

　　为配合教材的使用，构建形态学显微互动实训平台、项目引领动画模拟实训平台、学习型工作任务热点事件跟踪 PBL 教学平台、任务驱动开放式综合设计互动实训平台、自主互动式在线测试平台、顶岗式假日课堂及精品课程网站，模拟药房和仿真 GMP 车间，以多元化教学平台为载体，真正使教—学—做一体化，实现以行动导向的教学模式体现工学结合的教学过程。

　　本教材分 12 个项目、46 个任务。任务类型包括学习型和实践型，任务目录包括任务描述、知识背景、任务内容、知识拓展、任务评价等模块。本教材参编人员由卫生系统一线工作者组成，他们来自教学岗位、医疗卫生机构、制药企业。因此，本教材具备基础性、实用性、综合性，可作为高职高专药学专业及护理、临床(类)专业教学用书。

　　敬请各位读者提出宝贵意见。

编　者

2011 年 10 月

目 录
CONTENTS

ENTS

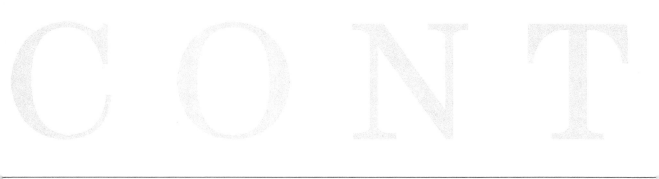

ENTS

项目一
微生物生理学及技术

【教学目标】

知识目标

- 掌握微生物生理学与微生物感染的基本概念,各类微生物的繁殖方式及其生物学特性,原核微生物和真核微生物主要种类及其形态特征。
- 认识微生物分类单位和命名方法,细菌及其特点,细菌的生长曲线,细菌遗传与变异概念及其相互关系,细菌的物质基础及其致病作用,微生物感染来源、感染类型,细菌与病毒致病性的特点及机体的抗感染免疫机制。
- 了解药学相关微生物主要类群,各种因素对微生物生长的影响,基因突变的类型与规律,细菌遗传变异的生物学意义。

能力目标

- 掌握显微镜(油镜)的工作原理、使用和维护;正确运用显微镜(油镜)进行革兰染色细菌标本的观察。
- 学会常用玻璃器皿的清洗、干燥与包扎技术,常用洗涤剂的配制,常用仪器如生化培养箱、电热恒温干燥箱、高压蒸汽灭菌器、超净工作台等的使用。
- 了解微生物实验室常用仪器类型,数码显微互动系统工作原理;学会使用数码显微互动系统。

素养目标

- 了解微生物学的发展史及其为人类进步所做的贡献。
- 了解微生物学的学科发展及与其他学科的交叉、渗透和融合。
- 构建课程学习 4 人组团队;由团队进行常用实践教学器材整理、归类、摆放,建立实验用常规器材目录;确认药学微生物实验室规则。

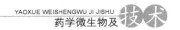

任务一 微生物基本概念及生物学性状

任务描述

解释微生物、细菌肽聚糖、脂多糖、L型细菌、质粒、荚膜、菌毛、细菌生长曲线、病毒、病毒复制、干扰现象、亚病毒、真菌、放线菌等名词;了解微生物的分类;比较革兰阳性和革兰阴性细菌细胞壁组成,并阐述其与临床药物选择的关系;描述微生物的大小、细菌的基本形态和特殊结构,说出与致病有关的细菌特殊结构;分析细菌需要的营养物质及其培养条件,归纳细菌生长繁殖方式及规律的实际意义。

BEI JING ZHI SHI

背景知识

每天起床后,当你禁不住深吸一口清晨的空气,坐下来喝一杯酸奶,品尝面包或馒头时,殊不知奇妙的微生物已给你的生活带来了众多的恩惠;当你因患感冒或其他疾病躺在病床上时,或许不曾想那可能是微生物侵蚀了你的身体;当你服用(或注射)抗生素类药物,恢复健康时,要感谢的还是那些微小而奇妙的的微生物——因为抗生素是微生物的"奉献"。可以说,微生物与人类关系的重要性,无论你怎么强调都不过分,它是一把双刃剑,在给人类带来巨大利益的同时也带来了"残忍"的破坏。它给人类带来的利益不仅是享受,事实上更涉及了人类的生存。

历史上,微生物给人类带来的灾难曾极具毁灭性。1347年,一场由鼠疫杆菌引发的瘟疫几乎摧毁了整个欧洲,有1/3的人(约2500万)死于这场灾难。在此后的80年间,这种疾病一再肆虐,消灭了大约75%的欧洲人口,一些历史学家认为这场灾难甚至改变了欧洲文化。在解放前,我国也曾多次暴发鼠疫,死亡率极高。今天,一种新的瘟疫——艾滋病(AIDS)在全球蔓延;许多已被征服的传染病(如肺结核、疟疾、霍乱等)也有"卷土重来"的趋势。据1999年8月世界卫生组织统计,全世界有18.6亿人(相当于全球人口的32%)患结核病(绝大多数属于潜伏性感染或非活动性)。随着环境污染的日趋严重,一些从未见过的新型疾病(如军团病、埃博拉病毒病、霍乱O139新菌型、肠出血型大肠杆菌O157以及疯牛病等)又给人类带来了新的威胁。因此面对它们,医疗卫生机构的工作人员及其他学科研究者仍任重而道远。正确使用微生物这把双刃剑,消除疾患、造福人类,是我们学习和应用微生物学的目的,也是每一位未来的医务工作者义不容辞的责任。

任务内容

一、微生物概述

(一)概念

微生物(microorganism)是体形微小、结构简单、肉眼不能直接看见而必须借助光学显微镜或电子显微镜放大数百倍、数千倍甚至数万倍才能观察到的微小生物。它具有个体微小、结构简单、种类多、分布广、繁殖快、可变异、与人类关系密切等特点。

（二）分类

微生物的种类繁多，依其分化程度或结构等不同分为三型：

1. 非细胞型微生物　体积最小，能通过细菌滤器；分化程度较低，结构最简单，无典型的细胞结构，缺乏酶系统，只能在活细胞内生长繁殖，由单一核酸（DNA 或 RNA）和蛋白质组成，如病毒。

2. 原核细胞型微生物　此类微生物众多，包括细菌、衣原体、支原体、立克次体、螺旋体、放线菌。它们体积大小不一，衣原体、支原体、L 型细菌体积较小，能通过细菌滤器；而其他体积较大，不能通过细菌滤器。缺乏完整的细胞器，生长能力不一，细菌、支原体、螺旋体、放线菌能人工培养，而衣原体、立克次体只能在活细胞内生长繁殖。仅有原始核质，无核膜、核仁。

3. 真核细胞型微生物　体积最大；分化程度较高，有内质网、线粒体、核糖体等多种完整的细胞器，能人工培养，有核膜、核仁和染色体等典型的核结构，如真菌。

（三）作用

绝大多数微生物对人类、动物和植物是有益的，甚至有些是必需的。自然界的物质循环依靠微生物的代谢活动而进行；农业方面以菌造肥、以菌催长、以菌防病、以菌治病；工业方面以菌冶炼、以菌制药；生活中以菌酿酒、以菌防污；人体身上的微生物亦有营养和防病等作用，微生物与我们的日常生活、衣食住行、政治经济、未来发展有着极其密切的关系。正如著名法国科学家巴斯德预言："未来的话题将是微生物"。因此，自然界中虽然广泛存在着各种微生物，但并不可怕，不应把微生物同疾病、死亡和灾难联系在一起而产生恐惧心理。

但微生物中确有一小部分可引起人类及动植物疾病，这些微生物称为病原微生物。有些微生物在正常情况下不致病，但在某些特定条件下可致病，这些微生物称为条件性病原微生物或条件致病菌。

（四）微生物学与发展简史

微生物学（microbiology）是生物学的一个重要分支，是研究微生物在一定条件下的形态、结构、生长、繁殖、代谢、遗传、进化，以及与人类、动物、植物和自然界相互关系的一门学科。微生物学工作者的任务是开发、利用有益的微生物，控制、消灭有害的微生物，使微生物学朝着人类健康需要的方向发展。

医学微生物学（medical microbiology）是阐述与医学有关的病原及条件性病原微生物的生物学特性、致病性与免疫性、微生物学检查与防治原则的一门学科。它是一门基础医学课程，主要包括细菌学、真菌学与病毒学三部分。学习医学微生物学的目的是为学习其他基础医学、临床医学、预防医学，尤其是控制和消灭传染病打下良好的基础。

1676 年荷兰人列文虎克（Leeuwenhoek）自磨镜片发明了一架能放大 266 倍的显微镜，并于镜下看到了污水、牙垢等中肉眼看不到的微小生物，描述了微生物学的基本形态，揭开了微生物学时代的序幕。

1857 年法国科学家巴斯德（Louis Pasteur）证实酿酒中的发酵与腐败均由微生物引起，并创用巴氏消毒法来处理酿酒过程中的污染，开创了微生物生理学时代。同期德国学者科赫(Robert Koch)创用固体培养基、细菌染色和实验动物感染,从病人排泄物中分离培养、鉴定出各种病原菌,并提出了著名的科赫法则,此后相继分离出炭疽杆菌、结核杆菌、霍乱弧菌、白喉杆菌、伤寒杆菌等传染性病原菌。因此,巴斯德和科赫是医学微生物学的奠基人。

1892 年俄国学者伊凡诺夫斯基(Ivanovsky)发现了第一个病毒即烟草花叶病毒。20 世纪 40 年代电子显微镜问世后,病毒的研究有了很大发展。

1956 年中国学者汤飞凡采用鸡胚卵黄囊接种法在世界上首次分离培养出沙眼衣原体,促进了对沙眼病原及其致病性的研究。

近年来,由于科学技术的发展,尤其是生物化学、遗传学、细胞生物学、分子生物学等学科的发展,以及电镜、色谱、免疫标记、分子生物学技术的进步,大大促进了医学微生物学的发展,使微生物的研究进入了分子水平,微生物的实验室检测向着快速、准确、微量、高度灵敏的方向发展。多种减毒活疫苗、基因工程疫苗等人工自动免疫生物制品用于传染病预防。但是,医学微生物学还有许多问题悬而未决,如细菌的耐药性、抗病毒药物、SARS 冠状病毒变异株的出现等。我们必须加强学习,深入研究,为发展医学微生物学学科、保障人类健康做出应有的贡献。

二、病原微生物生物学性状

(一)细菌生物学性状

细菌(bacterium)是属于原核生物界的一种单细胞微生物,它们形体微小,结构简单,代谢活跃,无成形细胞核也无核仁和核膜,除核糖体外无其他细胞器。在一定的环境条件下,细菌的形态和结构相对稳定。了解细菌的形态、结构和生理活动等基本性状,对研究细菌的致病性和免疫性,以及鉴别细菌、诊断和防治细菌性感染等具有重要的理论和实际意义。

1. 细菌的形态与结构

(1)细菌的大小:细菌结构简单,个体微小,需借助显微镜放大数百至上千倍才能看到,观察细菌最常用的仪器是光学显微镜。通常以 μm(微米)作为测量单位。不同种类的细菌大小不一,同一种细菌也因菌龄和环境因素的影响而有差异。多数球菌的直径约为 $1\mu m$,中等大小的杆菌长约 $2\sim3\mu m$,宽 $0.3\sim0.5\mu m$。

(2)细菌的形态:细菌有三种基本的形态,即球形、杆形和螺形,据此将细菌分为球菌、杆菌和螺形菌三大类(图 1-1)。

1)球菌(coccus):呈圆球形,或近似圆球形,有的呈矛头状或肾状。单个球菌的直径在 $0.8\sim1.2\mu m$。据繁殖时细菌细胞分裂方向和分裂后细菌粘连程度及排列方式不同可分为:

① 双球菌(diplococcus):在一个平面上分裂成双排列,如肺炎双

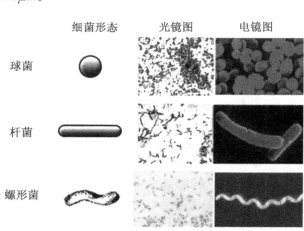

图 1-1　细菌基本形态

球菌、脑膜炎双球菌。

② 链球菌(streptococcus)：在一个平面上分裂,成链状排列,如溶血性链球菌。

③ 四联球菌(micrococcus tetragenus)：在两个相互垂直的平面上分裂,以四个球菌排列呈方形,如四联加夫基菌。

④ 八迭球菌(sarcina)：在三个互相垂直的平面上分裂,八个菌体重叠呈立方体状,如藤黄八叠球菌。

⑤ 葡萄球菌(staphylococcus)：在几个不规则的平面上分裂,菌体多堆积在一起,呈葡萄状排列,如金黄色葡萄球菌。

2) 杆菌(bacillus)：各种杆菌的大小、长短、弯度、粗细差异较大。大多数杆菌中等大小长 $2\sim5\mu m$,宽 $0.3\sim1\mu m$。大的杆菌如炭疽杆菌$[(3\sim5)\mu m\times(1.0\sim1.3\mu m)]$,小的如野兔热杆菌$[(0.3\sim0.7)\mu m\times0.2\mu m]$。菌体的形态多数呈直杆状,也有的菌体微弯。菌体两端多呈钝圆形,少数两端平齐(如炭疽杆菌),也有两端尖细(如梭杆菌)或末端膨大呈棒状(如白喉棒状杆菌)。排列一般分散存在,无一定排列形式,偶有成对或链状,个别呈特殊的排列如栅栏状或呈"V"、"Y"、"L"字样。

3) 螺形菌(spirillar bacterium)：菌体弯曲,可分为弧菌和螺菌：

① 弧菌(vibrio)：菌体只有一个弯曲,呈弧状或逗点状,如霍乱弧菌。

② 螺菌(spirillum)：菌体有数个弯曲,如鼠咬热螺菌。

细菌形态可受各种理化因素的影响,一般说来,在生长条件适宜时培养 $3\sim18h$ 的细菌形态较为典型;幼龄细菌形体较长;细菌衰老时或在陈旧培养物中,或环境中有不适合于细菌生长的物质(如药物、抗生素、抗体、过高的盐分等)时,细菌常常出现不规则的形态,表现为多形性,称为衰退型(involutionform),临床实验室诊断应慎重。

（3）细菌的结构：细菌的结构包括基本结构和特殊结构。基本结构是所有细菌都具有的结构,包括细胞壁、细胞膜、细胞质和核质;特殊结构是某些细菌在一定条件下所特有的结构,包括荚膜、鞭毛、菌毛和芽孢(图 1-2)。

1) 基本结构

① 细胞壁：细胞壁(cell wall)为细菌最外层结构,包绕在细胞膜的周围,是一种膜状结构,坚韧而富有弹性,厚度约 $15\sim30nm$,化学组成比较复杂。细菌经过革兰染色法(Gram stain,G)染色后可将细菌分为两大类,即革兰阳性菌和革兰阴性菌,两类细菌细胞壁的结构有很大的差异。

● 革兰阳性菌的细胞壁：革兰阳性菌细胞壁较厚,约 $20\sim80nm$,除含有 $15\sim50$ 层肽聚糖

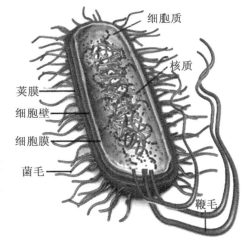

图 1-2 细菌结构模式图

(peptidoglycan)结构外,大多数还含有磷壁酸,少数是磷壁醛酸,约占细胞壁干重的 50%。

肽聚糖：是革兰阳性菌细胞壁的主要成分,又称粘肽(mucopetide),由聚糖骨架、四肽侧链和五肽交联桥三部分组成：(a) 聚糖骨架由 N-乙酰胞壁酸和 N-乙酰葡萄糖胺两种交替

间隔排列,经 β-1,4-糖苷键连接而成的多糖支架。(b)四肽侧链是由四个氨基酸组成的侧链连接在聚糖骨架的每个胞壁酸分子上。(c)五肽交联桥是由五个氨基酸组成的桥链,将两个相邻的四肽侧链连接起来,一端与一四肽侧链的第三位氨基酸相连,另一端与另一四肽侧链的末位氨基酸相连,从而构成机械强度十分坚韧牢固的三维立体结构(图 1-3)。革兰阳性菌细胞壁中肽聚糖层数多,约 15～50 层;含量高,占细胞壁干重的 50%～80%(图 1-4)。

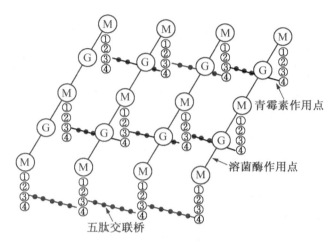

图 1-3 革兰阳性菌细胞壁肽聚糖结构

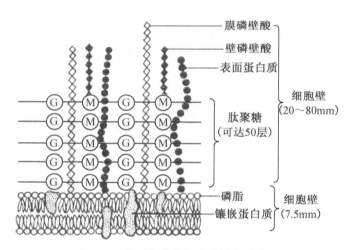

图 1-4 革兰阳性菌细胞壁结构模式图

凡能破坏肽聚糖结构或抑制其合成的物质,都能损伤细胞壁而使细菌变形或杀伤细菌。革兰阳性菌一般对溶菌酶和青霉素敏感,溶菌酶能切断肽聚糖中 N-乙酰葡萄糖胺和 N-乙酰胞壁酸之间的 β-1,4-糖苷键,破坏肽聚糖骨架,引起细菌裂解。青霉素和头孢菌素能与细菌竞争细胞壁合成过程所需的转肽酶,抑制五肽交联桥与四肽侧链末端氨基酸之间的连接,使细菌不能合成完整的细胞壁,可导致细菌死亡(图 1-3)。人和动物细胞无细胞壁结构,亦无肽聚糖,故溶菌酶和青霉素对人体细胞均无毒性作用。

磷壁酸:是革兰阳性菌细胞壁的特有成分,约占细胞壁干重的 50%,根据其结合部位的不同可分为壁磷壁酸和膜磷壁酸(图 1-4)。两种磷壁酸均伸到肽聚糖的表面,构成革兰阳性菌重要的表面抗原。磷壁酸具有黏附宿主细胞的功能,与致病性有关。

某些革兰阳性菌细胞壁表面还有一些特殊的表面蛋白质,如金黄色葡萄球菌的 A 蛋白,可作为载体进行协同凝集试验;A 群链球菌的 M 蛋白与致病性有关等。

● 革兰阴性菌的细胞壁:革兰阴性菌细胞壁较薄,约 10～15nm,其结构较复杂,除含有 1～2 层肽聚糖结构(图 1-5)外,还有其特殊组分外膜。外膜由脂蛋白、脂质双层和脂多糖三部分组成,约占细胞壁干重的 80%(图 1-6)。

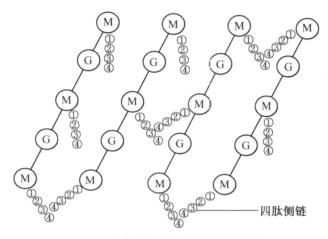

图 1-5 革兰阴性菌细胞壁的肽聚糖结构

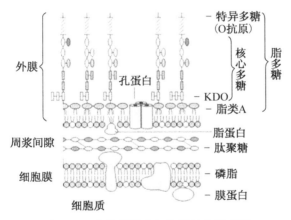

图 1-6 革兰阴性菌细胞壁结构模式图

肽聚糖:革兰阴性菌细胞壁的肽聚糖含量少,只有 1～2 层,占细胞壁干重的 5%～10%,其结构与革兰阳性菌不同,仅由聚糖骨架和四肽侧链两部分组成,没有五肽交联桥,为结构疏松的二维平面结构(图 1-5)。

脂蛋白(lipoprotein):位于肽聚糖与脂质双层之间,其蛋白质部分结合于四肽侧链上,脂质部分与脂质双层非共价结合,使外膜和肽聚糖层构成一个整体。

脂质双层:类似细胞膜的结构,其内镶嵌着多种特异性蛋白,与细菌的物质交换有关。

脂多糖(lipopolysacchride,LPS):即革兰阴性菌的内毒素,与细菌的致病性有关,由三种成分组成:(a)脂质 A:为一种糖磷脂,其上结合有各种长链脂肪酸,它是内毒素的毒性和生物学活性的主要组分,为革兰氏阴性菌的致病物质。(b)核心多糖,分布于脂质 A 的外层,由己糖、庚糖、2-酮基-3-脱氧辛酸(KDO)、磷酸乙醇胺等组成。核心多糖具有属特异性。(c)特异多糖,是脂多糖的最外层,由多个低聚糖重复单位构成的多糖链,特异多糖是革兰阴性菌的菌体抗原(O 抗原),具有种特异性。

革兰阳性菌与革兰阴性菌细胞壁结构有显著差异(详见任务十一,表 11-1),因而这两类细菌在染色性、抗原性、致病性及对药物的敏感性等方面有很大区别。

细胞壁的功能:(a)细胞壁坚韧而富有弹性,其主要功能是维持细菌固有的形态,并保护细菌抵抗低渗环境,避免细菌破裂与变形。(b)细胞壁上有许多小孔,参与细菌内外的物质交换。(c)细胞壁表面携带多种决定细菌抗原性的抗原决定基,可以诱发机体的免疫应答。(d)革兰阴性菌细胞壁上的脂多糖是具有致病作用的内毒素,与细菌致病性有关。

● L 型细菌:有些细菌细胞壁由于受到某些理化因素或药物作用直接破坏或合成被抑制成为细胞壁缺陷的细菌,它们在高渗的环境中仍可生存,称为 L 型细菌,因其首次在 Lister 研究所发现,故以其第一个字母命名。L 型细菌由于缺乏完整的细胞壁不能维持其固有的形态,而呈现大小不等的圆球形、长丝状或多形态,革兰染色多为阴性,在普通培养基上不易生长,必须在高渗培养基(含 5%NaCl、20%人或马血清、0.8%琼脂)中才能缓慢生长,形成中间厚四周薄的"油煎蛋"状细小菌落。某些 L 型细菌仍具有致病性,可引起尿路感染、骨髓炎、心内膜炎等慢性感染。在临床上遇到疾病症状明显而常规细菌培养阴性时,应考虑 L 型细菌感染的可能性。

② 细胞膜:细胞膜(cell membrane)是位于细胞壁内侧紧包绕在细胞质外的具有弹性的半渗透性脂质双层生物膜,主要由磷脂及蛋白质构成,但不含胆固醇,厚约 7.5nm,占细胞干重的 10%~30%。

细胞膜的主要功能有:(a)细胞膜具有选择性通透作用,参与细菌内外物质的交换。(b)细胞膜上有多种呼吸酶,可以转运电子,完成氧化磷酸化,与细菌能量产生和利用有关。(c)细胞膜上含有多种合成酶,与细菌的生物合成有关,如菌体的肽聚糖、磷壁酸、脂多糖及构成荚膜和鞭毛的物质等,均在细胞膜上合成。(d)细菌细胞膜内陷、折叠、卷曲可形成一种囊状物,即中介体。其功能类似于真核细胞的线粒体,参与细菌的呼吸及生物合成。

③ 细胞质:细胞质(cytoplasm)是细胞膜所包裹的溶胶状物质,由水、蛋白质、脂类、核酸、少量糖和无机盐组成。细胞质内 RNA 含量较高,具有较强的嗜碱性,故细菌易被碱性染料着色。细胞质内含有许多重要结构。

● 核糖体:又称核蛋白体(bibosome),游离于细胞质中,每个菌体内可达数万个,是细菌合成蛋白质的场所,其化学组成 70% 为 RNA,30% 为蛋白质。细菌核糖体的沉降系数为 70S,由 50S 和 30S 两个亚基组成,链霉素能与细菌核糖体 30S 亚基结合,红霉素能与 50S 亚基结合,从而干扰细菌蛋白质的合成而导致细菌死亡。由于人及真核生物细胞核糖体沉降系数为 80S,由 60S 和 40S 两个亚基组成,故上述抗生素对人类及其他真核生物细胞核糖体无影响。

● 质粒:质粒(plasmid)是细菌染色体以外的遗传物质,为环状闭合的双股 DNA 分子,相对分子质量比染色体小,可携带某些遗传信息,控制细菌某些特定的遗传性状。质粒能独立自行复制,可随细菌分裂转移到子代细菌中,也可通过接合等方式在细菌与细菌之间进行传递。质粒不是细菌生命活动所必需的,失去质粒的细菌仍然能够正常生存。医学上重要的质粒有决定性菌毛的 F 质粒、决定细菌耐药性的 R 质粒、大肠埃希菌产生细菌素的 Col 质粒等。

● 胞质颗粒:细胞质中含有多种颗粒,大多数为营养贮藏物,包括多糖、脂类和磷酸盐等。胞质颗粒不是细菌的恒定结构,而是随菌种、菌龄及生长环境的不同而异。细胞质中有一种主要成分是 RNA 和多偏磷酸盐的颗粒,嗜碱性强,经特殊染色后颗粒的颜色与菌体其他部位有明显不同,称为异染颗粒(metachrometic granula)。异染颗粒常见于白喉棒状杆菌,对细菌的鉴别有一定的意义。

④ 核质:核质(nuclear materal)是细菌的遗传物质。细菌属原核细胞型微生物,没有完整成形的细胞核结构,核质集中于细胞质的某一区域,多在菌体中央,无核膜、核仁和有丝分裂器。核质由单一密闭环状 DNA 分子反复回旋卷曲盘绕组成松散网状结构,其化学组成除 DNA 外,还有少量的 RNA 和组蛋白样的蛋白质。核质决定细菌的遗传性状,是细菌遗传变异的物质基础。

2) 特殊结构

① 荚膜(capsule):是某些细菌合成并分泌到细胞壁外的一层黏液性物质,厚度大于 0.2μm,普通显微镜可见,与四周有明显界限,称为荚膜,如肺炎链球菌(图 1-7)。厚度小于 0.2μm 者,在光学显微镜下不能直接看到,必须以电镜或免疫学方法才能证明,称为微荚膜,如乙型溶血性链球菌的 M 蛋白、伤寒沙门菌的 Vi 抗原及大肠埃希菌的 K 抗原等。

大多数细菌的荚膜由多糖组成,少数为多肽。荚膜对一般碱性染料亲和力低,用普通染色法荚膜不易着色,光学显微镜下只能看见菌体周围有未着

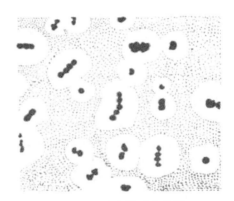

图 1-7　肺炎链球菌荚膜

色的透明圈。用特殊染色法可将荚膜染成与菌体不同的颜色。荚膜的形成与环境条件密切相关,一般在人和动物体内或营养丰富的培养基中容易形成。

荚膜的功能包括:(a) 抵抗宿主吞噬细胞的吞噬和保护菌体免受体内溶菌酶、补体、抗体及其他杀菌物质的杀菌作用,是细菌致病性的重要因素之一。(b) 有免疫原性,可作为细菌鉴别和分型的依据。(c) 荚膜多糖具有黏附作用,可使细菌彼此之间粘连,也可黏附于组织细胞或无生命物体表面,形成生物膜,是引起感染的重要因素。

② 鞭毛(flagllum):是附着在某些细菌细胞膜并游离于菌细胞外的细长呈波状弯曲的丝状物,见于所有的弧菌和螺菌,约半数的杆菌和个别球菌。鞭毛少仅 1～2 根,多者达数百根,长 5～20μm,直径 12～30nm,故需用电子显微镜观察,经特殊的鞭毛染色后在普通光学显微镜下亦可看到(图 1-8)。根据鞭毛在菌体上的数量和位置不同将有鞭毛的细菌分为单毛菌(monotrichate)、双毛菌(amphitrichate)、丝毛菌(lophotrichate)、周毛菌(peritrichate)四类(图 1-9),并借此作为鉴别细菌的指标之一。

鞭毛的功能包括:(a)鞭毛是细菌的运动器官,有鞭毛的细菌能运动,根据鞭毛菌的动力可以鉴别细菌。(b)鞭毛的化学成分主要是蛋白质,具有较强的免疫原性,称为 H 抗原,根据细菌鞭毛的类型和抗原性,可以鉴别细菌和进行细菌的分型。(c)有些细菌的鞭毛与致病性有关,如霍乱弧菌、空肠弯曲菌通过鞭毛黏附在肠黏膜上皮细胞上而导致病变的发生。

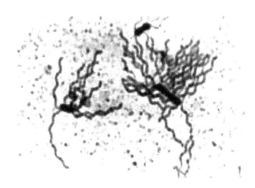

图 1-8　伤寒沙门菌的鞭毛

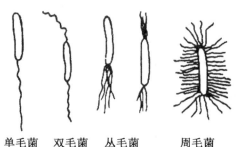

单毛菌　双毛菌　丛毛菌　　周毛菌

图 1-9　细菌鞭毛的类型

③ 菌毛(pilus):是分布在许多革兰阴性菌和少数革兰阳性菌菌体表面的一种比鞭毛更为细、短、直、硬、多的丝状物,其化学组成是菌毛蛋白,与细菌的运动无关,必须用电子显微镜才能观察到(图 1-10)。菌毛依形态、分布和功能不同分为普通菌毛和性菌毛两类。

●普通菌毛　普通菌毛(commonpilus)遍布菌体表面,可达数百根,是细菌的黏附结构,能与宿主细胞表面的特异性受体结合,具有普通菌毛的细菌借此可牢固黏附于呼吸道、消化道以及泌尿生殖道的黏膜上皮细胞引起感染。因此,普通菌毛与细菌的致病性密切相关。

●性菌毛　性菌毛(sexpilus)仅见于少数革兰阴性菌,比普通菌毛长且粗,一个菌体只有 1~4 根,为中空的管状

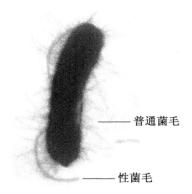

——普通菌毛

——性菌毛

图 1-10　大肠埃希菌的普通菌毛和性菌毛

结构。带有性菌毛的细菌称为 F^+ 菌或雄性菌,无性菌毛的细菌称为 F^- 菌或雌性菌。性菌毛能以接合的方式在细菌之间传递遗传物质,如控制细菌耐药性、毒力等性状的某些遗传物质可通过这种方式传递,这是某些肠道杆菌容易产生耐药性的原因之一。

④ 芽孢(spore):某些细菌在一定环境条件下,细胞质脱水浓缩,在菌体内形成的一个折光性很强、不易着色的圆形或椭圆形小体,称为芽孢。能形成芽孢的细菌均为革兰阳性菌。芽孢折光性强,壁厚,不易着色,经特殊的芽孢染色法可将芽孢染成与菌体不同的颜色。芽孢并非细菌的繁殖体,而是处于代谢相对静止的休眠休态,当环境条件适宜时,芽孢可发芽形成新的菌体。一个细菌只形成一个芽孢,一个芽孢发芽也只能生成一个菌体。芽孢的结构由内向外依次为核心、内膜、芽孢壁、皮质、外膜、芽孢壳和芽孢外衣(图 1-11)。细菌芽孢在自然界中可存活几年甚至数十年,对理化因素的抵抗力比繁殖体强。

芽孢形成的意义是:(a)芽孢的大小、形状和位置随菌种而异,可用以鉴别细菌

（图 1-12）。（b）芽孢对热力、干燥、辐射和化学消毒剂等理化因素均有强大的抵抗力。如某些细菌的芽孢可耐煮沸数小时，炭疽芽孢杆菌的芽孢可在自然界中保持传染性 20～30 年。芽孢一旦进入机体即可发芽转化为繁殖体，迅速大量繁殖而致病。（c）杀灭芽孢最可靠的方法是高压蒸汽灭菌。对医疗器械、敷料、培养基等进行消毒灭菌时应以是否杀死芽孢作为判断灭菌效果的指标。

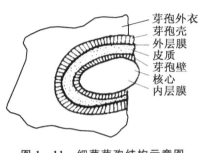

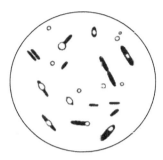

图 1-11　细菌芽孢结构示意图　　　　图 1-12　芽孢形态

2. 细菌的生长繁殖：细菌需要不断从外界环境中摄取营养物质，合成自身组成成分并获得能量，才能进行新陈代谢及生长繁殖。细菌代谢过程中，可产生多种对人类的生活及医学实践有重要意义的代谢产物。了解细菌生长繁殖的条件、生命活动规律以及代谢产物，对于细菌的人工培养、细菌性疾病的诊断与防治都有重要的意义。

（1）细菌生长繁殖的条件

1）营养物质：充足的营养物质是细菌新陈代谢及生长繁殖的物质基础，为细菌生长繁殖提供原料和能量。营养物质主要包括水分、碳源、氮源、无机盐等。某些细菌还需要生长因子，是细菌生长繁殖所必需而细菌自身又不能合成的有机化合物，包括维生素、特殊氨基酸和嘌呤、嘧啶等。

2）氢离子浓度（pH）：每种细菌都有一个可生长的 pH 范围，大多数病原菌最适宜的 pH 为 7.0～7.6。个别细菌如霍乱弧菌在 pH8.4～9.2 碱性条件下生长最适宜，而结核分枝杆菌则在 pH6.5～6.8 弱酸性条件下生长最好。

3）温度：各类细菌对温度的要求不同，可分为嗜冷菌、嗜温菌和嗜热菌三种，一般病原菌最适宜的生长温度与人体正常体温一致，为 37℃，故实验室一般采用 37℃培养细菌。

4）必要的气体环境：细菌生长繁殖需要的气体主要是氧气和二氧化碳。一般细菌在代谢过程中产生的二氧化碳即可满足自身需要。根据细菌对氧的需求不同，可将细菌分为四类：

① 专性需氧菌，必须在有氧的环境中才能生长，如结核分枝杆菌、霍乱弧菌。

② 微需氧菌，需在低氧压（5%～6%）的环境中生长，如空肠弯曲菌、幽门螺杆菌。

③ 专性厌氧菌，必须在无氧的环境中才能生长，如破伤风梭菌、脆弱类杆菌。

④ 兼性厌氧菌，在有氧或无氧条件下均能生长繁殖，但在有氧时生长较好，大多数病原菌属于此类，如葡萄球菌、伤寒沙门菌等。

（2）细菌生长繁殖的规律

1）细菌个体的生长繁殖：细菌以简单的二分裂方式进行无性繁殖，个别细菌如结核分枝杆菌偶有分枝繁殖的方式。在适宜条件下，多数细菌繁殖速度极快，分裂一次仅需 20～

30min,个别菌较慢,如结核杆菌代时为 18～20h。

2) 细菌群体生长繁殖规律:细菌繁殖速度极快,若以每 20min 繁殖一代计算,1 个细菌 1h 后分裂成 8 个细菌,7h 繁殖到约 200 万个,10h 后可达 10 亿以上。但实际上,由于细菌繁殖中营养物质的消耗,毒性代谢产物的积聚及环境 pH 的改变等,细菌绝不可能始终保持如此高的速度无限增殖,经过一定时间后,细菌生长增殖的速度将会逐渐减慢甚至完全停止。

将一定数量的细菌接种于适宜生长繁殖的液体培养基中,连续定时取样检查活菌数,以培养时间为横坐标,培养物中活菌数的对数为纵坐标,可绘制出一条细菌生长繁殖曲线(图 1-13)。根据生长繁殖曲线将细菌群体的生长分为四期。

① 迟缓期:是细菌进入新环境后的适应时期,约 1～4h。主要是为细菌分裂繁殖合成充足的酶、辅酶和中间代谢产物,此期细菌体积增大,代谢活跃,但分裂迟缓,是准备阶段。

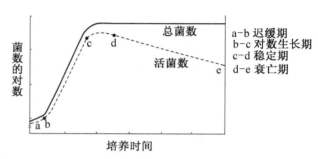

图 1-13　细菌的生长繁殖曲线

② 对数期:细菌培养后的 8～18h,生长迅速,活菌数以几何级数增长,在生长曲线图上,活菌数的对数曲线呈直线上升。此期细菌的形态、染色性、生理活性等都比较典型,对外界环境因素的作用敏感,因此研究细菌生物学性状一般选用此期的细菌,壳生素作用对该时期的细菌效果最佳。

③ 稳定期:经过对数期后,由于培养基中营养物质消耗,有害代谢产物的积聚,pH 下降等,细菌的繁殖速度逐渐减慢,死亡数逐渐增多,细菌增殖数与死亡数渐趋平衡,使活菌数保持相对稳定。此期细菌形态、染色性和生物学活性可出现改变,并产生相应的代谢产物如外毒素、抗生素等,一些细菌的芽孢在此期形成。

④ 衰亡期:随着稳定期发展,细菌繁殖越来越慢甚至停止,死亡数超过活菌数。活菌数与培养时间呈反比关系,该期细菌形态显著改变,菌体变形、肿胀、出现多形态的衰退型或菌体自溶,难以辨认。生理代谢活动趋于停滞,故陈旧培养物上难以鉴别细菌。

(二)病毒生物学性状

病毒(virus)是一类体积微小,含有单一核酸(RNA 或 DNA),必须在活细胞中增殖的非细胞型微生物。病毒没有新陈代谢、生长过程,只能通过核酸复制、蛋白质装配等过程产生子代病毒。病毒和其他的几类微生物主要区别点见表 1-2。

表 1-2　病毒和其他几类微生物的主要区别点

微生物种类	活细胞寄生	二分裂繁殖	核酸类型	对抗生素敏感	对干扰素敏感
病毒	+	－	RNA/DNA	－	+
衣原体	+	+	RNA+DNA	+	+
立克次体	+	+	RNA+DNA	+	－
支原体	－	+	RNA+DNA	+	－
细菌	－	+	RNA+DNA	+	－

1.病毒形态结构与增殖

（1）病毒的大小与形态：病毒的体积很小，用以测量病毒大小的单位为纳米（nanometer；nm），即 $1/1000\mu m$。各种病毒的大小可以相差很大，大的如牛痘病毒约 300nm，小的如肠道病毒为 30nm，大多数病毒属中等大小，约 $100\sim150nm$，大型病毒可用普通光学显微镜查看，大多数病毒必须应用电子显微镜放大数千至数万倍才能看见（图 1-14）。

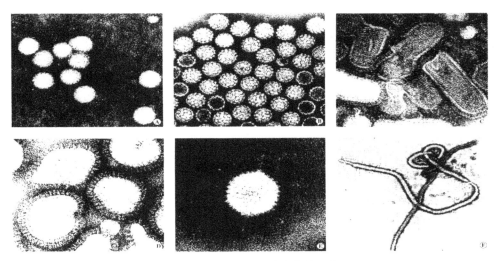

图 1-14 电镜下几种病毒的形态

病毒的形态大多数为球形，少数为杆形、丝状形、砖形和子弹形，对人和动物致病的病毒多为球形；植物病毒多为杆形；细菌病毒呈蝌蚪状（图 1-15）。

（2）病毒的结构与功能：应用高倍分辨率的电子显微镜，可以清晰地显示出病毒颗粒的空间细微结构，完整的病毒体（virion）由基因组（genome）和蛋白衣壳（capsid）构成的核衣壳（nucleocapsid）组成，有些病毒的核衣壳外有包膜（envelope）围绕。

1）病毒基因组：基因组位于病毒核心，具有编码病毒蛋白，控制病毒性状，决定病毒复制及增殖侵害的功能。一种病毒体内的基因只有一种核酸类型：DNA 或 RNA，并借此将病毒分为 DNA 病毒和 RNA 病毒两大类。核酸可分为单链或双链，单链 RNA 病毒根据核酸能否起 mRNA 的作用，又分正链和负链，正链 RNA 具有 mRNA 的功能。反转录病毒含有反转录酶的 RNA 病毒。动物病毒中，DNA 病毒多为双链，RNA 病毒多为单链。

2）病毒衣壳：衣壳（capsid）是包围在病毒核酸外的一层蛋白质，由一定数量的形态学亚单位壳粒（capsomere）聚合组成。病毒衣壳具有多种功能，能维持病毒的形态结构；保护病毒核酸免受环境中各种因素的破坏；衣壳具有黏附作用，能与细胞表面受体结合，介导病毒的感染和决定病毒对细胞的嗜性；衣壳蛋白具有良好的抗原性，诱发机体的体液免疫与细胞免疫。不同病毒的壳粒数量和排列方式均不同，病毒形态呈现三种对称型，可作为病毒鉴定和分类的依据（图 1-16）。

● 螺旋对称型（helical symmetry） 病毒核酸呈盘旋状，壳粒沿核酸走向排列，成螺旋对称型，见于黏病毒、弹状病毒等。

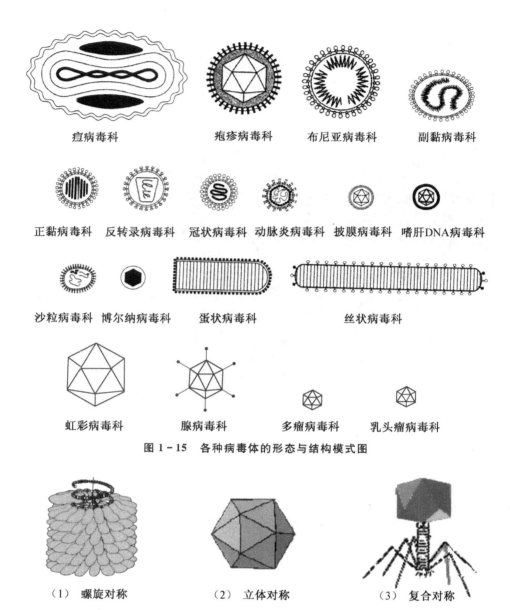

图 1-15　各种病毒体的形态与结构模式图

（痘病毒科）　（疱疹病毒科）　（布尼亚病毒科）　（副黏病毒科）

正黏病毒科　反转录病毒科　冠状病毒科　动脉炎病毒科　披膜病毒科　嗜肝DNA病毒科

沙粒病毒科　博尔纳病毒科　蛋状病毒科　丝状病毒科

虹彩病毒科　腺病毒科　多瘤病毒科　乳头瘤病毒科

（1）螺旋对称　　　（2）立体对称　　　（3）复合对称

图 1-16　病毒衣壳蛋白结构示意图

● 立体对称型（icosahedral symmetry）　壳粒排列成 20 面体对称型,有 12 个顶、20 个面的立体结构,包裹核酸后形成球状或近似球状的结构。20 面体的每个面都呈等边三角形,由许多壳粒镶嵌组成,多数球状病毒属于此型。

● 复合对称型（complex symmetry）　病毒体的结构较为复杂,其壳粒排列既有螺旋对称,又有立体对称的形式,如痘病毒和噬菌体等。

3）病毒包膜：某些病毒在核衣壳外面还有包膜包围着。包膜主要由脂质、蛋白质、糖类组成,包膜是病毒在成熟过程中,穿过细胞膜（核膜或质膜）,以出芽方式向细胞外释放过程中获得的。它带有宿主细胞膜的化学成分,也含有病毒特异性物质,有的包膜外面有钉状突起,称为刺突(spike)。比如流感病毒包膜外刺突是血凝素和神经氨酸酶,与病毒附着于宿主细胞有关。包膜是病毒的主要抗原,与致病性和免疫性密切相关。有包膜的病毒称为包膜病毒(enveloped virus),无包膜病毒为裸露病毒(naked virus),常见的人类病毒中,无包膜病毒主要有肝炎病毒、肠道病毒等,其余多数有包膜。

（3）病毒的增殖：病毒在宿主细胞内以自我复制的形式增殖,由于缺乏完整的复制酶系和细胞器等,病毒的复制必须依赖宿主细胞的环境条件。病毒整个复制过程称为复制周期(replicative cycle),其基本过程包括吸附、穿入、脱壳、生物合成、装配与释放五个步骤。以 dsDNA 病毒为例(图 1 - 17),病毒完成一个复制周期约 10 个小时左右。

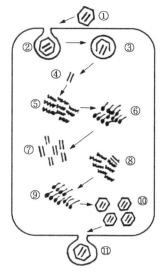

① 吸附
② 穿入
③ 脱壳
④ 核酸游离
⑤ 早期mRNA转录
⑥ 早期蛋白质翻译
⑦ 病毒DNA复制
⑧ 晚期mRNA转录
⑨ 翻译子代病毒蛋白质
⑩ 组装成熟病毒
⑪ 病毒释放

图 1 - 17　病毒(dsDNA)复制过程

1) 吸附(adsorption)：病毒进入宿主细胞是病毒复制的前提。病毒表面位点与敏感细胞膜上相应受体结合,吸附是特异的,不可逆的,病毒位点与细胞膜上受体的特异性决定了病毒嗜组织性的特征,如脊髓灰质炎病毒的衣壳蛋白可与灵长类动物细胞表面脂蛋白受体结合,但不吸附兔或小鼠的细胞。因此有人利用消除细胞表面的病毒受体,或利用与受体类似的物质,阻断病毒与受体的结合,以开发抗病毒药物的研究。病毒吸附细胞的过程可在几分钟到几十分钟的时间内完成。病毒吸附受一定环境条件的影响,如离子强度、pH、温度、细胞膜上多糖和脂质成分等因素。

2) 穿入(penetration)：病毒一旦吸附在细胞表面,可通过不同方式进入细胞内。无包膜的裸露病毒如腺病毒、脊髓灰质炎病毒可直接被细胞吞噬;有包膜的病毒如正黏病毒,副黏病毒等与细胞膜融合而被细胞吞饮,病毒的核衣壳直接进入细胞浆内;有的病毒位点与细胞膜上的受体特异结合后,由细胞表面的酶类帮助病毒体脱壳,使病毒直接进入宿主细胞内。噬菌体有特殊的穿入方式,即噬菌体头部的核酸通过尾髓直接注入细胞质。

3) 脱壳(uncoating)：病毒的核衣壳穿入细胞后,经蛋白酶的降解,脱去衣壳,使基因组核酸裸露的过程为脱壳,病毒核酸游离到细胞的一定部位,发挥其调控的作用,进行生物合成,如痘病毒,病毒脱壳必须有脱壳酶的参与。

4) 生物合成(biosynthesis)：病毒基因一经脱壳释放,就能利用宿主细胞提供的低分子物质和能量合成大量的病毒核酸及结构蛋白等,此过程称为生物合成,主要有以下几个过程：① 病毒 mRNA 的转录;② 病毒复制子代病毒核酸;③ 特异性 mRNA 转译子代病毒结构蛋白及功能蛋白。病毒生物合成阶段往往无完整病毒可见,血清学方法亦不能检测出病毒抗原,因此被称为隐蔽期。不同病毒,其生物合成的部位及其合成的各阶段均不同,大多数 DNA 病毒,在宿主细胞核内合成 DNA,在细胞浆内合成蛋白质;绝大部分 RNA 病毒其全部组成成分均在细胞浆内合成。但 RNA 病毒中的正黏病毒其增殖有一部分在细胞核中进行。

● 双股 DNA 病毒的复制：多数 DNA 病毒为双股 DNA。双股 DNA 病毒，如单纯疱病毒和腺病毒在宿主细胞核内的 RNA 聚合酶作用下，从病毒 DNA 上转录病毒 mRNA，然后转移到胞浆核糖体上，指导合成蛋白质。而痘苗病毒本身含有 RNA 聚合酶，它可在胞浆中转录 mRNA。mRNA 有两种：早期 mRNA，主要合成复制病毒 DNA 所需的酶，如依赖 DNA 的 DNA 聚合酶、脱氧胸腺嘧啶激酶等，称为早期蛋白；晚期 mRNA，在病毒 DNA 复制之后出现，主要指导合成病毒的结构蛋白，称为晚期蛋白。子代病毒 DNA 的合成是以亲代 DNA 为模板，按核酸半保留形式复制子代双股 DNA。DNA 复制出现在结构蛋白合成之前。

● 单股 RNA 病毒的复制：RNA 病毒核酸多为单股，病毒全部遗传信息均含在 RNA 中。根据病毒核酸的极性，将 RNA 病毒分为两组：病毒 RNA 的碱基序列与 mRNA 完全相同者，称为正链 RNA 病毒。这种病毒 RNA 可直接起病毒 mRNA 的作用，附着到宿主细胞核糖体上，翻译出病毒蛋白。从正链 RNA 病毒颗粒中提取出 RNA，并注入适宜的细胞时证明有感染性；病毒 RNA 碱基序列与 mRNA 互补者，称为负链 RNA 病毒。负链 RNA 病毒的颗粒中含有依赖 RNA 的 RNA 多聚酶，可催化合成互补链，成为病毒 mRNA，翻译病毒蛋白。从负链 RNA 病毒颗粒中提取出的 RNA，因提取过程损坏了这种酶，从而无感染性。

① 正链 RNA 病毒的复制以脊髓灰质炎病毒为例，侵入的 RNA 直接附着于宿主细胞核糖体上，翻译出大分子蛋白，并迅速被蛋白水解酶降解为结构蛋白和非结构蛋白，如依赖 RNA 的 RNA 聚合酶。在这种酶的作用下，以亲代 RNA 为模板形成一双链结构，称"复制型（replicative form）"。再从互补的负链复制出多股子代正链 RNA，这种由一条完整的负链和正在生长中的多股正链组成的结构，称"复制中间体（replicative intermediate）"。新的子代 RNA 分子在复制环中有三种功能：（a）为进一步合成复制型起模板作用；（b）继续起 mRNA 作用；（c）构成感染性病毒 RNA。

② 负链 RNA 病毒的复制　流感病毒、副流感病毒、狂犬病毒和腮腺炎病毒等有囊膜病毒属于这一范畴。病毒体中含有 RNA 的 RNA 聚合酶，从侵入链转录出 mRNA，翻译出病毒结构蛋白和酶，同时又可作为模板，在依赖 RNA 的 RNA 聚合酶作用下合成子代负链 RNA。

③ 逆转录病毒的复制：逆转录病毒（retrovirus）又称 RNA 肿瘤病毒（oncornavirus），病毒体含有单股正链 RNA、依赖 RNA 的 DNA 多聚酶（逆转录酶）和 tRNA。其复制过程分两个阶段：

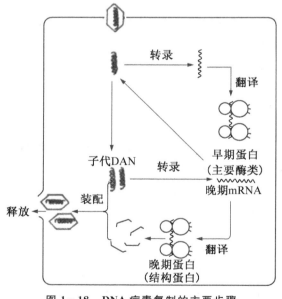

图 1 - 18　DNA 病毒复制的主要步骤

第一阶段,病毒核酸进入胞浆后,以 RNA 为模板,在依赖 RNA 的 DNA 多聚酶和 tRNA 引物的作用下,合成负链 DNA(即 RNA：DNA),正链 RNA 被降解,进而以负链 DNA 为模板形成双股 DNA(即 DNA：DNA),转入细胞核内,整合到宿主 DNA 中,成为前病毒。第二阶段,前病毒 DNA 转录出病毒 mRNA,翻译出病毒蛋白质。同样从前病毒 DNA 转录出病毒 RNA,在胞浆内装配,以出芽方式释放。被感染的细胞仍持续分裂将前病毒传递至子代细胞。

④ 病毒蛋白的合成与修饰:病毒 mRNA 在宿主细胞核糖体上翻译合成病毒结构蛋白和非结构蛋白,结构蛋白是病毒结构的组成成分,非结构蛋白虽然不是病毒的结构成分,但是在病毒复制中具有重要功能且大多是一些催化、调节病毒复制的酶类和调控蛋白。

通常动物病毒 mRNA 仅翻译一条连续的完整的病毒多肽链,这种 mRNA 叫做单顺反子 mRNA(monocistronic mRNA)。分段基因组病毒,如流感病毒,核酸分为 7～8 个节段,每一节段转录一条 mRNA,翻译一种病毒蛋白。有的病毒,如脊髓灰质炎病毒,病毒 RNA 本身作为 mRNA,首先翻译出一大分子蛋白,然后在特殊位点被细胞或病毒蛋白水解酶裂解为许多小分子病毒蛋白,包括结构蛋白和非结构蛋白。也有的病毒,如披膜病毒,基因组上有多处转录起始和终止码,分别转录出单顺反子 mRNA 并合成各自的病毒蛋白。DNA 的转录发生在细胞核内,转录产物经剪切拼接,并在 3′端聚腺苷酸化,5′端加上甲基化帽,转送入胞浆,合成病毒蛋白。

某些病毒蛋白合成后需要修饰,如磷酸化、糖基化等。由病毒和细胞的蛋白激酶完成磷酸化,这是活化或灭活某些蛋白的一种方式。病毒糖蛋白是在胞浆中与膜桕连的核糖体上合成,经粗面内质网、平滑内质网、高尔基体到达细胞膜,在此过程中被糖基化。

5) 成熟与释放(assembly and release):新合成的病毒核酸和病毒蛋白质在被感染的细胞内组合成病毒颗粒的过程称为组装,也可称为成熟(maturation)。无包膜病毒组装成核衣壳即为成熟的病毒体,往往在宿主细胞内增殖数百至数千个子代病毒,致使细胞破裂,一次性将子代病毒全部释放至胞外。有包膜病毒的成熟一般先在胞核内或胞质内组装成核衣壳,然后以出芽形式包被宿主细胞的核膜成胞质膜构成其包膜。病毒以芽生方式释放,细胞一般并不死亡,仍可照常分裂繁殖。

(4) 病毒异常增殖:病毒在细胞内复制时,可因病毒本身基因组不完整或发生改变,使之不能在细胞内完成增殖的全过程和复制出有感染性的病毒体。如出现空心的衣壳或包裹着宿主基因片段的核衣壳(称为假病毒)。此外病毒感染非易感细胞时,细胞的环境不利于其复制,如缺乏复制所需的酶、能量等,病毒也不能复制和装配出成熟病毒体。

1) 顿挫感染(abortive infection):病毒进入宿主细胞,若细胞缺乏病毒复制所需的酶、能量和原料等,则不能复制出有感染性的病毒颗粒,称为顿挫感染。这种不能提供某病毒复制条件的细胞对该病毒来说称为非容纳细胞,一般当病毒进入非容纳细胞时呈顿挫或流产性感染。

2) 缺陷病毒(defective virus):带有不完整基因组的病毒体在宿主细胞内复制出不完整、无感染性病毒颗粒,称为缺陷病毒(defective virus)。当缺陷病毒同另一病毒共同培养或共同感染同一个细胞时,若后者能弥补缺陷病毒的不足,则能增殖出完整的有感染的病毒,这种具有辅助作用的病毒称为辅助病毒(helper virus)。如丁型肝炎病毒(HDV)是缺陷病毒,其基因组不能编码合成衣壳成分,只有与乙型肝炎病毒(HBV)共存时,HDV才能复制出完整的病毒颗粒,因此HBV是HDV的辅助病毒。

(5)病毒的干扰现象:两种病毒同时或先后感染同一宿主细胞时,可发生一种病毒抑制另一种病毒增殖的现象,称为病毒的干扰现象(interference),干扰现象可发生在不同病毒之间,也可发生在同种、同型甚至同株病毒的自身干扰。常常是先进入的干扰后进入的,死的干扰活的,缺陷病毒干扰完整病毒。虽然病毒间存在着干扰现象,但并非机体在同一时间内只能感染一种病毒,实际在同一患者体内同时检出两种或两种以上病毒的情况很常见。

病毒间干扰的机理可能与下列因素有关。① 病毒诱导宿主细胞产生干扰素,抑制被干扰病毒的生物合成;② 竞争干扰:一种病毒破坏宿主细胞的表面受体,因而阻止另一种病毒的吸附或穿入,或两种病毒竞争同一作用底物;③ 改变宿主细胞代谢途径:一种病毒的感染可能改变宿主细胞代谢,从而阻止第二种病毒mRNA的翻译,或消耗了宿主细胞的生物合成原料、酶等,抑制被干扰病毒的生物合成。

干扰现象是机体固有免疫的重要部分,能阻止病毒感染,干扰素的作用先于病毒抗体产生之前。用干扰现象指导疫苗的合理使用,减毒活疫苗诱生干扰素,能阻止毒力较强的病毒感染,而且当使用病毒疫苗时应避免发生干扰现象,以免影响疫苗的免疫效果。

(6)理化因素对病毒增殖的影响:理化因素包括热、辐射、pH和化学试剂等,病毒受理化因素作用而失去感染性,称为病毒的灭活(inactivation)。病毒的特性是耐冷而不耐热,对化学消毒剂有一定的抵抗。一般而言,灭活的病毒仍能保留其他特性,如抗原性、红细胞吸附、血凝和细胞融合等活性。

1)物理因素

① 温度:大多数病毒耐冷不耐热,在0℃以下温度能良好生存,尤其在干冷温度(−70℃)和液氮温度(−196℃)下更可长期保持其感染性。相反,大多数病毒于55～60℃ 30min,100℃则几秒钟内即被灭活。在有蛋白质或Ca^{2+}、Mg^{2+}存在,常可提高某些病毒对热的抵抗力。

② pH:大多数病毒在pH6～8的范围内比较稳定,但各种病毒对pH的耐受能力有较大不同,一般在pH5.0以下或者pH9.0以上很快灭活。保存含有病毒的组织标本可用中性50%甘油缓冲盐水。

③ 辐射:电离辐射中的X射线、γ射线及非射线中的紫外线都能使病毒灭活。X射线与γ射线使核苷酸链发生致死性断裂,而紫外线照射可使核苷酸链形成胸腺嘧啶二聚体,抑制病毒核酸复制。

2)化学因素

① 脂溶剂:有包膜病毒含脂质成分,因而易被乙醚、氯仿和丙酮、阴离子去垢剂以及去氧胆酸盐等脂溶剂溶解,使病毒失去吸附宿主细胞的能力。在病毒鉴定中有一项乙醚灭活试验,是区别有包膜和无包膜病毒的试验,病毒包膜被乙醚溶解而灭活,无包膜病毒一般不受影响。

② 甘油:广泛使用的病毒保护剂。在50%甘油盐水中,大多数细菌被杀灭。因病毒无游离水,不受甘油脱水作用而长久存活。

③ 消毒剂:病毒易被各种氧化剂、酚类、醇类、醛类物质灭活,如过氧乙酸、次氯酸盐等对肝炎病毒有较好的消毒作用。

④ 抗生素:现有抗生素对病毒无抑制作用,但可用以抑制待检标本中的细菌繁殖,有利于分离病毒。

(7) 病毒遗传变异:大多数病毒具有明显的遗传稳定性,因病毒没有细胞结构,缺乏独立的酶系统,容易受到周围环境的影响,特别是宿主细胞内的影响而发生变异,病毒变异的主要机制有以下三种:

1) 病毒性状的变异:病毒性状的变异包括:毒力变异、抗原性变异、蚀斑形态变异以及对某些理化因素抵抗力或依赖性的变异,如流行性乙型脑炎病毒。脊髓灰质炎病毒和流感病毒等在自然界都存在毒力不同的毒株。在流感病毒、肠道病毒等中,也观察到病毒抗原的变异。病毒加温处理或低温培养都会发生对温度敏感性的变异,用诱变剂处理的方法也可得到温度敏感的变异株,及 Ts 突变株(temperature-sensitive mutant,温度敏感突变株),常用于减毒活疫苗的选种。

2) 基因突变:基因突变是由病毒基因组核酸链中发生碱基置换、缺失或插入引起的。病毒在增殖过程中常发生自发突变,自发率为 $10^{-8} \sim 10^{-6}$。突变能自发发生,也能经诱导发生,如果采用某些物理(如射线、温度)或化学(如亚硝酸盐、羟胺等)因素,则病毒突变发生率可提高至 $10^{-3} \sim 10^{-5}$。基因突变产生的病毒突变株,可呈多种类型,如病毒的形态、抗原性、致病性等均可发生改变。突变型主要有两种:即点突变和缺失性突变,前者为某一核苷酸的某一碱基发生变化;后者为某一核苷酸缺失了一段序列。在病毒遗传研究中应用最广的是温度敏感突变株即 Ts 突变株。这些突变株有较高的恢复原来病毒特性的回复突变率,但经诱变后,可获得稳定的病毒突变株。

3) 病毒的基因重组:两种或两种以上不同的病毒感染同一宿主细胞时,可出现病毒间的相互作用,引起基因重组或基因产物的互补,其子代称为重组体,具有两个亲代病毒的特性,并能继续增殖。重组不仅发生于两种活病毒之间,也会发生于一种活病毒与另一灭活病毒之间,甚至发生于两种灭活病毒之间。基因组不分节段病毒的重组是通过核酸内切酶和连接酶的作用,使两种病毒的核酸分子发生断裂然后再交叉连接,重新排列核酸分子内部序列,对于基因组分节段的病毒(如流感病毒),发生基因重组的频率明显高于其他病毒,因为两株不同病毒感染同一细胞时,核酸各节段经复制后可随机被套入衣壳中,从而使子代出现重组体。

2. 病毒分类:病毒分类是将自然界存在的病毒种群按照其性质相似性和亲缘关系加以归纳分类。1995 年国际病毒分类学术委员会规定的分类原则:① 病毒的形态与大小;② 核衣壳的对称性;③ 有无病毒包膜;④ 基因组类型;⑤ 理化特性;⑥ 抗原性等,将病毒分为 71 科,11 个亚科,164 个属和 4000 多成员病毒。

自 1996 年起国际病毒分类学专家组把病毒分为 3 大类:即① DNA 病毒;② DNA 和 RNA 反转录病毒;③ RNA 病毒。这是病毒分类学上很重要的新进展。人类常见病毒分类学的位置举例见表 1 - 3。

表 1-3　人类常见病毒分类学的位置举例

核酸类型和反转录酶	基因结构	包膜	病毒科名	人类病毒举例
DNA 病毒	双链 DNA	有	痘类病毒科	天花病毒,痘苗病毒,人类疱疹病毒1—8型
		无	腺病毒科 乳多空病毒科	各型腺病毒包括40、41型肠道腺病毒 各型人乳头瘤病毒
DNA 和 RNA 反转录病毒	双链 DNA	无	嗜肝 DNA 病毒科	乙肝病毒
	单链 RNA	无	反转录病毒科	人类免疫缺陷病毒(艾滋病毒)
RNA 病毒	单链 RNA 不分节	无	嵌杯病毒科 微小 RNA 病毒科	戊肝病毒 三种肠道病毒,甲肝病毒,鼻病毒
	双链 RNA 分节	无	呼肠病毒科	人轮状病毒
	单链 RNA 分节	有	正粘病毒科	人流感病毒
	单链 RNA 不分节	有	副粘病毒科	人副流感病毒,麻疹病毒,呼吸道合胞病毒,流行性腮腺炎病毒
			黄病毒科	丙型肝炎病毒,日本乙型脑炎病毒
			披膜病毒科	风疹病毒
			弹状病毒科	狂犬病毒
			布尼病毒科	汉坦病毒

　　亚病毒(subvirus)属于非典型病毒,是比病毒更小更简单的传染因子,根据其生物特性、致病特征又可分为类病毒、卫星病毒、朊病毒3种。

　　(1)类病毒(viroid):仅由单股共价闭合环状 RNA 分子组成,无蛋白衣壳,大小仅为最小病毒的1/20左右,在宿主细胞核中依赖宿主细胞的 RNA 聚合酶进行复制。主要引起植物致病,如马铃薯、番茄、柑橘、椰子等经济作物,发生缩叶病、矮化病等,目前尚未见类病毒对人致病的报道。

　　(2)卫星病毒(satellites virus):原称拟病毒(virusoid),基因组多为一、单链环状 RNA,是已知病毒中最小的,核心外无病毒自身的衣壳。卫星病毒与缺陷病毒类似,因其不能直接在宿主细胞中复制,复制时需一种相应的辅助病毒帮助才可完成,如人丁型肝炎病毒(HDV)不能独立复制,必须在 HBV 的辅助下才能复制,事实上 HDV 是辅助病毒 HBV 的卫星病毒。

　　(3)朊病毒(prion):确切定义尚不一致,较多支持朊病毒是一种缺乏核酸的具有传染性的蛋白质,在结构和致病机制上不同于细菌、病毒和类病毒。可能的致病机制为:朊病毒扩散至脑组织,主要病变为脑实质细胞内聚集朊病毒并沉积在细胞浆的小泡内,引起淀粉样沉着,使脑细胞死亡,脑组织空泡样变即海绵状脑病变。人类海绵状脑病包括:人的库鲁病(Kuru)、皮质-基底节-脊髓变性综合征(Creutzfeldt-Jakob Dis,CTD)即人的克杰氏病、人的盖施申氏综合征(Gersman-Straussler-Scheinker's Syndrome,GSS)、人的致死性家族性失眠症(fatal familial insomnie,FFL)。朊病毒是人类将在21世纪面临的严重传染性病因。近年来疯牛病的出现,提醒人们特别注意:① 朊病毒可以引起很多动物疾病,还能引起人类致死性疾病;② 感染动物和病人血清中难以检出抗体;③ 可跨越种族界限,由动物传给人,疯牛病有传给人的潜在危险性;④ 具有严重的医源性感染的危险性,给生物制品和临床医学带来很大的冲击;⑤ 当前要发展准确、可靠的朊病毒诊断技术,全面监视、建立检测朊病毒的方法学,尤其是控制和预防朊病毒的医源性感染。

（三）真菌生物学性状

真菌(fungus)是一类真核细胞型微生物,具有典型的细胞核和完整的细胞器,不含叶绿素,无根、茎、叶的分化。真菌广泛分布于自然界,多数对人类有益,能够引起人类疾病的真菌约有 300 余种。真菌以寄生或腐生方式摄取营养,进行无性或有性繁殖。

1. 真菌的形态与结构　真菌比细菌大几倍甚至几十倍,结构比细菌复杂。细胞壁主要由多糖组成,多糖主要为几丁质的微原纤维,不含肽聚糖,故青霉素或头孢菌素对真菌无效。真菌按形态结构可分为单细胞真菌和多细胞真菌两类。

（1）单细胞真菌:单细胞真菌呈圆形或卵圆形,常见于酵母菌或类酵母菌,以出芽方式繁殖,其芽生孢子成熟后脱离母细胞又成为一个新的独立个体。对人致病的主要真菌有新生隐球菌和白假丝酵母菌。

（2）多细胞真菌:多细胞真菌由菌丝(hypha)和孢子(spore)组成,其形态随真菌种类不同而异,是鉴别真菌的重要标志。

1）菌丝:在环境适宜的情况下由孢子长出芽管并逐渐延长呈丝状,称菌丝。菌丝可长出许多分枝并交织成团,称菌丝体。一部分菌丝深入培养基内部或蔓延在表面以吸取营养,称营养菌丝;部分菌丝向空气中生长,称气生菌丝;气生菌丝体中有部分菌丝发育到一定阶段能产生孢子,称生殖菌丝。大部分真菌的菌丝内能形成横隔,将菌丝分隔成多个细胞,称有隔菌丝。有些真菌菌丝无横隔,整条菌丝为一个细胞,但有多个细胞核,是一个多核单细胞,称无隔菌丝。

菌丝可有多种形态,如螺旋状、球拍状、结节状、鹿角状和梳状等。不同种类的真菌菌丝形态不同,故菌丝形态有助于鉴别真菌。

2）孢子:孢子是真菌的繁殖结构,它与细菌芽孢不同,其抵抗力不强,加热 60～70℃ 短时间即可死亡。真菌的一条菌丝上可长出多个孢子,在适宜条件下,孢子可发芽长出芽管,发育成菌丝。孢子分有性孢子(两个细胞融合经减数分裂形成)和无性孢子(直接由菌丝上的细胞分化或出芽生成)两种。病原性真菌多形成无性孢子,无性孢子根据形态不同分为分生孢子、叶状孢子和孢子囊孢子三种。

2. 真菌的培养与繁殖　真菌的营养要求不高,常用沙保(Sabouraud)培养基培养,其主要成分是蛋白胨、葡萄糖和琼脂。培养真菌最适宜 pH 4.0～6.0,高湿高氧环境易生长。浅部病原性真菌最适温度为 22～28℃,生长缓慢,约 1～4 周才出现典型菌落,但深部致病性真菌一般在 37℃ 生长最好,生长较快,经 3～4d 即可长出菌落。真菌以出芽、形成菌丝、产生孢子及菌丝断裂等方式进行繁殖,繁殖能力强,真菌的菌落有两类。

（1）酵母型菌落:是单细胞真菌的菌落形式,形态与一般细菌菌落相似,光滑湿润,柔软而致密,菌落偏大,如隐球菌菌落。有些单细胞真菌在出芽后,芽管延长,但不与母细胞脱离而形成假菌丝,并伸入培养基中,这种菌落称类酵母菌落,如假丝酵母菌。

（2）丝状菌落:是多细胞真菌的菌落形式,由许多疏松的菌丝体构成。菌落呈棉絮状、绒毛状或粉末状,菌落正背面呈现不同的颜色。丝状菌落的这些特征常作为鉴别真菌的依据。

(四)放线菌的生物学性状

放线菌是一类呈分枝状生长的原核细胞型微生物,细胞结构简单,无核膜,无完整的细胞核,无线粒体,细胞壁中含有肽聚糖和二氨基庚二酸。以二分裂方式繁殖,常形成分枝状无隔营养菌丝。革兰染色阳性。对青霉素、四环素、磺胺类抗菌药物敏感,对抗真菌药物不敏感。

放线菌广泛分布于土壤、空气和水中,其种类繁多,大多数对人不致病。对人致病的主要有放线菌属和诺卡菌属。

放线菌属 放线菌属正常寄居在人和动物口腔、上呼吸道、胃肠道和泌尿生殖道等。常见种类有衣氏放线菌、内氏放线菌和牛型放线菌。对人致病的主要是衣氏放线菌,主要引起内源性感染。

(1)生物学性状:为革兰染色阳性丝状菌。菌丝细长,无隔,直径 $0.5\sim0.8\mu m$,有分枝,有时菌丝可断裂成链球状或链杆状,有的状似棒状杆菌。在患者病灶组织和脓汁中形成肉眼可见的黄色小颗粒,称为"硫磺颗粒",是放线菌在病灶组织中形成的菌落。将硫磺颗粒置玻片上,以盖玻片轻压制成压片,镜检时可见菌体排列成菊花状,中心部分为交织成团的丝状物,革兰染色阳性;周围部分菌丝细长、放射状排列、末端膨大呈棒状,革兰染色阴性。

放线菌为厌氧或微需氧,培养较困难。初次分离加 5% CO_2 可促进其生长。血琼脂平板上 $37℃$ $4\sim6d$ 可长出小于 $1mm$ 的灰白色或淡黄色微小圆形菌落。

(2)致病性与免疫性:衣氏放线菌存在于正常人口腔、齿垢、齿龈、扁桃体与咽部,属正常菌群。在机体抵抗力减弱、口腔卫生不良、拔牙或外伤时可引起内源性感染,导致软组织慢性或亚急性化脓性炎症,常伴有多发性瘘管形成。在脓液中可查见硫磺颗粒。本菌引起的放线菌病,常侵犯面部、颈部、胸部、盆腔和中枢神经系统等。最常见的为面颈部感染,另外,放线菌与龋齿和牙周炎有关。

放线菌病患者血清中可检测到多种抗体,但无诊断价值,对机体无保护作用。机体对放线菌的免疫主要靠细胞免疫。

(3)微生物学检查:主要检查脓汁和痰液中有无硫磺颗粒。先通过肉眼观察,如发现可疑颗粒制成压片镜检,检查是否有呈放射状排列的菊花状菌丝。必要时取标本作厌氧培养进行鉴定。

(4)防治原则:注意保持口腔卫生,及时发现并早期治疗牙病和口腔疾病是预防本病的有效方法。脓肿和瘘管应及时进行外科清创处理,同时给予大剂量青霉素或磺胺治疗,也可选用克林霉素、红霉素和林可霉素治疗。

ZHI SHI TUO ZHAN

知识拓展

超级细菌

近期一种可耐受绝大多数抗生素的超级细菌产 NDM-1(Ⅰ型新德里金属细菌β-内酰胺酶)泛耐药肠杆菌科细菌,简称 NDM-1 细菌,在英、美、印度等国家小规模爆发,因这种细菌最初是在前往印度进行医疗旅行的整容者和外科手术者身上发现,故被西方媒体称为

"新德里"细菌。

　　其实耐药性的细菌并非新事物，它们一直存在并且随着人类滥用抗生素而不断进化出更加强大的耐药性，在这场特殊博弈中，人类不知不觉中成为了超级细菌的幕后推手。超级细菌不是一个细菌的名称，而是一类细菌的总称，这一类细菌的共性是对几乎所有的抗生素都有强劲的耐药性。随着时间的推移，超级细菌的名单越来越长，包括产超广谱酶大肠埃希菌、多重耐药铜绿假单胞菌、多重耐药结核杆菌等。超级细菌中最著名的是一种耐甲氧西林金黄色葡萄球菌（简称 MRSA），MRSA 现在极其常见，可引起皮肤、肺部、血液、关节等多处感染，当年弗莱明偶然发现青霉素时，用来对付的正是这种细菌，但随着抗生素的普及，某些金黄色葡萄球菌开始出现抵抗力，并不断进化，慢慢地变成了超级细菌。

　　NDM－1 细菌是新近报道的超级细菌，由于其广泛耐药性导致感染治疗十分困难。这种细菌含有一种罕见酶，称为金属 β-内酰胺酶，其水解底物包括青霉素类、头孢菌素类和碳青霉烯类等，表现为产酶细菌对这些药物广泛耐药。迄今为止已经确定的金属 β-内酰胺酶除 NDM－1 外，还包括 IMP、VIM、GIM、SIM、SPM 等型别。最早报道的产 NDM－1 细菌为肺炎克雷伯菌，于 2008 年在一位印度裔瑞典尿路感染患者中发现，它对所有 β-内酰胺类抗菌药物耐药，对环丙沙星也不敏感，仅对黏菌素敏感。深入研究发现这株细菌携带一种新型金属 β-内酰胺酶，并根据患者可能感染地点命名这种酶为 NDM－1，其后还在这名患者粪便中分离到产 NDM－1 的大肠埃希菌。

　　此次发现的"产 NDM－1 耐药细菌"与传统"超级细菌"相比，其耐药性已经不再是仅仅针对数种抗生素具有"多重耐药性"，而是对绝大多数抗生素均不敏感，这被称为"泛耐药性"（pan-drug resistance，PDR）。中国是抗生素使用大国，也是抗生素生产大国。我国抗菌药物耐药率居高不下，院内感染前 5 位的致病菌耐药情况不断恶化，超级耐药菌临床分离率日益攀升。这表明，现有药物对付超级耐药菌越来越难。如今中国存在的几乎对所有抗生素都有抵抗能力的"超级细菌"名单越来越长，它们已成为医院内感染的重要病原菌。根据中国目前滥用抗生素的发展态势，估计新的超级细菌还会陆续出现，所有的抗生素对它们都将失去效力。瑞典传染病控制研究所的安德里亚斯·赫迪尼（Andreas Heddini）警告说，如果滥用抗生素的势头不能得到有效遏制，人类将很可能重返前抗生素时代。

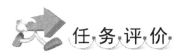 任务评价

一、选择题

　　1. 下列不是细菌基本结构的是　　　　　　　　　　　　　　　　　　　　　　　（　　）

　　A. 细胞壁　　　　B. 细胞膜　　　　C. 细胞质　　　　D. 核质　　　　E. 芽孢

　　2. 溶菌酶杀灭革兰阳性菌的机制是　　　　　　　　　　　　　　　　　　　　（　　）

　　A. 水解磷壁酸　　　　　　B. 裂解聚糖骨架　　　　　　C. 损伤细胞膜

　　D. 抑制菌体蛋白合成　　　E. 降解核酸

　　3. 对外界抵抗力最强的细菌结构是　　　　　　　　　　　　　　　　　　　　（　　）

　　A. 荚膜　　　　　B. 鞭毛　　　　C. 细胞壁　　　　D. 芽孢　　　　E. 菌毛

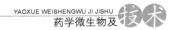

4. 与细菌动力有关的细菌结构是 （　　）

A. 菌毛　　　　　B. 荚膜　　　　　C. 芽孢　　　　　D. 鞭毛　　　　　E. 性菌毛

5. 具有抗吞噬作用的细菌结构是 （　　）

A. 菌毛　　　　　B. 鞭毛　　　　　C. 芽孢　　　　　D. 质粒　　　　　E. 荚膜

6. 病毒不同于其他微生物的重要特点是 （　　）

A. 个体微小，能通过滤菌器　　　　　　　　　B. 专性活细胞内寄生

C. 仅含一种类型的核酸　　　　　　　　　　　D. 在感染细胞内能形成包涵体

E. 无细胞壁

二、填空题

1. 微生物按其有无细胞及细胞结构组成的不同分为_____、_____和_____型微生物。

2. 测量细菌大小的单位是_____。测量病毒大小的单位是_____。

3. 细菌构造中，具有抗吞噬作用的是_____，可黏附细胞的是_____。

4. 与耐药性传递有关的细菌结构是_____。

5. 病毒属于_____型微生物，其增殖方式是_____。

6. 多细胞真菌的菌体由_____和_____两个部分构成。

三、名词解释与简答题

1. 解释质粒、朊病毒的概念。

2. 何为细菌的细胞壁，试比较革兰阳性菌与革兰阴性菌细胞壁之区别。

3. 何谓 L 型细菌？有哪些特点？

4. 试比较细菌和病毒的主要区别。

5. 试比较真菌与细菌的主要区别。

任务二　细菌遗传与变异及其应用

 任务描述

说出细菌的变异现象及其物质基础；解释细菌毒力变异、耐药性变异、基因转化与重组的基本概念；分析细菌变异的机制，知道细菌基因转移与重组的方式；认识细菌遗传变异的重要意义。

BEI JING ZHI SHI

背景知识

近年来，细菌染色体全基因分析已成为研究生物体基因和结构的一项重要内容，1995年完成第一个细菌——流感嗜血杆菌全基因组测定，至今已完成 200 多种微生物全基因组序列的分析,还有多种微生物的基因测序工作正在进行中。在药学领域细菌染色体全基因分析已运用于多个方面,如利用人工诱变或杂交选育医药或食品工业中所需的高产菌;通过对抗药菌遗传物质的研究,阐明抗药性产生的机制;随着各种基因定位技术的发展,以及一系列工具酶的成功分离、纯化,可以定向地转移遗传物质,获得理想的新药产生菌即工程菌等,进一步推动了微生物药物学的发展。

 任务内容

任何一种生物都要通过无性或有性繁殖的方式繁衍后代,从而保证生命在世代间的延续,并使子代与亲代相似,这就是遗传;而子代与亲代,以及子代不同个体之间在性状上总是存在某些差异,这就是变异。遗传是相对的,变异是绝对的。

一、细菌的变异现象

(一)形态结构的变异

1. 细胞壁缺陷型(L型)变异　许多细菌在某些因素的影响下,细胞壁肽聚糖受损或合成受抑制,可形成细胞壁缺陷菌,称为细菌L型。细菌L型在高渗低琼脂含血清的培养基中缓慢生长,形成中间厚周围薄的油煎蛋状细小菌落。

2. 荚膜变异　从病人体内分离的肺炎链球菌有较厚的荚膜,致病性强,但在普通培养基中培养传代后荚膜逐渐变薄或消失,毒力也随之减弱。

3. 芽孢变异　将能形成芽孢、毒力强的炭疽杆菌置42℃培养10～20d后,可失去形成芽孢的能力,毒力也随之减弱。

4. 鞭毛变异　将有鞭毛的普通变形杆菌接种在普通固体培养基表面,由于鞭毛的动力作用,细菌呈弥散生长,形似薄膜状,称为H菌落。若将此变形杆菌接种于含1%石炭酸的培养基中培养,细菌失去鞭毛,生长仅限于接种部位,形成孤立的单个菌落,非薄膜状,称为O菌落。故将细菌失去鞭毛的变异称为H-O变异。

(二)毒力变异

细菌的毒力变异表现为毒力减弱和增强。无毒力的白喉杆菌被β-棒状杆菌噬菌体感染成为溶原性细菌时,则获得产生白喉毒素的能力,感染人体和引起白喉。有毒菌株长期在人工培养基上传代培养,可使细菌的毒力减弱或消失。如用于预防结核病的卡介苗(Bacillus Calmette-Guerin vaccine,BCG))即是将有毒力的牛型结核杆菌培养在含甘油、胆汁和马铃薯的培养基中,经过13年,连续传代230次而获得的一株毒力减弱但仍保持免疫原性的变异株。

(三)菌落变异

细菌的菌落可分为光滑型(smooth,S)和粗糙型(rough,R)两种。S型菌落表面光滑、湿润、边缘整齐,细菌经人工培养多次传代后菌落表面变为粗糙、干皱、边缘不整齐,这种光滑型与粗糙型之间的变异称为S-R型变异。S-R型变异时,不仅菌落的形态发生改变,而且细菌的理化性状、抗原性及毒力等也发生改变。一般而言,S型菌的致病性强,故从标本中分离致病菌时应挑取S型菌落做纯培养;但也有少数细菌例外,如结核分枝杆菌和炭疽芽孢杆菌等,其R型菌的致病性强。

(四) 耐药性变异

细菌对某种抗菌药物由敏感变成耐药的变异称为耐药性变异。从抗生素广泛应用以来,耐药菌株逐年增多,如金黄色葡萄球菌对青霉素的耐药菌株已由 1946 年的 14% 上升至目前的 80% 以上。有些还表现为同时耐受多种抗菌药物,即多重耐药性,甚至有的细菌从耐药菌株变异成赖药菌株,如志贺菌赖链霉素株离开链霉素则不能生长。细菌耐药菌变异给临床感染性疾病的治疗带来很大困难。

二、细菌遗传变异的物质基础

核酸作为一切生物遗传的物质基础主要有 DNA 和 RNA 两种类型。所有细胞结构的生物,DNA 是遗传的物质基础;而病毒和噬菌体,其遗传物质则可能是 DNA 或 RNA。细菌遗传变异的物质基础是以染色体和染色体外的遗传物质形式(包括质粒、转座因子、噬菌体)而存在的。

(一) 细菌染色体

细菌染色体是一条裸露的环状双螺旋 DNA 长链,不含组蛋白,相对分子质量较小,重复序列较少。细菌染色体 DNA 的复制也是通过半保留复制按碱基配对原则进行,复制过程中子代 DNA 碱基若发生改变,就会使子代发生变异而出现新的性状。如大肠埃希菌染色体 DNA 的分子质量为 2.7×10^9,大小为 4.637×10^6,长度为 $1100\mu m$,含有 4288 个基因,编码 2000 多种酶和结构蛋白质。

(二) 质粒

质粒是细菌染色体外的遗传物质,为环状闭合的双链 DNA。质粒上所含的基因数比染色体少得多,大质粒可含几百个基因,小质粒仅含 20~30 个基因。

质粒不是细菌生命活动所必需的,可以自行丢失或经紫外线等理化因素处理后消除,随着质粒的丢失与消除,质粒所赋予细菌的性状亦随之消失,但其生命活动不受影响;质粒具有自我复制的能力;质粒可通过接合、转化和转导等方式将遗传物质在细菌间转移;几种不同的质粒同时共存于一个细菌内,称相容性,有些质粒则不能共存,称不相容性。

质粒可控制很多重要的生物学性状,据此可对质粒分类,重要的有:① F 质粒,又称致育性质粒,编码细菌的性菌毛,有 F 质粒的细菌有性菌毛,为雄性菌;无 F 质粒的细菌无性菌毛,为雌性菌。② R 质粒,又称耐药性质粒,带有一种或多种耐药基因,编码细菌对抗菌药物的耐药性。③ Vi 质粒,又称毒力质粒,编码产物与细菌的致病性有关。④ 细菌素质粒,编码产生细菌素,如大肠埃希菌产生大肠菌素能力由 Col 质粒编码。

(三) 噬菌体

噬菌体是侵袭细菌、真菌等微生物的病毒。噬菌体有一定的形态、结构和严格的宿主特异性。因它能使易感的宿主菌裂解,故称噬菌体。

噬菌体个体微小,需用电子显微镜才能观察到,大多数噬菌体呈蝌蚪形,由头部和尾部两部分组成(图 2-1)。化学成分主要由核酸和蛋白质组成,核酸存在于头部核

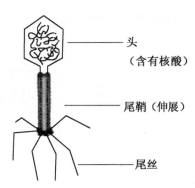

头
(含有核酸)

尾鞘(伸展)

尾丝

图 2-1 噬菌体结构模式图

心,为 DNA 或 RNA,蛋白质构成噬菌体头部外壳及尾部。

噬菌体根据其与宿主菌的相互关系可分为两种类型。

1. 毒性噬菌体　噬菌体感染细菌时,头部中的核酸注入细菌细胞内,蛋白质外壳留在菌体外。噬菌体 DNA 注入菌体细胞后,细菌不再复制自身的 DNA,而以噬菌体的 DNA 为模板复制子代噬菌体 DNA,同时合成子代噬菌体的外壳蛋白质,然后装配成完整的子代噬菌体。当子代噬菌体增殖到一定数量时,细菌即发生裂解,子代噬菌体释放出来,又可去感染其他的敏感细菌。这种能在敏感细菌中增殖并引起细菌裂解的噬菌体称为毒性噬菌体。

2. 温和噬菌体　有些噬菌体感染细菌后并不增殖,而是将噬菌体的核酸整合到细菌染色体中,并随着细菌染色体进行复制,当细菌分裂时,噬菌体基因随同分裂传至子代细菌基因组中形成溶原状态,形成溶原状态的噬菌体称为溶原性噬菌体或温和噬菌体。整合在细菌 DNA 上的噬菌体基因称为前噬菌体。带有前噬菌体的细菌称为溶原性细菌。整合的前噬菌体可偶尔自发地或在某些因素的诱导下脱离宿主菌染色体进入溶菌周期,导致细菌裂解。

(四)转座因子

转座因子又称跳跃基因,是指细胞基因组中能够从一个位置转移到另一位置的一段 DNA 序列,位于染色体或质粒上,为线性结构,呈现跳跃性转移质粒的基本特性。

原核生物中的转座因子,按其结构与遗传性质可以分为三类:

1. 插入序列(insertion sequence,IS)　是最小的转位因子,0.7~2.7kb,不携带任何已知与插入功能无关的基因区域,通常有反向重复序列。

2. 转座子(transposon,Tn)　2~25kb,除携带与转位有关的基因外,还携带耐药性基因、抗金属基因、毒素基因及其他结构基因,可能与细菌的多重耐药性有关。

3. 转座噬菌体　转座噬菌体没有一定的整合位置,能插入到宿主菌染色体的任一位置导致宿主菌的变异,故称为诱变噬菌体。

三、细菌的变异机制

遗传性变异是由基因结构发生改变所致,而非遗传性变异则是由环境因素的变化所引起。细菌遗传性变异主要通过基因突变、基因转移与重组两种方式来实现的。

(一)基因突变

突变是细菌遗传基因的结构发生突然而稳定的变化,由于 DNA 上核苷酸序列的改变,导致细菌性状的遗传性变异。突变包括自发突变和诱发突变,但自发突变率极低,一般在 10^{-9}~10^{-6}。诱发突变是指用物理因素:高温、紫外线、X 射线,化学因素:如金属离子、亚硝酸盐、化学试剂、药物等,生物因素:如抗生素等均可诱发突变。诱发突变的发生率比自发突变高 10~1000 倍。

(二)基因转移与重组

两个不同性状的细菌间遗传物质可以发生转移和重组,在基因转移中,提供 DNA 的细菌为供体菌,接受 DNA 的细菌为受体菌。基因转移与重组的方式有转化、转导、接合和溶原性转换等。

1. 转化　受体菌直接摄取供体菌游离的 DNA 片断,并与自身 DNA 进行整合重组,使受体菌获得供体菌部分遗传性状的过程称为转化。

2. 转导 以温和噬菌体为载体,将供体菌的一段 DNA 转移到受体菌中去,使受体菌获得新的遗传性状称为转导。根据转导基因片断的范围,分为普遍性转导与局限性转导。

3. 接合 接合是供体菌通过性菌毛与受体菌相互连接沟通并将遗传物质(质粒)传递给受体菌的过程。能通过接合方式转移的质粒称为接合性质粒,接合性质粒主要包括 F 质粒、R 质粒、Col 质粒和毒力质粒等。

(1) F 质粒的接合:有性菌毛的细菌内有 F 质粒,称为 F^+ 菌,无性菌毛的无 F 质粒,称为 F^- 菌。当 F^+ 菌性菌毛末端与 F^- 菌表面上的受体接合时,性菌毛逐渐缩短使两菌间形成通道,F^+ 菌中 F 质粒的一股 DNA 链断开并通过通道进入 F^- 菌,两菌细胞内的单股 DNA 链各自进行半保留复制,形成完整的 F 质粒。所以,供体菌虽然转移 F 质粒但并不失去 F 质粒,仍为 F^+ 菌(图 2-2)。

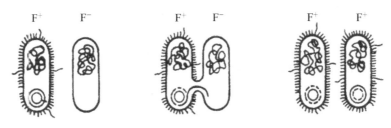

图 2-2 接合时 F 质粒的转移与复制

(2) R 质粒的接合:R 质粒由耐药传递因子(resistance transfer factor,RTF)和耐药决定因子(r 决定因子)两部分组成,RTF 的功能与 F 质粒相似,可编码性菌毛的产生和通过接合转移 R 质粒;r 决定因子编码对抗菌药物的耐药性。这两个部分可以单独存在,也可结合在一起,但只有两者组成复合体才能通过性菌毛将耐药性转移给其他细菌。细菌耐药性变异除与耐药性基因突变有关外,还与 R 质粒的接合转移关系密切,从而造成耐药性迅速传播,给感染性疾病的治疗造成很大困难。

4. 溶原性转换 当噬菌体感染细菌时,宿主染色体获得了噬菌体的 DNA 片段并整合到宿主菌的染色体上,使其成为溶原状态,细菌的基因型发生改变,从而获得新的遗传性状,称为溶原性转换。如 β-棒状杆菌噬菌体感染不产毒素的白喉杆菌后,形成溶原性白喉杆菌即可产生白喉毒素。

四、细菌遗传变异在医学上的实际应用

微生物的变异在生产上可导致菌种的退化,给微生物药物的生产带来不利的影响。临床致病菌的变异可产生抗药性,对人类的健康造成危害。当然,可利用微生物易变异的特点,对生产菌种进行改造,使之增加产量、改进质量,从而获得优良的菌种。

(一) 在疾病诊断、治疗与预防中的应用

由于细菌在形态、结构、染色性、生化特性、抗原性和毒力等方面都可发生变异,临床标本细菌学检查时不仅要熟悉细菌的典型特性,还要了解细菌的变异规律,只有这样才能从病原生物学角度对疾病做出正确的诊断,如细菌 L 型的诊断。随着抗生素的广泛使用,目前临床分离的细菌耐药菌株日益增多,特别是多重耐药菌株的出现给临床疾病治疗带来很大的

困难。因此,临床致病菌株分离的同时必须做药物敏感试验,为临床医生提供用药参考,合理使用抗生素。细菌遗传变异的研究对传染性疾病的预防也具有重要的意义。如用人工方法诱导细菌发生毒力变异,制备预防疾病的各种减毒活菌苗,均已成功用于某些传染病的特异性防治。而根据细菌变异的原理,应用遗传工程技术生产的具有抗原性的无毒性的疫苗,也是预防传染病的一种新的途径。

(二) 在测定致癌物质中的应用

正常细胞发生遗传信息的改变可致肿瘤,因此导致突变的条件因素均被认为是可疑的致癌因素。目前已被采用的 Ames 试验是以细菌作为诱变对象,以待测的化学因子作为诱变剂,将待测的化学物质作用于鼠伤寒沙门杆菌的组氨酸营养缺陷型细菌后,将此菌接种于无组氨酸的培养基中。如果该化学物质有促变作用,则有少数细菌可回复突变而获得在无组氨酸培养基上生长的能力。比较含有被检物的试验平板与无被检物的对照平板,计数培养基上的菌落数,凡能提高突变率、诱导菌落生长较多者,证明被检物有致癌的可能。

(三) 在流行病学中的应用

将分子生物学的分析方法应用于流行病学调查,追踪基因水平的遗传物质转移与播散有其独特的优点。如质粒指纹图谱法即是将不同来源同种细菌所携带的质粒 DNA 用同一种限制性核酸内切酶消化,然后进行琼脂糖凝胶电泳分析,可对常见的病原菌进行流行病学调查,其分辨力和噬菌体分型法相当,优于生化分型和血清学分型法,且速度快、重复性好。

(四) 在基因工程方面的应用

基因工程是根据细菌基因转移与重组而获得新的遗传性状的原理来设计的。基因工程的简要步骤是:首先从供体细胞(细菌或其他生物细胞)的 DNA 上切取一段目的基因,再将此目的基因结合在一个载体(质粒或噬菌体)上,然后通过载体将目的基因转入受体菌,使受体菌表达目的基因的性状。随着细菌的大量繁殖,可表达出大量所需的基因产物。目前通过基因工程已能使工程菌大量生产胰岛素、干扰素、生长激素、凝血因子、乙肝疫苗等制品,并已探索用基因工程的方法治疗基因缺陷性疾病。

(五) 在菌种复壮和保藏中的应用

在微生物工业应用中,微生物菌种工作主要包括以下四方面:菌种的分离筛选——选种,菌种培育——育种,菌种的保藏和退化菌种的复壮。而这些工作的进行都是在微生物遗传变异的基础上进行的,因此认识和掌握微生物遗传变异的规律是搞好上述工作的关键。

ZHI SHI TUO ZHAN

知识拓展

与医药学有关的微生物突变株类型

1. 高产突变株　医药工业产品的生产菌种需经不断地自然选育或人工诱变处理,选出高产突变株,以供生产的需要。

2. 抗性突变株　包括抗噬菌体突变株和抗药突变株。通过诱变其宿主菌细胞表面的噬菌体特异吸附位点,导致噬菌体不能感染,从而获得抗噬菌体突变株。抗噬菌体突变株可用以取代对噬菌体敏感的抗生素产生菌种,使抗生素生产得以正常进行。通过诱变所获的抗药突变株,所带的抗药性可用作遗传学研究的重要选择标记。

3. 条件致死突变株 条件致死突变株的表型表达是有条件的,根据细胞存在的环境而定。在许可条件下,突变株表达出野生型的表型;而在限制条件下致死。原因是这些突变株在限制条件下其主要基因产物(如 DNA 聚合酶、tRNA 等)无功能或不能合成,常被用作遗传学研究的选择标记。

4. 营养缺陷型突变株 微生物经突变后失去对某种生长因素(维生素、氨基酸或核苷酸)的合成能力,必须依靠外界供应才能生长,这种突变株称为营养缺陷型突变株。营养缺陷型突变株是遗传学研究的重要标记和菌种选育的重要手段,亦可用作氨基酸的生产菌种;用于氨基酸、维生素含量的生物检定;目前还普遍用于 Ames 试验。

5. 毒力变异株 常用于减毒活疫苗的制备等。

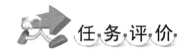 任务评价

一、选择题

1. 下列细胞中,不受噬菌体侵袭的是 ( )

A. 淋巴细胞   B. 真菌细胞   C. 细菌细胞   D. 螺旋体细胞   E. 放线菌细胞

2. 下列细菌中,产生毒素与噬菌体有关的是 ( )

A. 破伤风杆菌   B. 白喉杆菌   C. 霍乱弧菌

D. 产气荚膜杆菌   E. 大肠杆菌

3. 因为其基因发生下列哪种变化使白喉杆菌产生外毒素 ( )

A. 转化   B. 转导   C. 接合   D. 突变   E. 溶原性转换

4. 下列哪项不是噬菌体的特性 ( )

A. 个体微小   B. 具备细胞结构   C. 由衣壳和核酸组成

D. 专性细胞内寄生   E. 以复制方式增殖

5. 前噬菌体是指 ( )

A. 整合到宿主菌染色体上的噬菌体基因组   B. 进入宿主菌体内的噬菌体

C. 尚未感染细菌的游离噬菌体   D. 尚未完成装配的噬菌体

E. 成熟的子代噬菌体

6. 质粒在细菌间的转移方式主要是 ( )

A. 接合   B. 转导   C. 转化   D. 突变   E. 溶原性转换

二、填空题

1. 当噬菌体基因整合到宿主菌染色体上时,该噬菌体称为_____,该细菌称为_____。

2. 细菌基因的转移方式包括转化、_____、_____和_____。

3. 几种质粒可共存于一个细菌中,表明这些质粒间有_____。有些质粒不能共存,称_____。

4. 卡介苗是_____失去毒力制成的人工主动免疫制剂,可用于预防_____。

5. 细菌 L 型是指_____细菌,培养应用_____培养基。

6. 常见的细菌变异现象有_____、_____、_____、_____。

三、简答题

1. 解释遗传性变异、温和噬菌体、溶原性细菌、基因突变、转化、接合、转导、转换等基本概念。

2. 简述质粒的概念及主要特性。

3. 简述细菌基因转移与重组的四种方式。

4. 简述细菌变异的实际应用。

(阮   萍)

任务三   微生物的感染免疫与致病性

任务描述

解释外源性感染与内源性感染、细菌外毒素与内毒素、感染、正常菌群、条件致病菌、机会感染、菌群失调症、隐性感染、显性感染、带菌者、菌血症、败血症、毒血症、脓毒血症、垂直传播、干扰素的概念;归纳细菌毒力的物质基础及其致病作用;比较细菌外毒素和内毒素主要区别;认识微生物感染来源、感染类型;细菌与病毒致病性的特点;机体的抗感染免疫的机制。

背景知识

细菌感染和致病过程中,毒力因子是细菌致病性或感染生物学行为必需的物质基础。随着分子生物学研究的不断深入,在细菌学领域出现了一些新的概念,毒力岛(pathogenicity island)为其中之一。在有毒力的细菌染色体基因组中,可存在不同于基因组核心序列的决定细菌毒力的完整 DNA 序列,称为毒力岛。毒力岛可编码黏附素、毒素、铁摄取系统、侵袭素、Ⅲ型和Ⅳ型分泌装置等,还可编码信号传导系统和调节系统。毒力岛两端具有插入序列,同时可携带其他转移因子的基因,如整合酶、转座酶等,故可水平转移至其他细菌。毒力岛可完整地通过转化、转导、接合和溶原性转换转移至无毒的毒株中,使其成为毒力菌株。不同的菌株、菌型、菌种之间可存在相同的毒力岛,革兰阴性菌和革兰阳性菌均可有毒力岛存在。目前,已知许多病原性细菌,如大肠埃希氏菌、沙门菌、李氏杆菌、耶尔森氏菌、幽门螺杆菌、霍乱弧菌、金色葡萄球菌等,都存在毒力岛,而且一种病原性细菌往往具有 1 个或多个毒力岛。细菌毒力岛的发现,使人们对细菌致病性的认识发生了很大变化。以往人们认为细菌的毒力是单因素的,或者其中的某一个毒力因子发挥着决定性的作用;现在则认识到细菌毒力的产生比原来想象的要复杂得多。因此,细菌毒力岛的发现,对从基因水平上了解细菌性疾病的发病机理具有重要意义。

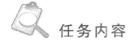 任务内容

一、微生物的感染

感染(infection)，又称传染，是指病原微生物突破机体的防御屏障，侵入宿主机体，在一定部位生长繁殖引起不同程度的病理过程。能使宿主致病的细菌为致病菌或病原菌，不能造成宿主感染的细菌为非致病菌或非病原菌。这一概念并非绝对的，有些细菌在一般情况下不致病，但当机体某些条件发生改变时可致病，这类细菌称为条件致病菌或机会致病菌。

致病菌入侵后，在建立感染的同时，能激发宿主免疫系统产生一系列免疫应答与之对抗，感染的发生、发展和结果是机体和病原菌相互作用的复杂过程，能否使机体发生病变主要取决于细菌的致病性，即病原菌能引发机体产生疾病的能力。

(一)感染来源

感染来源于宿主体外的称外源性感染，若感染来源于患者自身体内或体表的称为内源性感染。

1. 外源性感染

（1）病人：大多数人类感染是通过人与人之间的传播。病人在疾病潜伏期一直到病后一段恢复期内，都有可能将致病菌传播给他人。对患者的早期诊断并采取必要的防治措施，是控制和消灭传染病的根本措施之一。

（2）带菌(病毒)者：有些健康人携带有某种致病菌但不产生临床症状，也有些传染病患者恢复后在一段时间内仍继续排菌。这些健康带菌者和恢复期带菌者都是重要的传染源，因其不出现临床症状，不易被人们察觉，故危害性甚于病人。脑膜炎奈瑟菌、白喉棒状杆菌常有健康带菌者，伤寒沙门菌、志贺菌等可有恢复期带菌者。

（3）病畜和带菌动物：有些微生物是人畜共患病的致病菌，因而病畜或带菌动物的致病菌也可传播给人类。例如鼠疫耶菌、炭疽杆菌、布鲁菌、牛分枝杆菌，以及引起食物中毒的沙门菌等。

2. 内源性感染　这类感染的致病菌大多是体内的正常菌群，少数是以隐伏状态存在于体内的致病菌。正常菌群在特定条件下成为条件性致病菌，引起疾病，称机会感染。

（1）正常菌群：自然界中广泛存在着大量的、多种多样的微生物。人类与自然环境接触密切，因而正常人的体表和同外界相通的口腔、鼻咽腔、肠道、泌尿生殖道等腔道中都寄居着不同种类和数量的微生物。当人体免疫功能正常时，这些微生物对宿主无害，有些对人还有利，是为正常微生物群，通称正常菌群(normal flora)。正常菌群对构成生态平衡起重要作用。

（2）条件致病菌：正常菌群与宿主间的生态平衡在某些情况下可被打破，形成生态失调而导致疾病(详见任务十六)。

(二)感染类型

病原体通过各种适宜的途径进入人体，在感染过程中，侵入的病原体可以被机体清除，也可定植并繁殖，引起组织损伤、炎症和其他病理变化。感染类型可出现不感染、隐性感染、

潜伏感染、显性感染和带菌状态等不同表现,这些表现并非一成不变,可以随病原体与宿主感染双方力量的增减而移行、转化或交替出现。

1. 不感染　当宿主体具有高度免疫力,或侵入的致病菌毒力很弱或数量不足,或侵入的部位不适宜。则病菌迅速被机体的免疫系统消灭,不发生感染。

2. 隐性感染　当宿主体的抗感染免疫力较强,或侵入的病菌数量不多、毒力较弱,感染后对机体损害较轻,不出现或出现不明显的临床症状,是为隐性感染,或称亚临床感染。隐性感染后,机体常可获得足够的特异免疫力,能抗御相同致病菌的再次感染。在每次传染病流行中,隐性感染者一般约占人群的90%或更多。结核、白喉、伤寒等常有隐性感染。

3. 潜伏感染　当宿主体与致病菌在相互作用过程中暂时处于平衡状态时,病菌潜伏在病灶内或某些特殊组织中,一般不出现在血液、分泌物或排泄物中。一旦机体免疫力下降,则潜伏的致病菌大量繁殖,使病复发。例如结核分枝杆菌有潜伏感染。最典型的潜伏感染病原体是单纯疱疹病毒和水痘-带状疱疹病毒。

4. 显性感染　当宿主抗感染免疫力较弱,或侵入的致病菌数量较多、毒力较强,以致机体的组织细胞受到不同程度的损害,生理功能也发生改变,并出现一系列的临床症状和体征,为显性感染,通称传染病。由于每一病例的宿主抗病能力和病菌毒力等存在着差异,因此,显性感染又有轻、重、缓、急等不同模式。

(1)临床上按病情缓急不同分为以下几种。① 急性感染:发作突然,病程较短,一般是数日至数周。病愈后,致病菌从宿主体内消失。急性感染的致病菌有脑膜炎奈瑟菌、霍乱弧菌、肠产毒素型大肠埃希菌等。② 慢性感染:病程缓慢,常持续数月至数年。胞内菌往往引起慢性感染,例如结核分枝杆菌、麻风分枝杆菌。

(2)临床上按感染的部位不同,分为:① 局部感染:致病菌侵入宿主体后,局限在一定部位生长繁殖引起病变的一种感染类型。例如化脓性球菌所致的疖、痈等。② 全身感染:感染发生时,致病菌或其毒性代谢产物向全身播散引起全身性症状的一种感染类型。临床上常见的有下列几种情况。

1)毒血症(toxemia):致病菌侵入宿主体后,只在机体局部生长繁殖,病菌不进入血循环,但其产生的外毒素入血。外毒素经血到达易感的组织和细胞,引起特殊的毒性症状。例如白喉、破伤风等。

2)菌血症(bacteremia):致病菌由局部侵入血流,但未在血流中生长繁殖,只是短暂的一过性通过血循环到达体内适宜部位后再进行繁殖而致病。例如伤寒早期有菌血症期。

3)败血症(septicemia):致病菌侵入血流后,在其中大量繁殖并产生毒性产物,引起全身性中毒症状,例如高热、皮肤和黏膜瘀斑、肝脾肿大等。鼠疫耶氏菌、炭疽芽孢杆菌等可引起败血症。

4)脓毒血症(pyemia):指化脓性病菌侵入血流后,在其中大量繁殖,并通过血流扩散至宿主体的其他组织或器官,产生新的化脓性病灶。例如金黄色葡萄球菌的脓毒血症,常导致多发性肝脓肿、皮下脓肿和肾脓肿等。

5. 带菌状态　有时致病菌在显性或隐性感染后并未立即消失,而是在体内继续留存一定时间,与机体免疫力处于相对平衡状态,是为带菌状态,该宿主称为带菌者(carrier)。例如伤寒、白喉等病后常可出现带菌状态。带菌者经常会间歇排出病菌,成为重要的传染源之一。

二、细菌致病性

按细菌能否侵机体致病将其分为致病菌和非致病菌两类。致病菌即为病原菌,具有较强的致病能力,其致病性主要由其毒力、侵入机体的数量及途径等方面的因素决定的。

(一)细菌的毒力

致病菌的致病性强弱程度称为毒力(virulence),构成致病菌毒力的主要因素是侵袭力和毒素。

1. 侵袭力 侵袭力(invasiness)是指细菌突破机体的防御功能,在体内定居、繁殖及扩散、蔓延的能力。构成侵袭力的主要物质有细菌的酶、荚膜及其他表面结构物质。

(1)细菌的胞外酶:本身无毒性,但在细菌感染的过程中有助于细菌定植、扩散或抵抗宿主免疫力的胞外酶,常见的有:① 血浆凝固酶 大多数致病性金黄色葡萄球菌能产生一种血浆凝固酶,能加速人或兔血浆的凝固,保护病原菌不被吞噬或免受抗体等的作用。② 链激酶(或称链球菌溶纤维蛋白酶) 大多数引起人类感染的链球菌能产生链激酶。其作用是能激活溶纤维蛋白酶原或胞浆素原成为溶纤维蛋白酶,而使纤维蛋白凝块溶解。因此,链球菌感染由于容易溶解感染局部的纤维蛋白屏障而促使细菌和毒素扩散。③ 透明质酸酶(或称扩散因子) 可溶解机体结缔组织中的透明质酸,使结缔组织疏松,通透性增加。如化脓性链球菌具有透明质酸酶,可使致病细菌在组织中扩散,易造成全身性感染。

此外还有淋病奈瑟菌 IgA 裂解酶、幽门螺杆菌脲酶、产气荚膜杆菌胶原酶等。许多细菌还有神经氨酸酶,是一种黏液酶,能分解细胞表面的黏蛋白,使之易于感染。

(2)荚膜与其他表面结构物质:细菌的荚膜具有抵抗吞噬及体液中杀菌物质的作用。肺炎球菌、A 族和 C 族乙型链球菌、炭疽杆菌、鼠疫杆菌、流感嗜血杆菌的荚膜是很重要的毒力因素。如将无荚膜细菌注射到易感的动物体内,细菌易被吞噬而消除,而有荚膜细菌则引起病变,甚至死亡。

有些细菌表面有其他表面物质或类似荚膜物质。如链球菌的微荚膜(透明质酸荚膜)、M-蛋白质;某些革兰阴性杆菌细胞壁外的酸性糖包膜,如沙门杆菌的 Vi 抗原和数种大肠杆菌的 K 抗原等。不仅能阻止吞噬,而且有抵抗抗体和补体的作用。此外黏附因子,如革兰阴性菌的菌毛,革兰阳性菌的膜磷壁酸在细菌感染中起重要作用。

2. 毒素 细菌毒素(toxin)按其来源、性质和作用的不同,可分为外毒素和内毒素两大类。

(1)外毒素:有些细菌在生长过程中,能产生外毒素,并可从菌体扩散到环境中。

外毒素毒性强,小剂量即能使易感机体致死。如纯化的肉毒杆菌外毒素毒性最强,1mg 可杀死 2000 万只小白鼠。

产生外毒素的细菌主要是某些革兰阳性菌,也有少数是革兰阴性菌,如志贺痢疾杆菌的神经毒素、霍乱弧菌的肠毒素等。外毒素具亲组织性,选择性地作用于某些组织和器官,引起特殊病变。例如破伤风杆菌、肉毒杆菌及白喉杆菌所产生的外毒素,虽对神经系统都有作用,但作用部位不同,临床症状亦不相同。肉毒杆菌毒素能阻断胆碱能神经末梢传递介质

(乙酰胆碱)的释放,麻痹运动神末梢,出现眼及咽肌等的麻痹。白喉杆菌外毒素与周围神经末梢及特殊组织(如心肌)亲和,通过抑制蛋白质合成可引起心肌炎、肾上腺出血及神经麻痹等。

一般外毒素是蛋白质,不耐热,可被蛋白酶分解,遇酸发生变性。在甲醛作用下外毒素可以脱毒成类毒素,但保持抗原性,能刺激机体产生特异性的抗毒素。

(2)内毒素:内毒素存在于菌体内,是菌体的结构成分,细菌在生活状态时不释放,只有当菌体自溶或用人工方法使细菌裂解后才释放,故称内毒素。大多数革兰阴性菌都有内毒素,如沙门菌、志贺菌、大肠杆菌、奈瑟球菌等。

内毒素的化学成分是磷脂-多糖-蛋白质复合物,主要成分为脂多糖(lipopolysaccharide,LPS),是革兰阴性细胞壁的最外层成分,覆盖在坚韧细胞壁的黏肽上。各种细菌内毒素的成分基本相同,都是由类脂 A、核心多糖和菌体特异性多糖(O 特异性多糖)三部分组成。类脂A 是一种特殊的糖磷脂,是内毒素的主要毒性成分。菌体特异多糖位于菌体胞壁的最外层,由若干重复的寡糖单位组成。多糖的种类与含量决定着细菌种、型的特异性,以及不同细菌间具有的共同抗原性。

内毒素耐热,加热 100℃1h 不被破坏,必须加热 160℃,经 2～4h 或用强碱、强酸或强氧化剂煮沸 30min 才能灭活。内毒素不能用甲醛脱毒制成类毒素,刺激机体产生抗毒素的能力弱。

内毒素对组织细胞的选择性不强,不同革兰阴性细菌的内毒素,引起的病变和临床症状大致相同。各种内毒素均能刺激机体的巨噬细胞、血管内皮细胞等产生细胞因子,少量内毒素能诱发机体产生发热、微血管扩张和炎症反应等对宿主有一定免疫保护的应急性反应。感染严重时,大量的内毒素能引发内毒素血症、中毒性休克以及弥漫性血管为凝血等疾病,病死率较高。

细菌外毒素与内毒素的区别见表 3－1。

表 3－1　外毒素与内毒素的主要区别

区别要点	外毒素	内毒素
存在部位	由活的细菌释放至细菌体外	细菌细胞壁结构成份,菌本崩解后释出
细菌种类	以革兰阳性菌多见	革兰阴性菌多见
化学组成	蛋白质	磷脂-多糖-蛋白质复合物(毒性主要为类脂 A)
稳定性	不稳定,60℃以上能迅速破坏	耐热,60℃耐受数小时
毒性作用	强,各种外毒素有选择作用,引起特殊病变,不引起宿主发热反应。抑制蛋白质合成,有细胞毒性、神经毒性、肠毒性等	弱,各种细菌内毒素的毒性作用大致相同。引起发热、微循环障碍及休克、弥漫性血管内凝血、白细胞反应等
抗原性	强,可刺激机体产生抗毒素。经甲醛处理,可脱毒成为类毒素	弱,刺激机体可产生抗体,但不形成抗毒素,不能经甲醛处理成为类毒素

(二)细菌侵入的数量

病原微生物引起感染,除必须有一定毒力外,还必须有足够的数量。有些病原菌毒力极强,极少量的侵入即可引起机体发病,如鼠疫杆菌,有数个细菌侵入就可发生感染。而对大多数病原菌而言,需要一定的数量,才能引起感染,少量侵入,易被机体防御机能所清除。

(三)细菌的侵入途径

病原菌的侵入途径也与感染发生有密切关系,多数病原菌只有经过特定的门户侵入,并在特定部位定居繁殖,才能造成感染。如志贺菌必须经口侵入,定居于结肠内,才能引起疾病。而破伤风杆菌,只有经伤口侵入,厌氧条件下,在局部组织生长繁殖,产生外毒素,引发疾病。但也有些病原菌的感染途径是多渠道的,如结核分枝杆菌既可由呼吸道传染,也可经消化道或皮肤创伤等途径侵入机体,导致感染。

三、病毒的致病性

病毒侵入机体并在易感细胞内复制增殖引起感染,病毒的感染具有细胞和组织特异性,可导致宿主出现轻重不一的病理损伤、临床症状和体症。

(一)病毒的感染和传播方式

病毒感染机体的方式常决定感染的发生、发展及结局,有水平传播和垂直传播两种。

1. 水平传播 指病毒在人群中不同个体之间的传播,也包括从动物到动物再到人的传播,包括以下几种。① 呼吸道传播:如流感病毒、腮腺炎病毒等;② 消化道传播:如甲肝病毒、脊髓灰质炎病毒等;③ 皮肤接触传播:即通过注射、蚊虫叮咬等方式使病毒侵入机体,如乙肝病毒、乙脑病毒等。

2. 垂直传播 指病毒通过胎盘、产道或哺乳由母体传染给胎儿或新生儿的传播方式,如风疹病毒、乙肝病毒、人类免疫缺陷病毒等。致畸五项,又称优生五项。因为孕妇及胎儿可能受多种病毒或原虫感染,如风疹病毒、单纯疱疹病毒Ⅰ型和Ⅱ型、巨细胞病毒及弓形虫,它们可通过胎盘感染胎儿,从而导致胎儿发育异常,这就是产科门诊常规检查的致畸五项。

(二)病毒的致病机制

病毒感染宿主细胞并在细胞内大量增殖时可损害细胞,同时病毒抗原可以诱发机体的免疫应答,免疫应答可清除病毒表现为免疫保护作用,也可造成机体的免疫病理损害。

病毒感染对宿主细胞的作用主要表现在:① 杀细胞效应,即病毒在宿主细胞内增殖而导致宿主细胞死亡。原因是病毒蛋白抑制宿主细胞的核酸复制和蛋白合成,中断细胞的正常代谢,从而导致宿主细胞死亡。② 稳定状态感染,即病毒在宿主细胞内的增殖过程缓慢,对细胞代谢、溶酶体膜影响不大,短时间内并不引起细胞死亡,但常造成细胞膜成分改变和细胞膜受体的破坏。③ 细胞转化,即DNA病毒的核酸、逆转录病毒合成的核酸DNA等整合到宿主细胞的染色体上,使宿主细胞成为转化细胞,并导致宿主细胞遗传性状发生改变。转化细胞在一定条件下可发生癌变,如乙肝病毒的感染可能与原发性肝癌有关。④ 细胞染色体畸变,即病毒感染导致宿主细胞的染色体缺失、断裂和易位,如宫内早期病毒感染导致新生儿畸形。⑤ 包含体形成,即在被病毒感染细胞的细胞质或细胞核内出现的普通光学显微镜可观察到的斑块状结构。病毒包含体由病毒颗粒或未装配的病毒成分组成,也可以是病毒增殖后的细胞反应痕迹。包含体可破坏细胞的正常结构和功能,有时可引起细胞死亡。不同种类病毒的包含体数目、大小、形状、位置和染色特性不同,有助于鉴别病毒。

病毒感染对宿主免疫应答造成的免疫病理损害主要表现在：① 体液免疫的病理作用，即病毒感染宿主细胞后在宿主细胞表面表达病毒基因编码的抗原可与机体产生的病毒特异性抗体结合，在补体参与下引起宿主细胞损伤；或病毒与机体特异性抗体结合后形成的免疫复合物沉积于肾毛细血管基底膜或关节滑膜部位，激活补体引起Ⅲ型超敏反应造成组织损伤。② 细胞免疫的病理作用，即病毒感染后的宿主细胞可与机体的致敏淋巴细胞（如 CTL 等）产生免疫反应，通过直接的细胞毒作用或释放细胞因子等引起组织细胞损伤。③ 抑制免疫系统功能，即病毒感染宿主细胞后，使机体免疫功能下降，易致机体受细菌等感染和发生恶性肿瘤。

四、机体的抗感染免疫

抗感染免疫指机体所具有的防止病原生物入侵或清除体内病原微生物及其有害产物的免疫防御功能。

（一）宿主体表的防御功能

宿主体表的防御功能主要指组织屏障，是阻止病原微生物等抗原性异物侵入机体和防止其在体内扩散的重要防线。

1. 皮肤与黏膜屏障 完整的皮肤与黏膜构成了机体抵御微生物侵袭的第一道防线，可通过多种机制阻挡和杀伤病原微生物。

（1）物理屏障作用 皮肤表面覆盖的多层鳞状上皮细胞，构成阻挡微生物的有效屏障；黏膜上皮细胞可通过肠蠕动、呼吸道上皮纤毛的定向摆动、某些分泌液和尿液的冲洗作用等排除入侵黏膜表面的病原体。

（2）化学屏障作用 皮肤和黏膜可产生多种杀菌和抑菌分泌液，构成皮肤黏膜表面抵御病原体的化学屏障。如汗腺分泌的乳酸，皮脂腺分泌的不饱和脂肪酸，胃液中的胃酸，呼吸道、消化道和泌尿生殖道黏膜分泌的溶菌酶和抗菌肽等，均具抗菌作用。

（3）生物屏障作用 寄居在皮肤和黏膜表面的正常菌群，可通过与病原体竞争结合上皮细胞和营养物质的方式，以及通过分泌某些杀伤、抑制外来病原微生物生长的物质而发挥屏障作用。如口腔中某些细菌产生的过氧化氢对白喉杆菌、脑膜炎球菌有杀灭作用，唾液链球菌形成的抗菌物质能对抗多种革兰阴性菌，肠道中的大肠埃希菌分泌的细菌素可抑制某些厌氧菌和革兰阳性菌的定居和繁殖。

2. 血脑屏障 由软脑膜、脉络丛的脑毛细血管壁和包裹在壁外的星状胶质细胞形成的胶质膜所组成。其结构致密，能阻挡血液中病原微生物及其产物进入脑组织或脑脊液，以保护中枢神经系统。婴幼儿血脑屏障尚未发育完善，故易发生中枢神经系统感染。

3. 胎盘屏障 由母体子宫内膜的基蜕膜和胎儿的绒毛膜滋养层细胞共同构成，可防止母体内病原微生物进入胎儿体内，保护胎儿免受感染。妊娠早期（3 个月内）胎盘屏障尚不完善，此时孕妇若感染某些病毒（风疹病毒、巨细胞病毒等）可致胎儿畸形、流产或死胎等。

（二）机体的抗菌免疫

不同病原菌侵入机体后，根据致病菌与宿主细胞的关系，可分为胞外菌和胞内菌。胞外菌寄居在宿主细胞外的组织间隙和和血液、淋巴液、组织液等体液中，大多数致病菌都是胞外菌，如化脓性球菌、大肠埃希菌、霍乱弧菌、破伤风杆菌等，对胞外菌感染通常是以抗体为中心并有补体和吞噬细胞参与的体液免疫为主;胞内菌主要寄生于宿主细胞内,但在条件适宜时也可在细胞外外生存,对胞内菌的感染则主要是以 T 细胞为主的细胞免疫,当细胞免疫导致感染细胞崩解并释放出胞内菌后,体液免疫才起辅助作用。

1. 抗胞外菌感染的免疫机制

(1)吞噬细胞的吞噬作用:胞外菌主要被中性粒细胞和巨噬细胞吞噬,且容易被杀灭与消化。其杀菌机制主要为:① 在无氧条件下通过溶菌酶、乳酸、乳铁蛋白等杀死细菌。② 在有氧条件下通过 H_2O_2 和髓过氧化物酶杀菌。同时,巨噬细胞在吞噬细菌的过程中,可激活 Th2 细胞分泌细胞因子,从而进一步活化巨噬细胞和中性粒细胞,增强吞噬杀菌的效应。

(2)抗体和补体的作用:胞外菌的消除主要依靠特异性抗体的作用。抗体在补体协同作用下,其作用可得到加强,具体作用包括:① 抑制细菌黏附　病原菌黏附宿主细胞是感染的第一步。黏膜免疫系统分泌的 SIgA 可阻断病原菌经黏膜途径的感染。② 激活补体溶菌　IgM、IgG 抗体与细菌抗原结合的复合物能激活补体经典途径,通过补体攻膜复合物作用于革兰阴性菌发挥溶菌作用。③ 调理吞噬作用　吞噬细胞表面具有抗体 IgG 的 Fc 受体和补体 C3b 受体,因此,抗体和补体可通过调理作用提高吞噬细胞的吞噬杀伤能力。

(3)细胞免疫的作用:细胞免疫在胞外菌感染中发挥的作用,主要表现为 CD4Th2 细胞辅助 B 细胞产生特异性抗体,同时通过分泌的细胞因子活化吞噬细胞,从而产生局部的炎症反应。

2. 抗胞内菌感染的免疫机制

(1)吞噬细胞:未经活化的单核-巨噬细胞虽能吞噬胞内菌,却难以将所吞噬的胞内菌杀灭,常成为许多胞内菌的主要宿主细胞。但活化的单核-巨噬细胞可通过产生活性氧和活性氮中间产物,杀灭多种所吞噬的胞内菌。此外,中性粒细胞和 NK 细胞在胞内菌感染早期也可发挥一定的作用。

(2)细胞免疫:抗胞内菌感染的免疫主要依赖 T 细胞发挥效应,包括:① Th1 细胞,主要通过分泌白介素-2、干扰素-γ、肿瘤坏死因子-α 等激活巨噬细胞增强杀伤活性,也可通过表达的 CD40L 与巨噬细胞表面的 CD40 结合而激活巨噬细胞。② CTL 细胞,可通过经颗粒酶/穿孔素途径和 Fas/FasL 途径诱导细胞凋亡,靶细胞裂解所释放出的病菌可经抗体或补体调理后,由吞噬细胞吞噬清除;CTL 细胞产生的的颗粒酶,经穿孔素形成的孔道进入细胞内,可直接杀灭胞内菌而不破坏宿主细胞;可通过产生干扰素-γ 等细胞因子,活化并增强巨噬细胞的杀伤作用。

(3)体液免疫:体液免疫在抗胞内菌感染中起一定的作用,由于大多数胞内菌通过黏膜感染入侵机体,故黏膜局部 SIgA 可通过阻断胞内菌的入侵起防御作用。

3. 机体抗毒素的免疫机制　细菌外毒素或人工制备的类毒素均可诱导机体免疫系统产生特异性的抗毒素抗体,此类抗体能直接结合或间接遮盖毒素与靶细胞的结合部位,通过阻断毒素与靶细胞的结合,使毒素失去对靶组胞的毒性即发挥中和毒素的作用。外毒素一旦与靶细胞结合,亢毒素就失去了其阻断毒素与靶细胞结合的能力,故抗毒素仅对游离的外毒素发挥中和作用。

(三)机体的抗病毒免疫

机体的抗病毒免疫由固有免疫和适应性免疫组成,两者互相协作,以阻止病毒侵入宿主或细胞,或从宿主体内清除已感染的病毒。

1. 固有免疫抗病毒机制　除屏障结构外,针对病毒感染的固有免疫主要有干扰素和NK 细胞发挥的抗病毒作用。

(1)干扰素:是病毒或其他干扰素诱生剂诱导人或动物的组织细胞产生的一类分泌性蛋白,具有抗病毒、抗肿瘤和免疫调节等多种生物学作用。

根据干扰素抗原性的不同可分为 α、β 和 γ 三种,分别由白细胞、成纤维细胞和活化 T 细胞产生,前两者又称 Ⅰ 型干扰素,γ 型干扰素也称 Ⅱ 型干扰素。在正常情况下,干扰素编码基因处于表达抑制状态,病毒感染或干扰素诱生剂作用下,通过解除抑制物而激活干扰素基因,进而表达干扰素蛋白。

干扰素不能直接灭活病毒,其抗病毒作用是通过与邻近正常细胞的干扰素受体结合后,进入胞内激活细胞抗病毒蛋白编码基因,表达的多种抗病毒蛋白可抑制病毒蛋白质合成而发挥抗病毒效应。因此,干扰素抗病毒作用具有广谱性、间接性、种属特异性和细胞选择性等特点。

(2)NK 细胞:NK 细胞在病毒感染早期发挥重要的抗病毒作用。病毒感染的组织细胞或吞噬细胞等分泌干扰素、肿瘤坏死因子和白介素-12 等细胞因子均可激活 NK 细胞,活化NK 细胞可直接杀伤病毒感染的靶细胞。活化 NK 细胞分泌的多种细胞因子又可促进其细胞毒作用,如干扰素-α 和干扰素-β 主要发挥抗病毒作用,干扰素-γ 和肿瘤坏死因子-α 可扩大和增强机体抗病毒的免疫效应。

2. 适应性免疫抗病毒机制　病毒是严格的活细胞内寄生微生物,由感染宿主细胞产生的病毒抗原,能刺激机体产生特异性体液免疫应答和细胞免疫应答。

(1)体液免疫:病毒感染机体后产生的对机体具有保护作用的特异性抗体主要是中和抗体,即能与游离病毒结合使之失去感染性的抗体。中和抗体通常是病毒表面的包膜蛋白、衣壳蛋白抗体,主要类型有 IgG、IgM 和 SIgA。其主要作用机制是:① 与病毒表面抗原结合,封闭其与细胞受体结合部位,从而阻断病毒的吸附;② 中和抗体与病毒结合形成免疫复合物后,更易被巨噬细胞吞噬和清除;③ 中和抗体与有包膜病毒结合形成的免疫复合物,还可通过激活激活补体、ADCC 等破坏病毒包膜或裂解病毒。

其他还有补体结合抗体、血凝抑制抗体等。

(2)细胞免疫:病毒在感染过程中产生的各种蛋白等成分,可通过抗原提呈的方式来激活 T 细胞,诱导机体产生特异性的细胞免疫。参与抗病毒免疫的细胞免疫效应细胞是CD8TCL 和 CD4Th1 细胞,这两类细胞可直接或间接通过细胞因子杀伤病毒感染的靶细胞并清除细胞内病毒。

ZHI SHI TUO ZHAN

知识拓展

病毒受体

目前对病毒感染的深入研究主要体现在分子病毒学和抗病毒免疫学两个方面,分子病毒学研究比较活跃领域即是对病毒受体的研究。

病毒受体是指能特异性地与病毒结合、介导病毒侵入并促进病毒感染的宿主细胞膜组

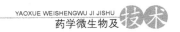

分,其化学本质是糖蛋白、蛋白聚糖、脂类或糖脂,大多数属于蛋白质。病毒受体可以是单体也可以是多分子复合物,具有特异性、高亲和性、饱和性、结合位点及靶细胞部位的有限性以及独特的生物学活性等。由细胞基因组编码、表达和调控,它参与病毒的识别、结合、相互作用和感染细胞过程。病毒和细胞病毒受体的相互作用决定了病毒的细胞依赖性、亲嗜性和感染性,没有病毒受体就没有病毒的感染和复制。如今,常见病毒的细胞受体分子多已确定,这为深入研究病毒的致病机制和寻找抗病毒药物新的靶点都奠定了良好基础。

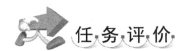

任务评价

一、选择题

1. 与细菌侵袭力无关的物质是 （　　）
A. 荚膜　　　　B. 菌毛　　　　C. 血浆凝固酶　D. 芽孢　　　　E. 透明质酸酶

2. 具有黏附作用的细菌结构是 （　　）
A. 鞭毛　　　　B. 普通菌毛　　C. 荚膜　　　　D. 性菌毛　　　E. 芽孢

3. 有助于细菌在体内扩散的酶是 （　　）
A. 菌毛　　　　B. 荚膜　　　　C. M蛋白　　　D. 血浆凝固酶　E. 透明质酸酶

4. 细菌毒素中,毒性最强的是 （　　）
A. 破伤风痉挛毒素　　　　B. 霍乱肠毒素　　　　　C. 白喉外毒素
D. 肉毒毒素　　　　　　　E. 金黄色葡萄球菌肠毒素

5. 带菌者是指 （　　）
A. 体内带有正常菌群者　　　　　　B. 病原菌潜伏在体内,不向体外排菌者
C. 体内带有条件致病菌者　　　　　D. 感染后,临床症状明显,并可传染他人者
E. 感染后,临床症状消失,但体内病原菌未被彻底清除,又不断向体外排菌者

6. 不属于正常体液与组织中的抗菌物质是 （　　）
A. 补体　　　　B. 溶菌酶　　　C. 抗生素　　　D. 乙型溶素　E. 白细胞素

二、填空题

1. 病原菌的致病性与其具有的毒力,侵入的_____及_____有密切关系。

2. 细菌的毒力是由_____和_____决定的。

3. 细菌的侵袭力是由_____、_____和_____构成。

4. 构成非特异性免疫的屏障结构主要有皮肤与黏膜屏障、_____和_____。

5. 吞噬细胞吞噬病原菌后的结果有_____吞噬与_____吞噬两种。

6. 病原菌侵入机体能否致病与_____,_____,_____等有密切关系。

三、简答题

1. 微生物的传染源有哪些?

2. 何谓正常菌群? 对人体有何生理意义? 正常菌群如何变为条件致病菌?

3. 解释感染、隐性感染、显性感染、带菌者、菌血症、败血症、毒血症、脓毒血症的概念。

4. 比较细菌内外毒素的特点。

5. 何谓病毒的水平传播、垂直传播？病毒的致病机制主要有哪些？

6. 简述干扰素的特点、作用机制和生物学作用。

（阮　萍）

任务四　与药学有关的微生物主要类群

任务描述

学习与药学相关微生物主要类群,认识感染性疾病得到有效治疗的可能性及对药品潜在微生物污染现状引发药品食品安全性。

背景知识

微生物与抗生素

发现青霉素的是英国细菌学家亚历山大·弗莱明。1928 年,弗莱明在检查培养皿时偶然发现,在培养皿中的葡萄球菌由于被污染而长了一大团霉菌,而且霉菌团周围的葡萄球菌被杀死了,只有在离霉团较远的地方才有葡萄球菌生长。弗莱明后来发现这种霉菌属于青霉菌的一种,于是,他把经过过滤所得的含有这种霉菌分泌物的液体叫做"青霉素"。1940 年弗洛里和钱恩对弗莱明(图 4-1)的发现进行了系统研究,提纯了青霉素,并用于临床抗感染的治疗,满足了第二次大战期间抗感染治疗的急需。1945 年,弗莱明、弗洛里和钱恩因"发现青霉素及其临床效用"而共同荣获了诺贝尔生理学或医学奖。而这些抗生素的发现则与微生物有关。

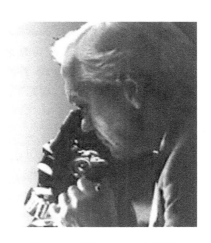

图 4-1　亚历山大·弗莱明

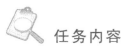

任务内容

一、病原性微生物可导致的人类疾病

在病原微生物引起的疾病即感染性疾病的历史上,瘟疫常和战争、饥荒被称为人类历史悲剧的"三剑客",它们时常并驾齐驱,肆虐于人间,不仅带给人类痛苦和恐慌,有的时候也会导致整个社会的衰退,甚至于国家的消亡。其中传染病给人类带来的死亡或者创伤,比起战

争的总和还要大。如历史上最严重的是古希腊雅典发生的瘟疫,六世纪东罗马拜占庭发生的鼠疫,十二、十三世纪欧洲兴起的麻风,十四世纪欧洲又发生的一次非常大的鼠疫,死亡两千万人,造成非常恐怖的一种景象。到了十五世纪末,又有梅毒开始在欧洲流行。十七、十八世纪,一次天花的大流行,使得 1.5 亿的人死亡。十九世纪至二十世纪中叶,全世界都有霍乱的的发生。再如流感,1957 年我国有一次非常大的流行,1968 年又出现一次,1998 年又有一次,这几次都造成全球范围的流行。

目前,我国传染病总的形势是:有些传染病将被消灭,如脊髓灰质炎等;一些过去已经基本控制的传染病又卷土重来,如结核、梅毒等;新发现的传染病陆续出现,如艾滋病、SARS等。我们面临着新老传染病的双重威胁,预防和控制传染病需要下大力气。

二、很多疾病已经可以得到有效药物的防治

自从有人类也即有传染病后,人类跟传染病的斗争,从来没有停止过,尤其是发明了抗生素后,人类取得了非常大的胜利。因为感染性疾病的治疗主要依赖抗菌药物,抗菌药物使许多威胁生命的感染性疾病有了特效的治疗。然而,随着抗菌药物的广泛应用,细菌以及其他微生物的抗药性日趋严重和普遍,而且细菌的多重抗药性增加、致病力增强。一些常见的临床致病菌如金黄色葡萄球菌、铜绿假单胞菌、变形杆菌、大肠埃希菌、痢疾志贺菌等的抗药情况尤为突出,它们所引起的各种感染已成为临床治疗上的一大难题。

三、药品受到潜在病原微生物的污染——安全危机

药品是用于预防、治疗和诊断疾病,有目的地调节机体生理功能并规定有适应证或功能主治的物质。药品质量的好坏直接影响到使用者的健康和生命。药品除治疗作用外,也存在危害性,它能损害患者健康,造成残疾甚至死亡。药物性损害现已成为主要致死疾病之一,排序于心血管病、肿瘤、慢阻肺、脑卒中之后,位居第五。

微生物对药品原料、生产环境和成品的污染,会直接或间接地影响患者用药的安全性和有效性。因此,药品微生物污染对人体的危害性是非常大的。

当染菌药品被误用后,会引起药源性感染、中毒或超敏反应等。常见的有:① 全身性感染,主要指静脉给药的注射剂或输液剂染菌,可出现败血症、脓毒血症、内毒素血症和休克等。② 局部感染,皮下或肌肉注射给药的注射剂染菌,可致局部感染,如创面感染等,严重者也可进一步发展为全身感染。③ 肠道传染病等,有些动物性原料制成的片剂或胶囊若被沙门菌等肠道致病菌污染,口服后可造成肠道传染病的流行。中成药污染螨虫可引起皮炎及消化道、泌尿道和呼吸系统的疾病。

1970 年 7 月至 1971 年 3 月,美国 25 个医院由于输注污染细菌的葡萄糖液致使 378 人罹患败血症,40 人死亡。我国在 1991—1993 年,由于输注污染的人血白蛋白发生 46 例感染、8 例死亡的事故。

2008 年月 10 月,云南红河州 6 名患者使用了标示为黑龙江省完达山制药厂生产的两批刺五加注射液出现严重不良反应,其中有 3 例死亡。经查为黑龙江省完达山药业公司生产的刺五加注射液部分药品被雨水浸泡,药品受到细菌污染后被更换包装标签销售,是一起由药品污染引起的严重不良事件。

因此,应加强药物临床安全性的管理,这关系到患者的切身利益及医务人员的责任所在。药物临床安全性管理涉及药物使用的整个过程,与多种因素有关。例如,药物本身的不良作用与用药差错,医、药、护专业人员的药物知识与责任,患者的特征与依从性,以及药物管理体制等。

四、与药学相关的微生物主要类群

微生物种类繁多,与人类有着密切关系,除少数引起疾病外,更多的是与人们的生产生活有关,如工业发酵、制药等。

1. 细菌在制药工业中的作用　细菌可用于药物抗生素、氨基酸、维生素的生产,如多黏菌素、杆菌肽等均由细菌产生;氨基酸输液的重要原料如 L-谷氨酸、L-赖氨酸、L-苯丙氨酸和 L-丙氨酸等也可由细菌合成;细菌可合成维生素 B_2、维生素 B_{12} 和维生素 C 等,故可用于维生素的生产;目前市面上使用的一些益生菌微生物制剂(如乳酸链球菌、乳酸乳杆菌和双歧杆菌)具有改善人体肠道功能和合成某些维生素的作用;细菌可作为某些酶的来源而用于酶制剂的生产和甾体化合物等的微生物转化,如枯草杆菌用于 α-淀粉酶的生产。而现代基因工程技术更进一步拓展了细菌在药物研究和生产领域的应用范围,通过基因克隆方式可生产一系列基因工程蛋白质药物,如干扰素、白细胞介素、胰岛素、人生长因子、肿瘤坏死因子和链激酶等。

2. 病毒在制药工业中的作用　灭活的病毒可用于免疫动物生产抗病毒血清,也可作为灭活疫苗用于病毒性疾病的防治。病毒的培养及病毒生物合成过程的研究均有助于合成和筛选所需的抗病毒药物。现代基因工程技术也进一步拓展了病毒在药物研究和生产领域的应用范围,如基因工程疫苗、基因工程蛋白质药物等。更新的研究如通过对病毒的分子改造,可筛选抗病毒与宿主细胞表面受体结合的药物等。

与药学有关的微生物主要类群见表 4-1。

表 4-1　与药学有关的微生物主要类群

微生物类别	制药相关性				
	对原材料或药品的污染或破坏	病原体	对抗生素或杀菌剂的抗性	对消毒剂和消毒过程的耐受性	用于生产临床治疗药物
病毒		+			
朊病毒	+	+		+	
细菌					
革兰阴性菌	+	+	+		+
革兰阳性菌	+	+	+	+(孢子)	+
分枝杆菌		+	+		
链霉菌	+				+
衣原体		+			
立克次体		+			

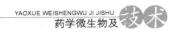

续　表

微生物类别	制药相关性				
	对原材料或药品的污染或破坏	病原体	对抗生素或杀菌剂的抗性	对消毒剂和消毒过程的耐受性	用于生产临床治疗药物
支原体					
真菌					
酵母	＋		＋		＋
霉菌	＋		＋		＋
原虫	＋				

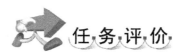

ZHI SHI TUO ZHAN

知识拓展

　　微生物学的发展为生物化学、微生物生理学和微生物遗传学奠定了基础,同时也促使微生物学研究发展进入分子生物学时代,它对人类疾病的治疗研究、遗传学和免疫学等学科的发展具有重大意义。目前,人们正试图从分子水平去揭示微生物形态结构、生理代谢、生长繁殖和遗传变异等生命活动的规律。

　　同时,随着微生物学基础理论和实验技术的发展,微生物学在药学领域中的应用越来越广泛。在医药生产中已广泛应用微生物发酵来制备各种药物,并且该领域形成了一门独立的微生物药物学科。微生物学是分子生物学基础,而分子生物学被用于微生物的研究,基因工程技术则为微生物药物的生产开创了新纪元。

任务评价

一、选择题

　　1. 英国细菌学家亚历山大·弗莱明最早发现的抗生素是　　　　　　　　　　　　　　　　（　　）

A. 链霉素　　　　B. 青霉素　　　　C. 二性霉素　　　D. 氯霉素　　　　E. 卡那霉素

　　2. 药品受到潜在病原微生物的污染,引起药源性疾病有　　　　　　　　　　　　　　　　（　　）

A. 败血病　　　　B. 内毒素休克　　C. 创面感染　　　D. 螨虫皮炎　　　E. 输血后肝炎

二、填空题

　　SARS就是传染性非典型肺炎,全称_____(Severe Acute Respiratory Syndromes),简称 SARS。

三、简答题

　　举例说明与制药工业有关的微生物有哪些?

任务五 光学显微镜使用及油镜养护技术

 任务描述

　　分析光学显微镜的基本构造与工作原理,解释低倍镜、高倍镜、油镜、调焦、复位的概念;学会光学显微镜(油镜)的使用与维护;归纳光学显微镜使用的注意事项;知道数码显微互动系统工作原理,学会使用数码显微互动系统。

BEI JING ZHI SHI
背景知识

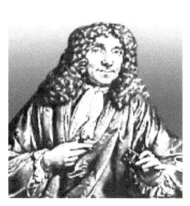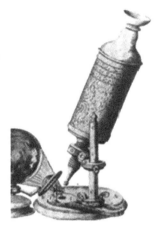

图 5-1 列文虎克和他的显微镜

　　公元 16 世纪,荷兰眼镜商无意中发现,将两片凸玻璃片装到一个金属管子里,能看到好几倍大的景物。可惜,那时的人们只是把它当作一种玩具,用来观看跳蚤。最早把这种玩具变成科学研究工具的是荷兰人安东尼·凡·列文虎克,他自己学会了磨制透镜。他第一次描述了许多肉眼所看不见的微小植物和动物。他给两片透镜制了拉长的镜筒和架子,镜筒下面放置一块带有小孔的铜板,旁边用灯来照明,光线通过一个球形聚光器集中在小孔上,照亮被观察的物体。这是早期最出色的复式显微镜,也是现代光学显微镜的雏形。列文虎克用自己的显微镜观察了大量原本用肉眼看不到的微小生命。这些观察记录被整理后,寄到了当时的英国皇家学会,震惊了科学界。后来,人们把这种肉眼看不到的微小生命命名为"微生物"。

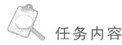 任务内容

一、光学显微镜构造

　　光学显微镜是一种由多个透镜组成的精密光学仪器,能将物体放大 1000～2000 倍,其

构造可分为机械和光学两部分(图 5－2)。

(一)机械部分

1．镜臂　弓形金属柱,直筒式显微镜的镜臂是活动的,斜筒式显微镜镜臂是固定的,是搬取显微镜时手握之处。

2．镜筒　镜筒上接目镜,下接物镜转换器,常规机械筒长 160mm,分单筒双筒两种。

3．物镜转换器　用来安装和转换物镜。使用时可根据需要自由旋转,各物镜可进行等高转换。更换放大倍数不同的物镜,必须经物镜转换器的旋转盘转换,不能直接推动物镜,以免光轴偏移。显微镜使用过程中,不得随意取下目镜或拆卸物镜,以防尘土落入或损坏。

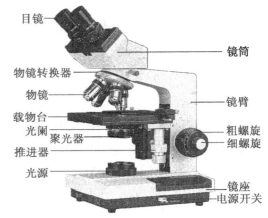

图 5－2　光学显微镜结构图

4．调节器　有粗调节器和细调节器,用来调节物镜与标本片之间的距离,使被观察物形成清晰的图像。有些显微镜的调节器是通过升降镜筒实现调节,有些显微镜的调节器是通过升降载物台达到调节作用,粗调节器可使镜筒或载物台有较大距离的升降,细调节器升降的距离很小,一般在已见到模糊物像需要精确定位时使用。

5．载物台　镜筒下的平台,用于载放被检标本片。载物台中央有通光孔,可通过集中的光线。载物台上装有固定标本片的压片夹及固定或移动标本片的推进器,还可配有游标尺测量供检物的大小或标记被检部位。

6．镜座　支持全镜的底座。

(二)光学部分

1．光源　电光源显微镜自带光源,显微镜灯安装在镜座上,光源位置、光强度和光色度可以按需调节,为显微镜提供光线。非电光源的显微镜,通过反光镜取光,反光镜位于聚光器下方,作用是采集外界光线并反射到聚光器中。反光镜有平面镜和凹面镜之分,一般在光线较强或采用人工光源时用平面镜,光线较弱、为自然光源或使用油镜时用凹面镜。

2．滤光片　在光阑的下面,常配有滤光片,一般为蓝色毛玻璃片,也有黄绿或蓝绿色滤光片,用于降低光强度并使视野照明均匀。

3．聚光器　安装于载物台下方,其位置可上下移动,上升则视野明亮,下降则光线减弱。聚光器可将光源聚焦于标本片上,使物像获得明亮清晰的效果。在聚光器下方通常还配有光阑或称虹彩光圈,可通过控制光通过量调节成像的分辨力和反差,以获得最佳的成像效果。

4．物镜　显微镜最重要部件,装在转换器的圆孔内,一般有 3 个,即低倍镜、高倍镜和油镜,区别如表 5－1 所示。常规物镜上一般都标有表示物镜光学性能和使用条件的一些数字和符号。如 10/0.25、40/0.65、100/1.25 等,其中 10、40、100 指的是放大倍数;0.25、0.65、1.25 是物镜的数值口径,或称镜口率,数值口径越大,分辨物体的能力越强;每个镜头还标有 160/0.17,其中 160 表示镜筒的机械长度为 160mm,0.17 为所用盖玻片的最大厚度不超过 0.17mm。为区别不同放大倍数的物镜,物镜下缘常刻有一圈带颜色的线,如油镜下方有一圈白线。现在的显微镜制造技术日趋完善,常配置无限远平场物镜头,其标识中,表示镜筒的机械长度和盖玻片最大厚度的参数改为∞/0.17(图 5-3,见彩页)。

表 5-1　常用几种物镜的比较

物镜	放大倍数	镜身	孔径	镜口率	工作距离(mm)
低倍	10	短	粗	0.25	10.50
高倍	40	较长	较细	0.65	0.56
油镜	100	最长	最细	1.25	0.13

5. 目镜　安放于镜筒上端,刻有 5×、10×、15× 等标记,代表其放大倍数。目镜的作用是将物镜放大了的实像进一步放大成直立的虚像,映入观察者的眼中。为便于指示物像,目镜中常装有指针,有的目镜上还装有目镜测微尺。

二、光学显微镜工作原理

(一)显微镜的放大倍数

显微镜是通过由物镜和目镜组成的透镜组使物体放大成像(图 5-4),显微镜的放大倍数是物镜放大倍数与目镜放大倍数的乘积。

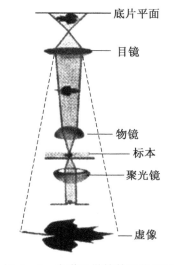

底片平面
目镜
物镜
标本
聚光镜
虚像

图 5-4　光学显微镜的工作原理

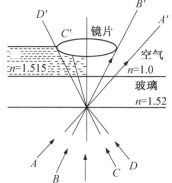

1. 光线 C、D、C'、D' 通过载玻片经香柏油折射,使进入物镜中的光线量较多。

2. 光线 A、B、A'、B' 通过载玻片经空气折射,使进入物镜中的光线量减少。

图 5-5　油镜的工作原理

(二)油镜工作原理

细菌个体微小,肉眼无法直接观察,必须借助于油镜,将其放大 1000 倍左右才能看到。如果光线穿过标本载玻片后直接经空气层进入油镜头,由于介质密度不同而发生光线折射现象,因此进入物镜的光线减少,结果视野暗淡,物像不清,如在标本载玻片上滴加折光率和载玻片($n=1.52$)相近的香柏油($n=1.515$),就可避免光线因折射而分散,加强视野的亮度,获得清晰的物像(图 5-5)。

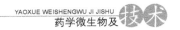

三、显微镜（油镜）的使用

（一）低倍镜的使用

1. 取镜 右手紧握镜臂，左手托住镜座，保持镜身直立，水平放置在离实验桌边缘约10cm的桌面上，端正坐姿，使镜臂对着左肩。不可单手提取镜臂，以免零件脱落或碰撞到其他地方。显微镜放置妥当后，应检查各部分是否完好。

2. 调光 转动粗调节器，使镜筒上升或载物台下降，转动转换器，使低倍镜对准载物台中央的通光孔，切忌手持物镜转动。在目镜上观察，开启电源开关，打开聚光器和光阑，调节光亮度和光色度，非电光源显微镜，调节反光镜，直至视野内的光线均匀适宜。

3. 装片 取标本片置于载物台上，盖玻片朝上，用压片夹固定，调节推进器，将所要观察的部位调到通光孔的正中。

4. 调焦 转动粗调节器，使镜筒缓慢地下降或载物台缓慢地上升至物镜距标本片约5mm处，注意在操作中，防止镜头触碰标本片。通过目镜观察，缓慢转动粗调节器，使镜筒缓慢地上升或载物台下降，直到视野中出现清晰的物像为止。要观察标本的不同位置，可调节推进器循序进行。

（二）高倍镜的使用

1. 选定目标 在低倍镜下把需观察的物像调节到视野中央，同时把物像调节到最清晰的程度，再进行高倍镜的观察。

2. 转换高倍镜 转动转换器时动作要轻、慢，并从侧面进行观察，防止高倍镜头碰撞标本片。如可能发生碰撞，则说明低倍镜的焦距没有调好，应重新操作。

3. 调焦 转换高倍镜后，通过目镜观察，此时一般能见到模糊物像。轻微旋动细调节器，即可获得清晰物像。

（三）油镜的使用

1. 选定目标 使用油镜之前，必须先经低、高倍镜观察，然后将需要放大的部分移到视野中央，将聚光器升到最高，光阑开到最大。

2. 加镜油 转动物镜转换器，移开物镜，在标本片观察部位上滴加一滴香柏油。

3. 选择物镜 油镜头常是所有物镜中最长、中央孔径最细者，外壁标有 $100\times$ 或 Oi 标志，有白色线圈。慢慢转动物镜转换器，使油镜头对准中央通光孔。

4. 调焦 用眼从侧方看着物镜，缓慢转动粗调节器降低镜筒或上升载物台，使物镜头浸于油滴内，并几乎与玻片接触为止（物镜最下端与盖玻片最上端的距离小于油镜工作距离0.13mm），但切勿使两者相碰，以免损伤镜头或压碎玻片；然后从目镜观察，反方向轻轻转动粗调节器上升镜筒或降低载物台，当标本与镜头的距离处于油镜头工作距离区间时，目镜中能看到物像，此时再换细调节器调节，使物像清晰。未能看到物像时，再重复上述操作；

5. 观察绘图 按要求双眼睁开观察实验结果，并及时记录，必要时绘图。

6. 擦镜 油镜头使用后应及时用擦镜纸拭净镜油。如油已干，可在擦镜纸上滴少许二甲苯擦拭，并随即用干的擦镜纸擦去油与二甲苯混合物，以防镜片脱落。切忌使用粗糙的纸片或布片擦拭，擦镜时应顺其直径方向擦，而非转圈擦。

7. 复位　显微镜使用完毕,将物镜转离通光孔,以"八"字形降位于载物台上,避免震动时镜头滑下,与聚光器碰撞。清点附件,将显微镜归至原位,填写使用登记。

四、光学显微镜及油镜维护

1. 常用的显微镜,应尽可能有固定位置,不要东搬西移。在镜上加盖玻璃罩,内放干燥剂,用时去罩,用毕盖上。这样,既可防尘,又可防潮。

2. 拭擦显微镜的机械部分可以使用干净柔软的细布。如擦不掉,可蘸少量二甲苯拭净,不宜用乙醇或乙醚,否则,会侵蚀油漆使之脱落。光学部件沾染灰尘,宜用干净毛笔清除或用吹风球吹除。物镜内的灰尘,可用磨擦带静电的塑料棒插入镜头内吸出。若镜片上有拭不掉的污迹,可用表面光滑的细木棍裹上脱脂棉或擦镜纸,稍蘸一点二甲苯小心轻拭,遇有镜片长霉、生雾时,可用乙醇乙醚混合液擦拭,但蘸液不要过多,擦前一定要清除灰尘。拭擦时,勿将镜片表面的一层紫蓝色透光膜当成污痕。严禁随便用纸、布或徒手拭擦。

3. 防止镜片脱胶。物镜内的透镜多以胶粘合在金属套筒上,金属和玻璃的热膨胀系数不同,过冷或过热以及使用过多的有机溶剂,均可使镜片脱胶。因此,勿使显微镜受热,避免阳光直晒,用二甲苯拭擦镜头,用量要少,擦后应及时将多余的二甲苯擦干。

五、光学显微镜使用工作流程图

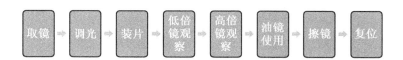

六、光学显微镜使用注意事项

1. 显微镜属精密仪器,使用时要精心爱护,不得随意拆卸和碰撞。

2. 取送显微镜时,应右手持镜臂,左手托镜座,平端于胸前,轻取轻放避免强烈的震动,以免失去原有的精度,台面水平清洁。

3. 防止与强酸、强碱、乙醚、氯仿、酒精等化学药品接触。

4. 目镜、物镜、反光镜等光学部分,必须保持清洁,且避免日光直接照射。细调节器是显微镜精细而脆弱的部分,不要向一个方向连续转动数圈,应轻而微量地来回转动。

5. 镜头必须保持清洁,油镜使用后及时用拭镜纸擦去镜油,如油已干,可在拭镜纸上滴少许二甲苯擦拭,并随即用干的拭镜纸擦去油与二甲苯混合物,以防镜片脱落。切忌使用粗糙的纸片或布片擦拭,擦镜时应顺其直径方向擦,不要转圈擦。

6. 观察液体标本时,应加盖玻片,防止液体标本浸入物镜内,使其受到污染腐蚀。

7. 实验结束后,将物镜转开呈八字,使其不正对聚光器,以免物镜与聚光器互相碰撞,将聚光器下降,关闭光阑,罩上镜套或盖布,对号归位。

8. 电光源显微镜使用结束后,应先将电源调节器调到最小值,再关闭电源开关。

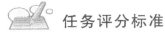
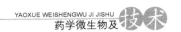 **任务评分标准**

显微镜使用实验任务评价

表 5-2 显微镜使用评分标准

项目编号＿＿＿＿＿＿＿   得分＿＿＿＿＿＿＿   评分老师签名＿＿＿＿＿＿＿

学生姓名＿＿＿＿＿＿＿   班级＿＿＿＿＿＿＿   学号＿＿＿＿＿＿＿   实验日期＿＿＿＿＿＿＿

项　目	分值	评　分　标　准	得分	主要存在问题
取镜	4	取镜：右手持镜臂,左手托镜座,平端于胸前,轻取轻放,2分。 安放：平放实验台上,略偏左,距离边缘7～10cm,2分。		
调光	8	打开电源开关、光亮度和光色度选择2分(或反光镜的选择2分),手握物镜转换器转动物镜2分,(上升聚光器及打开光阑2分),选择低倍镜对光2分。		
装片	4	肉眼观察玻片并判断正反面2分,规范放置玻片2分		
低倍镜观察	8	先用粗调焦螺旋后用细调焦螺旋5分,双眼睁开观察3分		
高倍镜观察	10	物镜头选择与转换5分,规范使用调焦螺旋5分		
油镜观察	20	聚光器上升光阑打开最大、对光,加镜油方法,选油镜头,侧面注视下升载物台使物镜和标本靠近,然后双眼看目镜,由近及远的调焦方法各2分,观察方法4分。		
擦镜	12	油镜头的擦洗,分三步进行5分,擦拭的方法和方向3分,显微镜其他部位灰尘擦拭4分。		
复位	10	规范取下玻片2分,手握物镜转换器转动物镜呈八字形2分,关闭聚光器光圈2分,竖起反光镜2分,电光源先将电流调节到最小2分,关闭电源开关2分。		
结果与报告	15	能准确定位目标6分,低倍镜高倍镜油镜下视野调节清晰各3分。		
考核时间	4	20min内完成,熟练4分,超时1min扣1分。		
结束工作	5	填写使用登记2分,台面整理3分。		
总分				

ZHI SHI TUO ZHAN

知识拓展

一、显微镜简介

细菌个体微小,肉眼不能分辨,必须借助显微镜的放大才能看到。一般来说,细菌形态和结构可用光学显微镜观察,其内部的超微结构则需用电子显微镜观察。常用显微镜有如下几种：

1. 普通光学显微镜　采用自然光或灯光为光源，其波长约为 $0.4\mu m$。显微镜的分辨率为波长的 $1/2$，即 $0.2\mu m$，而肉眼可见的最小图像为 $0.2mm$。故用油（浸）镜放大 1000 倍，能将 $0.2\mu m$ 的微粒放大成肉眼可见的 $0.2mm$。普通光学显微镜可用于细菌、放线菌和真菌等的观察。

2. 暗视野显微镜　常用于观察不染色微生物形态和运动。在普通显微镜安装暗视野聚光器后，光线不能从中间直接透入，视野呈暗色，当标本接受从聚光器边缘斜射光后可发生散射，因此可在暗视野背景下观察到光亮的微生物如细菌或螺旋体等。

3. 相差显微镜　利用相差板的光珊作用，改变直射光的光位相和振幅，将光相的差异转换为光强度差。在相差显微镜下，当光线透过不染色标本时，由于标本不同部位的密度不一致而引起光相的差异，可观察到微生物形态、内部结构和运动方式等。

4. 荧光显微镜　与普通光学显微镜基本相同，主要区别在于光源、滤光片和聚光器。目前大多数使用的是落射光装置，常用高压汞灯作为光源，可发出紫外光或蓝紫光。滤光片有激发滤光片和吸收滤光片两种。用蓝光的荧光显微镜除可用一般明视野聚光器外，也可用暗视野聚光器，以加强荧光与背景的对比。本法适用于对荧光色素染色或与荧光抗体结合的细菌的检测或鉴定。

5. 电子显微镜　用电子流作为光源，波长与可见光相比差几万倍，大大提高了分辨力，并用磁性电圈作为光学放大系统，放大倍数可达数万倍或几十万倍，常用于病毒颗粒和细菌超微结构的观察。常用的电镜有透射电镜和扫描电镜两种。透射电镜的分辨率为 $0.1\sim 0.2nm$，放大倍数为几万至几十万倍，需要制备厚度为 $50\sim 100nm$ 的超薄切片。扫描电镜能显示物体表面的立体构像，且图像富有立体感。

二、数码显微互动系统简介

数码显微互动系统包括显微镜系统、计算机软件系统、图象处理系统以及语音问答系统等四个部分。以某产品为例，数码显微互动系统网络版，即高分辨率数字显微镜网络集成系统，是将数码显微镜和计算机网络集成，构成一个可以双向互动的多媒体教学系统。组成特点是显微数码系统内置式、多画面实时显示、可选择式多向语音问答系统以及交谈式显微镜 LED 指针系统；教师端采用带有 320 万像素以上 CCD 摄像机的显微镜和一台高性能的 PC 机构成，每个学生端采用约 200 万像素的 CMOS 摄像机和一台普通 PC 机组成。这些 PC 机通过一个 100M 以太网互联，达到相互通信和传输图像数据的目的，工作原理如图 5-6 所示。

数码显微镜互动系统具有图像清晰、操作简便、功能强大的特点。其教师端和学生端均有本地操作、远程操作的功能。教师可实时观察到课堂上每个学生的显微镜画面，及时发现实验中存在的问题并指导学生改正。学生也可以随时通过单通道的提问系统请求老师示教，并利用显微镜 LED 指针与老师交流讨论，并可与小组同学进行讨论而不影响小组外成员，使得师生间可实现图象、语音的网络互动，交流更加直观、有效。

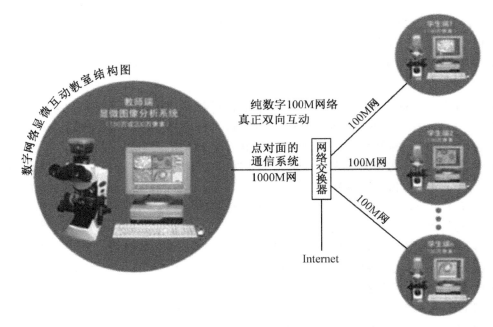

图 5-6　数码显微互动系统工作原理

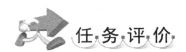 任务评价

一、选择题

1. 显微镜最重要部件是 　　　　　　　　　　　　　　　　　　　　　　　　（　　）

A. 目镜　　　　B. 物镜　　　　C. 镜筒　　　　D. 载物台　　　　E. 光源

2. 细菌的测量单位是 　　　　　　　　　　　　　　　　　　　　　　　　　　（　　）

A. μm　　　　B. nm　　　　C. cm　　　　D. mm　　　　E. m

3. 显微镜油镜维护过程比较重要的步骤是 　　　　　　　　　　　　　　　　　（　　）

A. 选好目标　　B. 加镜油　　C. 选择物镜　　D. 调焦　　　　E. 擦镜

4. 最早用显微镜观察生物的科学家是 　　　　　　　　　　　　　　　　　　　（　　）

A. 李斯特　　　B. 巴斯德　　C. 郭霍　　　　D. 列文虎克　　E. 琴纳

5. 实验室所用油镜镜头的放大倍数是 　　　　　　　　　　　　　　　　　　　（　　）

A. 5 倍　　　　B. 10 倍　　　C. 40 倍　　　D. 100 倍　　　E. 200 倍

二、填空题

1. 螺旋体属于_____微生物。

2. 显微镜的放大倍数是_____与_____的乘积。

3. 使用油镜时,应按照_____、_____、_____的程序,逐步转换物镜。

三、名词解释与简答题

1. 解释低倍镜、高倍镜、油镜、调焦、复位的概念。
2. 油镜与普通物镜有何区别？操作过程中应注意什么？

（蒋锦琴）

任务六 常用微生物实验器材清洗与准备

任务描述

解释清洗、包扎、浸泡、酸处理、碱处理、洗涤剂的概念；学会对常用玻璃器皿的清洗干燥与包扎技术；学会常用洗涤剂的配制。

BEI JING ZHI SHI

背景知识

微生物实验室常用于细菌培养的器材中有许多是玻璃器皿，如何正确清洗与使用这些玻璃器皿也是微生物实验的基本技能。新购置的玻璃器皿，常含有玻璃加工过程中的游离碱，使用过的玻璃器皿，培养基、细菌及其代谢产物、细胞培养液、清洗过程残留的表面活性剂等，均会影响细菌和细胞培养，甚至交叉污染，导致不正确的分析结果。不充分的清洗会对实验质量、安全造成灾难性的影响。正确的清洗程序和最适合的清洗剂是当今满足实验器皿清洗高质量要求的两个决定因素。

任务内容

一、微生物实验器材的清洗

微生物广泛存在，在药学微生物实验中，为了防止微生物污染，要求将实验操作用器皿清洗干净，并对培养皿、吸量管、试管和锥形瓶等，进行妥善包扎、消毒灭菌。

微生物学所说的"清洗"是指在微生物实验、科研、药品检验等操作过程中，对所用的玻璃器皿等采用洗涤液去除内外污物的过程。

清洗方法和所用洗涤液因操作目的不同而不同，清洁程度也不相同。一般来说，水只能洗去可溶于水的污染物；不溶于水的污染物，则必须用其他方法处理后再用水洗。

所有微生物实验、科研、药品检验所用的器皿，无论是用过的或新购置的，在使用前都要清洗达到要求，才能进行消毒灭菌，否则将影响操作结果。

（一）玻璃器皿的清洗程序

清洗后的玻璃器皿不仅要求透明、无污迹，而且不能残留任何物质。某些化学物质仅残留极微量，都会在使用中对培养物产生毒性作用。清洗质量的高低直接决定实验操作的成败,因此必须严格按照清洗程序进行清洗操作。玻璃器皿清洗的程序包括:浸泡、涮洗、浸酸和冲洗 4 个步骤。

1. 浸泡 浸泡能使附着物软化或溶解,为避免玻璃器皿粘附污物干燥后不易涮洗掉,用后应立即浸没于清水中,不留有气泡。

2. 涮洗 一般用毛刷沾洗涤液洗涤,以去除器皿表面附着较牢的杂质。避免使用含沙粒的去污粉,涮洗要彻底。

3. 浸酸 涮洗不掉的微量杂质,或用于细胞培养等要求较高的玻璃器皿,需经铬酸洗液等去污能力强的洗涤液浸泡氧化除垢,是清洗过程中关键的一环,一般应浸泡过夜。

4. 冲洗 涮洗和浸酸后都需要用水充分冲洗,使之不留任何残迹。一般自来水重复 15 次以上,最后用蒸馏水漂洗 2～3 次,晾干备用。

(二)常用玻璃仪器及用具的清洁法

1. 玻璃仪器类

(1)新购玻璃器皿:新购玻璃器皿,常带有游离碱、灰尘和一些对细胞有毒的物质,如铅和砷等。应先用肥皂水洗涮,再用自来水冲洗,浸泡于 1%～2% 盐酸(工业用)液中不少于 4h 或过夜除去游离碱质,再用流水冲洗。用于化学分析的玻璃仪器,需用重铬酸钾(钠)清洁液浸泡数分钟后,再用自来水冲洗,最后以蒸馏水或去离子水涮洗 2～3 次,待干备用。

(2)用过的玻璃器皿

1)未被病原微生物污染的器皿:可随时用清水冲洗(或浸泡)洗涤。除容量仪器外,可用毛涮和肥皂粉、内外涮洗,再用清水涮洗干净备用。容量仪器宜用清洁液浸泡或涮洗,再用自来水洗,最后以蒸馏水涮洗 2～3 次。

2)被病原微生物污染的器皿:需先经过灭菌处理后再按常法洗涤。

① 试管及培养皿、培养瓶:将其正放或直立于高压蒸汽灭菌器内,经 121℃ 灭菌 30min。趁热倒出培养物,再以清水或肥皂水用毛刷涮洗,最后以清水涮净。

② 吸管:直立全部浸没于 0.5%～1% 次氯酸钠(巴氏消毒液)溶液的长筒形容器中,筒底应衬有棉或橡皮垫,以防管尖损坏。高压蒸汽灭菌后逐支用流水反复冲洗洁净,干后包扎灭菌备用。

③ 载、盖玻片:应分别浸泡于 0.5%～1% 次氯酸钠溶液,取出高压蒸汽灭菌后,用流水冲洗,再放入 3%～5% 肥皂水或 5% 碳酸钠液内煮沸 10～15min,涮洗,流水冲净,沥干或烘干备用。

④ 注射器:用后立即在盛有 0.5%～1% 次氯酸钠溶液中反复抽吸洗涤,注射器筒及注射器芯分开,高压蒸汽灭菌,待自然冷却后取出,用肥皂水及流水洗涮洁净,蒸馏水涮洗,晾干,配套并检查针头通与否,然后再按配套的标记将注射器筒及注射器芯、针头分开包扎,灭菌备用。

⑤ 含油脂器皿:应与其他器皿分开,以免污染油脂,单独高压蒸汽灭菌后,趁热倒去污物,倒置于铺有粗吸水纸的铁丝筐内,置 100℃ 烤箱 0.5h,取出后再用 5% 的碳酸钠液连续煮两次,最后用肥皂水涮洗干净,再用清水冲洗,待干备用。

2. 橡胶类物品 新购置的橡胶器皿往往带有大量滑石粉,应先用自来水冲洗干净,再做常规清洗处理。

常规处理方法是：每次使用后的橡胶器皿都要置入水中浸泡，以便集中处理和避免附着物干涸。然后用 2% 氢氧化钠溶液煮沸 10～20min 自来水冲洗后，再用 1% 稀盐酸溶液浸泡 30min，最后用自来水和蒸馏水各冲洗 2～3 次晾干备用。

污染物品先用自来水煮沸 15～20min 或高压蒸汽灭菌后，再按上法处理。

3. 金属器械　未污染金属器械直接清洗立即擦干。污染金属器械最好加入 2% 碳酸钠煮沸、或高压灭菌 121℃ 20min。急用时可采取乙醇烧灼。金属器械（包括注射针头），不宜干烤灭菌、更不能火焰直接烧灼，以免金属钝化，影响使用。

4. 塑料及有机玻璃器皿　除一次性用品外，凡需多次使用器皿，使用后浸泡在 2%～3% 盐酸液中过夜，取出除去污迹，用自来水冲洗，再以蒸馏水或去离子水涮洗 2～3 次晾干。需灭菌器皿可用 ^{60}Co 照射（120 万拉得）（1rad＝10^{-2}Gy），或置无菌罩内，经紫外线近距过夜照射。

二、玻璃器皿的干燥

洗净后的玻璃器皿，一般放在木架上或其他合适的地方室温干燥，如需高温干燥，可放干燥箱，温度一般控制在 60～100℃。高压蒸汽灭菌的玻璃器皿等，常带有部分水蒸气，应放入干燥箱烘烤，完全干燥后存放无菌物品区。

三、玻璃器皿的包扎

微生物实验过程中，需要准备各种实验器材，不仅要求清洁，而且常需做到无菌。实验器材灭菌不合格，会造成实验或研究的失败，还会造成一些病原生物对环境的污染和实验操作人员的感染。实验室常用高压蒸汽灭菌法、干烤灭菌法等进行实验器材的灭菌处理。高压蒸汽灭菌法通过蒸汽强大的穿透力，破坏菌体蛋白质和核酸的化学键，或使酶失活，微生物因代谢障碍而迅速死亡，具有简便、有效、经济等特点。为了防止在湿热灭菌过程中大量蒸汽进入培养基和保持灭菌后存放器材的无菌状态，盛放培养基的试管、锥形瓶等容器需要配备合适的棉塞，并在棉塞外部用牛皮纸包扎，吸管、平皿等需用纸张包扎或容器盛放后再灭菌。

清洗后的器皿可先放入鼓风干燥箱中烘干（塑料和橡胶制品不能放入干燥箱），或置于通风无尘处自然晾干，然后包扎，再做灭菌处理。包扎后的器皿应便于灭菌和储存。包扎材料常用不印字的皱纹纸、牛皮纸、硫酸纸和脱脂棉、棉布、棉线等。灭菌前严格包扎，灭菌之后取出才不会再次遭受污染，只有在使用前才能按要求拆开包扎物。灭菌器材一旦打开，均应视为有菌器材，未使用部分，需重新消毒灭菌。

1. 局部包扎　较大的器皿、滤器、消毒筒等只需把瓶口部分加塞子，再罩以牛皮纸或棉布密包起来，用棉线扎紧即可。

2. 全包扎　比较小的培养皿、吸管、注射器、金属器具和橡胶塞等，需采用全包扎，即用牛皮纸或棉布全部包起来或装入金属盒、筒。用记号笔写上盒内所装物品的名称、数量、灭菌日期等。

（1）培养皿：一般八个一叠，分四四两部分相对而放，置之于牛皮纸上，自一侧开始将平皿卷于牛皮纸中成圆柱状，竖起后，两端分别折叠封口（图 6-1）。

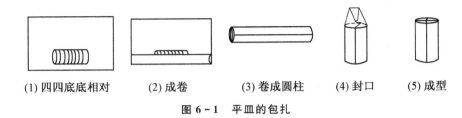

(1) 四四底底相对　　(2) 成卷　　(3) 卷成圆柱　　(4) 封口　　(5) 成型

图 6-1　平皿的包扎

（2）吸管：先在吸管尾部 1～2mm 处，塞入松紧合适，长度约 8～10mm 的脱脂棉花，以作使用时的过滤装置。将吸管口端 45°角放在一条约 5cm 宽 40cm 长的纸条上，折叠纸条包住吸管尖端，然后顺势将吸管在桌面搓动，让纸条呈螺旋状包裹住吸管，多余部分也卷成空螺旋柱状，沿螺旋方向三个 90°折叠，尾端压在吸管下固定。干烤灭菌后使用时，在无菌吸管的上 1/3 处，反螺旋方向旋转，纸套断裂，去除口、尾端纸套即可使用，其中口端纸套还可以作无菌吸管暂存处（图 6-2）。

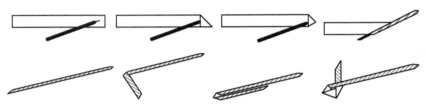

图 6-2　单支刻度吸管的包扎

四、常用洗涤液配制

（一）铬酸洗涤液的配制与使用

1. 浓配方：

重铬酸钾（工业用）	40g
浓硫酸（粗）	500ml
自来水	160ml

2. 稀配方：

重铬酸钾（工业用）	50g
浓硫酸（粗）	100ml
自来水	850ml

将 50～100g 重铬酸钾（工业用）置烧杯内，先用少量热水使完全溶解，待冷却后，徐徐加入浓硫酸（工业用）即可。新配的清洁液为红褐色，氧化力很强，故有很好的去污力，其吸湿性也很强，故应装入瓶中密闭保存，这种洗涤液经反复多次使用后会产生红色沉淀或出现绿色，说明其氧化力已降低，可适当加入些重铬酸钾固体提高氧化力。若洗涤液变为黑绿色，则失去氧化力，应废弃。注意，本液对皮肤、衣物均有强腐蚀性，使用时应戴保护手套，并防止对桌面、下水道等的腐蚀。在使用时，为增加去污作用，稀的铬酸洗涤液可以煮沸使用。

（二）酸和碱的使用

若器皿上沾有焦油和树脂等有机污物，可用浓硫酸或40％的氢氧化钠滹液将它们溶解后用洗涤剂洗去，常用碳酸钠、碳酸氢钠、磷酸三钠、磷酸氢二钠、肥皂与合成洗涤剂等，质量分数为5％～40％。可根据需要选用。

（三）肥皂和其他洗涤剂的使用

肥皂水是很好的去污剂，加热后去污力更强。油脂太多的器皿，先用吸水纸将油擦去后，再用肥皂水洗。此外还有其他洗涤剂如10％的磷酸钠溶液，去污、去油脂能力更强，比用肥皂水清洗更加洁净。

五、常用器皿清洗注意事项

（1）任何洗涤方法都不应对玻璃器皿有所损伤，所以不能使用对玻璃器皿有腐蚀作用的洗涤液，也不能使用比玻璃硬度大的物品来擦拭玻璃器皿。

（2）用过的器皿应立即处理清洗，放置过久会增加洗涤难度。

（3）难洗涤的器皿不要与易洗涤的器皿放在一起；有油的器皿不要与无油的器皿放在一起，否则，本来无油的器皿也沾上油垢，浪费洗涤液和洗涤时间。

（4）强酸、强碱、琼脂等腐蚀阻塞管道的物质不能直接倒在洗涤槽内，必须倒在废物缸内，统一处理。

（5）含有琼脂培养基的器皿，可先用小刀或铁丝将器皿中的琼脂培养基刮去或把它们用水蒸煮至琼脂融化后趁热倒出，然后用水洗涤。

（6）一般的器皿都可用去污粉、肥皂或配成5％热肥皂水来清洗，油质很厚的器皿宜先将油层擦去，然后清洗。

（7）如果器皿沾有煤膏、焦油及树脂类的物质，可用浓硫酸或40％的氢氧化钠溶液洗涤，或用其他洗涤液浸泡。

（8）当器皿上沾有蜡或油漆等物质，加热使之融化揩去，或用有机溶剂（苯、二甲苯、丙酮、松节油等）拭揩。

（9）凡带有传染性材料的器皿，应先经高压蒸汽灭菌后再进行清洗。

（10）洗涤后的器皿应达到玻璃表面能被水均匀湿润而无条纹和水珠。

ZHI SHI TUO ZHAN

知识拓展

常用玻璃器皿有不同的品种与规格（表6-1），在微生物实验过程中，应根据不同的实验要求，选择对应的玻璃器皿。

表6-1　常用玻璃器皿、用具的品种及规格

品　种	常用规格	单　位	用　途
试管	18×180、15×150、10×100	mm	无菌检查、微生物限度检查、生化试验
烧杯	50、100、150、200、250、500、800、1000	ml	培养基、试剂配制容器

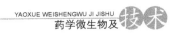

续　表

品　种	常用规格	单　位	用　途
锥形瓶	50、100、200、250、300、500	ml	高压灭菌时培养基、稀释剂容器
刻度吸管	0.5、1、2、5、10、25、50	ml	液体精确量取、样品稀释
培养皿	7.5、9.0、15	cm	平板制备
载玻片	75×25	mm	染色标本制备
盖玻片	18×18	mm	标本片封片、不染色标本检查压片
滴管	0.1、0.2	ml	用于微量试剂及样品的吸取滴加
广口玻璃瓶	25、50、100、250、500、1000	ml	容装存放试剂,不能加热
细口玻璃瓶	25、50、100、250、500、1000	ml	容装存放试剂,不能加热
微量移液器	5、10、20、25、50、100、200、500、1000	μL	微量试样的转移
量筒	50、100、250、500、1000	ml	培养基试剂配制时液体体积的量取

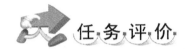
任务评价

一、选择题

1. 新玻璃器皿常带有游离碱、灰尘、铅和砷等,应用下列哪种溶液浸泡过夜　　　（　　）

A. 浓盐酸　　　B. 浓硫酸　　　C. 5％稀盐酸　　　D. 自来水　　　E. 蒸馏水

2. 有菌载玻片使用后的处理描述正确的是　　　　　　　　　　　　　　　　（　　）

A. 先浸泡于 0.5％～1％次氯酸钠溶液

B. 高压蒸汽灭菌后取出用流水冲洗

C. 再放入 3％～5％肥皂水或 5％碳酸钠液内煮沸 10～15min

D. 刷洗,流水冲净,沥干或烘干备用

E. 以上均是

3. 被病原微生物污染的器皿,处理方法是　　　　　　　　　　　　　　　　（　　）

A. 高压蒸汽灭菌法　　　　　　　　　　B. 干烤法

C. 过滤除菌法灭菌—洗涤—消毒备用　　D. 电离辐射法灭菌—洗涤—消毒备用

E. 灭菌—洗涤—消毒备用

4. 细菌污染金属器械处理方法有　　　　　　　　　　　　　　　　　　　　（　　）

A. 2％碳酸钠煮沸　　　　B. 干烤灭菌　　　　C. 高压灭菌 121℃ 20min

D. 直接自来水冲洗　　　　E. 火焰直接烧灼

二、填空题

1. 玻璃器皿的清洗程序包括_____、_____、_____和_____四个步骤。

2. 微生物学所说的"清洗"是指_____。

三、简答题

1. 新购置玻璃器皿应如何清洁处理？为什么？
2. 带菌培养皿如何处理？

（蒋锦琴）

任务七　微生物实验室常用仪器简介

任务描述

知道微生物实验室常用仪器类型；学会常用仪器如生化培养箱、电热恒温干燥箱、高压蒸汽灭菌器、超净工作台等的使用；归纳仪器使用注意事项。

BEI JING ZHI SHI

背景知识

近年来，一系列微生物快速诊断和细菌耐药性检测技术迅猛发展，如 VITEK-AMS 微生物自动分析系统的使用。它是自动化药敏和细菌鉴定系统，可同时完成细菌鉴定和药敏实验；而在细菌快速鉴定方面具有代表性的仪器是 mini-Vidas 全自动免疫分析仪，其原理是应用细菌的特异性抗体对细菌进行鉴定，通过荧光标记进行自动化检测。在临床致病菌的诊断研究中，基于 PCR 技术和 DNA 探针杂交以及生物芯片技术的应用成为新的趋势，如细菌分类越来越倾向于选择 16S rRNA 基因序列作为依据，多重 PCR 的应用研究也成为一个重要的方向。但使用这类仪器主要在三级甲等以上的大型医院，大多数医院目前主要还是使用常规鉴定技术，根据细菌对生化物质的代谢特点进行细菌的鉴定和手工进行药敏试验。使用自动分析系统，结果准确、快速，但成本高，并且其最初的细菌分离培养步骤、形态学检查步骤等仍然需要人工操作。PCR 技术无法广泛运用于细菌鉴定，主要是缺乏简便有效提取临床细菌核酸的方法。而常规人工进行的细菌学鉴定和药敏试验，优点是易操作、成本低、灵活性强，但操作烦琐、经验依赖性强、报告结果慢。未来随着细菌耐药机制研究的深入和临床资料的积累，细菌基因型与耐药性之间的关系会更加明确，分子生物学方法将会为临床细菌鉴定和耐药性检测尤其是快速检测提供强大支持。

任务内容

一、微生物实验室常用仪器种类

微生物实验常用仪器主要用于微生物样品的接种、分离、纯化、保藏、培养、鉴定及提供洁净的实验环境和实验安全防护等。操作技术人员必须了解仪器的使用、维护及保养等知识,熟悉仪器的性能特点,以达到合理配置仪器、正常有效运行仪器及保护人身安全等目的。

微生物实验室常用仪器有高压蒸汽灭菌器、超净工作台、生化培养箱、电热恒温干燥箱、恒温水浴箱、普通冰箱、超低温冰箱、生物安全柜、光学显微镜、倒置显微镜、荧光显微镜、相差显微镜、数码显微互动系统、电镜、离心机、天平、CO_2 培养箱、液氮罐、酸度计、移动紫外仪、厌氧培养箱、菌落计数器、细菌鉴定仪、PCR 仪、电泳仪、酶标仪、超声破碎仪、压力破碎仪、电动匀浆仪、滤菌器、薄膜过滤集菌仪、湿度显示仪、电磁炉、微波炉、玻璃器皿、接种器等。

二、常用仪器的使用

(一)高压蒸汽灭菌器

高压蒸汽灭菌是微生物实验室最常用的一种灭菌方法。培养基、器械及细菌污染物等均需用本方法灭菌。高压蒸汽灭菌器的种类很多,常用的有手提式、立式和卧式三类(图 7-1)。其结构和使用方法大致相同。其基本结构为双层金属筒,盖旁附有螺旋,借以紧闭盖门,使蒸汽不能外溢,在密闭的内、外双层金属筒之间注水,内层中放置灭菌物品。金属盖上(边)配有排气阀、压力表和安全阀。加热时,灭菌器内充满了水蒸气,随蒸汽压力升高,温度也随之升高,维持一定时间后达到灭菌的目的。

灭菌器压力表上所示的压力,系相对压力,即以 1 个大气压力 101.325 千帕(kPa)为零点,故灭菌时的实际压力应为表压加大气压 101.325kPa。老式的高压灭菌器多以千克/平方厘米(kg/cm^2)或英制单位磅/吋^2(bf/in^2)表示,这几个单位的关系是 1 磅/吋^{2}等于 0.0703 千克/平方厘米或 6.895 千帕。蒸汽压力与温度的关系见表(表 7-1)。

使用注意事项:

(1)凡被灭菌的物品,在灭菌过程中应能直接接触饱和水蒸汽,才能灭菌完全。密闭的干燥容器不宜用本法灭菌,因为容器内的冷空气排出和饱和蒸汽进入均受到影响,达不到彻底灭菌的效果。

(2)对不同类型要求的灭菌物品,如不同培养基和污染物的灭菌,切勿放在一起灭菌,以免影响使用或灭菌效果。

(3)使用前检查减压阀与排气阀是否有效、灭菌器盖密封垫圈有无异物粘连及损坏,加注适量水,严禁干烧。

(4)待灭菌物品摆放不能过满,以便蒸汽流动畅通。包装不宜过大,装量过大的培养基,在一般规定的压力与时间内灭菌不彻底。

(5)灭菌时,灭菌器内冷空气务必排尽,否则压力表上所示的压力为热蒸汽和冷空气的混合压力,致使表压虽达到规定值,但温度相差很大,影响灭菌效果。

(6)在灭菌时,加压或者放汽减压,均应使压力缓慢上升或下降,以免瓶塞陷落、冲出或玻璃瓶爆破。

(7)灭菌期间,操作人员不能离开工作现场,应注意控制好灭菌压力,以防压力过高培养基成分被破坏及高压蒸汽灭菌器超过耐压范围而爆炸伤人。

(8)凡在灭菌器的压力尚未降至"0"位以前,严禁打开器盖,以免发生事故。

(9)压力表使用日久后,压力指示不正确或不能回复至零位,应及时检修或更换压力表。

药学微生物实验室常用设备操作规范详见附录三。

表 7 - 1 蒸汽压力与温度的关系

千帕(kPa)	千克/平方厘米(kg/cm²)	磅/吋²(bf/in²)	温度(℃)
34.47	0.35	5	108.8
55.16	0.56	8	113.0
68.95	0.70	10	115.6
103.42	1.05	15	121.3
137.90	1.41	20	126.2

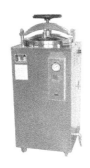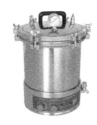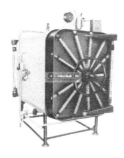

图 7 - 1 常用高压蒸汽灭菌器

(二)超净工作台

超净工作台或称净化工作台是微生物实验室普遍使用的无菌操作台。在操作区内,其洁净度可达 100 级,用于提供洁净、无菌、无尘的操作环境,保护实验样本不受污染以及危险的样品不泄露到周围环境中。超净工作台比一般无菌室小,更符合无菌操作要求。

超净工作台主要由 3 个部分组成:高效空气过滤器、风机和箱体。超净工作台采用层流技术净化空气,以均匀速度沿着垂直或水平方向流动,在层流有效区域内保持无菌环境。按层流方向,可分为水平式或垂直式两种。也可视操作面积分为单人单面、双人单面、双人双面等,目前有多种型号商品出售(图 7 - 2)。

超净工作台适用于一般微生物的检验操作,对于一些有传染性的微生物及真菌的操作,仍存在不能确保环境和操作人员安全的缺陷。生物安全柜或负压隔离系统,与超净工作台相比,除了能使被检材料不受外来微生物的影响之外,还装有一套空气回收系统,使经过操作台的空气,再经过一次过滤装置,才排

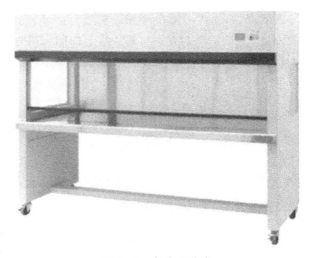

图 7 - 2 超净工作台

出环境和反复循环,因而还能避免微生物污染环境,并保护操作人员不受微生物的侵害。因此,对于有传染性微生物及真菌的实验操作,适宜在生物安全柜或负压隔离系统内进行。

使用注意事项:

(1)超净工作台应放在比较洁净的室内,并不受外界风力的影响。

(2)超净工作台使用前应首先进行清洁,可用浸有清洁剂(75%乙醇或2%新洁尔灭)的纱布擦拭,并用紫外灯照射。

(3)一般情况下,应在紫外灯照射处理20min后,再启动风机,风机启动10min后,可关闭紫外灯,开启日光灯,进行实验操作。

(4)操作区内不允许放置不必要的物品,尽量保持洁净气流不受到阻碍。

(5)操作结束后,应关闭风机,立即清理操作区台面,用紫外灯照射消毒30min,关闭紫外灯,切断电源。

(6)应根据使用情况,定期(预过滤3~6个月,高效过滤器1~2年)检测高效空气过滤器的性能检测,必要时清洗或更换高效空气过滤器。

(7)现用高效过滤器,多数是超细玻璃纤维或超细石棉纤维纸,不耐高湿高温,强度低,故要严防碰击和受潮。

详细操作步骤参见附录三。

(三)生化培养箱

培养箱主要用于微生物、组织、细胞等的培养。按照培养箱工作时对气体环境的不同控制,分为需氧、厌氧培养箱和二氧化碳培养箱。其中二氧化碳培养箱常用于组织、细胞和某些细菌初次分离时的培养,需氧培养箱又分为普通培养箱、生化培养箱等。普通培养箱仅有加温调控装置,缺失制冷机组,无法满足夏季温度较高时,细菌培养或真菌培养温度的要求,现在微生物实验室常用的需氧培养箱为生化培养箱。

生化培养箱也称真菌培养箱或多功能培养箱,是实验室培养细菌、霉菌、酵母菌的常用设备,配有加温及制冷两套装置,由数显温控仪自动进行加热及制冷,温度可在4~60℃之间调控,箱内温度由轴流风机进行循环,当室温高于控制温度时,制冷机组启动,室温低于控制温度时,加热机组工作,有的生化培养箱还配有加湿、消毒系统,可自动控制湿度、定时消毒、自动换气等(图7-3)。

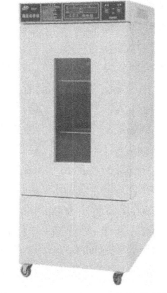

使用注意事项:

(1)生化培养箱应放于干燥通风处,避开热源和太阳直射,箱体与墙距离在30cm以上。

(2)接通电源后,将温度显示开关拨至"开",再将"整定/测量"开关拨至"整定",然后旋转温度刻度盘,至数显表显示所需温度值为止。再将开关拨至"测量"档,此时箱内温度便会随机启动,最终平衡达到所需温度值。仪器工作时,温控选择盘不能任意往返拨动。

图7-3 LRH-250A生化培养箱

(3)首次使用,须先开机运转2~3h,待箱内温度稳定后再放入培养物,培养物之间留有空隙。

（4）控温旋钮的指示灯分别表示加热、制冷两种工作状态。若两灯均不亮，表示箱内温度达到平衡；若两灯同时亮，表示机器故障，须及时检修。

（5）在制冷机运转时，若出现异常声音、压缩机发烫和制冷温度不降，应立即停机，检查原因，待修复后方可再启动。

（6）培养物放入后，关好箱门，培养期间，除非必要的观察，应尽量减少开门次数，有利于箱内培养温度的恒定。

（四）电热恒温干燥箱

电热恒温干燥箱也称烤箱或烘箱，主要用于实验室玻璃仪器和金属器物的灭菌，也能进行各种物品的烘焙、干燥及恒温加热。电热恒温干燥箱的结构主要为两层薄钢板，之间填入石棉隔热，底部有多组电热丝，箱内设有数显电脑控温装置和鼓风装置，箱壁有温度调节器和时间调节器，加热后的空气通过风机的驱动在箱体内强制循环，形成较均匀的温度。干燥箱以物品干燥为目的，温度一般在 60℃ 以上，实验室常用电热恒温干燥箱，温度可在 50～250℃ 之间调节，干烤灭菌时，将待灭菌物品包装妥当，放入箱内金属架上，关好玻璃门和金属门，开启电源，调节温度，160～170℃ 恒温干烤 2h。此法主要适用于玻璃器皿的干烤灭菌。温度调节在 60～100℃，可用于玻璃器皿的烘干。

使用注意事项：

（1）电热恒温干燥箱功率大，需要配置专用足够容量的电源线和安全开关。

（2）电热恒温干燥箱内严禁存放易燃易爆易挥发物品。在箱体的周围应留一定的空间，便于设备散热、操作和维护。

（3）应对称、交错地放置干燥、灭菌物品，并留出 10～20mm 的间隙，底层搁板与工作室底部的距离应大于 10mm，确保室内气流的正常流通。否则底部温度过高，温度感受器感温受阻，造成事故。箱内如不慎发生燃烧时，切勿启开箱门或旋开通风孔，应立即切断电源，密闭箱门四周及顶部风口，待温度下降后方可开启。

（4）干烤灭菌温度不可超过 180℃ 以免烧焦棉塞及包装纸。

（5）灭菌时，先关闭箱门，启动电源开关，打开顶部排气孔，待箱内温度上升，冷空气排出，关闭排气孔，继续加热至 160～170℃，恒温作用 2h，即可达到灭菌目的。灭菌结束关闭电源，打开排气孔，待箱内温度降至 80℃ 左右，方可开门取物，否则冷空气骤进而使玻璃器皿破裂。灭菌时，要注意观察温度的变化，以免温度过低影响灭菌效果，或温度骤升出现意外事故。

（6）经常检查电源线路及温度控制器，如温控器失灵，须专人维修（图7-4）。

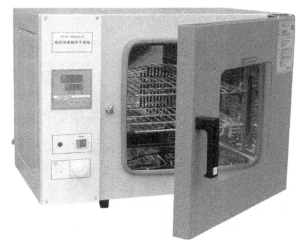

图 7-4　电热恒温干燥箱

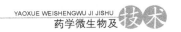
（五）其他仪器设备

1. 电热恒温水浴箱　电热恒温水浴箱主要用于实验室中蒸馏、干燥、浓缩及温浴培养基、化学药品或生物制品，也可用于恒温加热等，主要由水槽、电加热管和温控系统组成。水槽内设置有电加热管和带孔的铝制搁板。调温范围 20～60℃，灵敏度±1℃，水槽上盖有一组大小不同的套圈，可组合成多种直径的开口以适应不同的容器。目前市售的主流产品均配置有微电脑数显温控仪。

2. 电冰箱　电冰箱是微生物实验室保存菌种、菌液和培养基等必需的实验设备，有普通医用冰箱、温度可调到－40℃的低温冰箱和－75℃的超低温冰箱。药学微生物实验室常用的保存菌种、培养基和某些试剂的冰箱，温度控制在 4～8℃。电冰箱一般采用机械压缩制冷方式，由制冷剂、压缩机、冷凝器、毛细管（或膨胀阀）及蒸发器等组成密封式循环制冷系统。目前，电冰箱主要采用氟里昂作制冷剂，但氟里昂会破坏大气臭氧层，产生严重的环境污染。新型的无氟制冷剂已经开发成功，采用无氟制冷剂的冰箱称"无氟冰箱"。

3. 离心机　离心机主要用于分离细胞、病毒、RNA、DNA、质粒和蛋白质等。按照转速不同，离心机可分成低速离心机（转速＜6000r/min）、高速离心机（转速＜25000r/min）和超速离心机（转速＞30000r/min）。一般微生物实验室装配的是普通小型台式高速离心机和低速离心机。离心机的基本结构包括离心转头、电动机及调速装置，高速和超速离心机还配有转速数显、转速控制、自动保护、制冷和真空系统等。

4. 天平　天平主要用于称量样品，属精密仪器，可分为机械式天平和电子天平。传统的天平多为机械式，可简单分为架盘天平和精密分析天平。架盘天平由于价廉、方便，在一些精度要求不高的场所普遍使用。电子天平具有称量准确可靠、显示快速清晰、自动检测、自动校准、操作简便和过载保护等功能，已在微生物实验室广泛使用。电子天平和精密分析天平可精确称量到万分之一克（0.1mg）。

5. 电动匀浆仪　电动匀浆仪是药品微生物限度检验制备固体样品及非水溶性软膏等供试液的基本仪器，由微型电机、旋刀、匀浆杯和底座组成。使用时，将供试品及稀释剂置于已灭菌的匀浆杯内，盖好顶盖，将杯置于仪器底座定位盘上固定，将刀柄与电机连接旋紧，选定转速与匀浆时间，开启电源开关，电机从低速到高速转动，按照设定的转速与时间，自动运转到预定时间即停。具有细碎、匀化、乳化、分散、强烈搅拌、润温、溶解有机物等功能。

ZHI SHI TUO ZHAN

知识拓展

薄膜过滤装置

薄膜过滤是指使用半渗透性的薄膜进行物质分离的一种方法。在药学微生物实验中，常用薄膜过滤法消除药品中的微生物，培养基中某些不耐热成分也常用薄膜过滤除菌，薄膜过滤装置又称为智能集菌仪，包括抽气泵、滤器及微孔滤膜等，如图为 HTY 智能集菌仪（图7-5）。其中，滤膜为纤维素酯膜，一般选用 0.45μm 膜，用于除菌，选用 0.22μm 的膜，用于除掉病毒和热原体。利用可溶性药物通过滤膜，微生物被截留在滤膜上的特点，可取滤膜培养目的菌，滤液达到无菌的目的。

滤膜有多种规格,所选滤膜都必须经过空隙率、流量、耐热、耐压和无菌检查,合格方可使用。

微孔薄膜过滤(智能集菌仪)通常采用两种过滤装置,一个是全封闭过滤系统,一个为开放式滤器。全封闭过滤系统通过定向蠕动泵加压,对供试液实施正压过滤并在滤器内进行培养,全过程在封闭无菌状态下进行,可防止操作过程外来污染,是目前无菌检查的常用设备;开放式过滤装置连接抽气瓶和减压抽气泵组成(图7-6),供试品经过负压过滤后,取出滤膜,按要求进行培养,是微生物限度检查及菌数测定的常用方法,也可以用于无菌检查。少量试样的除菌,还可以用简易滤菌器,结合注射器使用,滤过除菌。

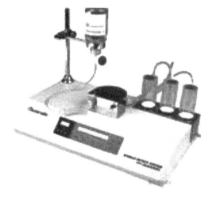

图7-5 HTY智能集菌仪

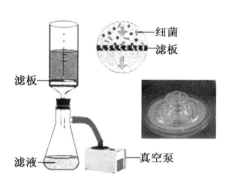

图7-6 滤过除菌原理

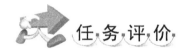

一、选择题

1. 微生物实验室最常用的一种灭菌设备是 （　　）

A. 高压蒸汽灭菌器　　　　B. 净化工作台　　　　　　C. 紫外线灭菌灯

D. 天平　　　　　　　　　E. 培养箱

2. 超净工作台在操作区内,其洁净度可达 （　　）

A. 10级　　　　B. 50级　　　　C. 100级　　　D. 1000级　　　E. 10000级

3. 电热恒温干燥箱灭菌控制条件为 （　　）

A. 121℃ 20min　　　　　B. 160～170℃ 2h　　　　C. 160～170℃ 1h

D. 121℃ 60min　　　　　E. 100℃ 30min

4. 超净工作台使用前应首先进行清洁,可用下列哪些清洁剂擦拭 （　　）

A. 用水擦洗　　　　　　　B. 75%乙醇　　　　　　　C. 2%新洁尔灭

D. 95%酒精　　　　　　　E. 红汞

二、填空题

1. 超净工作台主要由_____、_____和_____ 3部分组成。

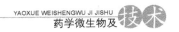

2. 高压蒸汽灭菌器的种类很多,常用的有_____、_____和_____三类。

3. 生化培养箱除有恒温装置外,还配有_____、_____定时消毒、自动换气等。

三、简答题

1. 简述超净工作台的使用注意事项。

2. 你认为哪些因素会影响高压蒸汽灭菌的效果,简述高压蒸汽灭菌器的使用注意事项。

（蒋锦琴）

REFERENCES 参考文献

[1] S. P. 德尼尔,N. A. 霍奇,S. P. 戈尔曼. 司书毅,洪斌,余利岩主译. 药物微生物学. 第7版. 司书毅,洪斌,余利岩（主译）. 北京：化学工业出版社,2007

[2] 周长林. 微生物学. 第2版. 北京：中国医药科技出版社,2009

[3] 张朝武. 卫生微生物学. 第4版. 北京：人民卫生出版社,2007

[4] 沈关心. 微生物学与免疫学. 第6版. 北京：人民卫生出版社,2007

[5] 严杰. 医学微生物学. 北京：高等教育出版社,2008

[6] 李凡,刘晶星. 医学微生物学. 第7版. 北京：人民卫生出版社,2008

[7] 曹雄伟. 最新药品微生物检验方法与操作标准规范及无菌隔离技术实用手册,北京：中国中医药出版社,2009

[8] 国家药典委员会. 中华人民共和国药典（2010版）. 北京：中国医药科技出版社,2010

[9] 储以微. 免疫学与病原生物学. 第2版. 上海：复旦大学出版社,2008

[10] 洪秀华. 临床微生物学和微生物检验实验指导. 第2版. 北京：人民卫生出版社,2006

[11] 李榆梅. 药学微生物实用技术. 北京：中国医药科技出版社,2008

[12] 黄贝贝,凌庆枝. 药用微生物学实验. 北京：中国医药科技出版社,2008

[13] 杜敏. 药学微生物实用技术. 北京：中国医药科技出版社,2009

[14] [德]伯恩特·卡尔格-德克尔. 姚燕,周惠译. 医药文化. 北京：生活·读书·新知三联书店,2004

项目二
常见病原微生物

【教学目标】

知识目标

- 掌握各类微生物的生物学性状、致病性及其引起的人类常见疾病,化脓性球菌、厌氧芽孢梭菌的共同特征,结核分枝杆菌的形态染色、培养特性和致病物质,结核菌素试验原理与用途,梅毒螺旋体所致疾病、传播途径,流行性感冒病毒的形态与结构及变异,乙型肝炎病毒的形态结构、抗原组成、致病性及抗原抗体检测临床意义,HIV 的形态结构和致病特点。
- 认识结核分枝杆菌的抵抗力、免疫特点、免疫与超敏反应的关系,病毒的增殖、传播特点与致病机制,食品卫生细菌学相关的检测指标,各类致病性肠道杆菌在我国的流行情况,常见微生物学检查原则和防治原则。
- 了解肠杆菌科细菌的共同特性,常见病毒及其生物学特点,细菌感染的诊断和病原学检测的常用方法,感染的特异性防治措施。

能力目标

- 掌握细菌涂片制作和革兰染色法基本操作方法及结果观察分析,微生物基本形态:球菌、杆菌、弧菌,特殊结构:荚膜、芽孢和鞭毛的形态学检查。
- 学会数码显微互动系统对各种微生物形态结构的观察,包括真菌、病毒包涵体、细菌单染色标本、细菌芽孢、荚膜及鞭毛;学会营养琼脂平板菌落形态观察并正确描述菌落的基本特征。
- 根据细菌形态、结构和染色反应性对细菌进行初步形态分类和鉴定。

素养目标

- 组建 4 人学生实验活动团队,以团队为单位运用比较学对细菌细胞壁、六大类原核细胞型微生物的生物学特性进行归纳总结。
- 以数码显微互动系统操作为例培养学生沟通与表达能力。
- 了解霍乱在我国乃至世界范围内的流行情况,感染性疾病的传播。

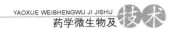

任务八　临床常见致病性原核细胞型微生物

 任务描述

列出六大类原核细胞型微生物并比较其生物学特点;解释化脓性感染、风湿热、肠热症、霍乱、破伤风、沙眼、梅毒的概念;正确认识金黄色葡萄球菌、乙型溶血性链球菌、破伤风梭菌、志贺菌、沙门菌、霍乱弧菌、结核分枝杆菌的致病性及特异性防治方法;理解破伤风梭菌致病的伤口条件及抗毒素、抗生素的早期足量使用的原因;归纳引起食物中毒、败血症及性病的常见微生物;结核菌素试验的原理、方法与应用。

BEI JING ZHI SHI

背景知识

微生物与人类的关系极为密切而又复杂,在工农业生产、医药卫生中,都有微生物的应用性研究与开发,大多数的微生物对人类是有益的,引起人类、动物和植物病害的微生物只是少数,这些具有致病性的微生物称为病原微生物。其中临床上常见的致病性原核细胞型微生物包括经创伤感染的细菌如金黄色葡萄球菌、乙型溶血性链球菌、破伤风梭菌等;经消化道感染的大肠埃希菌、志贺菌、沙门菌、霍乱弧菌等;经呼吸道感染的脑膜炎奈瑟菌、结核分枝杆菌、肺炎支原体等;经直接或间接传播的淋病奈瑟菌、沙眼衣原体、梅毒螺旋体等。医学界常根据形态将细菌分为球菌、杆菌、弧菌。这样就有了病原性球菌一词。

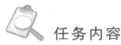 任务内容

病原性球菌

球菌是细菌中的一大类,仅其中小部分对人类有致病性,又称为病原性球菌。主要包括革兰阳性的葡萄球菌、链球菌和肺炎链球菌;革兰阴性的脑膜炎球菌、淋球菌等。其中葡萄球菌和链球菌致病的特点是引起化脓性炎症,故又称为化脓性球菌。

葡萄球菌属

葡萄球菌属(*Staphylococcus*)细菌在自然界分布广泛,主要分布在空气、土壤、各种物品表面、人和动物的体表及与外界相通的腔道等。因分裂后的细菌排列呈葡萄串状而得名。其中大多是不致病的腐物寄生菌,如腐生葡萄球菌、表皮葡萄球菌。对人致病的主要是金黄色葡萄球菌,是人类化脓性感染中最重要的病原菌,许多国家规定外用药及一般滴眼剂不得检出本菌。

一、生物学性状

(一)形态与染色

革兰阳性,球形,直径平均约 $0.8 \sim 1.0 \mu m$,呈葡萄串状排列(图 8-1)。当衰老、死亡或被吞噬细胞吞噬后常转为革兰阴性。在抗生素、溶菌酶、胆盐等作用下可成为细胞壁缺陷型细菌(L 型细菌)。

(二)培养和生化反应

在普通培养基上生长良好,金黄色葡萄球菌菌落呈金黄色,表皮葡萄球菌菌落呈白色,腐生性葡萄球菌菌落呈白色或柠檬色。血液琼脂平板培养时,

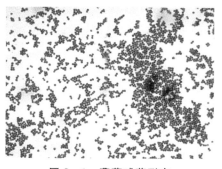

图 8-1 葡萄球菌形态

金黄色葡萄球菌菌落周围可形成完全透明溶血环(β 溶血)。在液体培养基中呈混浊生长现象。触酶试验阳性,致病性菌株能分解甘露醇产酸。

(三)抵抗力

在干燥脓汁、痰液中可存活 2～3 个月,60℃ 1h 或 80℃ 30min、5% 苯酸或 0.1% 升汞 10～15min 可将其杀死,为无芽孢细菌中抵抗力最强者。对某些染料敏感,1：100000～1：200000稀释的龙胆紫可抑制其生长。对红霉素、链霉素等较敏感,但金黄色葡萄球菌很容易获得抗生素耐药性,目前对青霉素耐药菌株高达 90% 以上,医护人员尤其明显。其他还有甲氧西林耐药金黄色葡萄球菌和万古霉素耐药金黄色葡萄球菌。

二、致病性与免疫性

(一)致病物质

1. 葡萄球菌溶血素(staphylolysin) 金黄色葡萄球菌可以产生抗原性及生物活性不同的 α、β、γ、δ 四种溶血素。其中 α 溶血素是重要的致病因子。除具有溶解红细胞作用外,还对白细胞、血小板和皮肤细胞等有损伤破坏作用。

2. 杀白细胞素(leukocidin) 以损伤中性粒细胞和巨噬细胞为主。

3. 肠毒素(enterotoxin) 是一组对热稳定的可溶性蛋白质,耐热 100℃ 30min。当到达中枢神经系统后能刺激呕吐中枢,引起以呕吐为主要症状的食物中毒。若本菌污染乳制品、肉类、鱼类等高营养食品,20～22℃经 8～10h 后即可产生大量肠毒素。

4. 表皮剥脱毒素(exfoliative toxin) 裂解表皮的棘细胞层细胞,常引起婴幼儿剥脱性皮炎(或烫伤样皮肤综合征)。

5. 中毒性休克综合征毒素 I(toxic shock syndrome toxin-1,TSST-1) 与发热、低血压、猩红热样皮疹和休克等症状有关。

6. 血浆凝固酶(coagulase) 是一种能凝固含有抗凝剂的人或兔血浆的蛋白质,作用类似凝血酶原。非致病性葡萄球菌一般不产生此酶,故常以此酶的有无鉴定该细菌有无致病性。另外,凝固酶能使纤维蛋白沉积于菌体表面,阻碍吞噬细胞的吞噬或防止吞噬后被消化,同时保护细菌免受体液中杀菌物质的作用。金黄色葡萄球菌的感染易于局限化和血栓形成均与此酶有关。

7. 耐热核酸酶（heat-stable nuclease） 耐热，100℃ 15min 或 60℃ 2h 不被破坏，但对 DNA 或 RNA 有较强的降解能力。唯金黄色葡萄球菌产生此酶，故也将此酶作为鉴别葡萄球菌致病性的重要指标。

（二）所致疾病

1. 化脓性感染 以脓肿形成为主，一般发生在浅表皮肤组织，也可发生于深部组织，甚至波及全身。致病性葡萄球菌主要通过皮肤裂口、伤口或汗腺、毛囊侵入体内，亦可侵入呼吸道或血流引起感染。常见的临床表现为：

（1）皮肤化脓性感染：如毛囊炎、疖、痈、伤口化脓及脓肿等。感染的特点是脓汁呈金黄而黏稠、病灶界限清楚、多为局限性；

（2）各种器官的化脓性感染：如气管炎、肺炎、脓胸、中耳炎、骨髓炎等；

（3）全身性感染：若皮肤的原发化脓灶受到外力挤压或机体抵抗力下降时，则会引起败血症、脓毒血症等。

2. 毒素性疾病 包括食物中毒、烫伤样皮肤综合征、中毒性休克综合征（toxic shock syndme，TSS）等。

（1）食物中毒：金黄色葡萄球菌污染含蛋白、淀粉和奶油类的食物后，20℃以上经 8～10h 即可产生大量肠毒素。摄入含该毒素的食物，经 1～6h 的潜伏期，可出现恶心、呕吐、腹泻等急性胃肠炎症状，多见于夏秋季节。

（2）烫伤样皮肤综合征：多见于婴幼儿和免疫力低下的成年人。开始皮肤有红斑，1～2d 后表皮起皱，继而出现含无菌、清亮液体的大泡，轻微触碰可破溃，最后表皮脱落（图 8-2）。

（3）中毒性休克综合征：由金黄色葡萄球菌产生毒性休克综合征毒素-1（toxic shock syndrome toxic 1，TSST-1）引起。表现为突然高热、呕吐、腹泻、弥漫性红疹，继而有脱皮（尤以掌及足底明显）、低血压、黏膜病变（口咽、阴道等），严重时还出现心、肾衰竭及休克。

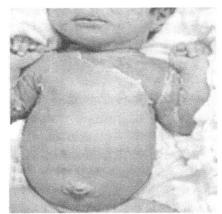

图 8-2 烫伤样皮肤综合征

（三）免疫性

成人对葡萄球菌感染有相当的抵抗力，但特异性免疫不强，可反复感染。

三、微生物学检查

（一）分离培养与鉴定

依据病情可采取脓汁、血液、脑脊液、尿液等，接种于血液琼脂平板，37℃培养 18h 挑选可疑菌落，进一步通过形态染色、生化反应等鉴定。金黄色葡萄球菌能产生金黄色色素、有溶血性、血浆凝固酶试验和耐热核酸酶试验阳性，分解甘露醇产酸等。

（二）动物实验

可疑食物或呕吐物接种于肉汤培养基，取滤过液注入 6～8 周龄的幼猫腹腔中。若 4h

后出现呕吐、腹泻及体温升高或死亡则提示有肠毒素的存在。

四、防治原则

注意个人卫生和消毒隔离,及时处理皮肤创伤。皮肤有化脓性感染者,尤其是手部未治愈前不宜从事食品生产或饮食服务工作。防止医源性感染。选用敏感性抗生素治疗等。

链球菌属

链球菌(*Streptococcus*)属细菌广泛分布于自然界、人体鼻咽部和胃肠道中,多数为正常菌群,少数为致病菌,如乙型溶血性链球菌,是一类常见的重要化脓性球菌。

一、生物学性状

(一)形态与染色

革兰阳性,球形或卵圆形,直径 0.5~1.0μm,呈链状排列,链的长短不一(图 8-3,见彩页)。

(二)培养和生化反应

营养要求较高,在含血液、血清等成分的培养基中生长良好。在血平板上形成细小菌落,出现不完全溶血(草绿色溶血环)、完全溶血(透明溶血环)、不溶血(无溶血环)三种现象,据此将链球菌分为甲(α)型、乙(β)型、丙(γ)型溶血性链球菌三类,其中乙型溶血性链球菌致病力强,甲型溶血性链球菌为条件致病菌,丙型溶血性链球菌无致病性。本菌不分解蔗糖,不被胆汁溶解,可与肺炎链球菌鉴别。

(三)抵抗力

该菌抵抗力不强,60℃30min 可被杀死,对一般消毒剂敏感,但在干燥的痰、尘埃中能存活数周至数月。对青霉素、红霉素和磺胺等敏感。

二、致病性与免疫性

(一)致病物质

1. 细胞壁成分 脂磷壁酸、M 蛋白、肽聚糖和细胞壁受体等。

2. 侵袭性酶类 透明质酸酶、链激酶、链道酶和胶原酶等,都有溶解组织成分、促进细菌及其毒素扩散的作用。

3. 外毒素

(1) 溶血素(streptolysin):按对氧的稳定性可分为对氧敏感的链球菌溶血素 O(SLO)和对氧稳定的溶血素 S(SLS)。

① 溶血素 O(streptolysin O,SLO):有抗原性,其抗体即抗链球菌溶血素 O 抗体(ASO),有中和 SLO 活性的作用,85%~90%的患者于乙型溶血性链球菌感染后 2~3 周至病愈后数月或一年内可查到 ASO,故该抗体含量可作为风湿热及其活动性的辅助诊断指标。

② 溶血素 S(strptolysin S,SLS):在血平板上形成的乙型溶血环即由 SLS 所致。SLS

还对多种组织和白细胞有破坏作用。

（2）致热外毒素：又称红疹毒素，能直接作用于下丘脑引起发热反应。

（二）所致疾病

1. 化脓性感染 乙型溶血性链球菌侵入皮肤或皮下组织引起局部的痈、脓肿等，其特点是脓汁稀薄，有利于细菌扩散，易引起蜂窝组织炎和坏死性筋膜炎。细菌沿淋巴管和血管扩散可引起丹毒、淋巴管炎、淋巴结炎及败血症。其他系统感染主要引起扁桃体炎、咽峡炎、鼻窦炎、肾盂肾炎、产褥热、中耳炎等。

2. 毒素性疾病 即猩红热，细菌经咽喉黏膜侵入机体，增殖并产生毒素引起高热、咽炎、全身弥漫性鲜红皮疹、退疹后明显脱屑等症状。

3. 链球菌感染后超敏反应 乙型溶血性链球菌感染引起咽炎、扁桃体炎后 2～3 周左右，患者发生风湿热及急性肾小球肾炎。是由于链球菌抗原与相应抗体形成的免疫复合物导致局部组织的炎症反应（属于Ⅲ型超敏反应），或链球菌感染后产生的抗体与肾小球基底膜、心肌组织发生交叉反应（属于Ⅱ型超敏反应）所致。风湿热是全身性结缔组织的炎症反应，早期以关节和心脏受累为最常见，由于关节损害可自行恢复，但心脏的损害不可逆，因此有人以"舔过关节，狠咬心脏"来形容风湿热。

（三）免疫性

乙型溶血性链球菌感染后，机体产生多种抗体，但只有抗 M 蛋白抗体和抗红疹毒素抗体有免疫作用。狄克试验（Dick test）：检测机体对猩红热有无免疫力。阳性反应，对猩红热无免疫力；阴性反应，说明有免疫力。

三、微生物学检查

1. 细菌分离培养与鉴定 可采取脓汁、血液、鼻咽拭子等。

（1）直接涂片镜检：发现典型链球菌时，可做初步诊断。（2）分离培养与鉴定：依据细菌形态、染色性、溶血特征等。

2. 抗链球菌溶血素 O 试验（antistreptolysin O test） 简称抗 O 试验，是体外毒素与抗毒素的中和试验。即用 SLO 检测血清中的 ASO，一般 ASO 效价在 1：500 以上时有诊断意义。

四、防治原则

对患者、带菌者积极治疗，以减少传染源。对急性咽炎和扁桃体炎患者要彻底治疗，以防止发生急性肾小球肾炎和风湿热。治疗时青霉素 G 为首选药物。

甲型溶血性链球菌

甲型溶血性链球菌也称草绿色链球菌（*Streptococus viridans*），是人类口腔、上呼吸道的正常菌群，故具有机会致病性，常见的菌种有唾液链球菌、血链球菌和变形链球菌等。

1. 龋齿：常由变形链球菌引起。

2. 亚急性细菌性心内膜炎：当拔牙或摘除扁桃体时，寄居于口腔的甲型链球菌可乘机侵入血流，引起菌血症。一般情况下，血中细菌短时间内即被清除，不会引起疾病。但若心脏瓣膜已有损伤或先天性缺陷时,细菌可在损伤部位繁殖,引起炎症。

肺炎链球菌

肺炎链球菌($S.$ $pneumoniae$),俗称肺炎球菌,广泛分布于自然界和人体鼻咽腔中,多数为正常菌群。革兰阳性,矛头状,多成双排列。有毒力的菌株在机体内形成较厚的荚膜,成为重要的致病物质。血平板上菌落与甲型溶血性链球菌相似。主要引起大叶性肺炎,还可引起急性或慢性支气管炎、副鼻窦炎、中耳炎和脑膜炎等。儿童、老人和慢性病患者接种多价肺炎球菌荚膜多糖疫苗有较好效果。治疗首选青霉素,也可选磺胺、林可霉素等敏感药物。

脑膜炎奈瑟菌

脑膜炎奈瑟菌($N.$ $meningitidis$)简称脑膜炎球菌(meningococcus),是流行性脑脊髓膜炎(简称流脑)的病原体。

一、生物学性状

(一)形态与染色

革兰染色阴性,呈肾形或豆形,凹面相对,常成双排列,在患者脑脊液中多位于中性粒细胞内。直径 $0.6\sim0.8\mu m$,无鞭毛,无芽孢,有菌毛,新分离的菌株有荚膜。含荚膜多糖群特异性抗原和外膜蛋白型特异性抗原,按荚膜多糖抗原的不同可将该菌分为 A、B、C 等至少 13 个血清群。我国以 A 群流行为主。

(二)培养和生化反应

营养要求高,常用巧克力培养基,专性需氧,初次分离培养时需 $5\%\sim10\%CO_2$。在巧克力平板上形成圆形、隆起、光滑、湿润、边缘整齐、无色透明似露滴状的细小菌落;在肉汤中呈混浊生长。能产生自溶酶,分解葡萄糖和麦芽糖产酸产气。

(三)抵抗力

抵抗力弱,对热、冷、干燥及常用消毒剂敏感,42℃ 20min、55℃ 5min 即死亡。对磺胺、青霉素和链霉素等敏感。

二、致病性与免疫性

(一)致病物质

内毒素、菌毛和荚膜,以内毒素为主。

(二)所致疾病

本菌可寄生于正常人的鼻咽腔,流行期间人群中带菌率高达 $20\%\sim70\%$。传染源是病人和带菌者,主要通过飞沫经呼吸道传播,潜伏期 $1\sim4d$,引起流脑。发病轻重与机体免疫力强弱有关,机体免疫力强者,多无症状或只表现上呼吸道炎症;机体抵抗力低下者,细菌大量繁殖后入血引起菌血症或败血症,病人突然恶寒、高热、恶心呕吐、皮肤黏膜可有瘀点,少数病人可出现剧烈头痛、喷射性呕吐、颈项强直等脑膜刺激症状,严重者可出现中毒性休克,预后不良。

（三）免疫力

感染、免疫接种及带菌状态者都可获得免疫力，以体液免疫为主，群特异性抗体对各血清群均有交叉免疫。6个月内婴儿可通过胎盘从母体获得IgG，故再感染的机会少。6个月至2岁儿童因血脑屏障发育不完善，免疫系统发育不成熟，成为流脑高发人群。

三、微生物学检查

1. 标本采集与送检　取病人的血液、脑脊液或刺破皮肤瘀斑取其渗出液，带菌者可取鼻咽拭子。注意因脑膜炎球菌对低温、干燥极敏感并产生自溶，故标本应注意保温保湿并立即送检，最好是床边接种。

2. 检验程序

（1）涂片镜检：如发现中性粒细胞内外有革兰阴性双球菌即可初步诊断。

（2）分离培养与鉴定：将标本（脑脊液或血液标本可先肉汤增菌）接种到巧克力平板或卵黄双抗（多粘菌素B和万古霉素）血平板，置5%～10%CO_2，37℃18～24h后挑取可疑菌落进行鉴定。

四、防治原则

我国已广泛应用A群纯化荚膜多糖疫苗，接种反应轻，保护率达90%以上。流行期间短期应用磺胺类药物口服或滴鼻，可预防流脑。治疗选用青霉素、磺胺、氯霉素等抗菌药物及对症治疗。

淋病奈瑟菌

淋病奈瑟菌俗称淋球菌（*Gonococcus*），是人类淋病的病原体。生物学性状与脑膜炎球菌相似。本菌对热、寒冷、干燥及常用消毒剂敏感，在干燥环境中仅存活1～2h，室温3h，55℃5min即死亡。但在患者分泌物污染的衣裤及被褥中能存活24h。对青霉素、磺胺和链霉素等均敏感，但耐药菌株越来越多，已有抗青霉素、抗四环素菌株出现。

人是淋球菌唯一的宿主，传染源是病人和带菌者，主要经性接触和垂直传染，也可经病人分泌物污染的衣物、毛巾、浴盆等传染。一般引起男性尿道炎、女性尿道炎与宫颈炎，患者出现尿痛、尿频、尿道流脓、宫颈可见脓性分泌物等。如进一步扩散到整个生殖系统引起慢性感染，如男性前列腺炎、精囊精索炎和睾丸炎，女性前庭大腺炎和盆腔炎等，是导致不育的原因之一。患有淋病的孕妇在分娩时也可传染给新生儿，引起化脓性结膜炎（脓漏眼）。故婴儿出生后应立即用1%硝酸银常规滴眼，以预防新生儿淋病性脓漏眼的发生。

人对淋球菌感染无天然抵抗力，再感染和慢性患者较普遍。

治疗首选青霉素G，也可用淋必治或红霉素等。应根据药敏试验结果合理选用药物，治疗要及时彻底，并注意配偶的治疗。

肠道杆菌

是一大群生物学性状相似的革兰阴性杆菌，大多数寄生于人和动物的肠道中，也存在于水、土壤或腐败的物质中。其中某些细菌通过粪-口途径传播，经消化道进入机体，引起胃肠道及全身疾病。主要有：大肠埃希菌、志贺菌、沙门菌、霍乱弧菌、副溶血性弧菌等。

大肠埃希菌

大肠埃希菌（*Escherichia coli*）俗称大肠杆菌，是人和动物肠道的正常菌群，一方面能合成维生素 B 及 K 供机体吸收利用，另一方面能抑制肠道致病菌的增殖而发挥拮抗作用。当它们离开肠道的寄生部位，进入到机体其他部位时，能引起肠道外感染。有些血清型属致病菌，可引起腹泻。

一、生物学性状

（一）形态与染色

革兰阴性，短杆菌，有鞭毛，周身有菌毛（图 8-4，见彩页）。有些菌株能形成微荚膜。

（二）培养和生化反应

在普通培养基上形成中等大小的光滑型菌落。在鉴别培养基上（SS 平板）因分解乳糖产酸，使指示剂变色，菌落呈粉红色。在伊红美蓝鉴别培养基上的菌落呈紫黑色，有金属光泽。在药品中分离到的菌株亦有呈粉色，中心紫色，无金属光泽，扁平，光滑湿润型菌落。生化反应活泼，能分解葡萄糖、乳糖、麦芽糖、甘露醇等多种糖类（IMViC 反应＋＋－－）。

（三）抵抗力

不强，加热 60℃30min 即被杀死，对一般化学消毒剂如漂白粉、酚、甲醛、戊二醛等敏感。耐胆盐，具有一定的耐煌绿等染料作用，此特性已被用于制作选择性培养基。

二、致病性和免疫性

（一）致病物质

1. 定植因子　又称黏附素，是由质粒控制产生的特殊菌毛。能使细菌紧密粘着在泌尿道和肠道的细胞上，避免被尿液冲刷及肠蠕动将细菌排出。

2. 外毒素　如肠毒素及溶血毒素，大肠埃希菌可产生多种肠毒素，在致病中起着重要作用。

3. K 抗原　具有抗吞噬细胞吞噬作用。

（二）所致疾病

1. 肠道外感染　病变以化脓性炎症最为常见。以泌尿系统感染为主，例如尿道炎、膀胱炎、肾盂肾炎，大肠埃希菌是尿路感染最常见的病原菌，多来源于结肠，污染尿道，上行至膀胱，甚至到达肾脏和前列腺。女性尿道较短而宽，发病率比男性高。临床表现主要有尿频、尿急、排尿困难、血尿及脓尿等。亦可引起腹膜炎、阑尾炎、手术伤口感染等。婴儿、老年人或免疫功能低下者，可引起败血症；由该菌引起的新生儿脑膜炎也较常见。

2. 肠道感染　大肠埃希菌某些血清型可引起腹泻，又称胃肠炎。与食入被污染的食品及饮水有关。这些致腹泻的大肠埃希菌称为肠道致病性大肠埃希菌或致病性大肠杆菌。根据血清型、毒力和其致病机制不同，将其分为五种类型。

（1）肠产毒型大肠埃希菌（enterotoxigenic *E. coli*，ETEC）：是旅游者和儿童腹泻的常见病原菌。临床症状可呈轻度腹泻至严重的霍乱样腹泻。致病物质主要是肠毒素和定植因子。该毒素有不耐热肠毒素（heat-labile enterotoxin，LT）和耐热肠毒素（heat-stable enterotoxin，ST）两种。

（2）肠致病型大肠埃希菌（enteropathogenic *E. coli*，EPEC）：发展中国家婴幼儿腹泻的重要病原菌。分娩室受污染时能造成新生儿重症感染，病死率很高。不产生肠毒素及其他外毒素，无侵袭力。病菌在十二指肠、空肠和回肠上段黏膜表面大量繁殖，粘附于微绒毛，导致刷状缘被破坏、微绒毛萎缩、上皮细胞排列紊乱及功能受损，严重干扰肠腔内液体的吸收，造成水样便。

（3）肠侵袭型大肠埃希菌（enteroinvasive *E. coli*，EIEC）：人群易感性无明显年龄差别，但以较大儿童和成人为主。细菌侵入结肠黏膜上皮细胞并在其中生长繁殖导致炎症反应和溃疡、腹泻。所致疾病似细菌性痢疾，临床表现有发热、腹痛、腹泻、脓血便及里急后重等，易误诊为细菌性痢疾。

（4）肠出血型大肠埃希菌（enterohemorrhagic *E. coli*，EHEC）：主要的血清型为O157：H7。1982年首先在美国发现，以后世界各地有散发或地方性小流行，1996年EHEC O157：H7在日本大阪地区流行，感染者近万人，死亡11人。2011年在德国北部地区暴发流行，最终导致50人死亡的是EHEC菌型O104：H4。致病物质主要有菌毛和志贺毒素（亦称Vero毒素）。病菌进入消化道后，粘附回肠末端、盲肠和结肠上皮细胞，生长繁殖释放毒素，引起出血性肠炎、溶血性尿毒综合征、血栓性血小板减少性紫癜，其中以前者最为常见。5岁以下儿童易感染，感染菌量可低于100个。

（5）肠集聚型大肠埃希菌（enteroadherent *E. coli*，EAEC）：是儿童持续性腹泻的病因之一。此菌粘附于HEP-2细胞表面之后，菌体积聚呈砖块状排列而得名。

三、微生物学检查

（一）病人细菌学检查

采集的标本包括中段尿、血液、脓液和粪便等。合适的培养基分离得到可疑菌落，涂片染色和生化反应等鉴定。

（二）卫生细菌学检查

大肠埃希菌不断随粪便排出体外，污染周围环境、水源、饮料及食品等。饮食中含有的大肠埃希菌的数量愈多，表示被污染的程度愈重；也间接表明有肠道致病菌污染的可能。因此，卫生细菌学常以"大肠菌群值"和"细菌总数测定"作为饮水、药品、食品等被粪便污染的指标。

1. 大肠菌群值和大肠菌群指数 大肠菌群值是指能检出大肠菌群的最小样品量（ml）。大肠菌群是指一群在37℃培养24h能分解乳糖产酸产气的革兰阴性无芽孢杆菌。这一群细菌包括大肠埃希菌属、枸橼酸菌属、肠杆菌属、克雷伯菌属中的一部分和沙门菌属肠道亚种的细菌，它们主要来自人和温血动物的粪便，故以此作为土壤、水和食品等受粪便污染的标志，以其含量多少来判定卫生质量。大肠菌群指数是指1000ml样品中检出的大肠菌群数。卫生部规定的饮水卫生标准是大肠菌群值不小于333ml，大肠菌群指数不得超过3个。瓶装汽水、果汁等每100ml中大肠菌群指数不得超过5个。

2. 细菌总数测定 细菌总数是指于固体培养基上，在一定条件下培养单位重量（g）、容积(ml)、表面积(cm²)或体积(m³)的被检样品所生成的细菌菌落总数。卫生部标准是饮用水、瓶装汽水、果汁中细菌总数每毫升不得超过100个。

志贺菌

志贺菌属(Shigella)是常见的肠道致病菌,也称为志贺菌,是人类细菌性痢疾(菌痢)的病原菌。本属细菌包括痢疾志贺菌、福氏志贺菌、鲍氏志贺菌和宋内志贺菌4个菌群。在我国以福氏和宋内志贺菌引起的菌痢较为多见。通过污染饮用水、食物、药品、手指的接触与苍蝇的传播等传染,流行季节多在夏秋。

一、生物学性状

(一)形态与染色
革兰阴性,短小杆菌,无鞭毛,无芽孢,有菌毛。

(二)培养和生化反应
在普通琼脂平板上生长良好,形成中等大小、边缘整齐、无色半透明、光滑型圆形菌落。在肠道杆菌鉴别培养基上不分解乳糖,故形成无色菌落。宋内志贺菌在培养48h后可转为乳糖发酵型菌落。

(三)分类
志贺菌有O和K两种抗原。O抗原是分类的依据,分群特异抗原和型特异抗原,藉以将志贺菌属分成4群(种)40余个血清型(包括亚型)(表8-1)。

表8-1　志贺菌的抗原分类

菌种	群	型	亚型
痢疾志贺菌	A	1～10	8a,8b,8c
福氏志贺菌	B	1～6 X,y变种	1a,1b,2a,2b,3a,3b,3c,4a,4b
鲍氏志贺菌	C	1～18	
宋内志贺菌	D	1	

(四)抵抗力
本属细菌较其他肠道杆菌的抵抗力弱,尤其对酸敏感,粪便中其他肠道菌产酸可使其在数小时内死亡,为此粪便标本应迅速送检。加热56～60℃,10min即可死亡。对消毒剂敏感,例如1%苯酚15min可将其杀死。

二、致病性和免疫性

(一)致病物质
1. 菌毛　是志贺菌的主要致病因素。志贺菌借菌毛粘附于回肠末端和结肠黏膜细胞,继而进入上皮细胞内生长繁殖,在黏膜固有层内形成感染灶,引起炎症反应。

2. 毒素

(1)内毒素:志贺菌所有菌株都有强烈的内毒素。内毒素破坏肠黏膜上皮,造成黏膜下层炎症,导致坏死、脱落、形成溃疡,故出现脓血便。内毒素作用于肠壁使其通透性增高,促进毒素的吸收,形成内毒素血症,引起发热、神志障碍,甚至中毒性休克等症状。内毒素还能作用于肠壁植物神经系统,导致功能紊乱,肠蠕动失调及痉挛。尤其是直肠括约肌痉挛最明显,出现腹痛、里急后重等症状。

(2)外毒素:又称志贺毒素(Shiga toxin,ST),多由痢疾志贺菌Ⅰ型和Ⅱ型菌产生。具有肠毒性、细胞毒性和神经毒性3种生物学活性。① 肠毒素性,具有类似 ETEC、霍乱弧菌肠毒素的作用,此可解释疾病早期出现的水样腹泻。② 细胞毒性,对人肝细胞、血管内皮细胞、HeLa 细胞等均有毒性,以 HeLa 细胞最为敏感,导致细胞变性坏死。③ 神经毒性,损伤中枢神经系统,引起致死性感染(假性脑膜炎昏迷)。

(二)所致疾病

本属细菌引起细菌性痢疾,简称菌痢。传染源是病人和带菌者,无动物宿主。细菌经粪-口途径传播。人类对志贺菌易感,约 200 个细菌就可致病。痢疾志贺菌感染病情较重,宋内志贺菌感染病情较轻,福氏志贺菌感染易转为慢性,病程迁延。慢性患者粪便排菌时间长,可长期储存病原体;恢复期病人带菌可达 2~3 周,有的可达数月。细菌性痢疾临床分三型:

1. 急性菌痢 志贺菌进入肠道,经 1~3d 潜伏期。发病急,表现为发热、腹痛、腹泻,腹泻次数由十多次到数十次,并由水样便转变为黏液脓血便,同时伴有里急后重、下腹部疼痛等症状。如治疗及时则预后良好。

2. 中毒性菌痢 多见于小儿。由于大量内毒素进入血流,形成内毒素血症,致微循环障碍,发生 DIC,多脏器衰竭,甚至脑水肿及发生脑疝。临床表现为高热(≥40℃)、惊厥、昏迷、休克、中毒性脑病,病情凶险,病死率高。因发病急,尚未形成肠道病变,一般无明显消化道症状易误诊,可由各型志贺菌引起。

3. 慢性菌痢 急性细菌性痢疾治疗不彻底,反复发作,病程在 2 个月以上转为慢性菌痢,约有 10%~20% 的病人转为慢性或带菌者。

(三)免疫性

患菌痢后可获得一定程度的免疫力,但免疫期短。

三、微生物学检查

病人或带菌者的粪便,采其脓血或黏液部分,及时送检。

四、防治原则

除对患者进行及时诊断、隔离和彻底治疗外,还应采取以切断传染途径为主的综合措施,包括对水源和粪便的管理及食品卫生监督等。目前正致力于活疫苗的研制。由于磺胺类药物及抗生素的普遍使用,志贺菌的多重耐药问题日趋严重,给临床治疗带来一定困难。

沙门菌

沙门菌属(*Salmonella*)的细菌种类繁多,迄今已发现 2500 个以上血清型,少数对人类致病,例如引起肠热症的伤寒沙门菌、甲型副伤寒沙门菌、肖氏沙门菌和希氏沙门菌。其他多数对动物致病,有时偶可传染给人,是人畜共患的病原菌,引起食物中毒或败血症,如鼠伤寒沙门菌、肠炎沙门菌、鸭沙门菌、猪霍乱沙门菌等。沙门菌可通过人、畜、禽的粪便,或带菌者接触或污染药品原料、辅料及生产的各个环节。药品微生物限度标准规定,以动物来源的药物、生物脏器制品不得检出沙门菌。

一、生物学性状

(一)形态与染色
革兰阴性杆菌,有菌毛,除鸡沙门菌无鞭毛外,大多数有周身鞭毛。

(二)培养和生化反应
兼性厌氧,在普通培养基上即可生长,形成中等大小、圆形、无色半透明、光滑型菌落。在肠道杆菌鉴别培养基(如 SS、中国蓝琼脂平板)上不分解乳糖,故形成较小、无色透明或半透明菌落,产生 H_2S 者形成黑色或中心黑色菌落。发酵葡萄糖、麦芽糖和甘露糖,除伤寒沙门菌不产气外,其他沙门菌均产酸产气。生化反应对本属细菌的鉴定有重要参考价值,主要致病菌生化反应特性见表 8-2。

表 8-2 主要沙门菌生化特性

菌名	葡萄糖	乳糖	吲哚	甲基红	VP	枸橼酸盐	H_2S
甲型副伤寒沙门菌	⊕	−	−	+	−	−	−/+
肖氏沙门菌	⊕	−	−	+	−	+/−	+++
鼠伤寒沙门菌	⊕	−	−	+	−	+	+++
希氏沙门菌	⊕	−	−	+	−	−	+
猪霍乱沙门菌	⊕	−	−	+	−	+	+/−
伤寒沙门菌	+	−	−	+	−	−	−/+
肠炎沙门菌	⊕	−	−	+	−	−	+++

注:+产酸或阳性;−不产酸或阴性;⊕产酸产气

(三)抗原构造和分类
1. O 抗原 是细菌的脂多糖,O 抗原刺激机体主要形成 IgM。根据 O 抗原不同将沙门氏菌分 42 个组,引起人类疾病的多在 A—E 组。

2. H 抗原 属蛋白质,刺激机体主要产生 IgG 抗体。沙门菌属的 H 抗原有两种,称第 1 相和第 2 相。按 O 抗原分组后,每一组沙门菌再根据 H 抗原分成不同的种或血清型。

3. Vi 抗原 成分为不耐热的聚-N-乙酰 D-半乳糖胺醛酸。从病人标本中新分离出来的伤寒沙门菌、希氏沙门菌有 Vi 抗原。Vi 抗原能阻止 O 抗原与其相应抗体的凝集反应。

(四)抵抗力
较差,对湿热及一般消毒剂均敏感。对胆盐、煌绿等染料耐受力较其他肠道菌强,故常用含有这些染料的肠道杆菌选择培养基(SS 培养基)进行分离培养。

二、致病性和免疫性

(一)致病物质
1. 侵袭力 可能与该菌的特异 O 抗原或 Vi 抗原有关。细菌被巨噬细胞吞噬,但不被杀灭而在其中生长繁殖,并由巨噬细胞携带至机体的深层部位。

2. 内毒素　能引起体温升高,白细胞下降,大剂量可导致中毒性症状和休克。

3. 肠毒素　其性质与大肠埃希菌肠毒素相似。

(二) 所致疾病

1. 肠热症　即伤寒和副伤寒,病原体为伤寒沙门菌、甲型副伤寒沙门菌、肖氏沙门菌和希氏沙门菌。细菌随污染的食物和饮水进入人体,未被胃酸杀死后进入小肠,侵入肠壁淋巴组织,在吞噬细胞中繁殖。部分细菌通过淋巴管到肠系膜淋巴结大量增殖。因无临床症状,故称为潜伏期,约1~2周。当细菌在淋巴组织中增殖到一定程度后,经胸导管进入血流,引起第一次菌血症。患者全身疼痛、不适、发热,此时为疾病的前驱期。细菌通过血流进入全身各脏器,并在其中增殖,被脏器中吞噬细胞吞噬的细菌再次进入血流,引起第二次菌血症。临床症状明显而典型,如持续高热、肝脾肿大、全身中毒症状、皮肤出现玫瑰疹,相当于发病的第1周。胆囊中的细菌随胆汁排入肠道,一部分随粪便排出。进入肠道的细菌又可通过肠黏膜再次进入肠壁淋巴组织,引起迟发型变态反应,导致孤立和集合淋巴结坏死、溃疡。肾脏中的细菌可随尿排出,此时大约是疾病的第2~3周。若无并发症,则病人进入缓解期,病情开始好转,相当病程的第4周。病程第5周,病人进入恢复期。部分病人痊愈后可继续排菌数周至数月,成为恢复期带菌者。少数病人甚至排菌达一年以上,可成为慢性带菌者。

2. 急性胃肠炎或食物中毒　是当前最常见的沙门菌病。由摄入被大量的鼠伤寒沙门菌、肠炎沙门菌、猪霍乱沙门菌等污染的食物引起。

3. 沙门菌败血症　多见于儿童和免疫力低下的成人。多由猪霍乱沙门菌及希氏沙门菌引起。

(三) 免疫性

肠热症痊愈后,机体能获得牢固免疫力,很少发生再感染。

三、微生物学检查

(一) 细菌的分离和鉴定

1. 标本采集　败血症时取血,急性胃肠炎取粪便、呕吐物或可疑食物。肠热症患者在病程不同阶段采取不同标本:第1、2周取血,第2周以后取粪便、尿。整个病程均可取骨髓。

2. 分离培养和鉴定　直接接种于选择培养基,取可疑菌落进一步做生化反应和血清学鉴定。

(二) 肥达试验(Widal test)

检测可疑病人血清中的相应抗体及其效价。常规方法是用已知的伤寒沙门菌O、H抗原、甲型副伤寒沙门菌、肖氏沙门菌的H抗原与病人血清进行定量凝集试验,以辅助诊断肠热症。

肠热症病人肥达试验抗体效价自第2周开始升高,于恢复期达高峰,但也有少数病例抗体效价始终不上升。因此,血清学检查结果的判断必须结合临床症状、流行病学资料等情况综合判断。如凝集价随病程延长而逐渐上升4倍以上,方有诊断价值。判定肥达试验结果时,须注意:

1. 正常凝集价　正常人因隐性感染或预防接种等,血清中含有一定量抗体。一般情况下,伤寒沙门菌O抗体的凝集价在1∶80以上,H抗体凝集价在1∶160以上,甲型副伤寒沙门菌、肖氏沙门菌H抗体凝集价在1∶80以上才有诊断意义。

2. 病程　病程第 3 周,抗体凝集价仍在 1∶80 以下,则肠热症的可能性不大,但也须注意临床症状和周围的流行情况等。

3. H 抗体与 O 抗体的性质及其消长的意义　若发现 O 与 H 凝集价均超过正常值,则肠热症的可能性很大,若两者均低于正常值,则可能性甚小;若 O 凝集价高而 H 凝集价低于正常值,则可能是感染早期或沙门菌属中其他细菌感染引起的交叉反应;若 O 凝集价低而 H 凝集价高于正常值,则可能是以往预防接种的结果或是非特异性回忆反应。

四、防治原则

预防肠热症主要是进行疫苗预防接种。目前国际上公认的新一代疫苗是来源于伤寒 Ty2 菌株的 Vi 荚膜多糖抗原,我国已正式批准使用。治疗以氯霉素效果较好。

变形杆菌

变形杆菌属分 4 个种:普通变形杆菌、奇异变形杆菌、产粘变形杆菌和潘氏变形杆菌。革兰阴性,有明显多形性,可呈球状或丝状。无芽孢,无荚膜,有菌毛,幼龄培养物有周鞭毛,运动活泼。在普通琼脂平板上呈扩散生长,形成以接种部位为中心,厚薄相间、同心圆形的波纹状菌苔,称迁徙状生长现象。在肠道选择培养基上形成无色圆形半透明菌落。产生 H_2S 的菌株,在 SS 培养基上形成中心黑色的菌落。迅速分解尿素是本菌属的重要特征。

普通变形杆菌 X19、X2 和 Xk 菌株的菌体 O 抗原(OX19、OX2、OXk),与斑疹伤寒立克次体和恙虫病立克次体有共同的耐热多糖抗原,故可用其代替立克次体抗原与患者血清进行凝集反应,以检测相应抗体的有无及含量,用来辅助诊断相关的立克次体病,称为外-斐试验(Weil-Felix test)。

本属细菌为条件致病菌。奇异变形杆菌和普通变形杆菌是仅次于大肠埃希菌的泌尿道感染的主要病原菌。其尿素酶可分解尿素产氨,使尿液 pH 增高,碱性环境有利于变形杆菌的生长。肾结石和膀胱结石的形成可能与变形杆菌感染有关。有的菌株亦可引起脑膜炎、腹膜炎、败血症及食物中毒等。

弧　菌

弧菌属(Vibrio)细菌是一类短小、呈弧形弯曲的革兰阴性细菌。菌体一端有单鞭毛,运动活泼,无芽孢,需氧或兼性厌氧。对人类有致病性的主要有霍乱弧菌和副溶血性弧菌。前者是霍乱的病原菌,后者能引起食物中毒。

霍乱弧菌

霍乱弧菌(Vibrio cholerae)引起的烈性传染病霍乱已在全球发生过七次世界性大流行,病死率高,为国际检疫的重要传染病。

一、生物学性状

(一)形态与染色

革兰染色阴性,菌体略带弯曲呈弧形或逗点状。有菌毛和位于菌体极端的一根单鞭毛,

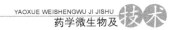

运动活泼。悬滴观察,可见其呈穿梭或流星样运动。取病人米泔水样粪便直接涂片镜检,可见其相互排列如"鱼群"状。

(二)培养与生化反应

该菌营养要求简单,耐碱不耐酸,在 pH8.0～9.0 的碱性蛋白胨水或碱性琼脂平板上生长良好。常用 pH8.4 的碱性蛋白胨水作为选择培养基。霍乱红反应阳性。

(三)抗原构造与血清型

根据菌体 O 抗原的不同,将霍乱弧菌分为 155 个血清群。引起霍乱的是 O_1 群和 O_{139} 群,其他血清群可引起人类胃肠炎等疾病。O_1 血清群的霍乱弧菌包括两个生物型,即古典生物型(classical biotype)与 El-tor 生物型(El-tor biotype)。前者为 20 世纪 6 次霍乱大流行的病原体;后者为 1905 年在埃及西奈半岛 El-tor 地区发现而得名,是第七次霍乱大流行的病原体。O_{139} 群系 1992 年自印度霍乱样病爆发的患者中分离出的新群,目前主要流行于印度、孟加拉及东南亚几个国家。

(四)抵抗力

霍乱弧菌对热及消毒剂抵抗力弱,对酸尤为敏感,在正常胃酸中仅能存活 4min。对氯敏感,用漂白粉处理患者排泄物可达到消毒目的。

二、致病性与免疫性

(一)致病物质

1. 肠毒素: 即霍乱肠毒素(cholera toxin,CT),由 1 个 A 亚单位和 5 个 B 亚单位以共价键形式结合。A 亚单位为 CT 的毒性活性部分,B 亚单位能与小肠黏膜上皮细胞膜受体(神经节苷脂 GM)结合。A 亚单位刺激细胞内的腺苷酸环化酶的活性,使 ATP 转化为 cAMP,肠液分泌增加,产生严重的腹泻和呕吐,电解质大量丧失。CT 在目前已知的致泻毒素中毒性最强。

2. 鞭毛和菌毛等: 黏附作用。

(二)所致疾病

人类是霍乱弧菌的唯一易感者,传染源为患者及带菌者。通过食用被患者粪便或呕吐物污染的水或食物而感染。大量饮水造成胃酸的稀释,致使存活的霍乱弧菌能到达小肠,于肠黏膜表面粘附定植后迅速繁殖并产生肠毒素。病人表现为严重的呕吐、腹泻;排出物常呈米泔水样。在疾病最严重时,每小时失水量可高达 1L,由此引起脱水、外周循环衰竭、代谢性酸中毒,甚至休克、死亡。

(三)免疫性

感染后可获得牢固的免疫力,再感染者少见。

三、微生物学检查

霍乱是一种烈性传染病,危害极大,及时作出确切诊断对治疗和控制本病的蔓延有重大意义。一般取病人"米泔水样"粪便或呕吐物,除镜检观察形态及动力特征外,还需做分离培养。

四、防治原则

加强检疫,及时发现病人,尽早隔离治疗。对患者及带菌者的粪便及呕吐物要进行彻底消毒处理,防止污染水源及食品。O_{139}群疫苗正在研制中。

副溶血性弧菌

副溶血性弧菌($V. parahemolyticus$)是一种嗜盐性弧菌。常呈多形性,有鞭毛,无荚膜和芽孢。在含 3.5%～5% 食盐培养基中,pH7.5～8.5 及 37℃条件下,生长最为良好。对酸敏感,一般在 1%醋酸或 50% 食醋中 1min 即死亡。该菌引起的食物中毒多发生于夏秋季节,系经烹饪不当的海产品或盐腌制品而感染,常见的有海蜇、蟹类、鱼、海虾及各种贝类。

破伤风梭菌

破伤风梭菌($C. tetani$)是厌氧芽孢梭菌属中重要的致病菌,为破伤风的病原菌。该菌广泛存在于自然界的土壤及动物的粪便中。当创口被污染或分娩时使用不洁器械剪断脐带时,破伤风梭菌或芽孢侵入伤口生长繁殖,释放外毒素引起破伤风。

一、生物学性状

革兰阳性,菌体细长,芽孢圆形,位于菌体顶端,因其宽于菌体的直径,故使细菌呈鼓槌状,为本菌的典型特征(图 8-5)。有周鞭毛,无荚膜,专性厌氧。在血平板上,37℃培养48h,见薄膜状爬行生长的菌落,有 β 溶血环。该菌生化反应不活跃,大多生化反应阴性,不发酵糖类,不分解蛋白质。繁殖体的抵抗力与其他细菌相似,芽孢抵抗力强,经 75～80℃ 10min 仍保持活性,100℃ 1h 可完全被破坏,在干燥的土壤及尘埃中可存活数年。

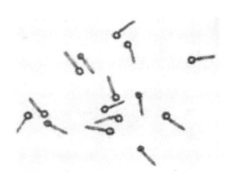

图 8-5　破伤风梭菌形态

二、致病性和免疫性

(一)致病条件
破伤风梭菌经创伤侵入机体引起感染,但一般表浅的伤口不利于病菌生长,发生破伤风者少见。伤口的厌氧微环境是细菌生长繁殖的重要条件。

1. 窄而深伤口　如刺伤,有泥土或异物污染。

2. 局部组织缺血或坏死　大面积创伤、烧伤,坏死组织多,造成局部组织缺血、坏死。

3. 同时有需氧菌或兼性厌氧菌混合感染的伤口　需氧菌或兼性厌氧菌生长繁殖时消耗伤口局部的氧,造成厌氧环境,有利于破伤风梭菌繁殖。

(二)致病物质和所致疾病
致病作用主要是其产生的破伤风痉挛毒素(tetanospasmin,属于外毒素)。破伤风梭菌通过伤口进入后,芽孢在局部形成繁殖体后生长繁殖,合成并释放破伤风痉挛毒素。该毒素属于神经毒素,是一种强毒性蛋白质,毒性仅次于肉毒毒素,对人的致死量小于 $1\mu g$。可被肠道中存在的蛋白酶所分解,具有免疫原性,可刺激机体产生中和性抗体。破伤风痉挛毒素被局部神经细胞吸收或经淋巴、血流到达中枢神经系统。毒素对脑干神经细胞和脊髓前角神经细胞有高度亲和力,与脊髓及脑干抑制性神经细胞突触末端的神经节苷脂结合,封闭脊髓的抑制性突触,阻止神经细胞抑制性介质的释放,致使上下神经元之间正常的抑制性冲动受阻,导致兴奋性增高,骨骼肌出现强直性痉挛。肌肉活动的兴奋与抑制失调,使屈肌、伸肌同时发生强烈收缩,出现破伤风症状。

破伤风潜伏期7～14d,发病早期有发热、头痛、不适、肌肉酸痛等前驱期症状,继而出现局部肌肉抽搐,咀嚼肌痉挛,张口困难,牙关紧闭,苦笑面容,以后出现颈部、背部肌肉和四肢肌肉强直性痉挛、角弓反张等。

(三) 免疫性

破伤风免疫是典型的抗毒素免疫。由于破伤风毒素毒性极强,微量毒素即可致病,而此量却还不足以引起免疫;并且毒素迅速与神经组织牢固结合,不能有效地刺激免疫系统引起免疫应答,故病后一般不易获得明显的免疫力。获得有效免疫的途径是人工免疫。破伤风痉挛毒素经0.3%甲醛作用4周后脱毒便可成为类毒素。破伤风类毒素是预防破伤风的有效免疫制剂。

四、微生物学检查

微生物学检查对早期诊断意义不大,一般不做。

五、防治原则

1. 一般性预防　即人工自动免疫。对部队战士及其他易受外伤的人群进行注射破伤风类毒素。其方法是:第1年注射2次破伤风类毒素(间隔4～6周)进行基础免疫,1年后加强免疫1次;以后每隔5～10年加强免疫1次。对于儿童可接种白-百-破三联制剂疫苗(白喉类毒素、百日咳死疫苗和破伤风类毒素)可同时获得对这三种常见病的免疫力。其免疫程序为出生后第3、4、5月连续免疫3次,2岁、7岁时各加强一次,以建立基础免疫。今后如有易引发破伤风的伤口,立即接种一针类毒素,血清中抗毒素滴度在几天内即可迅速升高。孕妇接种破伤风类毒素可预防新生儿破伤风。

2. 紧急预防

(1) 正确处理伤口:使用3%的过氧化氢彻底冲洗伤口,可杀菌及防止伤口形成厌氧环境。清创扩创去除伤口坏死组织。

(2) 对伤口污染严重、深且有泥土杂物,伤者又未经过基础免疫者,除外科手术清创外,立即肌肉注射精制破伤风抗毒素(tetanus antitoxin,TAT),剂量为1500～3000U。

3. 特异性治疗　包括使用破伤风抗毒素和抗生素两方面。对破伤风患者,应早期足量使用TAT治疗,因毒素一旦与神经组织结合,抗毒素即不能中和其毒性。一般须用10～20万单位,包括静脉滴注、肌肉注射和伤口局部注射。抗生素的使用:大剂量青霉素能有效抑制破伤风梭菌在局部病灶繁殖,还可选用四环素、红霉素等。如果TAT是破伤风类毒素多次免疫马匹获得的,无论用于紧急预防还是治疗,都必须在注射前作皮肤过敏试验,以防止超敏反应发生。必要时可采用脱敏疗法注射,也可使用人抗破伤风免疫球蛋白制剂,疗效好且安全。

结核分枝杆菌

结核分枝杆菌(*M. tuberculosis*)简称结核杆菌(tubercle bacilli),是引起结核的病原体。可侵犯全身各器官,以肺结核最多见,居各种病死原因之首。

一、生物学性状

(一)形态与染色

细长略带弯曲的杆菌,常聚集成团,有分枝生长现象。结核杆菌通常难以着色,但在加温条件下其细胞壁脂质成分分枝菌酸与碱性复红结合成牢固的复红-分枝菌酸复合物,不易被3%盐酸酒精脱色,此即细菌抗酸性。齐-尼染色法是常用的一种抗酸性染色法,经此法染色后结核杆菌呈红色(图8-6,见彩页)。

(二)培养与生化反应

专性需氧,pH6.5~6.8,常用罗氏培养基(内含鸡蛋、甘油、马铃薯、无机盐、孔雀绿等成分)分离培养。生长缓慢,14~18h才分裂1次,在固体培养基上2~5周才出现肉眼可见的菌落,典型菌落为粗糙型,奶酪状。

(三)菌体的化学成分

细胞壁含有脂质、多糖和蛋白质复合物。

1. 脂质 主要有磷脂、索状因子和蜡质D,三种成分都与蛋白质、多糖形成复合物。

2. 蛋白质 结核菌素就是其中之一。

(四)抵抗力

因细胞壁含有大量脂类,结核杆菌对理化因素抵抗力较强。耐干燥和酸碱,对化学消毒剂的抵抗力也较一般细菌强。对湿热敏感,60℃30min可被杀死。在70%~75%乙醇中数分钟即被杀死。

(五)变异性

易发生菌落、毒力和耐药性等变异。1908年Calmette与Guerin二人将有毒的牛型结核杆菌培养13年230代,获得了减毒株,从而制成了卡介菌(BCG)。

二、致病性与免疫性

结核杆菌不产生内、外毒素。其致病性可能与细菌在组织细胞内大量繁殖引起的炎症,菌体成分和代谢物质的毒性以及机体对菌体成分产生的免疫损伤有关。

(一)致病物质

如前所述,与荚膜、脂质和蛋白质有关。

(二)所致疾病

人型结核杆菌主要通过呼吸道、消化道和受损伤的皮肤等多种途径侵入易感机体,引起多种脏器组织的结核病,其中以肺结核最为多见,好发部位是通气较好的肺尖。原发感染多发生于儿童,表现为原发病灶、淋巴管炎和肺门淋巴结称为原发综合征。继发感染多发生于成人,表现为局灶性的肺炎,炎性物被咳出后逐渐发展为空洞,细菌随痰排出体外,为开放性肺结核,传染性很强。肺外感染可见血行播散引起的脑、肾结核,痰菌咽入消化道引起的肠结核,也可见骨结核、皮肤淋巴结核等。

(三)免疫性

结核的免疫为有菌免疫或称传染性免疫。系指结核杆菌(或BCG)进入机体后使机体对细菌再次入侵有免疫力,而当细菌或其成分从体内消失后机体的免疫力也随之消失。细胞免疫在抗感染免疫中起重要作用。结核杆菌感染时机体的免疫反应有其特点,即机体产生细胞免疫的同时,也产生迟发型超敏反应。结核迟发型超敏反应和免疫反应是由不同亚群T细胞介导的独立反应,可发生在同一感染机体。通常用结核菌素试验来检测机体对结核杆菌的免疫性。

1. 原理 结核菌素(tuberculin)是结核杆菌菌体成分,有两种:一种为旧结核菌素(old tuberculin,OT),一种为纯蛋白衍生物(purified protein derivative,PPD)。注入机体皮内,如受试者已感染过结核杆菌,结核菌素与致敏淋巴细胞特异性结合,在局部释放淋巴因子,形成超敏反应性炎症,出现红肿、硬结。若受试者未感染过则无局部超敏反应发生。

2. 方法 取OT或PPD注射于前臂掌侧皮内,经48~72h检查反应情况。注意局部有无硬结,不能单独以红晕为标准。

3. 结果分析

阳性反应:注射部位硬结、红肿直径在0.5~1.5cm之间,表明机体曾感染过,对结核杆菌有超敏反应。强阳性反应:硬结直径超过1.5cm以上,表明可能有活动性结核,应进一步检查。

阴性反应:硬结直径小于0.5cm,说明无结核杆菌感染。但应考虑下述情况:如受试者处于原发感染的早期,尚未产生超敏反应;或正患严重结核病(如全身性粟粒性结核或结核性脑膜炎),机体丧失反应能力;或受试者正患有其他传染病(如麻疹等)。

4. 应用

(1)用于选择卡介苗接种对象及免疫效果的测定。(2)可作为诊断婴幼儿结核病的参考。(3)在未接种卡介苗的人群中作结核杆菌感染的流行病学调查。(4)可用于测定肿瘤病人的细胞免疫水平。

三、微生物学检查

结核病的症状和体征往往不典型,虽可借助X线摄片诊断,但细菌学检查仍是确诊的主要依据。

1. 标本 根据感染部位可取痰、支气管灌洗液、尿、粪、脑脊液、胸水、腹水、血液及病变部位的分泌物或组织细胞等标本。

2. 直接涂片镜检 标本直接涂片或集菌后涂片,抗酸染色。为提高镜检检出率,可用金胺染色(结核分枝杆菌呈金黄色的荧光)。

3. 浓缩集菌 脑脊液与胸、腹水无杂菌,可直接离心沉淀集菌;痰、尿、粪便等污染标本需经4%NaOH、3%HCl或6%H2SO4处理15分钟,再离心沉淀。痰标本每毫升含菌量必须超过105CFU,才能直接涂片检出。

4. 分离培养 将处理的标本接种于罗氏培养基,器皿口加橡皮塞于37℃培养,每周观察生长情况。一般需2~4周才能长出肉眼可见的粗糙型落菌。可将集菌标本滴加于含血清的液体培养基,1~2周在管底见有颗粒生长,取沉淀物涂片,能快速获得结果,但应进一步区分非典型分枝杆菌。

5. 快速诊断 目前应用多聚酶链反应(PCR)技术作结核分枝杆菌 DNA 鉴定。除此之外也可选用 ELISA 法检测结核分枝杆菌抗体。

6. 动物试验 将集菌后的标本接种于豚鼠腹股沟皮下,3~4 周后若局部淋巴结肿大,结核菌素试验阳性,即可进行解剖。观察肺、肝、淋巴结等器官有无结核病变,并作形态、培养等检查。若 6~8 周仍不见发病,也应进行解剖检查。

四、防治原则

1. 预防接种 BCG 接种是预防结核病的有效措施之一。

2. 治疗 常用药物有异烟肼、链霉素、对氨基水杨酸钠、利福平、乙胺丁醇等。

除以上常见细菌外,其他细菌列表如下:

表 8-3 其他常见细菌

细菌名称	形态染色	致病物质	传播途径	所致疾病
幽门螺杆菌	G⁻,菌体呈"S"形或海鸥状,单端 2~6 根鞭毛。	尚不清楚	消化道	胃炎(慢性胃窦炎)、消化性溃疡,与胃癌等关系密切。
铜绿假单胞菌	G⁻ 短小杆状,单端 1~3 根鞭毛。可产生水溶性的绿脓素和荧光素。	内毒素,菌毛、荚膜等	多途径感染	烧伤感染、术后伤口感染、中耳炎、脑膜炎、心内膜炎、败血症。
白喉棒状杆菌	G⁺ 棒状杆菌,有异染颗粒。	外毒素	呼吸道	白喉
百日咳鲍特菌	G⁻ 短小杆状,两端浓染,光滑型菌株有荚膜和菌毛。	荚膜、内毒素、百日咳毒素、菌毛等	呼吸道	百日咳
布鲁菌	G⁻ 短小杆状,可有荚膜。	毒素,荚膜和透明质酸酶	多途径感染	布氏杆菌病
鼠疫耶尔森菌	G⁻ 短小杆状,两端钝圆浓染,有荚膜。	鼠→蚤→人,经呼吸道或皮肤感染 内毒素、荚膜、鼠毒素	鼠疫	
炭疽芽孢杆菌	G⁺ 大杆菌,两端平切似竹节状,常成链,有荚膜、芽孢。	皮肤、呼吸道、消化道等多途径感染 荚膜、炭疽毒素	炭疽病	
嗜肺军团菌	G⁻ 小杆状,有微荚膜、菌毛和单端鞭毛。	呼吸道	菌毛、毒素和多种酶类	军团病
肉毒梭菌	G⁺ 大杆菌,周鞭毛,次极端芽孢。	肉毒外毒素	消化道	食物中毒
产气荚膜梭菌	G⁺ 大杆菌,有芽孢、荚膜,链状排列。	多种外毒素、侵袭性酶、荚膜	创伤感染、消化道	气性坏疽、食物中毒、坏死性肠炎

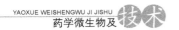

无芽孢厌氧菌

无芽孢厌氧菌种类和数量明显多于有芽孢厌氧菌。它是人体正常菌群的重要组成部分,分布于皮肤、黏膜(呼吸道、口腔、胃肠道以及女性生殖道,见表8-4。在一定条件下作为条件致病菌引起内源性感染。在临床厌氧菌感染中,无芽孢厌氧菌的感染率高达90%。口腔、肠道、泌尿生殖道等的感染中,70%~80%由无芽孢厌氧菌所致。对抗生素易产生耐药性,所以必须给予高度重视。

表8-4 人体正常菌群中主要无芽孢厌氧菌的种类和分布

分布 菌属	革兰染色	皮肤	上呼吸道	口腔	肠道	外生殖道	尿道	阴道
双歧杆菌属	G⁺	0	0	+	++	0	0	±
真杆菌属	G⁺	?	±	+	++	?	?	±
乳酸杆菌属	G⁺	0	0	+	+	0	±	++
丙酸杆菌属	G⁺	++	+	±	+	?	±	±
类杆菌属	G⁻	0	+	++	++	+	+	+
梭形杆菌属	G⁻	0	+	++	+	+	+	+
消化链球菌属	G⁺	+	+	++	++	+	±	++
韦荣菌属	G⁻	0	+	++	++	0	+	+

注 0:无或少 ±:不规则 +:常有 ++:大量 ?:不明

无芽孢厌氧菌致病条件包括皮肤黏膜屏障作用受损,菌群失调,局部的厌氧微环境和机体免疫力低下。其感染多呈慢性过程,主要感染特征如下:

1. 发生在口腔、鼻咽部、盆腔、胸腔、腹腔、肛门会阴附近的炎症和脓肿以及其他深部的脓肿。

2. 分泌物为血性或呈黑色,并有恶臭。

3. 分泌物直接涂片镜检可见细菌,但常规培养则无细菌生长。

4. 有氧环境血培养阴性的败血症、感染性心内膜炎、脓毒性血栓性静脉炎。

5. 长期使用氨基糖苷类抗生素(如链霉素、卡那霉素、庆大霉素)等治疗无效者。

因无芽孢厌氧菌引起的感染是内源性感染,故应避免正常菌群侵入其不应存在的部位,并防止局部出现厌氧微环境。对外科病人要特别注意清洗伤口,去除坏死组织和异物,引流、维持和重建局部良好的血液循环等。选择无芽孢厌氧菌敏感药物,如甲硝唑、亚胺硫霉素、氯霉素、氨苄青霉素、羧苄吩青霉素、氧哌嗪青霉素、克林霉素等。对一些重要感染,如脑脓肿、骨髓炎、心内膜炎等,应对分离的菌株进行抗生素敏感性测定后再进行治疗。

其他常见致病性原核细胞型微生物概述

一、衣原体

衣原体是一类有独特发育周期、专性活细胞内寄生、且能通过细菌滤器的原核细胞型微生物。广泛寄生于人类、哺乳动物及禽类,仅少数能致病,能引起人类疾病的衣原体主要有沙眼衣原体、肺炎衣原体、鹦鹉热衣原体等。对人致病的沙眼衣原体主要有沙眼生物亚种和性病淋巴肉芽肿亚种,主要引起以下疾病。

1. 沙眼　由沙眼亚种 A、B、Ba 和 C 血清型引起。主要通过眼—眼或眼—手—眼途径接触传播。早期症状是流泪、有黏液脓性分泌物、结膜充血及滤泡增生。后期出现结膜瘢痕、眼睑内翻、倒睫以及角膜血管翳引起的角膜损伤,影响视力或致盲,是目前世界上致盲的首要病因。

2. 包涵体结膜炎　由沙眼亚种 B、Ba、D、Da、E、F、G、H、I、Ia、J 及 K 血清型引起。成人可经性接触、手—眼或间接接触感染,引起滤泡性结膜炎;新生儿可经产道感染,引起急性化脓性结膜炎(也称包涵体性脓漏眼),一般经数周及数月可痊愈,无后遗症。

3. 泌尿生殖道感染　与引起包涵体结膜炎的衣原体血清型相同。经性接触传播引起的非淋菌性泌尿生殖道感染中,50%～60%由沙眼衣原体引起。男性尿道炎未经治疗者多数转为慢性,呈周期性加重,或可合并附睾炎、前列腺炎等。女性感染可引起尿道炎、宫颈炎、输卵管炎等。

4. 性病淋巴肉芽肿　由沙眼衣原体 LGV 生物亚种引起。主要通过性接触传播,在男性主要侵犯腹股沟淋巴结,可引起化脓性淋巴结炎和慢性淋巴肉芽肿,常形成瘘管。在女性多侵犯会阴、肛门和直肠,可形成肠-皮肤瘘管,也可引起会阴-肛门-直肠狭窄和梗阻。

防治原则如下:预防沙眼尚无特异性免疫方法,主要靠加强卫生宣传,做好个人保护,不使用公共毛巾、浴巾和脸盆,避免直接或间接接触传染源。积极治愈病人和带菌者。治疗常选用利福平、红霉素、四环素、诺氟沙星、磺胺等。

二、立克次体

立克次体是一类严格细胞内寄生的原核细胞型微生物,大小介于细菌和病毒之间,以节肢动物作为储存宿主或传播媒介,主要通过人虱、鼠蚤、恙螨等吸血节肢动物传播。我国主要致病性立克次体有:普氏立克次体、斑疹伤寒立克次体、恙虫病立克次体,分别引起流行性斑疹伤寒、地方性斑疹伤寒、恙虫病。其中第一个被发现的立克次体病是斑疹伤寒,为了纪念因研究斑疹伤寒被感染而牺牲的年仅 39 岁的立克次医师,将这类微生物统称为立克次体。

常用氯霉素、四环素及强力霉素等抗生素治疗。应注意磺胺类药物不能抑制立克次体生长,反而会促进其生长繁殖。

三、支原体

支原体是一类缺乏细胞壁、呈高度多形性、可通过滤菌器、并能在无生命培养基中生长繁殖的最小的原核细胞型微生物。细胞膜中胆固醇含量较多,故对作用于胆固醇的抗菌物质如二性霉素 B 等敏感,对干扰素不敏感。支原体广泛分布于自然界,大多不致病。对人致病的主要有肺炎支原体,溶脲脲原体等。

肺炎支原体主要引起人类原发性非典型肺炎,占非细菌性肺炎的 50%左右,常发生于夏秋季,主要通过呼吸道传播,青少年多见。临床症状一般较轻,可出现咳嗽、发热、头痛等呼吸道症状,X 线检查肺部有明显浸润。原发性非典型性肺炎的治疗,首选红霉素。溶脲脲原

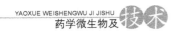

体和沙眼衣原体一起共同构成人类非淋球菌性尿道炎的病原体(占90%左右)。泌尿生殖道感染支原体的预防主要是防止不洁性交,治疗可选用阿奇霉素、红霉素等。

四、螺旋体

螺旋体是一类细长、柔软、弯曲呈螺旋状、运动活泼的原核细胞型微生物,其基本结构与细菌类似。螺旋体广泛存在于自然界和动物体内,对人和动物致病的主要有:钩端螺旋体(钩体)和梅毒螺旋体。

钩端螺旋体病为人兽共患病,其中以鼠类和猪为主要传染源。动物感染钩体后,大多呈隐性感染,钩体在动物肾脏繁殖,随尿液排出污染水和土壤,人与污染的水或土壤接触时,钩体经黏膜或皮肤破损处侵入人体,在局部迅速生长繁殖,并经淋巴系统或直接进入血循环引起败血症。临床上表现为全身中毒症状,如发热、头痛,与全身酸痛、疲乏无力、眼结膜充血、局部淋巴结肿大及腓肠肌压痛等典型表现。重者可有明显的肝、肾、中枢神经系统损害,肺大出血,甚至死亡。临床类型有流感伤寒型、黄疸出血型、脑膜脑炎型、肺出血型及肾功能衰竭型。孕妇感染钩体后可致流产。

梅毒螺旋体有 $8\sim14$ 个致密而规则的小螺旋,长 $7\sim8\mu m$,直径约 $0.1\sim0.15\mu m$,两端尖直,运动活泼(图8-8,见彩页)。抵抗力极弱。对温度和干燥特别敏感,离体后 $1\sim2h$ 或 $41.5℃60min$ 或 $4℃$ 放置3天即死亡,故 $4℃$ 冷藏3天以上的血液无传染梅毒的危险。对常用化学消毒剂敏感,$1\%\sim2\%$ 石炭酸数分钟即死亡。对青霉素、四环素、红霉素或砷剂敏感。

在自然情况下,梅毒螺旋体只感染人类,人是唯一传染源。梅毒分先天性和获得性两种,前者为垂直感染,后者主要经性接触感染。

后天性梅毒分为三期,以反复、潜伏和再发为特点。

1. Ⅰ期(初期)梅毒 约感染后3周左右局部出现无痛性硬性下疳,多见于外生殖器,其溃疡渗出液中有大量梅毒螺旋体,传染性极强。约经1个月左右,硬性下疳自然愈合。进入血液中的螺旋体则潜伏于体内,经 $2\sim3$ 个月无症状的潜伏期后进入Ⅱ期。

2. Ⅱ期梅毒 发生于硬性下疳出现后 $2\sim8$ 周,主要表现为全身皮肤黏膜出现梅毒疹,全身淋巴结肿大,也可累及骨、关节、眼及其他脏器。梅毒疹及淋巴结中有大量梅毒螺旋体,有较强传染性。如不治疗,一般在3周至3个月后症状可消退,但常反复发作。经2年左右或更长时间隐伏,部分病人又可发作进入Ⅲ期。

3. Ⅲ期(晚期)梅毒 发生于感染2年以后,亦可长达 $10\sim15$ 年。病变累及全身组织和器官,基本病理性损害为慢性肉芽肿,局部因动脉内膜炎所引起的缺血而使组织坏死。主要表现为皮肤黏膜出现溃疡性坏死灶或内脏器官肉芽肿样病变(梅毒瘤)。严重者经 $10\sim15$ 年后,引起心血管及中枢神经系统病变,导致动脉瘤、脊髓痨或全身麻痹等。此期病灶中不易找到梅毒螺旋体,传染性小,病程长,破坏性大,可危及生命。

先天性梅毒,又称胎传梅毒,多发生于妊娠4个月,系母体梅毒螺旋体通过胎盘进入胎儿体内,可致胎儿全身感染,引起流产、早产或死胎;或娩出梅毒患儿,呈现锯齿形牙、马鞍鼻、间质性角膜炎和先天性耳聋等特殊体征。

(三)免疫性

梅毒的免疫属传染性免疫,即有梅毒螺旋体感染时才有免疫力,一旦螺旋体被杀灭,其免疫力亦随之消失。机体对梅毒螺旋体感染可产生细胞免疫和体液免疫。梅毒螺旋体侵入机体后,在特异性抗体和补体的参与下,可被吞噬细胞吞噬并杀死。近来研究表明,在抗梅毒免疫中,细胞免疫比体液免疫更重要。

(四)防治原则

梅毒是一种性病,应加强性卫生宣传教育,严格社会管理。对病人早期诊断,梅毒确诊后,宜用青霉素等药物及早彻底治疗。

ZHI SHI TUO ZHAN

知识拓展

沙眼衣原体的发现

沙眼是世界上最广泛的眼病,全世界约有四分之一的人患有此病。沙眼也是一种古老的疾病,早在 18 世纪就已有记载,但世界医学界始终没有找到沙眼的真正的根源。直至 19世纪 50 年代初期,日本科学家认为,沙眼病原体是一种细菌,并分离出一种"颗粒杆菌"。中国科学家汤飞凡对此表示怀疑,他利用日本科学家的方法分离出这种杆菌。经过动物试验,证明它并不致病;接种到包括他自己在内的 12 名志愿者身上,结果也证明它不致病。他判断,沙眼病原体可能是一种"大病毒"。经过数百次的失败,直到 1955 年 8 月,他首次分离出沙眼病原体。接着他进行了大量的动物实验,得以证明,1957 年除夕,他又将病原体接种到自己的眼睛上,结果得到了典型的沙眼病。汤飞凡的论文发表之后,立即引起医学界的重视,并随即得到证实,人们将这种病原体称为"汤氏病毒"。同时,汤飞凡创建的方法也被广泛采用,许多类似的"大病毒"被分离出来,在这些"大病毒"的研究中,发现了介于病毒和细菌之间的衣原体。

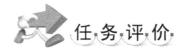

任务评价

一、选择题

1. 肺炎链球菌的主要致病因素是 （ ）

A. 内毒素 　　B. 外毒素 　　C. 荚膜 　　D. 菌毛 　　E. 侵袭性酶

2. 某单位发生以呕吐为主要症状的食物中毒。在餐具和厨房炊具中未培养出肠道致病菌,但在炊事人员的手上查出了化脓感染灶。请问致病菌可能是 （ ）

A. 产气荚膜梭菌 　　　　B. 金黄色葡萄球菌 　　　　C. 空肠弯曲菌

D. 肠炎沙门菌 　　　　　E. 鼠伤寒沙门菌

3. 初步鉴定肠道致病菌与非肠道致病菌常用的试验是 （ ）

A. IMViC 试验 　　　　B. 甘露醇分解试验 　　　　C. 乳糖发酵试验

D. 胆汁溶菌试验 　　　　E. 葡萄糖发酵试验

4. 肠出血性大肠埃希菌(EHEC)的 O 血清型是 （ ）

A. O_6 　　B. O_{25} 　　C. O_{157} 　　D. O_{111} 　　E. O_{158}

5. 痢疾患者的粪便标本进行细菌分离应选用 （ ）

A. 血平板   B. 肉汤管   C. 普通琼脂平板

D. SS 琼脂平板   E. 以上都不是

6. 结核分枝杆菌常用的培养基是   (　　)

A. 沙保培养基   B. 罗氏培养基   C. 疱肉培养基

D. 巧克力色培养基   E. 亚碲酸钾培养基

7. 感染病灶组织压片镜检时见到呈菊花状的菌丝,可能的病原体是   (　　)

A. 放线菌   B. 麻风菌   C. 真菌   D. 链霉菌   E. 链丝菌

二、填空题

1. 金黄色葡萄球菌引起急性胃肠炎的致病因素是_____,_____是鉴定葡萄球菌致病性的重要指标之一。

2. 乙型溶血性链球菌感染后引起的变态反应性疾病有_____等。

3. 卡介苗的接种对象主要是_____等。

4. 目前预防百日咳主要采用注射_____。

5. 已知毒性最强的毒素是_____。

三、名词解释与简答题

1. 解释血浆凝固酶、肥达反应、结核菌素试验、破伤风抗毒素(TAT)的概念。

2. 葡萄球菌、链球菌在引起局部化脓性感染时各有何特点? 为什么?

3. 埃希菌属在食品卫生细菌学检测中有何意义?

4. 简述结核菌素试验原理、结果分析及实际应用。为什么结核菌素试验能反映机体感染结核分枝杆菌的情况?

5. 破伤风典型的临床表现是什么,如何形成? 破伤风的发病条件是什么?

(罗冬娇、周海鸥)

任务九　常见引起人类疾病的病毒

任务描述

正确认识流行性感冒病毒、脊髓灰质炎病毒、乙肝病毒、艾滋病毒及狂犬病病毒的传播方式、致病机制和防治方法;分析流感病毒变异与流行的关系;归纳五种常见肝炎病毒的传播途径;列出乙肝病毒的抗原抗体系统及其临床检测意义;解释朊粒的本质和致病特点;了解轮状病毒与婴幼儿腹泻的关系。

BEI JING ZHI SHI

背景知识

病毒是自然界中一类非常特殊的微生物,与细菌、真菌等细胞型微生物相比较,其结构和致病机制都显得非常特别。病毒严格的细胞内寄生，一方面病毒依赖细胞，离开细胞环境便无法增殖和长时间存活；另一方面，存在于细胞内的病毒又会通过直接杀伤、免疫病理损伤等作用而损害细胞，进而损伤组织和器官。目前人尚缺乏有效的抗病毒药物。

病毒引起的疾病传染性强、传播速度快、病死率高，可以说病毒性疾病是人类健康的主要杀手之一。近 30 年来，一些新的病毒，特别是致死性强的病毒又不断被发现，如艾滋病毒、朊病毒、高致病性人禽流感病毒、SARS 冠状病毒等，其中艾滋病毒引起的艾滋病被人们称为"超级癌症"。这些新病毒的出现对人类又提出了严峻的挑战。

 任务内容

呼吸道病毒

呼吸道病毒是指主要以呼吸道为传播途径，侵犯呼吸道黏膜上皮细胞，继而引起呼吸道局部或呼吸道以外的组织器官病变的一类病毒。急性呼吸道感染 90% 以上由该类病毒引起，病毒性呼吸道感染传播快、传染性强、发病率高，常可造成流行。临床上较常见的呼吸道病毒包括正黏病毒科的流感病毒；副黏病毒科的麻疹病毒、副流感病毒、腮腺炎病毒、呼吸道合胞病毒等；冠状病毒科的冠状病毒以及其他病毒科的腺病毒、鼻病毒、呼肠病毒、风疹病毒等。

表 9-1 常见呼吸道病毒及所致疾病

病　毒	所致疾病	特异性预防
流感病毒	流感	灭活疫苗、减毒活疫苗
麻疹病毒	麻疹	麻疹减毒活疫苗、麻风二联疫苗或麻腮风三联疫苗
副流感病毒	婴幼儿下呼吸道感染、成人上呼吸道感染	尚无疫苗
腮腺炎病毒	流行性腮腺炎	流行性腮腺炎减毒活疫苗或麻腮风三联疫苗
呼吸道合胞病毒	婴幼儿下呼吸道感染，表现为毛细支气管炎和病毒性肺炎	尚无疫苗
风疹病毒	风疹、妊娠早期感染可导致胎儿先天性风疹综合征	风疹减毒活疫苗、麻风二联疫苗或麻腮风三联疫苗
冠状病毒	普通感冒	尚无疫苗
SARS 冠状病毒	SARS	尚无疫苗
鼻病毒	普通感冒	尚无疫苗
腺病毒	呼吸道感染、咽眼结合膜热、流行性角膜结膜炎、胃肠炎等	尚无疫苗

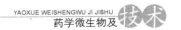

流行性感冒病毒

流行性感冒病毒(influenza virus,简称流感病毒),是引起人和动物流行性感冒的病原体。流感病毒分为甲、乙、丙三型,其中甲型流感病毒是引起流感全球大流行的重要病原体。自流感病毒于1933年分离成功以来,人类发生过数次流感世界性大流行,以及近年来出现的高致病性人禽流感,其罪魁祸首均为甲型流感病毒。乙型流感病毒一般只引起地区性流行,丙型流感病毒三要侵犯婴幼儿及免疫低下人群,引起普通感冒。

一、生物学特性

(一)形态与结构

流感病毒多呈球形,直径约80～120nm,初次从患者体内分离出的病毒有时呈丝形。病毒核酸为分节段单负链RNA,核衣壳呈螺旋对称型,有包膜,包膜上有刺突(图9-1)。

1. 核衣壳 螺旋对称型,由病毒核酸以及包绕核酸的核蛋白(NP)及三种RNA多聚酶组成。病毒核酸为分节段的单负链RNA,甲型、乙型流感病毒分8个节段,丙型流感病毒分7个节段。流感病毒核酸分节段这一特点使病毒在复制过程中易发生基因重组,导致新的病毒株出现,这是流感病毒易发生变异,引起流行的根本原因。核蛋白(NP)抗原性稳定,很少发生变异,为型特异性抗原,用于流感病毒的分型。

2. 包膜 流感病毒包膜分两层。内层为基质蛋白M1,具有保护核心、维持病毒外形、连接包膜和核蛋白(NP)的作用,为型特异性抗原,亦用于流感病毒的分型(图9-2)。外层为脂质双层结构,来源于宿主细胞膜。甲型和乙型流感病毒的包膜上镶嵌有两种糖蛋白刺突:血凝素(HA)和神经氨酸酶(NA)。HA及NA即流感病毒的表面抗原,其抗原性极不稳定,常发生变异,是划分流感病毒亚型的重要依据。此外病毒包膜上还嵌有离子通道蛋白M2。

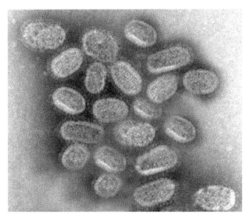

图9-1 流感病毒电镜照片

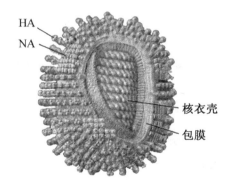

图9-2 流感病毒结构模型图

(1)血凝素(HA):柱状,三聚体,基本上以相同的间距覆盖了病毒的全部表面。宿主细胞表面具有血凝素受体,流感病毒通过HA与其结合并介导感染。流感病毒可感染呼吸道的所有各类细胞,并能在其内复制。

（2）神经氨酸酶（NA）：蘑菇状,四个亚单位组成的四聚体,聚合成群,分布在病毒表面,与成熟病毒的释放有关。

（二）流感病毒的分型与变异

据核蛋白（NP）和基质蛋白（MP）的不同流感病毒分甲、乙、丙三型,又可根据 HA 和 NA 抗原性不同,再区分为若干亚型。甲型流感病毒 HA 抗原共有 15 个亚型（H1～H15）。NA 抗原共有 9 个亚型（N1～N9）,其中 N1、N2 是人流感病毒所特有。人流感病毒似乎限于 H1、H2、H3 亚型和 N1、N2 亚型病毒。事实上,1900 年以来发生的流感大流行均与 H1、H2、H3 及 N1、N2 亚型毒株有关。乙型、丙型至今未发现亚型。

迅速的变异进化是流感病毒的一大特点。流感病毒的变异主要是由于 HA 和 NA 抗原结构的改变,尤其是 HA,因为机体针对 HA 产生的抗体是中和抗体。流感病毒通过改变 HA 的抗原性可有效地实现免疫逃避。基因组自发的点突变聚集到一定程度时引起的变异叫抗原性漂移（antigenic drift）,变异幅度较小,常引起小规模流行。若两种不同亚型毒株感染同一细胞,基因组之间发生重组,则引起抗原性转换（antigenic shift）,导致新血清型出现。由于流感病毒基因组由多个节段所组成,病毒易发生基因重组和重配。HA 和 NA 的各自变异又不断组合成新的变异株,足够大的变异使人群口对原有流行株所建立的免疫屏障不再能发挥有效的保护作用,变异株攻击、侵入已充分易感的人群,于是疫情开始爆发,这是导致流感大流行反复发生的重要原因。显著的变异主要发生在甲型流感病毒,乙型较少见,丙型基本不发生。甲型流感病毒自 1918 年以来已经历了 H1N1（包括甲 0 型、甲 1 型;1918—1957 年）,H2N2（甲 2 型;1957—1968 年）,H3N3（甲 3 型;1968 年至今）,新 H1N1（新甲 1 型;1977 年至今）几次大的变异,每次一种新亚型出现均伴随着一次较大规模的流行。

表 9-2　甲型流感病毒的抗原变异与世界性大流行

流行年代	亚　　型	代表病毒株
1932—1946	H0N1（原甲型）	A/PR/8/34
1946—1957	H1N1（亚甲型）	A/FM/1/47
1957—1968	H2N2（亚洲甲型）	A/Singapore/1/57
1968—1977	H3N2（香港甲型）	A/HongKong/1/68
1977—	H1N1（新甲 1 型）和 H3N2	A/USSR/90/77（H1N1）

甲型流感病毒宿主范围较广,但主要宿主为人、猪和禽类,研究表明各种不同亚型毒株均可在禽类动物体内检出,因此禽类成为甲型流感病毒的基因存储库,这与导致流感大流行的新型毒株的出现密切相关。另外在流感的变异中,易同时感染禽和人类流感病毒的第三种动物（猪）也充当一个重要的角色。流感病毒与宿主细胞结合受体研究表明,HA 亚型唾液酸受体的氨基酸残基可因宿主的不同而异,通俗的说也就是在一般情况下,感染人的流感病毒不具有感染禽的能力,感染禽的流感病毒也无法感染人。但是猪同时具有两种受体,因此可以充当基因混合器,使人流感病毒和禽流感病毒在猪体内发生基因重组,形成流感病毒

的抗原性转换。1997 年香港发生首次禽流感病毒直接感染人的报到,该种病毒亚型为 H5N1,共感染 18 例,死亡 6 例。禽流感病毒可以直接感染人,向人类提出了严峻挑战,其原因可能是猪在中间起了非常重要的作用,具体机制尚不得而知。现发现的感染人的禽流感病毒尚只能通过直接和病禽接触而使人患病,不具备人与人之间直接传播的能力,若病毒一旦获得此能力将带来严重的后果。

(三)培养特性

1. 鸡胚培养　流感病毒适宜在鸡胚中增殖。初次分离接种于鸡胚羊膜腔中阳性率较高,传代适应后可移种于尿囊腔。病毒在鸡胚中增殖不引起明显病变,可取羊水或尿囊液作血凝试验以确定是否分离到流感病毒。

2. 细胞培养　可选用原代猴肾细胞(PMK)或狗肾传代细胞(MDCK),流感病毒在细胞中增殖后无明显细胞病变,常用红细胞吸附试验或免疫学方法证实病毒的存在。

(四)抵抗力

流感病毒抵抗力较弱,加热 56℃ 30min 即可灭活,室温下感染性很快消失,0~4℃可存活数周,−70℃或冷冻真空干燥可长期保存。对干燥、日光、紫外线、脂溶剂、氧化剂等均敏感。

二、致病性与免疫性

(一)致病性

传染源主要为患者和隐性感染者,病毒经飞沫、气溶胶通过呼吸道在人之间传播,传染性强,在人群中可迅速蔓延造成流行。感染后潜伏期为 1~4d,起病急,症状轻重不等,严重者可致病毒性肺炎。但约 50%感染者无症状。病毒在呼吸道黏膜细胞内增殖后可导致细胞变性、坏死、脱落,黏膜水肿、充血、腺体分泌增加等病理改变。临床表现主要为呼吸道卡他症状,如鼻塞、流涕、咽痛、咳嗽等,发热可达 38~40℃,病毒很少入血,但可引起全身中毒症状,如畏寒、发热、头痛、肌肉关节酸痛等全身表现,有时伴有呕吐、腹痛、腹泻等消化道症状。流感属于自限性疾病,无并发症患者通常 5~7d 即可恢复,年老体弱、心肺功能不全及婴幼儿感染者,易继发细菌感染,使病程延长,症状加重,严重者可危及生命。

(二)免疫性

人体在感染流感病毒后可产生特异性的细胞免疫和体液免疫。多数病人病后 1 周左右开始恢复。在呼吸道局部及血液中出现特异性抗体,SIgA 在局部阻止病毒感染中起着重要作用,抗 HA 抗体(中和抗体)能阻断病毒侵入易感细胞,抗 NA 抗体(非中和抗体)能减少细胞排出病毒和防止病毒扩散。体液免疫只对同型病毒有效,不同型别间无交叉免疫,可维持 1~2 年。特异性细胞免疫产生较迟,CTL 能清除被感染靶细胞,故与免疫病理及感染的恢复有关。

三、防治原则

流感病毒传染性强、传播迅速、易引起暴发流行,故流行期间,应避免人群聚集。公共场所应保持空气流通和进行必要的空气消毒。

最有效预防流感的方法是接种疫苗,但疫苗株必须与当前流行株抗原型别基本相同,故严密监测流感病毒的变异十分重要。目前使用的流感疫苗分为灭活疫苗和减毒活疫苗两种,前者为当前国际上最常用的流感病毒疫苗,疫苗成分包括两种甲型流感病毒疫苗(H1N1和 H3N2)和一种乙型流感病毒疫苗,免疫后机体产生的血清抗体较多,但局部抗体少,接种后不良反应轻,适用于年老体弱者;后者采用与当前流行株抗原性接近的毒株制成,用鼻腔喷雾法免疫,接种后产生较多的局部抗体,但不良反应大。某些国家采用 HA 或 NA 制备亚单位疫苗,效果尚未确定。

对流感目前尚无有效的治疗方法,主要是对症治疗和预防继发性细菌感染。

麻疹病毒

麻疹病毒(measles virus)是麻疹的病原体,属副粘病毒科。麻疹为儿童时期常见的急性呼吸道传染病,易感年龄为 6 个月至 5 岁的婴幼儿。在疫苗广泛使用以前,每年全球约有 1.3 亿儿童患病,700 万～800 万患儿死亡。自广泛使用麻疹减毒活疫苗以来,发病率已大幅下降。

一、生物学特性

螺旋对称有包膜病毒,形态结构与流感病毒相似,但颗粒较大,直径约 120～250nm,球形或丝型。病毒基因组为完整的单负链 RNA,不分节段,包膜上有两种刺突:血凝蛋白(H)和融合蛋白(F)。病毒可在多种传代细胞中增殖,在融合因子的作用下可引起细胞融合形成多核巨细胞,细胞核内、浆内可见嗜酸性包涵体。麻疹病毒抗原性稳定,目前只有一个血清型。

二、致病性与免疫性

(一)致病性

传染源是急性期患者,经飞沫传播,也可因用具、玩具或密切接触传播。麻疹病毒传染性极强,易感者感染后发病率可达 90% 以上。

CD46 分子为麻疹病毒受体,因此凡表面有 CD46 的细胞均成为麻疹病毒感染的靶细胞,人体细胞除红细胞外均表达 CD46。病毒经呼吸道首先与呼吸道上反细胞结合并在其内增殖,然后进入血流,形成第一次病毒血症;随后病毒侵入全身淋巴组织和单核巨噬细胞系统,增殖到一定数量后再次侵入血流,形成第二次病毒血症,引起全身性病变。临床表现为发热、畏光、流涕、咳嗽、鼻炎、结膜炎和上呼吸道卡他症状。发病 2d 后口颊黏膜出现 Koplik斑(周围绕有红晕的灰白色斑点)是麻疹早期的典型体征。随后 1～2d 全身皮肤相继出现红色斑丘疹,从面部、躯干至四肢,病程约一周左右。麻疹一般可自愈,但抵抗力低下者,易并发细菌感染,引起支气管炎、中耳炎、肺炎等,导致病情加重,甚至死亡。最常见的并发症为肺炎,占麻疹死亡率的 60%。还有 1/100 万麻疹患者在其恢复后 2～17 年(平均 7 年)出现亚急性硬化性全脑炎(subacute sclerosing panencephalitis,SSPE),是麻疹病毒急性感染后的迟发并发症,表现为渐进性大脑衰退,病人反应迟钝、精神异常、运动障碍、最终昏迷死亡。SSPE 患者血清及脑脊液中有高水平的麻疹抗体,现认为患者脑组织中有麻疹缺陷病毒存在,不易分离。

（二）免疫性

麻疹自然感染后免疫力牢固，一般为终身免疫。血清中的抗 H 抗体和抗 F 抗体在预防再感染中有重要作用；细胞免疫是清除细胞内病毒，使麻疹痊愈的主要因素。六个月内婴儿体内有来自母体的 IgG 抗体，故不易感染。

三、防治原则

麻疹病毒减毒活疫苗是当前最有效的疫苗之一。自实施常规免疫以来，麻疹发病率已大幅度下降。初次免疫为 8 月龄婴儿，接种后抗体阳性率可达 90%。7 岁时复种一次，免疫力可持续 10~15 年。对已接触麻疹患者的易感儿童，可紧急肌肉注射胎盘球蛋白或丙种球蛋白进行人工被动免疫，可防止发病或减轻症状。

SARS 冠状病毒

人冠状病毒以往是普通感冒的主要病原体，引起轻微感染，也可引起腹泻或肠胃炎。但是 2002 年 11 月至 2003 年 6 月世界流行的严重急性呼吸综合征（severe acute respiratory syndrome,SARS）的病原体，最后经确认是一种新型冠状病毒，称为 SARS 冠状病毒，其引起的疾病传播速度快，临床症状严重，病死率高。

SARS 冠状病毒在分类学上属于冠状病毒科，但它并不是已知人或动物冠状病毒的突变株，它与现有已知的冠状病毒相比较，其核苷酸水平相距甚远，故是一种新型冠状病毒。

SARS 冠状病毒的传播途径主要是通过人与人的近距离接触，包括近距离呼吸道飞沫传播、接触患者的呼吸道分泌物等，同时也不排除其他途径传播的可能性。病毒感染人体后，潜伏期一般 4~5d，临床症状主要表现为发热（>38℃）、干咳、呼吸加速，肺部 X 线片出现明显病理变化，严重者肺部病变进展迅速，部分病人发展为呼吸衰竭。

目前对 SARS 的预防措施主要是隔离病人、切断传播途径和提高机体免疫力，疫苗正在研制中。

肠道病毒

肠道病毒属于小 RNA 病毒科，是一类通过消化道感染与传播的病毒，病毒可经血流侵入神经系统及其他组织，主要引起脊髓灰质炎、心肌炎等多种肠道外感染性疾病。肠道病毒的共同特征有：① 病毒呈球型，衣壳为 20 面体立体对称，无包膜。② 基因组为单正链 RNA。③ 在宿主细胞浆内增殖，迅速引起细胞病变。④ 耐乙醚，耐酸，56℃30min 可使病毒灭活，对紫外线、干燥敏感；在污水或粪便中可存活数月。⑤ 经粪—口途径传播，临床表现多样化，引起多种疾病，如麻痹、无菌性脑炎、心肌损伤、腹泻等。

肠道病毒由将近 72 个血清型组成，包括人脊髓灰质炎病毒 1~3 型；柯萨奇病毒 A 组 24 个血清型，B 组 6 个血清型；埃可病毒 34 个血清型；1969 年以后又新分离 4 种，即新型肠道病毒 68~72 型。其中肠道病毒 71 型（EV71）主要引起中枢神经系统疾病，也可引起手足口病和疱疹性咽峡炎，72 型为甲型肝炎病毒。除肠道病毒外，经胃肠道感染和传播的病毒还有轮状病毒、杯状病毒、星状病毒、肠道腺病毒等，这些病毒主要引起病毒性胃肠炎。肠道病毒的主要种类与所致疾病见表 9-3。

表 9 - 3 肠道病毒主要种类及所致疾病

病　毒	所致疾病	特异性预防
脊髓灰质炎病毒	脊髓灰质炎	减毒活疫苗 OPV 和灭活疫苗 IPV
柯萨奇病毒	可侵犯呼吸道、肠道、心脏、皮肤、神经系统等部位,临床表现多样化	尚无疫苗
埃可病毒	婴儿腹泻、无菌性脑膜炎、类脊髓灰质炎等	尚无疫苗
肠道病毒 70 型	神经系统感染、急性出血性结膜炎	尚无疫苗
肠道病毒 71 型	神经系统感染、手足口病	尚无疫苗

脊髓灰质炎病毒

脊髓灰质炎病毒(poliovirus)是脊髓灰质炎的病原体。脊髓灰质炎是儿童的一种急性传染病,流行于全世界。病毒从肠道黏膜细胞感染并侵入机体,随后入血引起病毒血症,进而侵犯脊髓前角运动神经细胞,引起弛缓性肢体麻痹。多见于儿童,故又称为小儿麻痹症。

一、生物学特性

(一)形态与结构

病毒呈球形,无包膜,病毒颗粒直径27～30nm。病毒核衣壳主要由 4 种衣壳蛋白(VP1～VP4)组成,其中 VP1、VP2、VP3暴露在病毒颗粒表面,VP4 在内部紧靠病毒 RNA。另有一个基因组蛋白 VPg 在病毒组装和启动病毒 RNA 合成上起重要作用(图 9 - 3)。

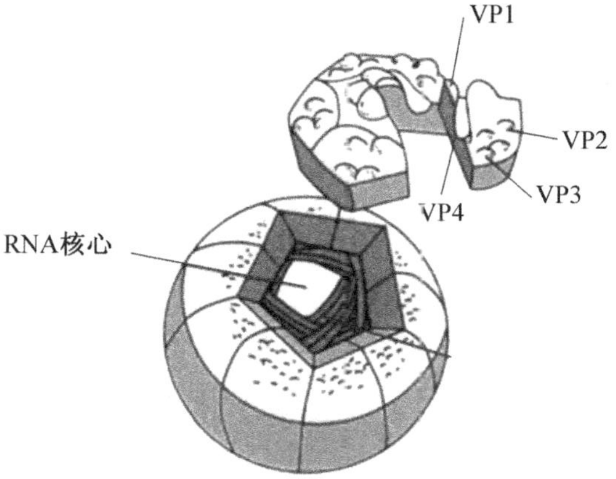

图 9 - 3 脊髓灰质炎病毒结构模型图

(二)分型

按抗原构造不同,脊髓灰质炎病毒分为三个血清型(Ⅰ型、Ⅱ型、Ⅲ型),三型间无交叉免疫力。

(三)抵抗力

脊髓灰质炎病毒对外界环境抵抗力较强,在粪便及污水中可存活数月,在酸性环境中较稳定,不被胃酸和胆汁灭活。但对紫外线、热、干燥敏感,56℃迅速被灭活。

二、致病性与免疫性

(一)致病性

传染源为患者或无症状携带者,主要经粪—口途径传播。病毒经口进入人体,在咽部扁桃体及肠道淋巴结组织内增殖,此时多无症状,并可刺激机体产生特异性抗体。90％以上感染者,由于机体免疫力较强,病毒仅限于肠道,不进入血流,不出现症状表现为隐性感染,或只有微热、咽痛、腹部不适等轻症感染。少数感染者由于机体抵抗力较弱,病毒可经淋巴系统侵入血循环形成病毒血症,并侵犯呼吸道、消化道、心、肾等非神经组织,引起发热、头痛、恶心等前驱症状,若此时体内中和抗体产生,病毒被清除,则疾病停止发展,而不发生神经系统病变。极少数患者(0.1%~2%),病毒可通过血脑屏障侵入中枢神经系统,引起脊髓前角灰质炎,轻者引起暂时性肢体麻痹,严重者可引起瘫痪。

(二)免疫性

病后可获得对同型病毒的牢固免疫力。主要是 SIgA、血清 IgG 等中和抗体。SIgA 能清除咽喉部和肠道内黏膜表面病毒,防止其侵入血流,血清中的中和抗体可以阻止病毒侵入中枢神经系统。中和抗体在体内维持时间甚久,6 个月以内的婴儿可从母体获得被动免疫。

三、防治原则

自从 20 世纪 50 年代广泛应用灭活脊髓灰质炎疫苗(IPV,又称 salk vaccine)和口服脊髓灰质炎减毒活疫苗(OPV,又称 sabin vaccine)以来,脊髓灰质炎发病率急剧下降,绝大多数发达国家已消灭了脊髓灰质炎野毒株,但疫苗相关麻痹型脊髓灰质炎病例尚需重视。

目前,IPV 和 OPV 均为三价病毒混合疫苗,免疫后都可获得特异性保护抗体,产生针对 3 个血清型脊髓灰质炎病毒的免疫力。OPV 既可诱发血清抗体,又可刺激肠道局部产生 SIgA,免疫效果较好,但 OPV 热稳定性较差,保存、运输、使用要求高,并且有毒力回复的可能,特别是近年出现疫苗相关麻痹型脊髓灰质炎病例。IPV 安全性较好,但价格昂贵,接种剂量大,接种后只刺激机体产生血清抗体,不产生 SIgA。我国自 1986 年卫生部颁布实行 2 月龄开始连续 3 次口服脊髓灰质炎减毒活疫苗,即三价混合糖丸疫苗,每次间隔 1 个月,4 岁时加强一次,使脊髓灰质炎发病率持续下降。

肝炎病毒

肝炎病毒是指以侵害肝脏为主,并引起病毒性肝炎的一组不同种属的病毒。目前公认的主要有 5 种,甲型肝炎病毒(HAV)、乙型肝炎病毒(HBV)、丙型肝炎病毒(HCV)、丁型肝炎病毒(HDV)和戊型肝炎病毒(HEV),见表 9-4。其中 HAV 和 HEV 由消化道传播,引起急性肝炎,不转为慢性肝炎或慢性携带;HBV、HCV 经血液传播,除引起急性肝炎外,可致慢性肝炎,并与肝硬化及肝癌相关;HDV 是一种缺陷病毒,和乙型共同感染和重叠感染,需依赖 HBV 的辅助方可复制。

表 9-4　肝炎病毒主要种类及所致疾病

病毒	传播途径	所致疾病	特异性预防
甲型肝炎病毒(HAV)	粪—口	急性甲型肝炎	减毒活疫苗和灭活疫苗
乙型肝炎病毒(HBV)	血源、垂直	无症状携带、急性肝炎、慢性肝炎、肝硬化及肝癌	HBV 基因工程疫苗
丙型肝炎病毒(HCV)	血源、垂直	急性肝炎、慢性肝炎、肝硬化及肝癌	尚无疫苗
丁型肝炎病毒(HDV)	血源、垂直	依赖 HBV 共同感染引起急性肝炎、慢性肝炎及重症肝炎	尚无疫苗
戊型肝炎病毒(HEV)	粪—口	急性戊型肝炎、重症肝炎及胆汁淤滞型肝炎	尚无疫苗

甲型肝炎病毒

甲型肝炎病毒（HAV）是甲型肝炎的病原体，主要通过粪—口途径传播，引起急性甲型肝炎，为自限性疾病，不发展成慢性肝炎和慢性携带者。1973 年 Feinstone 在甲型肝炎的患者急性期粪便中首次发现 HAV 颗粒，1983 年国际病毒分类命名委员会将 HAV 归类为小 RNA 病毒科肠道病毒属 72 型，后发现 HAV 的生物学性状与小 RNA 病毒科肠道病毒属病毒存在明显的差别，于 1993 年将 HAV 单列为小 RNA 病毒科嗜肝病毒属。

一、生物学性状

甲型肝炎病毒呈球形，直径约 27nm，无包膜，衣壳为 20 面体立体对称，核心为单正链 RNA，衣壳蛋白具有抗原性，可诱生中和抗体。HAV 只有一个血清型（图 9-4）。

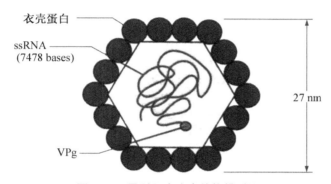

图 9-4　甲型肝炎病毒结构模型图

病毒抵抗力较强，能耐受 60℃ 1h，对乙醚、酸均有抵抗力，煮沸 5min 可完全灭活。HAV 在水、土壤以及毛蚶类水产品中可存活数天至数月。

二、致病性与免疫性

（一）传染源和传播途径

甲型肝炎的传染源主要为患者或隐性感染者。患者潜伏期末和急性期的粪便都有感染性，HAV 通常由患者粪便排出体外，经污染的食物、水源、海产品（毛蚶）及食具等传播而引起爆发或散发性流行。1988 年 1 月至 3 月上海曾发生因生食 HAV 污染的毛蚶而爆发甲型肝炎流行，发病多达 30 余万例，死亡 47 例。

（二）致病机制与免疫性

HAV 经口侵入人体，经胃肠道进入血流，引起病毒血症，经过一周后才到达肝脏，随即通过胆汁排入肠道并出现于粪便中。HAV 引起肝细胞损伤的机制尚不清楚，由于 HAV 并不直接引起细胞病变，且 HAV 大量复制并从粪便中排出后，肝细胞损伤才开始出现，提示 HAV 可能通过免疫病理而不是直接引起肝细胞损伤。急性肝炎患者有全身不适、乏力、厌食、厌油、发热、肝肿大等症状，黄疸较多见，并伴有血清转氨酶（ALT、AST 等）升高。甲型肝炎在急性感染和隐性感染过程中机体都可产生抗 HAV 的 IgM 和 IgG 抗体。IgG 产生后可在机体维持数年，对病毒的再感染有免疫力。

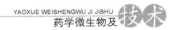
三、防治原则

切断传播途径为主的综合性预防措施,加强卫生宣传教育,加强粪便管理,保护水源,注意个人卫生,防止病从口入。特异性预防措施,主要依靠人工主动免疫,现我国使用的是甲肝减毒活疫苗,效果很好,国外研制的 HAV 灭活疫苗效果也不错,但价格昂贵。

乙型肝炎病毒

乙型肝炎病毒(HBV)是乙型肝炎的病原体,属于嗜肝 DNA 病毒科,主要通过血液传播,引起急性肝炎、慢性肝炎,并与肝硬化及肝癌有关。1963 年 Blumberg 首先在澳大利亚土著人血清中发现此病毒,现今全世界乙型肝炎患者及无症状携带者达 3.5 亿人之多,其中我国约有 1.2 亿。

一、生物学特性

(一)形态与结构

感染者血清用电镜观察可发现三种形态的病毒相关颗粒,分别称为大球形颗粒、小球形颗粒和管形颗粒(图 9 - 5)。

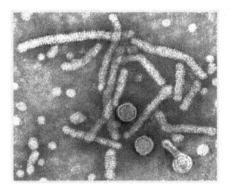
乙型肝炎病毒电镜图

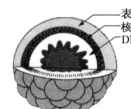
表面抗原HBsAg
核心抗原HBcAg
DNA

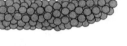

1. Dane 颗粒　　　2. 小球形颗粒　　　3. 管形颗粒

图 9 - 5　乙型肝炎病毒电镜与模型图

1. 大球形颗粒　即 Dane 颗粒,因 Dane1970 年首先在 HBV 感染者的血清中发现而得名。大球形颗粒是具有感染性的完整乙肝病毒颗粒,直径 42nm,有包膜,包膜由脂质双层和包膜蛋白(HBsAg、Pre S1 和 Pre S2)组成,里面为 20 面体立体对称的核衣壳,衣壳蛋白即HBV 的核心抗原(HBcAg)。病毒核心为不完整的双股环状 DNA。

2. 小球形颗粒　直径 22nm,主要为 HBsAg,不含病毒核酸,故对人无感染性。

3. 管形颗粒　长 100～500nm,直径 22nm。成分与小球形颗粒相同,实际是小球形颗粒"串连"而成的结构,亦无感染性。

(二)基因结构

HBV 基因组为部分环状双链 DNA,由正链和负链组成,长链为负链具有固定长度 3200个核苷酸,短链为正链,为半闭合环状 DNA,长度可变,约为长链的 50%～75%。长链含 4

个开放读码框架:① S 区,包括 S 基因、前 S1 和前 S2 基因,编码 HBsAg、Pre S1 与 Pre S2;② C 区,包括 C 基因和前 C 基因,编码 HBcAg 与 HBeAg;③ P 区,最长,编码 DNA 多聚酶等;④ X 区:编码 HBxAg,可反式激活 HBV 的基因,增强 HBV 基因的复制和表达,并且与肝癌的发生有关。

(三)抗原-抗体系统

乙肝病毒具有表面抗原(HBsAg)、e 抗原(HBeAg)、核心抗原(HBcAg)三种抗原成分,在病毒感染过程中机体也会针对这些抗原产生相应的抗体,故在临床上称为乙肝病毒的抗原-抗体系统。

1. 表面抗原(HBsAg)-表面抗体(HBsAb)　HBsAg 在 HBV 感染人体后,即可在肝细胞内及血循环中出现,是 HBV 感染的主要标志。HBsAg 具有抗原性可刺激机体产生乙肝表面抗体(HBsAb),HBsAb 可以结合 HBsAg,是 HBV 的中和抗体,它的出现一般表示 HBV 感染终止,机体对 HBV 产生特异性免疫。HBsAg 也是制备乙肝疫苗的主要成分。Pre S1 与 Pre S2 抗原也是位于 HBV 包膜上的蛋白分子,可以与肝细胞膜上的受体结合,因而与 HBV 感染肝细胞的机制有关。其抗原性比 HBsAg 更强,刺激机体产生抗-PreS1 和抗-PreS2,亦是 HBV 中和抗体,较 HBsAb 出现的时间早,因此它们的出现表示病情开始出现好转,对于临床检测有一定参考作用。

2. 核心抗原(HBcAg)-核心抗体(HBcAb)　HBcAg 是 Dane 颗粒中的衣壳成分,其表面被 HBsAg 覆盖,故不易在血清中检测到,但 HBcAg 抗原性很强,可刺激机体产生强而持久的乙肝核心抗体(HBcAb),HBcAb 在血清中持续时间较长但无保护性;HBcAg 也可表达于被感染的肝细胞表面,能被 Tc 细胞识别,有助于机体清除病毒,同时引起免疫病理损伤。

3. e 抗原(HBeAg)-e 抗体(HBeAb)　HBeAg 是乙肝病毒在肝细胞内复制过程中产生并分泌到细胞外的可溶性蛋白,在血清中可检出,是乙肝病毒复制及具有感染性的标志。HBeAg 可刺激机体产生抗-HBe 抗体(HBeAb),HBeAb 不是保护性抗体,但是出现 HBeAg 阴性,HBeAb 阳性转换,说明 HBV 复制减少,机体对 HBV 产生部分免疫应答。近年来发现部分感染者出现 HBeAg 阴性,HBeAb 阳性,HBV DNA 阳性的情况,也就是 e 抗原转换而病毒仍旧复制,这时应考虑为乙肝病毒前 C 区基因发生变异。

(四)抵抗力

HBV 对外界抵抗力较强,对低温、干燥、紫外线和一般消毒剂有耐受性。不被 70% 乙醇灭活,故这一常规方法不适用于乙肝病毒的消毒。高压蒸汽灭菌、100℃ 加热 10min 和环氧乙烷等均可灭活 HBV。

二、致病性与免疫性

(一)传染源与传播途径

患者和无症状携带者为主要传染源。HBV 可存在于人体的血液、精液、阴道分泌液及其他体液中,因此主要传播途径有血液传播、母婴传播和性传播。

(二)致病性

乙型肝炎的发病机制十分复杂,临床表现多样,可从无症状携带至急性肝炎、慢性肝炎、重症肝炎等。

目前认为,病毒在肝细胞内增殖并不直接引起肝细胞病变,肝细胞损伤的主要原因是由于病毒刺激机体产生的免疫应答造成的免疫病理损伤。HBV 在肝细胞中增殖,能够使肝细胞表面表达出病毒抗原成分如 HBcAg,致敏的 Tc 细胞识别细胞表面的病毒抗原,从而对病毒感染靶细胞进行杀伤,在清除病毒的同时肝细胞遭到损伤。细胞免疫应答的强弱与临床过程的轻重及转归有着密切关系:当病毒感染波及的肝细胞数量不多、免疫应答处于正常范围时,特异性 Tc 可摧毁病毒感染的细胞,释放至细胞外的病毒又被抗体中和而清除,临床表现为急性肝炎,可恢复痊愈。但如果受染的肝细胞数目众多,机体的细胞免疫超过正常范围,引起大量的细胞坏死、肝功能衰竭时,表现为重症肝炎。当机体免疫功能低下,病毒在感染细胞内复制,受到 Tc 细胞的部分杀伤,病毒不断释放但无有效抗体中和而长期存在并继续感染其他肝细胞,造成慢性肝炎,肝细胞的持续性损伤又可导致肝纤维化和肝硬化。

另外,进来研究资料显示,HBV 感染与原发性肝癌的发生有着密切联系,HBV 携带者或乙肝患者肝癌发生率明显高于正常人群,肝癌组织检测发现患者肝细胞核内有整合的 HBV DNA,因此 HBV 的感染也可能是导致肝脏肿瘤发生的一大诱因。

(三)免疫性

病后痊愈可获得免疫力,起保护作用的主要是 HBsAb,HBsAb 可中和血循环中的 HBV,阻止病毒感染健康肝细胞。如病后长期不出现 HBsAb,急性肝炎可转为慢性。

三、防治原则

(一)人工主动免疫

注射乙肝疫苗是最有效的预防措施。现使用的乙肝疫苗为基因工程疫苗,是将编码 HBsAg 的基因转入酵母菌或哺乳动物细胞中,通过高效表达,得到大量的 HBsAg,经纯化后制备疫苗,其优点是安全、经济。新生儿应用此疫苗免疫 3 次(出生后 0、1、6 个月)后,抗体阳性率可达 90% 以上。

(二)人工被动免疫

乙肝免疫球蛋白(HBIg)是由含有高效价 HBsAb 人血清提纯而成,可用于紧急预防。HBIg 与乙肝疫苗联合应用,可有效阻断母婴传播,保护率可达 95% 以上。

人类免疫缺陷病毒

人类免疫缺陷病毒(human immunodeficiency virus,HIV)是获得性免疫缺陷综合征(acquired immuncdeficiency syndrome,AIDS,简称艾滋病)的病原体。艾滋病是一种以全身免疫系统严重损害为特征的传染病,病死率极高,被称为"超级癌症"。1981 年人类首次报道 AIDS 病例,1983 年分离到 HIV-1,此后 HIV 全球流行,数千万人被感染。至今,人类尚无有效疫苗可供预防,艾滋病已成为全球公共卫生最棘手的问题之一。

一、生物学特性

(一)形态与结构

HIV 为球型有包膜病毒,直径约 100～120nm,包膜上有刺突(图 9-6)。病毒核心包括两条相同的单正链 RNA 以及逆转录酶、整合酶、蛋白酶和 RNA 酶,包裹其外的是 p24 组成的衣壳,核心和衣壳组成核衣壳,为圆柱形或圆台型。病毒最外层是包膜,包膜上嵌有 gp120 和 gp41 两种糖蛋白,gp120 构成包膜表面的刺突,是病毒与宿主细胞表面的 CD4 分子受体结合部位;gp41 为跨膜蛋白,具有介导病毒包膜与宿主细胞膜融合的作用。gp120

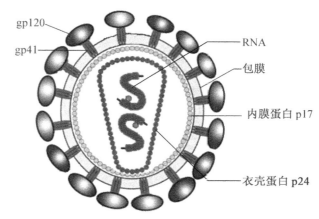

图 9-6　人类免疫缺陷病毒结构模型图

和 gp41 极易变异,使 HIV 容易实现免疫逃避,进而形成慢性和持续性感染,同时也为疫苗的研制带来困难。

（二）基因结构

HIV 的基因组为两条相同的单正链 RNA,每条 RNA 链长约 10kb,含有 3 个结构基因(gag、pol、env)和 6 个调节基因(tat、rev、nef、vif、vpr、vpu/vpx)。其中 env 基因编码 gp120 和 gp41,变异最频繁,突变率约为 1%,与流感病毒变异率相似,从而增加了 HIV 预防和治疗的难度。

（三）HIV 的复制

1. 吸附　HIV 与易感细胞接触后,通过包膜糖蛋白刺突 gp120 与易感细胞上的 CD4 分子结合,继而引起 gp41 构型变化,病毒包膜与细胞膜发生膜融合。

2. 穿入和脱壳　病毒核衣壳释放进入细胞质,然后完成脱壳,病毒基因组单正链 RNA 释放出来。

3. 生物合成　逆转录酶以病毒 RNA 为模板,逆转录产生互补负链 DNA,构成 RNA-DNA 中间体,然后由 RNA 酶水解中间体中的 RNA 链,再以负链 DNA 为模板合成正链 DNA,从而合成双链 DNA。双链 DNA 由胞质移行到细胞核,在病毒整合酶的作用下,病毒基因组整合进入细胞染色体中。这种整合的病毒双链 DNA 成为宿主细胞染色体的一部分即前病毒(provirus)。前病毒可以长期潜伏于感染细胞内,随细胞分裂进入子代细胞,这就是 HIV 感染后出现长期无症状潜伏感染的原因。在某些因素刺激下,前病毒被激活,继而进行转录形成子代病毒 RNA 与 mRNA,mRNA 又可翻译出病毒蛋白,最后装配形成新的子代病毒并释放到细胞外。

4. 装配与释放　病毒子代 RNA 与结构蛋白装配成核衣壳,并从宿主细胞膜获得包膜组成完整的子代病毒,最后以出芽方式释放到细胞外。

（四）抵抗力

HIV 对理化因素的抵抗力较弱。对热敏感,56℃加热 30min 即可灭活。常用消毒剂 0.2% 次氯酸钠、0.1% 漂白粉、70% 乙醇、0.3% 过氧化氢、50% 乙醚等常用消毒剂对病毒均有灭活作用。但在室温,病毒活性可保持 7d。

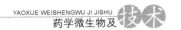
二、致病性与免疫性

(一)传染源与传播途径

艾滋病患者和 HIV 无症状携带者为主要传染源。病毒可存在于血液、精液、阴道分泌物、乳汁等分泌物和体液中,其传播途径主要有三种。① 性传播:是 HIV 的主要传播途径,同性或异性间的性行为均能造成 HIV 传播;② 血液传播:输入被 HIV 污染的血液、血浆或其他血制品。如静脉吸毒者之间共用注射用具,医院消毒措施不严造成医源性传播,医护人员意外被 HIV 污染的针头损伤等均可造成 HIV 感染;③ 母婴传播:感染 HIV 的孕妇可在妊娠期间通过胎盘将 HIV 传播给胎儿,在分娩期又可通过产道使新生儿受染,另外还可通过哺乳感染。尚无证据可以支持 HIV 可通过日常接触以及吸血昆虫叮咬而发生传播。

(二)致病机制

HIV 以 CD4 分子为病毒受体,主要侵犯 $CD4^+$ T 淋巴细胞和表达 CD4 分子的单核-巨噬细胞。不论是 $CD4^-$ T 淋巴细胞还是单核-巨噬细胞,受到感染后均表现为以数量缺损和功能障碍为中心的严重免疫缺陷,机体免疫功能随之全面下降,最终导致各种机会感染和肿瘤的发生。

1. HIV 对 $CD4^+$ T 细胞的损伤 HIV 感染的一个最重要的特点是 $CD4^+$ T 淋巴细胞的损耗。HIV 通过多种机制破坏 $CD4^+$ T 淋巴细胞,包括 HIV 对细胞的直接杀伤作用(诱导细胞融合形成多核巨细胞)和机体免疫应答介导的免疫病理损伤(Tc 细胞的特异性杀伤作用、ADCC 效应、自身抗体的产生等)。同时,一小部分感染 HIV 的 $CD4^+$ T 淋巴细胞可回复为静止记忆细胞,它们不表达或低表达病毒基因,在适当的条件下又可被激活并大量释放子代病毒,记忆细胞衰减非常缓慢,它们构成了持续且稳定的 HIV 病毒库。

2. HIV 对单核-巨噬细胞的作用 单核-巨噬细胞对 HIV 的细胞病变效应的抵抗力较强,HIV 可潜伏于这些细胞,随之扩散至全身,并长期产毒,因此单核-巨噬细胞是体内另外一个病毒库。

艾滋病的发病原理至今还不十分清楚,尚需进一步研究。目前认为发病机制大致是:当个体感染 HIV,感染初期机体免疫功能尚能暂时清除病毒,T 细胞和巨噬细胞内病毒复制呈相对静止状态,因而没有造成严重的 T 细胞、巨噬细胞损伤,并在血清抗体阳转后保持长期无症状病毒携带期。然后,在协同因素的诱导刺激下,T 细胞和巨噬细胞内 HIV 开始大量复制,使一部分细胞开始发生损伤死亡,同时 HIV 抗原的变异,使 HIV 逃避特异的体液和细胞免疫攻击,毒力变异株的出现,不断产生复制快、致病性强的高毒力变异株,T 细胞迅速减少耗竭,使一部分人在半年至两年内从无症期发展到 ARC(艾滋病相关综合征)和 AIDS。已知在不同的 HIV 感染者和同一 HIV 感染者中可存在多种 HIV 亚型,不同亚型 HIV 对细胞的亲嗜性、致癌性不尽相同,HIV 易变异已成为 HIV 免疫清除和预防保护的主要障碍。如机体免疫正常,中和抗体出现阻止病毒在体内扩散及合胞体产生,患者可停留在无症状感染或持续性全身性淋巴结肿大综合征阶段而不发展成为艾滋病。

(三)机体对 HIV 的免疫应答

机体感染 HIV 后可产生特异性体液免疫和细胞免疫应答。感染后不久,机体即可出现 HIV 抗体,包括抗 gp120 的中和抗体,中和抗体虽然具有保护作用,但由于 HIV 包膜蛋白的持续变异,或因高度糖基化导致抗原决定簇的隐蔽,中和抗体无法长期稳定发挥作用。HIV

感染也可刺激机体产生细胞免疫应答,包括 Tc 细胞的特异性杀伤作用以及抗体介导的 ADCC 效应,但机体的细胞免疫应答不能识别和清除 HIV 潜伏感染的细胞。随着病程的发展,$CD4^+$ T 细胞持续性减少和耗竭,又使得整个免疫系统的功能逐渐降低,直至丧失。

(四) 临床表现

本病潜伏期短者 1 年,长者十多年。一般来说从 HIV 感染到发展成为典型的 AIDS 可经历 4 个期,即原发感染急性期、无症状潜伏期、艾滋病相关综合征、艾滋病。

1. 原发感染急性期　急性感染起病急,出现发热、出汗、疲劳、皮疹、头痛、恶心、关节肌肉疼痛等非特异性症状,急性症状一般持续 1～2 周后可自行消退。此期 $CD4^+$ T 细胞出现急剧下降,随着机体出现抗 HIV 免疫应答,血浆病毒血症减轻,$CD4^+$ T 细胞数反弹。

2. 无症状潜伏期　此期病毒复制和宿主免疫应答进入相对平衡状态,感染者可不表现任何症状,仅表现为 HIV 抗体阳性,常可持续几年至十几年不等。此期尽管没有临床表现,但 HIV 在持续复制,每天有大量病毒产生和 $CD4^+$ T 细胞死亡,平均以每年下降 50～90 细胞/μl 的速度进行性丢失 $CD4^+$ T 细胞。

3. 艾滋病相关综合征(AIDS-related complex, ARC)　随着机体免疫系统进行性损伤,开始出现一系列临床表现,如体重明显减轻,持续性腹泻每天 2～3 次持续 1 个月以上,并有持续性或间歇性发热 3 个月以上伴有疲劳、夜间盗汗、消瘦、皮肤黏膜病毒或真菌感染。此时 $CD4^+$ T 细胞明显下降,CD4/CD8 比例倒置,HIV 抗体阳性。

4. 艾滋病　约 50% 的感染者在感染后 7～8 年发展为艾滋病。突出的特征是出现各种严重的条件致病菌感染以及罕见的肿瘤,可累及全身各个系统和器官,合并心、肺、肾、血液、神经系统等多种并发症。不经治疗,病人通常在临床症状出现后的 2 年内引起死亡,治疗后可有限延长生存期。

三、防治原则

目前缺乏治疗 HIV 感染的特效药物,也没有合适的疫苗可用于 HIV 的预防。对于 HIV 的预防措施主要有:① 开展广泛的宣传教育,全民普及预防和控制 HIV 传播的知识,这是现阶段最有效也是最重要的措施,已经在发达国家取得良好的效果;② 确保血液和血制品的安全,采集血液应做 HIV 抗体检测,避免血液传播;③ 杜绝不正当性行为,洁身自好,避免性传播;④ 抵制和打击吸毒行为,避免共用注射器;⑤ 防止母婴传播,抗体阳性的妇女建议避免怀孕,以及不用母乳喂养婴儿。

对于 AIDS 的治疗,目前主要采取联合应用多种药物的高效抗逆转录病毒治疗,俗称"鸡尾酒疗法",以防止病毒耐药性的产生。一般联合使用 2 种逆转录酶抑制剂和 1 种蛋白酶抑制剂的三联治疗,可将血浆病毒载量降到低于可检测水平,机体免疫系统得以部分恢复,并能抵抗条件感染,从而延长患者存活时间,但"鸡尾酒疗法"也无法根除 HIV 感染,一旦停止治疗,病毒载量就会立即反弹。

其他人类病毒

(一) 疱疹病毒

疱疹病毒(herpesviruses)是一类中等大小、结构相似、有包膜的双链 DNA 病毒。目前已发现的人类疱疹病毒有 8 种。它们具有如下共同特征：① 病毒呈球形，直径 120～200nm，核心为双链 DNA，核衣壳为 20 面体立体对称，病毒最外层有包膜，包膜上有糖蛋白刺突；② 疱疹病毒可在体内建立潜伏感染，潜伏感染一般发生于急性感染后，病毒基因组潜伏于细胞内而不增殖，人体免疫系统无法识别潜伏的病毒基因，病毒基因一旦被激活后又可转变为增殖性感染，产生新的子代病毒，导致疾病复发；③ 疱疹病毒感染细胞后，可导致细胞病变，感染细胞和邻近细胞融合又可形成多核巨细胞。④ 某些疱疹病毒（HSV、HCMV）可经胎盘感染胎儿，引起先天性畸形，是所谓的"TORCH"综合征的常见病因之一。表 9－5 为常见的人类疱疹病毒及其所致疾病。

表 9－5　常见的人类疱疹病毒及所致疾病

病毒	传播途径	潜伏部位	所致疾病
单纯疱疹病毒 Ⅰ型（HSV－1）	密切接触	三叉神经节和颈上神经节	龈口炎、唇疱疹、角膜结膜炎、脑炎等
单纯疱疹病毒 Ⅱ型（HSV－2）	性接触、密切接触	骶神经节	成人外生殖器疱疹、新生儿疱疹
水痘-带状疱疹病毒（VZV）	呼吸道、密切接触	脊髓后跟神经节、脑神经感觉神经节	儿童初次感染引起水痘、复发引起带状疱疹
EB 病毒（EBV）	唾液、密切接触	B 淋巴细胞	传染性单核细胞增多症、鼻咽癌等
人巨细胞病毒（HCMV）	输血、性接触、密切接触	唾液腺、乳腺、肾脏、白细胞等部位	巨细胞包涵体病、单核细胞增多症、肝炎、间质性肺炎等

（二）流行性乙型脑炎病毒

流行性乙型脑炎病毒（encephalitis B virus），简称乙脑病毒，是流行性乙型脑炎的病原体。乙脑病毒属于黄病毒科，病毒直径约 40nm，有包膜，包膜表面有刺突，核衣壳为 20 面体立体对称，基因组为单正链 RNA。病毒抗原性稳定，迄今只发现一种血清型。

乙脑是一种人畜共患的自然疫源性疾病，人和自然界许多动物可感染乙脑病毒，并作为传染源，在我国幼猪是最重要的传染源和中间宿主。蚊子是乙脑病毒的主要传播媒介，病毒可在其唾液腺和肠内增殖，通过叮咬传播给人和动物。研究表明蚊子可带病毒越冬并可经卵传代，因此蚊子不仅是乙脑病毒的传播媒介，而且也是其长期的存储宿主。我国乙脑病毒的传播媒介主要为三带喙库蚊。

病毒经蚊子叮咬进入人体后，经皮肤毛细血管或淋巴管至单核-巨噬细胞系统进行大量增殖并入血，形成病毒血症，此时人体出现发热、寒战、全身不适等症状。若机体免疫力强，只形成短暂的病毒血症，病毒很快被免疫系统中和及清除，不进入中枢神经系统，表现为隐性感染或轻微发病；少数免疫力不强的病人，病毒可突破血脑屏障侵犯中枢神经系统，引起脑实质变化，出现严重的中枢神经系统症状。

人群普遍易感，但感染后仅少数发病，多数为隐性感染，病后和隐性感染均可获得牢固的免疫力。接种疫苗可有效预防乙脑，目前有灭活疫苗和减毒活疫苗两类，完成全程免疫后均可获得持久的免疫力。

（三）人乳头瘤病毒

人乳头瘤病毒（human papillomaviruses，HPV），病毒呈球形，无包膜，直径约 45～55nm，20 面体立体对称，病毒基因组为双链环状 DNA。

HPV 的传播主要通过直接或间接接触被 HPV 污染的物品：直接接触感染者的病损部位是主要传播途径，如性接触；间接接触主要通过带有病毒的污染物，如内裤、浴盆、毛巾等，皮肤和黏膜损伤是重要诱因；新生儿还可通过产道受感染。

HPV 具有严格的宿主和组织特异性，只能感染人的皮肤和黏膜上皮细胞，因此人类是 HPV 的唯一自然宿主，病毒感染停留在局部皮肤和黏膜，不产生病毒血症，HPV 的免疫防御机制尚不清楚，HPV 可通过多种机制逃逸宿主的免疫反应，易形成持续性感染。HPV 侵犯人的皮肤和黏膜上皮细胞后，导致不同程度的增生性病变，可引起生殖道尖锐湿疣、口腔乳头状瘤等良性肿瘤，部分型别的 HPV 与宫颈癌等恶性肿瘤的发生密切相关，称高危型 HPV，目前的研究已证实 HPV 感染是引起宫颈癌的主要病因。

采用疫苗进行预防是根本上防范 HPV 感染的理想方法，目前疫苗研制中。

（四）狂犬病病毒

狂犬病病毒（rabies virus）是人和动物狂犬病的病原体。病毒外形呈子弹状，有包膜，中心核衣壳为螺旋对称型，病毒基因组为单股负链 RNA。该病毒可引起家犬、猫和多种野生动物（牛、羊、猪、狼、狐、鼠、蝙蝠等）自然感染，并可通过咬伤、抓伤或密切接触传染给人。

狂犬病病毒对神经组织有很强的亲和力，是一种严格的嗜神经性病毒，不侵入血流，不形成病毒血症。病毒感染机体后首先在咬伤部位周围横纹肌细胞内少量增殖，后侵入外周神经（也可不经增殖直接侵入神经），随后病毒开始在外周神经内向心性移动，以每小时 3mm 的速度向中枢神经推进，最后到达与外周神经相连的脊神经节和背根神经节后大量增殖，并侵入脊髓。病毒侵入脊髓后可迅速上行到达脑内，主要侵犯脑干及小脑等处的神经元，使神经细胞肿胀、变性，引起以神经症状为主的临床表现。人被患病动物咬伤后，可因动物种类、病毒毒力、伤口部位和深度等因素的不同而发病率不一。潜伏期一般为 1～3 个月，短则 5d，长则可达数年，咬伤部位距头部越近，伤口越深，伤者年龄越小，则潜伏期越短，一旦发病死亡率近乎 100%。

人被狂犬病病毒感染后发生狂犬病的潜伏期较长，因此在此期间应及时接种狂犬病疫苗，进行暴露后预防接种，刺激机体产生中和抗体，以防止病毒侵入中枢神经系统阻断狂犬病的发生。目前可用的有"狂犬病病毒灭活疫苗"，全程免疫后可在 7～10d 获得中和抗体，并保持免疫力 1 年左右，若伤口严重应联合使用抗狂犬病病毒人免疫球蛋白或抗狂犬病马血清。

（五）轮状病毒

轮状病毒（rotavirus）属于呼肠病毒科轮状病毒属。该病毒在肠道细胞内增殖，从粪便排出，是引起婴幼儿腹泻和婴幼儿腹泻死亡的重要病原体。

轮状病毒为球形，直径 70～75nm，无包膜，具有 20 面体立体对称排列的内、外双层衣壳结构，在电镜下病毒颗粒犹如车轮状辐条结构，故命名为轮状病毒。病毒基因组为双股 RNA，由 11 个不连续的基因片段组成。

人类轮状病毒对理化因素及外界环境有较强的抵抗力，在粪便中可存活数天至数周。

轮状病毒主要经粪—口途径传播,家庭密切接触也是传播的方式之一。病毒可分成 A～G7个组,其中 A～C 组轮状病毒引起人类和动物腹泻,而 D～G 组仅引起动物腹泻。A～C 中又以 A 组轮状病毒最为常见,它是婴幼儿腹泻的最重要病原体,有 60% 以上婴幼儿急性胃肠炎是由轮状病毒引起,是发展中国家导致婴幼儿死亡的主要原因之一,患者以 6 个月至 2 岁婴幼儿为多见。病毒侵入人体后在小肠黏膜绒毛细胞内增殖,造成微绒毛萎缩、变短、脱落。受损细胞脱落至肠腔并释放大量病毒,随粪便排出。由于绒毛细胞的损伤和破坏,使细胞渗透压发生改变,导致电解质平衡失调,大量水分进入肠腔,引起严重水样腹泻。常伴有呕吐、腹痛、发热等症状。腹泻严重者,可出现脱水、酸中毒而导致死亡,轻者病程 3～5d,可完全康复。

轮状病毒感染后,血清中很快出现 IgM、IgA 和 IgG 抗体,但起作用的抗体是肠道局部 SIgA。由于抗体只对同型病毒具有中和作用,而且婴幼儿 6 个月到 2 岁 SIgA 含量较低,故病愈后还可重复感染。

轮状病毒感染的诊断主要是应用电镜或免疫电镜直接检查粪便中的病毒颗粒,特异性诊断率可达 90%～95% 以上,也可用 ELISA 或免疫荧光法、检查粪便中的病毒抗原或血清中的抗体。

目前尚无特异性治疗手段,治疗主要是及时输液,纠正电解质失调,防止严重脱水及酸中毒的发生,以减少婴幼儿的病死率。预防措施主要是防止水源和食物被含轮状病毒的粪便污染。口服含有各型轮状病毒的减毒活疫苗可进行人工主动免疫。

(六)朊粒

朊粒(prion)又称传染性蛋白粒子或朊病毒。朊病毒不同于一般病毒或类病毒,它是一种蛋白质,不含核酸,是正常宿主基因编码的蛋白 PrP^c 发生构象转变后形成的传染性蛋白粒子。目前认为朊粒是人和动物传染性海绵状脑病(TSE)的病原体。

PrP^c 由正常组胞染色体基因编码,对蛋白酶敏感,没有致病性,是一种存在于正常脑组织及其他组织中的蛋白。在某种未明机制的作用下,产生立体结构转化,从含有大量 α 螺旋构象转化成含大量 β 折叠的构象,随着立体结构的改变,其化学性质也变成对蛋白酶有抗性,从正常蛋白变成有致病性的 PrP 异构体称为 PrP^{sc}。一个 PrP^c 分子和一个 PrP^{sc} 分子结合,形成一个杂合二聚体,然后转化成两个 PrP^{sc} 分子。

朊粒的致病机制大致如下:致病因子 PrP^{sc} 通过破损的皮肤、黏膜或消化道进入机体,最后定位于中枢神经系统,在神经细胞内 PrP^c 向 PrP^{sc} 转变,PrP^{sc} 在神经细胞内积聚形成沉淀,最后导致细胞损伤,在脑组织中留下许多小孔如海绵状,释放出的 PrP^{sc} 又会侵袭另外的脑细胞。机体免疫系统无法识别氨基酸序列一致但构象不同的两种蛋白质,因此,被感染人或动物不产生特异性免疫应答。朊粒引起的传染性海绵状脑病是一种人和动物的致死性中枢神经系统慢性退行性疾病,目前已知的人和动物朊粒病有 10 多种。人类疾病包括库鲁病、克-雅病(CJD)、克-雅病变种(v-CJD)、致死性家族失眠症等;动物疾病有羊瘙痒病、牛海绵状脑病(BSE,又称疯牛病)等。这些疾病的共同特征是潜伏期长,可达数年至数十年,一旦发病即呈慢性进行性发展,最终死亡。病理学特点是中枢神经细胞退化、空泡变性、淀粉样斑块形成、脑组织海绵状改变等,临床上出现痴呆、震颤、共济失调等症状。目前对朊粒病尚无有效的预防和治疗方法。

朊粒对理化因素有较强的抵抗力,除了能抵抗蛋白酶的作用外,对紫外线和多种化学消毒剂均不敏感,标准的高压蒸汽灭菌和 γ 射线均不能使之灭活。目前灭活朊粒的方法有高压蒸汽(132℃≥2h)、氢氧化钠或次氯酸钠浸泡等。

ZHI SHI TUO ZHAN

知识拓展

1996 年 3 月,英国政府宣布:困扰英伦三岛的疯牛病可能危害人类健康,使人感染致死性的克-雅(CJD)病,世人从此谈"牛"色变。疯牛病实际上是牛海绵状脑病(Bovine Spongiform Encephalopathy,BSE)的俗称。1985 年 4 月,在英国阿什福德的一个农场发现第一个病例。最初,英国政府出于贸易的考虑一直宣称吃牛肉是安全的。但是 1996 年底英国爱丁堡 CJD 监测中心提交的研究报告使得英国政府开始承认食用受感染的牛肉"有可能"引起人类致命的 CJD 症,即克-雅病变种(v-CJD)。

为了增加奶牛的产奶量,英国曾应用患有羊疫(亦称羊瘙痒病)的羊内脏和骨头等作为动物蛋白饲料,因此从流行病学上看,现认为英国的疯牛病是因在 1988 年之前,在牛的饲料中添加羊内脏、骨头等产品作为蛋白质来源而引起的。当时对其后果和严重性认识不足,至 1995 年 12 月,已证实在英国有超过 15.5 万头牛感染 BSE,加拿大、法国、意大利、爱尔兰、葡萄牙、德国、丹麦等国家和地区也陆续发现 BSE。1988 年 7 月英国政府立法禁止用反刍动物来源的饲料喂养牛后,疯牛病的发病率已呈下降的趋势。

朊粒病(包括疯牛病)和艾滋病被认为是上个世纪末的两大顽疾。1982 年,美国学者 Prusiner 提出用 proteinaceous infection particle(传染性蛋白粒子)的字头组成 Prion(朊粒)一词,作为 TSE 的病原。Prusiner 从受感染的仓鼠脑组织中提取和纯化了 Prion,并证明 Prion 和 TSE 高度相关,从而首先提出了 Prion 理论,Prusiner 因此荣获 1997 年诺贝尔医学奖。朊粒病是一种新型的传染病,Prion 的发现是生物学上的又一次革命性的突破,表示蛋白质构型与 DNA、RNA 一样可以提供感染源的生物信号,有关的研究可能会丰富我们生物化学和分子生物学的内容。

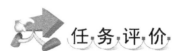 任务评价

一、选择题

1. 以下对病毒的描述中哪项是错误的 （　　）

A. 无细胞结构　　　　B. 可通过除菌滤器　　　　C. 对抗生素敏感

D. 以复制的方式增殖　　E. 单一核酸类型

2. 流感病毒亚型分型的依据是 （　　）

A. HA 和 NA　　　　B. 核蛋白和基质蛋白　　　　C. 病毒基因组

D. 感染动物种类　　　E. 衣壳形状

3. 脊髓灰质炎病毒是下列哪种疾病的病原体 （　　）

A. 流行性乙型脑炎　　B. 小儿麻痹症　　　　C. 病毒性肝炎

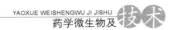

D. 间质性肺炎　　　　　　　E. 艾滋病

4. HBV 主要致病机理是　　　　　　　　　　　　　　　　　　　　（　　）

A. 直接杀伤作用　　　　B. 免疫病理损伤　　　　C. 毒素损伤

D. 形成包涵体　　　　　E. 中和作用

5. HIV 的受体是　　　　　　　　　　　　　　　　　　　　　　　　（　　）

A. CD4 分子　　B. CD8 分子　　C. CD28 分子　　D. CD56 分子　　E. CD3 分子

6. 乙脑病毒最重要的中间宿主是　　　　　　　　　　　　　　　　　（　　）

A. 鸡　　　　　B. 猫　　　　　C. 狗　　　　　D. 幼猪　　　　　E. 鼠

7. 狂犬病毒对下列哪种细胞具有亲嗜性　　　　　　　　　　　　　　（　　）

A. 肝细胞　　　　　　　B. 白细胞　　　　　　　C. 呼吸道上皮细胞

D. 神经细胞　　　　　　E. 红细胞

二、填空题

1. 流感病毒的变异主要是由于_____和_____抗原结构的改变,机体针对_____产生的抗体是中和抗体。

2. 婴幼儿腹泻主要由_____病毒引起。

3. 肝炎病毒中主要通过粪—口途径传播的有_____、_____。乙肝病毒的抗原抗体系统中_____为中和抗体。

4. HIV 的传播方式主要有_____、_____和_____。

5. 可经胎盘感染胎儿,引起先天性畸形疱疹病毒有_____、_____。

6. 朊粒的本质是_____。

（何　方）

任务十　常见病原性真菌、放线菌

 任务描述

列举常见病原性真菌、放线菌的主要生物学特性,解释浅部真菌感染、深部真菌感染的概念,正确认识白色念珠菌、新生隐球菌的致病性与防治方法,阐述病原性放线菌致病性和治疗原则。

BEI JING ZHI SHI

背景知识

真菌病与放线菌病　真菌与放线菌是常见的微生物,但不是所有的微生物都致病,真菌与放线菌也一样。

真菌病(Mycos.s)泛指真菌对动物和人类造成的感染。真菌病很常见,许多环境或生理状态为真菌感染创造了有利的条件。真菌通常通过吸入性或在皮肤上着生的方式感染,因此真菌病通常始于皮肤或肺部。在约十万种已知真菌中,造成人体疾病的只占极少数,约不到 200 种。

放线菌病(Actinomycosis)是由放线菌属中的伊氏放线菌等引起的一种慢性化脓性和肉芽肿性损害为特征的疾病,放线菌病分布遍及世界,患病率与气候、职业、种族及年龄等无关。目前发现能够引起人类疾病的放线菌种类较少。

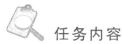

任务内容

常见病原性真菌

多数真菌对人无害,只有少数可引起人类疾病。由于真菌感染而使人或动物所引起的疾病称为真菌病,能引起疾病的真菌就叫做病原性真菌。在病原性真菌中,有些主要侵犯表层皮肤、毛发、指甲等组织引起浅部感染,另一些则通过侵犯深部组织引起深部感染。近年来,随着抗生素使用导致菌群失调,免疫抑制剂及抗肿瘤药物的应用使机体免疫力低下等因素的影响,真菌病有逐年增多趋势。

一、浅部感染真菌

由一群生物学性状相近的真菌侵犯表层皮肤、毛发、指甲等,但不侵袭深层组织所引起的疾病称为浅部真菌病,真菌浅部感染主要表现为各种皮癣、体癣。能引起浅部感染的真菌通常叫做皮肤癣菌(dermatophytes),具有传染性强、发病率高,同种癣菌感染不同部位或不同癣菌感染相同部位等特点。根据菌落特征以及分生孢子形态,可将皮肤癣菌划分为 3 个属,并以此进行鉴别和诊断(表 10 - 1)。

表 10 - 1　浅部感染真菌分类及特点

属　名	种类	颜色	侵害部位	镜检特征
毛癣菌属 *Trichophyton*	23	颜色多样	皮肤,指(趾),毛发	大分生孢子少,小分生孢子多,厚膜孢子少
表皮癣菌属 *Epidermophyton*	1	黄绿色	皮肤,指(趾)	小分生孢子无,厚膜孢子多
小孢子癣菌属 *Mirosporum*	15	灰白,橘红	皮肤,毛发	大小分生孢子均少,厚膜孢子多

二、深部感染真菌

除了引起皮肤浅表或皮下组织感染外,有些真菌还能引起深部感染,由真菌通过深部组织感染所引起的疾病称为深部感染性真菌疾病。比较常见的深部感染真菌主要有假丝酵母菌属(*Candida*)中的白色念珠菌(*Candida albicans*)又称白假丝酵母菌与隐球菌属(*Cryptococcus*)中的新生隐球菌(*Cryptococcus neoformans*),现将它们的生物学特性、致病性与微生物学检查等内容介绍如下。

（一）白假丝酵母菌

1. 生物学特性 菌体圆形或卵圆形，主要以出芽方式繁殖，在组织内可产生芽孢子及假菌丝。培养时，在偎菌丝中间或其末端形成厚膜孢子为本菌主要特征之一（见彩页 10-1）。培养 37℃，2～3d，可形成类酵母样菌落，菌落灰色或奶油色，光滑，有酵母气味；随后菌落增大，颜色变深，质地变硬或有皱褶。常用普通琼脂、血琼脂、沙保氏琼脂培养基培养。

2. 致病性 为条件致病性真菌，侵犯部位多为皮肤、黏膜、内脏等，可引起念珠菌病（candidiasis）。所致疾病有① 皮肤感染：皮肤潮湿、皱褶部位（腋窝、腹股沟、乳房下）、肛门周围、会阴部及指（趾）间，引起湿疹样皮肤念珠菌病、肛门周围瘙痒症及肛门周围湿疹和指间糜烂症。② 黏膜感染：鹅口疮、口角糜烂、外阴、真菌性阴道炎。③ 内脏感染：肺炎、支气管炎、肠炎、膀胱炎、肾盂肾炎、败血症。④ 中枢神经系统感染：脑膜炎、脑膜脑炎、脑脓肿等。

3. 微生物学检查

（1）直接镜检 镜下所见：圆形或卵形芽孢子、假菌丝。

（2）分离培养 沙保培养基：25℃，1～4d,乳白色酵母样型菌落，镜下可见假菌丝，成群的卵圆形芽孢子。

（3）鉴别和鉴定 通过芽管形成试验、厚膜孢子形成试验来鉴定。

4. 防治原则 防治白色念珠菌感染，首要措施是避免滥用抗菌素，防止菌群失调。同时注意保持口腔、会阴部及皮肤黏膜卫生，降低白色念珠菌感染率。加强运动锻炼，及时控制引起机体免疫力下降的各类疾病。一旦受到白色念珠菌感染要及时进行治疗，主要应用抗真菌药物如制霉菌素等进行控制。

（二）新生隐球菌

1. 生物学性状 酵母型菌落，有较厚的荚膜，出芽繁殖，一般染色法难以着色故称隐球菌，常用墨汁染色观察（图 10-2）。主要分布于鸽粪、人的体表、口腔、粪便中。菌体为圆形的酵母样细胞，外周有一层肥厚的胶质样荚膜，以芽生方式繁殖，无假菌丝，常用血琼脂或沙保氏培养基培养。

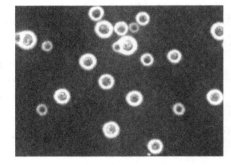

图 10-2 新型隐球菌形态（墨汁负染色）

2. 致病性 一般为正常菌群，抵抗力降低时导致感染，致病物质为荚膜多糖，常通过呼吸道传播，可致深部和浅部感染，主要感染肺部等内脏器官、淋巴结、骨骼、皮肤黏膜等，还容易侵犯中枢神经系统，引起慢性脑膜炎。

3. 微生物学检查

（1）直接镜检 采用墨汁涂片法检查，菌体圆形，具透明的肥厚荚膜。

（2）分离培养 沙保培养基，25℃或 37℃，2～5d,菌落乳白色、黏液性细菌型菌落，蜡样光泽，继续培养菌落增厚，由乳白、奶油色变为橘黄色。镜检见圆形或卵圆形菌体，无假菌丝。

（3）免疫试验 抗原胶乳凝集试验，荧光抗体技术等。

4. 治疗原则 系统性用药治疗，注意寻找发病诱因，及时纠正全身抵抗力低下的状况，目前主要应用两性霉素 B 与 5-氟胞嘧啶联合用药进行治疗，效果较好。

常见病原性放线菌

一、放线菌属

放线菌属（Actinomyces）正常寄居在人和动物口腔、上呼吸道、胃肠道和泌尿生殖道。致病的有衣氏放线菌（A. israelii）、牛放线菌（A. bovis）、内氏放线菌（A. naeslundii）、黏液放线菌（A. viscous）和龋齿放线菌（A. odontolyticus）等。其中对人致病性较强的主要为衣氏放线菌。牛放线菌主要引起牛（或猪）的放线菌病。放线菌主要引起内源性感染，一般不在人与人间及人与动物间传播。

1. 生物学性状　为革兰阳性、非抗酸性丝状菌，菌丝细长无隔，直径 0.5～0.8μm，有分枝，菌丝 24h 后断裂成链球或链杆状，不形成气生菌丝，有的很象类白喉杆菌，放线菌培养比较困难，厌氧或微需氧。初次分离加 5% CO_2 可促进其生长，血琼脂平板上 37℃，4～6d 可长出灰白或淡黄色微小圆形菌落。过氧化氢酶试验阴性。在含糖肉汤中长成球形小团。能分解葡萄糖，产酸不产气，不形成吲哚。衣氏放线菌能还原硝酸盐和分解木糖，以资与牛放线菌区别。

在患者病灶组织和瘘管流出的脓样物质中，可找到肉眼可见的黄色硫磺状小颗粒，称为硫磺样颗粒。它是放线菌在组织中形成的菌落。将硫磺样颗粒制成压片或组织切片，在显微镜下可见颗粒呈菊花状，核心部分由分枝的菌丝交织组成；周围部分长丝排列成放线状，菌丝末端有胶质样物质组成鞘包围，且膨大成棒状体。部分呈革兰阴性。病理标本经苏木精伊红染色，中央部为紫色，末端膨大部红色。

2. 致病性与免疫性　根据感染途径和涉及的器官临床分为面颈部、胸部、腹部、盆腔和中枢神经系统等感染。最常见的为面颈部感染，约占患者的 60%。大多有近期口腔炎、拔牙史或下颌骨骨折后颈面肿胀，不断产生新结节、多发性脓肿和瘘管形成。病原体可沿导管进入唾液腺和泪腺，或直接蔓延至眼眶和其他部位。若累及颅骨可引起脑膜炎和脑脓肿。胸部感染常有吸入史，也可由颈面部感染通过血行传播。开始在肺部形成病灶，症状和体征似肺结核。损害大多广泛连续蔓延，可扩展到心包、心肌，并能穿破胸膜和胸壁，在体表形成多数瘘管，排出脓液。腹部感染常由吞咽含病原性唾液或由于腹壁外伤或阑尾穿孔。有报道见有大包块与腹壁粘连，有便血与排便困难，疑为结肠癌，术后切面见多个散在的硫磺样颗粒。盆腔感染大多继发于腹部感染。有报道闭经老妇阴道出血，宫内组织见脓团块，内有硫磺样颗粒。原发性皮肤放线菌病常由外伤或昆虫叮咬引起，先出现皮下结节，然后结节软化破溃形成瘘管。中枢神经系统感染常继发于其他病灶。

放线菌与龋齿和牙周炎也有关。将从人口腔分离出的内氏和黏液放线菌接种于无菌大鼠口腔内，可导致龋齿的发生。因这两种放线菌能产生一种黏性很强的多糖物质 6-去氧太洛糖（6-deoxytalose），使口腔中其他细菌也黏附在牙釉质上，形成菌斑。由于细菌对食物中糖类的分解产酸腐蚀釉质，形成龋齿。细菌并能进一步引起齿龈炎和牙周炎。

放线菌病患者血清中可找到多种抗体，但抗体无诊断价值。机体对放线菌的免疫主要靠细胞免疫。

3. 诊断与防治 最主要和简单的方法是从脓或痰中寻找硫磺样颗粒。将可疑颗粒制成压片,在显微镜下检查是否有放线状排列菌丝。必要时作厌氧培养于不含抗生素的沙保培养基及血平板上。放线菌生长缓慢,常需观察 2 周以上。检查菌落和涂片,亦可取活组织切片染色检查。

注意口腔卫生、牙病早日修补是预防的主要方法。患者的脓肿和瘘管应进行外科清创处理,同时应用大剂量青霉素较长时间治疗。甲氧苄氨嘧啶—磺胺甲基异恶唑联用有高效,亦可用克林达霉素、红霉素或林可霉素等治疗。

二、诺卡菌属

诺卡菌属(Nocardia)细胞壁含分枝菌酸,广泛分布于土壤,不属于人体正常菌群,故不呈内源性感染。对人致病的主要有 3 种:星形诺卡菌(N. asteroides)、豚鼠诺卡菌(N. caviae)和巴西诺卡菌(N. brasiliensis)。在我国最常见的为星形诺卡菌。

1. 生物学性状 形态与放线菌属相似,但菌丝末端不膨大。革兰染色阳性。有的则为阴性,菌丝内出现连串的阳性颗粒。部分诺卡菌抗酸阳性,但仅可用 1% 盐酸乙醇,延长脱色时间则变为阴性,此点能与结核分枝杆菌区别。

诺卡菌属与放线菌属不同,为严格需氧菌,能形成气生菌丝。营养要求不高,在普通培养基上于室温或 37℃ 均可生长。但繁殖速度慢,一般需 1 周以上始见菌落。菌落可呈干燥或蜡样,颜色黄、白不等。诺卡菌在液体培养基中形成菌膜,浮于液面,液体澄清。

2. 致病性与免疫性 可因吸入肺部或侵入创口引起化脓感染,特别在 T 细胞缺陷(如白血病或艾滋病患者)及器官移植用免疫抑制剂治疗的患者。此菌常侵入肺部,主要引起化脓性炎症与坏死,症状与结核相似。诺卡菌易通过血行播散,约 1/3 患者引起脑膜炎与脑脓肿。在皮肤创伤,特别在刺伤后可引起感染,感染也是以化脓和坏死为特征,可形成结节、脓肿、慢性瘘管。从瘘管中可流出许多小颗粒,即诺卡菌的菌落。好发于脚和腿部,称为足菌肿(mycetoma)。

3. 诊断与治疗 根据脓、痰涂片和压片检查,可见有革兰阳性和部分抗酸性分枝菌丝。若见散在的抗酸性杆菌,应与结核分枝杆菌相区别。分离可用沙保培养基或脑心浸液琼脂平板。分离菌株进一步作生化反应鉴定。需注意,诺卡菌入侵肺部后由于巨噬细胞等免疫因素的作用下可使之变为 L 型。因此,常需反复检查才能证实。有人将豚鼠诺卡菌注入 112 只小鼠鼻腔均能引起急性致死性肺炎。死鼠肺匀浆接种在心脑浸液琼脂平板不易分离出病原菌,但在高渗培养基上均能分离出 L 型。局部治疗主要为手术清创,切除坏死组织。各种感染应用磺胺药治疗。有时还可加用环丝氨酸。一般治疗时间不少于6 周。

ZHI SHI TUO ZHAN

知识拓展

长期服用抗生素的人群容易感染真菌病,因为抗生素不仅杀死致病菌,也杀死正常存在人体的微生物,改变了口腔、肠道及阴道内的微生态平衡,并造成真菌的过度生长。爱滋病患者、接受甾体治疗者及接受化疗者等免疫系统较弱的个体感染真菌病的风险也较高，另外糖尿病患者、年长者及婴儿也是高风险群。

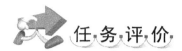

任务评价

一、单项选择题

1. 新生隐球菌与白假丝酵母菌的主要区别在于后者 （ ）
   A. 出芽增殖　　　　　　　B. 形成假菌丝　　　　　　C. 于37℃才生长
   D. 细胞是卵圆形　　　　　E. 抗生素不敏感

2. 常用墨汁染色法检查的病因体是 （ ）
   A. 钩端螺旋体　　　　　　B. 白假丝酵母　　　　　　C. 皮肤丝状菌
   D. 新生隐球菌　　　　　　E. 脑膜炎球菌

3. 白假丝酵母菌所致鹅口疮多见于 （ ）
   A. 出生婴儿　　B. 幼儿　　　C. 儿童　　　D. 青少年　　　E. 成年

4. 新生隐球菌最易侵犯的组织器官是 （ ）
   A. 皮肤　　　　　　　　　B. 骨骼　　　　　　　　　C. 心脏
   D. 中枢神经系统　　　　　E. 肺

5. 白假丝酵母菌侵入机体引起感染的主要原因是 （ ）
   A. 致病力强　　　　　　　B. 对抗生素不敏感　　　　C. 易产生耐药性变异
   D. 机体免疫力下降　　　　E. 侵入数量多

6. 新生隐球菌致病物质主要是 （ ）
   A. 荚膜多糖　　B. 芽生孢子　　C. 细胞壁　　　D. 假菌丝　　　E. 侵袭性酶

二、填空题

1. 我国深部感染真菌主要是_____菌，一般通过_____侵入机体。

2. 由于新生隐球菌折光性强，因此，镜检时常用_____染色法，可见菌体内有一个较大与数个较小的反光颗粒，称为_____细胞。此外，镜下常见菌体有_____孢子，但不能见到_____菌丝。

3. 新生隐球菌和白假丝酵母菌均属条件致病菌，一般前者是_____性感染，后者是_____性感染。

4. 皮肤癣病菌分为_____菌，_____菌和_____菌3属。其中可引起皮肤癣，甲癣和发癣的是_____菌。

5. 着色真菌主要侵犯机体的_____部位，病损皮肤_____是其特点。随着病情的发展，疤痕的广泛形成，可引起肢体_____病。

（龙正海）

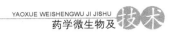

任务十一　微生物染色标本制备技术

任务描述

学会细菌涂片标本制作和革兰染色;描述革兰染色过程,分析染色原理、结果,说明其临床意义;认识抗酸染色的原理、染色结果、染色过程的关键步骤;知道细菌特殊结构中鞭毛与芽孢的染色方法;归纳革兰染色的注意事项。

BEI JING ZHI SHI

背景知识

革兰(Gram)染色法是 1884 年由丹麦医师、微生物学家 Christain Gram 在研究肺炎链球菌与克雷伯肺炎菌过程中所创立的。革兰染色法可将所有的细菌区分为革兰阳性菌(G^+)和革兰阴性菌(G^-)两大类,是细菌学上最经典、最常用的形态鉴别染色法之一。

任务学习

一、革兰染色原理

革兰染色原理有细胞壁结构学说、化学学说和等电点学说等理论,目前认为细胞壁结构与化学组成上的差异是染色反应不同的主要原因。

1. 细胞壁结构学说　由于两大类细菌细胞壁成分和结构不同(表 11-1)。革兰阴性菌细胞壁中有较多的类脂质,而肽聚糖含量较少。当用 95% 乙醇脱色时,溶解类脂质,增加细胞壁的渗透性,使结晶紫-碘复合物容易被乙醇抽提出来,结果细胞脱色,经复染后,被染上复染液的颜色,因此呈现红色。而革兰阳性菌细胞壁中肽聚糖含量多且交联度大,类脂质含量少,在染色过程中,当用 95% 乙醇处理时,由于脱水而引起网状结构中的孔径变小,细胞壁通透性降低,使结晶紫-碘复合物被保留在细胞内而不易脱色,因此,细胞仍保留结晶紫的蓝紫色。

2. 化学学说　G^+ 菌含有大量核糖核酸镁盐,该物质能与进入胞浆内的结晶紫、碘结合,形成大分子复合物,不易被 95% 乙醇脱色;相反,G^- 菌含核糖核酸镁盐较少,故易被 95% 乙醇脱色。

3. 等电点学说　G^+ 菌的等电点为 pH2~3,G^- 菌的等电点为 pH4~5,在相同碱性染料 pH 条件下,G^+ 菌比 G^- 菌所带的负电荷多,与带正电荷的碱性染料结合更牢固,不易被 95% 乙醇脱色。

表 11-1 革兰阳性菌与革兰阴性菌细胞壁比较

区别要点	革兰阳性菌	革兰阴性菌
强度	较坚韧,三维立体结构	较疏松,二维平面结构
厚度	20~80nm	10~15nm
肽聚糖组成	聚糖骨架、四肽侧链、五肽交联桥	聚糖骨架、四肽侧链
肽聚糖层数	可多达 50 层	仅 1~2 层
肽聚糖含量	占细胞壁干重 50%~80%	占细胞壁干重 5%~10%
磷壁酸	有	无
外膜	无	有
青霉素、溶菌酶	敏感	不敏感

二、实验材料

1. 细菌培养物 葡萄球菌属、大肠埃希菌属 18~24h 斜面培养物。
2. 载玻片、接种环、镊子、酒精灯、生理盐水、火柴、玻璃铅笔、蒸馏水、消毒缸、染色槽。
3. 革兰染色液 1 套(结晶紫、卢戈碘液、95%乙醇、稀释苯酚复红)。
4. 光学显微镜、香柏油、擦镜纸、吸水纸、二甲苯、无水乙醇。

三、方法步骤

1. 涂片 取洁净载玻片 1 张,将 1 滴生理盐水置于载玻片上,接种环灭菌后取菌少许,与生理盐水混匀并涂成直径 1cm 的细菌薄膜。如用液体培养物涂片则可直接取培养物涂于玻片上,不加生理盐水,带菌的接种环应立即在火焰上烧灼灭菌,放回原处。

2. 干燥 将涂片放空气中自然干燥,或在离火焰较远处通过热气流烘干,切勿高温烘烤。

3. 固定 手持载玻片一端,将涂片在火焰外焰处连续通过 3 个来回,每个来回约 1s,即可固定标本,以手背试触涂片反面热而不烫为宜。

4. 染色

(1)初染:滴加结晶紫染液数滴于标本面上,染色 1min,轻轻水洗,甩干。

(2)媒染:滴加卢戈氏碘液数滴于标本面上,染色 1min,轻轻水洗,甩干。

(3)脱色:滴加 95%乙醇于标本面上,频频倾动玻片,直到不再溶下染料为止,约 0.5~1min,视标本片材料厚薄而增减时间,然后水洗,甩干。

(4)复染:加稀释石炭酸复红液于标本面上,染色 0.5min,水洗后甩干。

5. 镜检 用毛边纸或滤纸轻轻吸干(珍贵标本应自然干燥)水分,待标本充分干燥后加油,用油镜观察染色标本,细菌被染成蓝紫色描写为革兰阳性,用 G^+ 表示;细菌被染成红色描写为革兰阴性,用 G^- 表示。

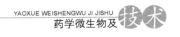

四、革兰染色工作流程图

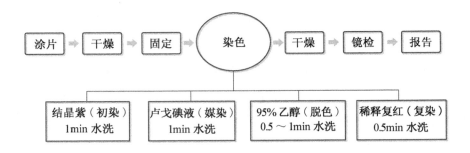

五、革兰染色的临床意义

1．鉴定细菌　革兰染色可将细菌分为两大类：蓝紫色的革兰阳性菌和红色的革兰阴性菌。

2．指导临床用药　大多革兰阳性菌对青霉素和头孢霉素等敏感，革兰阴性菌对庆大霉素和卡那霉素等敏感。

3．分析细菌的致病性　一般革兰阳性菌以外毒素致病，而革兰阴性菌以内毒素致病。

六、革兰阳性菌与革兰阴性菌镜下颜色比较

革兰阳性球菌被染为紫色（图 11 - 1，见彩页），革兰阴性杆菌染色红色（图 11 - 2，见彩页）。

 任务注意事项

1．玻片要求洁净无油，否则菌液不易涂开；不宜选用厚玻片，以免标本观察时视野难调清晰。

2．注意涂片的大小、位置和厚薄；涂片时，生理盐水及取菌不宜过多，涂片应尽可能均匀，干燥一般用自然干燥法，必要时可在酒精灯火焰上方热气流中烘干，切勿紧靠火焰。

3．涂片固定的目的是杀死细菌，使其蛋白凝固并黏附于载玻片上，改变细菌对染料的通透性便于着色，注意固定方法是将涂有菌膜的标本向上在酒精灯的外焰上来回 3 次，每次约 1s，以手背试触玻片热而不烫为宜。

4．染色时注意看清染料名称，按序进行，滴加染料以能覆盖涂片为度不宜过多，严格掌握染色时间，尤其是乙醇脱色时间，乙醇脱色是革兰染色法的关键步骤；染色中除脱色时摇动玻片外均要端平玻片或将其静放台面上，防止染液干涸。

5．水洗时切勿先倒去染料，而是用较小水流冲洗载玻片一端，以水流将染料缓缓带走；避免直接用水冲洗菌膜处，切忌将未经火焰固定的标本染色水洗。

6．选用适龄培养物，以 18～24h 为宜，否则影响染色效果。

7．染色标本观察后应放入规定的玻片缸中消毒处理。

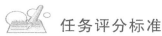

任务评分标准

革兰染色实验任务评价：

表 11-2　革兰染色法评分标准

项目编号_____　　得分_____　　评分老师签名_____

学生姓名_____　　班级_____　　学号_____　　实验日期_____

项　目	分值	评　分　标　准	得分	主要存在问题
涂片位置	5	每张载玻片涂 2 个标本；标本间距离 3 分；标本与载玻片边距 2 分。		
涂片大小	5	大小、形状 2 分；厚薄是否适宜 3 分。		
涂片方法	5	持接种环方法 2 分；涂片方法 3 分。		
干燥	5	自然干燥、培养箱烘干、乙醇灯火焰加热均可，玻片放置方法 2 分；温度的控制 3 分。		
固定	10	方法是否准确 10 分；镜下出现细菌漂流或炭化之一者，每项扣 5 分。		
染色步骤	10	滴加染料的量与方法 4 分；基本步骤 3 分；时间控制 3 分。		
水洗方法	10	水量、玻片角度、冲洗位置等各 2 分；先弃去染料后水洗者扣 4 分。		
镜检方法	10	调光、调焦各 2 分，选镜、观察方法各 3 分。		
结束工作	5	显微镜维护 3 分；操作台的整理 2 分。		
结果	40	阳性菌、阴性菌结果各 20 分，其中染色性各 15 分，阴阳交错者扣一半分；镜下细菌分布各 5 分。		
考核时间		在 20min 内完成，每超时 1min 扣 1 分。		
总分				

ZHI SHI TUO ZHAN

知识拓展

革兰染色是常用的复染色法。复染色法是用两种或两种以上的染料先后对细菌涂片标本进行染色，既可观察细菌的形态、大小及排列方式，又可对细菌进行鉴别。除复染色法以外，微生物常用的染色法还有单染色法和特殊染色法。

（一）单染色法

是以一种染料对细菌涂片进行染色，可观察细菌的基本形态、大小和排列方式，但不能显示细菌的染色特性，一般无鉴别细菌的作用。常用染料有亚甲蓝或碱性复红染色液。

单染色法操作流程：

涂片 ⇒ 干燥 ⇒ 固定 ⇒ 单一染料染色 ⇒ 干燥 ⇒ 镜检 ⇒ 报告

（二）抗酸染色法

抗酸染色法(acid-fast staining method)是 1882 年由埃利希(F. Ehrlich)首创并经 F. 齐尔(Ziehl)改进而创造出的细菌染色法。其中最具代表性的为针对结核分枝杆菌的齐尔-尼尔森(Ziehl-Neelsen)染色法和齐尔-加贝特(Ziehl-Gabbet)染色法。即用石炭酸复红染色后，3％盐酸乙醇脱色，再用碱性美蓝进行复染。抗酸菌不被脱色而呈现石炭酸复红的红色，非抗酸菌及背景为碱性美蓝的蓝色。

1. 实验原理 分枝杆菌的细胞壁内含有大量的脂质，主要是分枝菌酸，它包围在肽聚糖的外面，所以分枝杆菌一般不易着色，经过加热和延长染色时间来促使其着色。但分枝杆菌中的分枝菌酸与染料结合后，就很难被酸性脱色剂脱色，故名抗酸染色。齐-尼氏抗酸染色法是在加热条件下使分枝菌酸与石炭酸复红牢固结合成复合物，用盐酸酒精处理也不脱色。当再加碱性美蓝复染后，分枝杆菌仍然为红色，而其他细菌及背景中的物质为蓝色。

2. 实验器材 结核病人痰标本、抗酸染色液、载玻片、染色架、酒精灯等。

3. 实验方法与步骤

（1）涂片→ 干燥 → 固定：用接种环取结核病人痰液标本涂片一张，干燥后火焰加热固定。

（2）初染：用玻片夹夹持涂片标本，滴加石炭酸复红液以盖满整个菌膜。在酒精灯火焰高处徐徐加温，直至染色液冒蒸汽，保持热染料染色 5min，待标本冷却后用水冲洗。切勿煮沸，出现蒸汽即暂时离开火焰，若染液蒸发减少，应及时添加，以免干涸。

（3）脱色：3％盐酸酒精脱色 0.5～1min；脱色时轻轻摇晃玻片，直至无红色褪下为止，细水流冲洗。此时标本片仍带淡红色。

（4）复染：碱性美蓝溶液复染 1min，用水冲洗后用吸水纸吸干镜检。

4. 抗酸染色流程

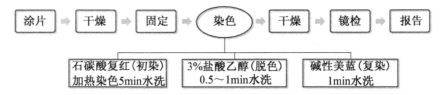

涂片 ⇒ 干燥 ⇒ 固定 ⇒ 染色 ⇒ 干燥 ⇒ 镜检 ⇒ 报告

石碳酸复红(初染)	3%盐酸乙醇(脱色)	碱性美蓝(复染)
加热染色5min水洗	0.5～1min水洗	1min水洗

5. 实验结果 抗酸性细菌染成红色，非抗酸性细菌及背景材料染成蓝色。

（三）特殊染色法

细菌芽孢、鞭毛、荚膜等特殊结构，均需特殊染色方法，如：

1. 芽孢染色法 根据细菌的芽孢和菌体对染料的亲和力不同，采用不同的染料对细菌进行染色，使芽孢和菌体呈现不用颜色而便于区别。因细菌芽孢壁较厚、通透性低、染料不易透过、难着色，一旦着色，则不易脱色。先用石碳酸复红在酒精灯微火加热染色，染料进入菌体及芽孢；然后用 95％乙醇脱色，再用碱性染料孔雀绿或美兰溶液进行复染，结果呈现芽孢红色，菌体绿色或蓝色。

2. 鞭毛染色法 细菌的鞭毛直径仅 0.02～0.03μm，鞭毛染色，常用不稳定的胶体溶液为媒染剂,将染料堆积在鞭毛上使其沉淀,经染色,鞭毛加粗。细菌只有在个体发育到一定时期才具有鞭毛,一般在琼脂含量低得培养基多次移种之后,转种斜面培养基,培养 16～20h,在其旺盛生长阶段染色。如菌种长期未用,需在新鲜培养基上连续移种 2～3 次,先使其活化。

3. 荚膜染色法 用于观察细菌的荚膜,属于负染色法。运用荚膜对染料亲和力较差不易着色的特性,先用简单染色法将菌体着色,再用墨汁使其背景着色,而荚膜呈浅色或无色,以此衬托出荚膜。镜检时,荚膜在菌体周围呈现一明亮的透明圈。

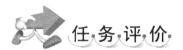

任务评价

一、选择题

1. 下列创立革兰染色法的丹麦病理学家是 （ ）

A. Louis Pasteur B. Alexander Fleming C. Antony van Leeuwenhoek

D. Christain Gram E. Robert Koch

2. 革兰染色法在临床上常用于 （ ）

A. 鉴别细菌 B. 临床选择用药 C. 诊断疾病

D. 解释细菌致病性 E. 判定细菌的免疫性

3. 细菌的革兰染色性不同主要是因为 （ ）

A. 形态不同 B. 营养需要不同 C. 生理功能不同

D. 细胞壁结构不同 E. 致病性不同

4. 细菌学形态学检查中最常用染色方法是 （ ）

A. 抗酸性染色法 B. 特殊染色法 C. 暗视野墨汁染色法

D. 美兰单染法 E. 革兰染色法

二、填空题

1. 革兰染色法可将所有的细菌区分为_____ 和_____ 两大类。革兰染色法是细菌学中最重要的鉴别染色法。

2. 革兰染色法的基本步骤是:先用初染剂_____ 进行初染,再用_____ 媒染,然后用_____ 脱色,最后用_____ 复染。经此方法染色后,细胞保留初染剂蓝紫色的细菌为_____ ;如果细胞中初染剂被脱色剂洗脱而使细菌染上复染剂的颜色(红色),该菌属于_____ 。

三、简答题

1. 你认为哪些环节会影响革兰染色结果的正确性?其中最关键的步骤是哪一步?

2. 当你对一株未知菌进行革兰染色时,怎样能确证你的染色技术操作正确,结果可靠?

3. 革兰染色时,初染前能加碘液吗?其染色成败的关键为什么是乙醇脱色?乙醇脱色后复染之前,革兰阳性菌和革兰阴性菌分别应是什么颜色?

（蒋锦琴、邢旺兴）

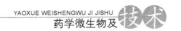

任务十二　微生物形态学观察

任务描述

观察微生物基本形态：球菌、杆菌、弧菌；特殊结构：荚膜、芽孢和鞭毛；真菌等其他微生物及病毒包涵体的形态；正确描述菌落的基本特征及营养琼脂平板上金黄色葡萄球菌菌落、血平板上链球菌菌落的特点；根据其形态、结构和染色反应性对微生物进行初步形态分类和鉴定。

BEI JING ZHI SHI
背景知识

微生物形态学检查是微生物鉴定的第一步，有些标本可通过直接涂片镜检得到初步的形态学鉴定结果，如通过革兰染色可把细菌的鉴定范围缩小一半，同时对后续的细菌培养、生化鉴定和血清学鉴定均有"导向"作用。对于常规难以培养或生长周期很慢的细菌（如结核分枝杆菌）更突显形态学检查的重要意义，如在疑是结核病人的痰液标本中找到抗酸分枝杆菌具有帮助确诊结核病的意义。脑脊液标本墨汁涂片见有厚荚膜圆形酵母样菌体，也就给新型隐球菌脑膜炎提供了快速诊断的依据。水样粪便标本暗视野观察细菌呈现穿梭运动，如果抑动试验阳性，对于霍乱快速诊断具有重要价值。

任务学习

一、细菌不染色标本的观察

不染色细菌标本镜检，可观察细菌在自然状态下的大小、形态、活动等，主要用于观察细菌的动力，可鉴别细菌是否具备特殊结构——鞭毛。常用的方法有压滴法和悬滴法两种。

（一）压滴法
1. 实验器材
（1）细菌标本：枯草杆菌8～12h肉汤培养物；
（2）载物玻片、盖玻片等。
2. 实验方法与步骤
（1）取洁净玻片1张；
（2）用接种环沾取枯草杆菌8～12h肉汤培养物置于玻片中央；
（3）沿液滴边缘加盖玻片于菌液表面，不要形成气泡；
（4）实验结果观察：细菌在镜下为灰色半透明体，有鞭毛的细菌呈现固有运动。

（二）悬滴法

1. 实验器材

（1）细菌标本：枯草杆菌 8～12h 肉汤培养物；

（2）凹玻片、盖玻片、凡士林等。

2. 实验方法与步骤

（1）取凹玻片一张，于凹窝周围涂少许凡士林；

（2）用接种环沾取枯草杆菌 8～12h 培养物，置于盖玻片中央；

（3）反转凹玻片，使凹窝对准盖玻片中央，盖于其上，轻压后，迅速翻转载玻片，使盖玻片面向上；

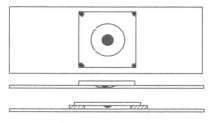

（4）标本片置于显微镜载物台上，先用弱光线，低倍镜找物像，再换至高倍镜观察，密切注意，勿压破盖玻片；

（5）实验结果观察：细菌在镜下为灰色半透明体，并呈现固有运动。

悬滴法如图 12－1 所示。

图 12－1 悬滴法

3. 注意事项

（1）镜检时需适当降低聚光器或缩小光圈，视野不宜过亮。

（2）注意避免产生气泡并防止菌悬液外溢，静止数秒钟后置高倍镜下明视野（或暗视野）观察。

（3）需仔细辨认有鞭毛细菌的固有运动与布朗分子运动的区别，前者是有方向的位移，而后者则是细菌受环境中液体分子的撞击呈现出在原位附近的颤动。注意无鞭毛的细菌虽无动力，但有布朗分子运动。

二、细菌的基本形态和特殊结构观察

（一）球菌

1. 观察葡萄球菌、链球菌、肺炎链球菌、脑膜炎球菌与淋球菌形态特征

（1）葡萄球菌：典型的金黄色葡萄球菌为球型，直径 0.8μm 左右，显微镜下排列成葡萄串状。金黄色葡萄球菌无芽孢、鞭毛，大多数无荚膜。革兰染色阳性（图 11－1，见彩页）。

（2）链球菌：球形或卵圆形，直径 0.6～1.0μm，呈链状排列，短者 4～8 个细菌组成，长者有 20～30 个细菌组成。革兰染色阳性。幼龄培养物大多可见透明质酸形成的荚膜。无芽孢，无鞭毛（图 8－3，见彩页）。

（3）肺炎链球菌：矛头状成双排列，革兰染色阳性，无鞭毛，无芽孢，有些毒株形成荚膜。

（4）淋球菌形态与脑膜炎球菌相似。革兰染色阴性，圆形或卵圆形，直径约为 0.8μm。常呈双排列，菌体相接触面略凹陷，形似一对咖啡豆。淋球菌无鞭毛，但有菌毛，不形成芽孢，分离初期有荚膜。急性淋病患者标本涂片镜下观察时，淋球菌多存在于中性粒细胞内，慢性淋病时则多在细胞外（图 12－2，见彩页）。

2. 观察葡萄球菌、链球菌的培养特性

（1）观察金黄色葡萄球菌、白色葡萄球菌、柠檬色葡萄球菌在普通平板上及血平板上的菌落。

菌落性状的描述：大小、形状、颜色、凸扁、表面光滑度、湿润度、光泽、透明度、边缘、黏度、溶血（血平板）、气味等。（图 12-3、图 12-4，见彩页）

在普通琼脂平板上，37℃孵育 18～20h 后三种葡萄球菌均形成中等大小、圆形凸起、表面光滑、湿润、边缘整齐、不透明菌落，并可产生不同的脂溶性色素，使菌落呈现不同的颜色，如金黄色葡萄球菌菌落呈金黄色，表皮葡萄球菌菌落大多呈白色，腐生葡萄球菌菌落大多呈柠檬色。在血琼脂平板上，三种葡萄球菌的菌落特点与它们在普通琼脂平板上的菌落相同，但金黄色葡萄球菌菌落周围有完全溶血环（β 溶血），而腐生葡萄球菌和大多数表皮葡萄球菌菌落周围无溶血环。

（2）观察甲型溶血性链球菌和乙型溶血性链球菌在血平板上的菌落形态、大小、透明度、颜色及溶血环情况。

乙型溶血性链球菌在血平板上的菌落形态：在血平板上形成灰白色、半透明、表面光滑、边缘整齐、直径 0.5～0.75mm 的细小菌落，不同菌株溶血不一，乙型溶血性链球菌菌落周围形成一个 2～4mm 宽、界限分明、完全透明的无色溶血环，也称乙型溶血，因而这类菌亦称为溶血性链球菌，该菌的致病力强，常引起人类和动物的多种疾病。

（二）肠道杆菌

1. 观察肠道杆菌各细菌基本形态特征 两端钝圆的革兰阴性小杆菌，无芽孢，多数有鞭毛，大多有菌毛，少数有荚膜或包膜（图 11-2，见彩页）。

2. 观察肠道杆菌培养特性 选择鉴别培养基，除基本营养成分外，含乳糖、指示剂、选择性抑制剂等成分。

SS 琼脂培养基：指示剂为中性红，选择性抑制剂为胆盐、枸橼酸盐和煌绿等。对大肠杆菌有抑制作用而对肠道病原性杆菌无抑制作用或作用微弱。大肠杆菌在 SS 平板上生长受抑制，少数长出菌落者因发酵乳糖产生酸类，能使中性红变红，以致菌落呈红色；而一般肠道致病菌不分解乳糖，但分解蛋白胨产生碱性物质，故菌落呈淡黄色，因而起到选择鉴别大肠埃希菌及其他肠道致病菌的作用。注意观察比较伤寒沙门菌、肖氏沙门菌、志贺菌及大肠埃希菌在 SS 培养基上菌落的不同。

大肠埃希菌与伤寒杆菌在 SS 琼脂培养基上的生长现象：

大肠埃希菌分解乳糖产酸产气，使指示剂变红，故菌落为粉红色；

伤寒杆菌不分解乳糖，则不变色，为橙黄色菌落。

伊红美蓝琼脂（EMB）弱选择性培养基：用于分离肠道致病菌，特别是大肠杆菌（SN 标准）。大肠埃希菌与伤寒杆菌在 EMB 琼脂培养基上的生长现象：

大肠埃希菌能分解乳糖，使指示剂变色，呈现紫黑色有金属光泽的菌落；

伤寒杆菌不分解乳糖，不能使指示剂变色，菌落不变色。

（三）其他细菌

1. 观察结核分枝杆菌的形态特征 镜下观察，在淡蓝色背景下呈红色细长或略带弯曲的杆菌，为抗酸染色阳性菌。其他细菌和细胞呈蓝色。

2. 白喉棒状杆菌异染颗粒 经革兰染色，典型白喉棒状杆菌为革兰阳性，菌体一端或两端膨大呈棒状；经 Albert 染色，白喉棒状杆菌菌体呈绿色，异染颗粒呈蓝黑色；Neisser 染色菌体呈黄褐色，异染颗粒呈紫黑色。

3. 观察结核分枝杆菌的培养特性　改良罗氏(L-J)培养基上的菌落呈乳白色或米黄色,菌落凸起,表面干燥、粗糙、颗粒状,形似花菜心。

(四)细菌的特殊结构观察

细菌特殊结构标本片:肺炎双球菌荚膜、芽孢杆菌、伤寒沙门菌鞭毛等染色玻片标本。

肺炎双球菌荚膜染色玻片观察:菌体及背景均染成紫色,荚膜染成淡紫色或无色。

芽孢杆菌染色玻片观察:菌体呈蓝色,芽孢染成红色(图12-5,见彩页)。

伤寒沙门菌鞭毛染色玻片观察:鞭毛染成红色。

三、其他致病性原核细胞型微生物

(一)放线菌形态观察和硫磺样颗粒检查

放线菌玻片标本硫磺样颗粒检查及菌落观察

(1)显微镜检查:将"硫磺样颗粒"置载玻片上,以盖玻片轻压后镜检。在低倍镜下如见有典型的放射状排列的棒状或长丝状菌体,边缘有透明发亮的棒状菌鞘,即可确诊。也可用革兰染色、镜检,颗粒的中心部菌丝体染色为革兰阳性,分枝状菌丝排列不规则,四周放射状的肥大菌鞘呈革兰阴性(图12-6,见彩页)。

(2)分离培养:将标本("硫磺样颗粒")以无菌操作捣碎,接种于血琼脂或心脑浸液琼脂平板,置$10\%CO_2$的厌氧环境中,37℃培养24h,观察微菌落特点,再经7~14d培养,观察大菌落特点。同时可接种硫乙醇酸钠肉汤增菌培养,经37℃ 3~7d可见培养基底部形成白色或灰白色雪花样生长,肉汤清晰。

(二)螺旋体形态观察

1. 示教片观察　显微镜下背景呈淡黄褐色,经渡银染色钩端螺旋体呈棕褐色,菌体如小珍珠般连接成的细链,一端或两端弯曲如钩状,使菌体呈 S 或 C 形。

2. 暗视野显微镜检查法　在黑暗的背景中可见钩体闪烁发光,一端或两端弯曲成钩状,运动活泼,呈现翻转、滚动等运动特征。

四、真菌形态观察

(一)观察真菌基本形态特征

1. 观察皮肤丝状菌的大分生孢子和小分生孢子标本片。

2. 观察絮状表皮癣菌和红色毛癣菌或石膏样小孢子癣菌小培养标本。

3. 观察白假丝酵母菌厚膜孢子。将白假丝酵母菌接种在玉蜀黍琼脂培养基上做小培养,观察白假丝酵母菌厚膜孢子形成。

4. 观察白假丝酵母菌芽管形成。将白假丝酵母菌培养物与人血清或兔血清 0.5~1.0ml 混合,置37℃温箱中 3h,观察芽管形成情况。

5. 观察新生隐球菌荚膜染色标本片(图12-7)。

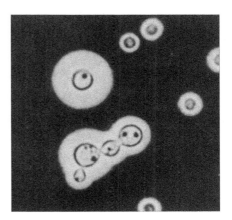

图 12-7　新型隐球菌(墨汁负染色)

（二）观察真菌菌落特征

1. 酵母型菌落 外观菌落似白色葡萄球菌的菌落,湿润柔软、圆形、表面光滑,酵母菌菌落、新生隐球菌菌落等属此型菌落。

2. 类酵母型菌落 外形似酵母菌菌落,不同点是该型菌落生成假菌丝,侵入培养基内。白假丝酵母菌菌落属此型菌落。

3. 丝状菌落 外观形态有绒毛状、粉末状或棉絮状,一部分菌丝向空中生长,一部分菌丝伸入培养基内,且能产生各种色素。皮肤丝状菌菌落等属此型菌落。

（三）真菌小培养

1. 用无菌滴管滴一滴溶化的沙氏培养基于已消毒的载玻片上。

2. 用灭菌的接种针取菌种少许,接种于已凝固的沙氏培养基上。

3. 取已灭菌的盖玻片盖在已接种真菌的沙氏培养基上,轻轻加压盖玻片,用溶化的石蜡封固盖玻片的四个角。

4. 置无菌培养皿中,载玻片用玻璃管架起,皿内稍盛清水,以维持湿度。放室温培养数日后,即可观察其生长情况。

五、病毒包涵体形态观察

狂犬病毒包涵体的观察:取狂犬病毒感染的脑组织切片或压印片,经固定后用苏木素-伊红染色,用显微镜油镜观察。可在神经细胞的胞质内找到染成红色的圆形或卵圆形包涵体。

ZHI SHI TUO ZHAN

知识拓展

快速检验分级报告 由于微生物检验的特殊性,常规培养通常需要 3～5d,部分真菌、结核杆菌时间更长,对感染者早期诊断和及时治疗极为不利。临床微生物学快速检验分级报告,已成为关注的热点。临床对感染性疾病的快速诊断,主要体现快速检验和快速报告系统。除临床科室快取快送标本外,WHO 对临床微生物实验室倡导快速诊断时,考虑到细菌培养需要的时间,提出检验结果可发预报单的建议,这既符合科学性又强调临床的迫切性,是一个合理又合法的举措。后来进一步发展成为细菌检验的分级和限时报告制度。

1. 初级 2h 内报告原始标本直接所见,包括急症电话报告规定。

2. 预报 次晨或 24h 内报告初步培养结果的标本直接药敏试验结果。

3. 最后报告 内容为细菌系统鉴定结果和纯菌药敏结果等,一般在 48h 内完成,最迟不超过 3 天。随着医院网络建设的完善,院内网快速报告不同阶段的微生物检验结果,或将成为今后一段时期的发展方向。

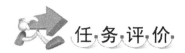任务评价

一、选择题

1. 无细胞壁结构的微生物是   （ ）
A. 革兰阴性菌   B. 真菌   C. 支原体
D. 衣原体   E. 螺旋体
2. 咽喉假膜标本涂片染色镜检有异染颗粒的棒状杆菌,其临床意义在于诊断 （ ）
A. 结核病   B. 军团病   C. 脑脊髓膜炎
D. 白喉   E. 百日咳
3. 一般需经 3～4 周培养才能见到有细菌生长的细菌是   （ ）
A. 结核分枝杆菌   B. 淋病奈氏菌   C. 空肠弯曲菌
D. 炭疽杆菌   E. 军团菌
4. 引起肠道疾病的无动力细菌是   （ ）
A. 沙门菌   B. 霍乱弧菌   C. 副溶血性弧菌
D. 痢疾杆菌   E. 肠产毒性大肠杆菌

二、填空题

1. 细菌的基本形态有_____、_____和_____。
2. 根据菌落的特点可将菌落分为光滑型菌落、_____和_____。
3. 化脓性球菌主要包括革兰阳性球菌如_____、_____、_____和革兰阴性球菌如_____、_____等。
4. 脑膜炎球菌的形态呈_____,在患者脑脊液中多位于_____内。
5. 肠道杆菌是一群生物学形状相似的革兰染色_____无芽孢杆菌。

三、简答题

1. 结核杆菌染色有何特点?结核杆菌培养与一般细菌有何不同?
2. 肠道杆菌形态及染色性有何共性?在 SS 琼脂培养基上大肠埃希菌菌落与其他肠道致病菌菌落有何区别?
3. 葡萄球菌的形态染色特点有哪些?
4. 真菌菌落有几种?各有何特点?

（罗冬娇、姜 侃）

REFERENCES   **参考文献**

[1] 刘克洲,陈智.人类病毒性疾病.北京：人民卫生出版社,2002
[2] 贾文祥.医学微生物学.北京：人民卫生出版社,2005

〔3〕沈关心.微生物学与免疫学.第 6 版.北京：人民卫生出版社,2008

〔4〕储以微.免疫学与病原生物学.第 2 版.上海：复旦大学出版社,2008

〔5〕卫生部使用药专家委员会.临床微生物与感染.北京：中国医药科技出版社,2010

〔6〕中华人民共和国卫生部医政司.全国临床检验操作规程.第 3 版.南京：东南大学出版社,2010

〔7〕揭盛华.新发感染病及其临床对策.北京：人民卫生出版社,2008

〔8〕张丽芳,张立煌.医学免疫学与微生物学.北京：人民卫生出版社,2007

〔9〕洪秀华.临床微生物学和微生物检验实验指导.第 2 版.北京：人民卫生出版社,2006

〔10〕李榆梅.药学微生物实用技术.北京：中国医药科技出版社,2008

〔11〕黄贝贝,凌庆枝.药用微生物学实验.北京：中国医药科技出版社,2008

〔12〕杜敏.药学微生物实用技术.北京：中国医药科技出版社,2009

项目三
微生物分离培养技术

【教学目标】

知识目标

● 掌握按物理状态和用途不同进行的培养基分类,培养基制备过程的注意事项。

● 认识细菌在液体、半固体、固体培养基上的生长现象。

● 了解不同微生物培养的方法和条件。

能力目标

● 掌握微生物实验室无菌操作技术,液体、半固体、固体培养基细菌接种方法,平板分区划线分离纯化微生物;正确描述平板分区划线所得菌落与菌苔特征。

● 学会配制肉汤与营养琼脂培养基,无菌取材、接种环(针)灭菌、琼脂平板制备和平板接种的无菌操作技术;正确使用超净工作台。

● 知道液体、半固体、固体培养基制备的方法步骤。

素养目标

● 以平板分区划线接种培养为例体验实践教学全过程,培养学生严谨细致的职业素质,对科学、实践的探究精神。

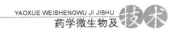

任务十三　无菌及微生物实验无菌操作技术

 任务描述

学会微生物实验室无菌操作技术,能运用无菌操作技术进行无菌取材、接种环(针)灭菌、琼脂平板制备和平板接种。学会超净工作台的使用。

BEI JING ZHI SHI
背景知识

光学显微镜的问世使人类开始认识微生物,但促使微生物学迅速发展的却是无菌操作和纯培养技术。1831年,微生物学家巴斯德做了一个实验,推翻了英国神父尼德汉1749发表的微生物是自然发生的论断。巴斯德用一个有长颈的圆底烧瓶装上煮沸过的肉汤,如果就这么放着,几天后肉汤便浑浊发臭,显微镜下可观察到大量细菌;如果把长长的瓶颈用火焰烧成弯曲状,虽然瓶口还是和外界相通,氧气可以自由出入,可是肉汤放置很长时间也不会变浑浊。如果让液体接触瓶口后再流回瓶中,液体不久又变浑发臭了。巴斯德这个实验说明,肉汤之所以变浑发臭,因为肉汤内出现细菌繁殖造成,如果加热杀死肉汤内的细菌,又不让外面的细菌进去,肉汤里就不会有细菌生长。

巴斯德的实验告诉我们微生物会使肉汤变质的同时,我们也可以通过一些方法在操作中排除外来的微生物。从此,人们开始认识到无菌操作的重要性。

 任务内容

无菌,指在一定范围内或物体中不存在任何活着的微生物;无菌操作技术主要是指在微生物实验工作中,控制或防止各类微生物的污染及其干扰的一系列操作方法和有效措施,其中包括无菌环境、无菌器材及无菌操作三个方面。经过物理或化学方法灭菌后,未被污染的实验器材称无菌器材;经过灭菌处理而未被污染的区域环境,称无菌环境。

无菌操作的目的,一是保持待检物品不因环境中微生物而污染,二是防止被检微生物在操作中污染环境和感染操作人员,因而无菌操作在一定意义上讲又是安全操作。

无菌环境只是相对而言,是指人们利用物理的方法或化学的方法,在某一可控制空间内使微生物数量降至最低限度,接近于无菌的一种空间,无菌室、无菌柜、超净工作台就可以达到这样的要求。无菌室是微生物实验最常用的无菌环境之一。实际上不可能保持环境的绝对无菌,因此,在实验过程中必须保证不被其他微生物污染,关键是要严格进行正确的无菌操作,熟练地掌握各种无菌操作技术。

无菌器材是无菌技术的主要组成部分,微生物学实验技术所用玻璃器皿,不但要像化学实验那样要求清洁,而且还要无菌,可为两类:一是灭菌器材,凡是药品检验中使用的器材,能灭菌处理的必须灭菌,如玻璃器皿、培养基、稀释剂、无菌衣、口罩、手套、胶头、金属器材等,凡能包裹的,先用包装纸或容器包裹后,再进行灭菌。二是消毒器材,凡所用器材无法灭菌处理的,使用前必须经消毒处理,如无菌室内空气、凳子、试管架、天平、工作服等。

一、无菌操作技术原则

1. 环境要清洁。涉及菌种的移植、接种和分离工作等,首先要创立一个无杂菌污染的工作环境,可在无菌箱、超净工作台、无菌室(指超净工作室,局部达到 100 级)内进行,无菌室应经常打扫,用消毒液擦洗桌面、台面及墙壁。无菌室在使用前,用紫外线灯照射 30min 进行空气消毒。

2. 在执行无菌操作时,必须明确物品的无菌区和非无菌区。

3. 执行无菌操作前,先戴帽子、口罩、洗手,并将手擦干,注意空气和环境清洁。

4. 在操作过程中所用器具必须无菌。取无菌物品时,必须用无菌持物钳(镊)。

5. 无菌物与非无菌物应分别放置。未经消毒的用物不可触及无菌物或跨越无菌区。无菌物品必须保存在无菌包或灭菌容器内,不可暴露在空气中。无菌包一经打开应尽早使用。凡已取出的无菌物品,虽未使用也不可再放回无菌容器。无菌包有效期 7~14d,过期应重新灭菌。

6. 无菌包应按消毒日期顺序放置在固定的柜橱内,并保持清洁干燥,经常检查无菌包或容器是否过期,其中用物是否适量。

7. 实验后及时做好实验场所、实验器材、实验废弃物等的消毒灭菌工作。

8. 实验中作空白对照,可直接检验实验器皿、实验条件以及实验人员是否符合无菌操作的规定。

二、微生物实验无菌操作技术

(一)接种环(针)灭菌

接种环(针)于每次使用前后,均需经火焰烧灼三步法进行灭菌,接种环(针),应采用易于迅速加热和冷却的镍铬合金等金属制备。

(1) 用前右手以持笔式握持接种环:首先将金属环(针)部位在酒精灯火焰上彻底烧灼(烧红)一次,其次将金属棒或玻璃棒部位,转动通过火焰 2 次,最后再彻底烧灼金属环(针)部位,待冷却后,方可使用。

(2) 用后先将近环处镍铬丝置于火焰中,使热导向接种环,待环上残余菌液渐渐蒸发干涸后,再将接种环以垂直方向于火焰中烧红,最后将金属棒部位往返通过火焰。如先烧灼环部,则环上之残留菌液因突受高热而爆裂四溅,可造成周围环境的污染。

(二)无菌取材

用接种环(针)自三角烧瓶或试管培养物中沾取标本时,用接种环(针)采用三步法烧灼灭菌;瓶口、试管口在打开前,先转动于火焰上通过 1~2 次,杀灭瓶口、试管口存在的杂菌;打开塞子后,瓶口、试管口通过火焰两次,使近口端局部空气变热形成热屏障防止外部杂菌入内;打开瓶塞或试管塞时,应将棉塞上端夹于右手小指、无名指、中指之间或小指和手掌之间,不得将其任意放置,以免染菌;一切操作均应在火焰旁进行,要充分利用火焰周围的高温区(火焰旁半径 10cm 为无菌区),即接种时,管口和瓶口始终保持在火焰旁边,并避免空中杂菌落入;完成取标本后,瓶口或试管口、棉塞同时旋转通过火焰两次,以杀灭空气中落下的杂菌,盖上棉塞。如果是从培养皿取标本,培养皿上下盖可适度开缝,开口对火焰,但不准完全揭开。实验过程中遇到棉塞着火等切勿用口吹,棉塞落下不能再用,可更换无菌棉塞;取材液体培养物时,应该采用无菌吸管或无菌移液器,特别注意防止菌液贱出在工作台或其他器皿上,如有,可用 1% 次氯酸钠消毒液覆盖消毒,再用酒精棉球擦净(图 13-1);

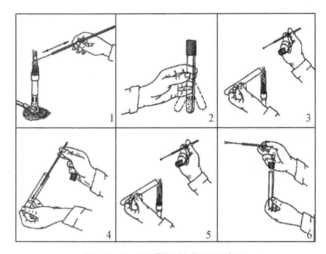

图 13-1　无菌取材方法示意图

(三)平板制备的无菌操作

培养基、玻璃平皿等均需彻底灭菌后使用;倒平板时可在无菌室进行,无菌室在使用前,用紫外线灯照射 30min 进行空气消毒;所有操作在酒精灯旁进行;玻璃平皿在倒平板前不能提早打开使盖、底分离;三角瓶取出塞子前,先在火焰上转动一圈以去除局部杂菌,取出塞子后,瓶口再过火焰两次保证无菌,塞子夹在手上,如塞子大影响操作,可倒放桌面;倒平板时,左手打开平皿盖子,小开口向右,右手持无菌培养基三角瓶,倒入 13～15ml 培养基,盖上盖子,水平台面轻轻转动平皿两圈,静止待凝;三角瓶口和塞子均过火焰杀菌后盖回。

(四)平板接种的无菌操作

平板接种可在超净工作台内进行,使用前,用紫外灯照射 30min 进行空气消毒,打开风机运行 10min 后可以使用;点燃酒精灯,左手持平板,打开时开口较小、向右,不能让平板彻底暴露在空气里;接种环用前用后均用三步法烧灼灭菌;接种时,平板始终保持在火焰旁边,并避免空气中杂菌落入;平板接种前后均应倒置;平板接种完成后,超净工作台要消毒,台面有污染时可用 75% 乙醇、新洁尔灭溶液擦拭。

 任务注意事项

1. 微生物实验应在无菌室(指超净工作室,局部达到 100 级)内进行,无菌室应经常打扫,用新洁尔灭或次氯酸钠消毒液擦洗桌面、台面及墙壁。无菌室在使用前,用紫外线灯照射 30min 进行空气消毒。

2. 进入无菌室前先洗手,在缓冲间内换上洗净并消毒灭菌过的无菌工作衣、帽、鞋。工作鞋只能在无菌室使用,不得穿出室外。

3. 工作中样品及无菌物打开后,操作者在操作时应与样品及无菌物保持一定距离;未经消毒的物品及手绝对不可直接接触样品及无菌物品;样品及无菌物不可在空气中暴露过久,操作要正确;取样时必须用无菌工具(如镊子、勺子)等,手臂不可从样品及无菌物上方横过;从无菌容器中或样品中取出之物虽未被污染,也不可放回原处。

4. 瓶口、袋口开启前用 75% 酒精棉球反复擦拭至少三遍(瓶口由中央到边沿,袋口由上至下擦拭)。

5. 无菌物品应分类放置固定地点,并定期检查(一般两个星期重新灭菌一次),不可与未灭菌的物品混放在一起。

6. 禁止在无菌室内谈笑,频繁走动。定期用沉降法作实验室空气细菌总数检查,以监控无菌实验室微生物生长繁殖动态。

7. 实验中应设立空白对照,以检验实验所使用的器皿灭菌是否彻底,储存是否合理得当,无菌室的空气条件是否达标,操作人员的无菌操作技术是否规范等。

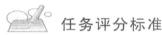 **任务评分标准**

无菌操作实验任务评价:

表 13-1　无菌操作技术评分标准

项目编号＿＿＿＿＿＿＿　　　得分＿＿＿＿＿＿＿　　　评分老师签名＿＿＿＿＿＿＿
学生姓名＿＿＿＿＿＿＿　　　班级＿＿＿＿＿＿＿　　　学号＿＿＿＿＿＿＿　　　实验日期＿＿＿＿＿＿＿

项　目	分值	评　分　标　准	得分	主要存在问题
接种环(针)灭菌	10	使用前灭菌 3 分,灭菌方法程序 4 分,使用后灭菌 3 分。		
无菌取材	20	容器打开前无菌操作 3 分,打开方法 3 分,塞子存放 3 分,火焰旁操作 4 分,取材后管口塞子的消毒盖回 3 分,小开口、防空气中微生物污染措施 4 分。		
平板制备	20	准备工作 5 分,场地选择 3 分,倒平板操作方法 5 分,打开培养基瓶无菌方法 4 分,酒精灯使用 3 分。		
平板接种	20	超净工作台准备工作 5 分,接种器灭菌 3 分,火焰旁操作 3 分,接种的方法 5 分,防被空气、口腔等存在微生物污染的措施 4 分。		
结束工作	10	实验器材整理 5 分,实验台面场地消毒处理 5 分。		
结果	10	无杂菌污染 10 分。		
考核时间	10	30min 内完成,每超时 1min 扣 1 分。		
总分				

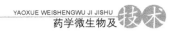
ZHI SHI TUO ZHAN

知识拓展

基础护理无菌操作注意事项

1. 开包后的无菌包和开封后的无菌溶液有效期均为 24h,无菌盘有效期限不超过 4h。

2. 无菌持物钳取物时不可触及容器口边缘及溶液以上的容器内壁。使用时应保持钳端向下,不可倒转向上,用后立即放入容器中。如到远处夹取物品时,无菌持物钳应连同容器一并搬移,就地取出使用。无菌持物钳只能用于夹取无菌物品,不能用于换药和消毒皮肤。无菌持物钳及其浸泡消毒容器,应每周清洁消毒 2 次,并更换消毒溶液及纱布。门诊换药室或使用较多的部门,应每日清洁消毒 1 次。

3. 使用无菌瓶内的溶液时,不可将无菌敷料堵塞瓶口倾倒无菌溶液,或直接伸入溶液瓶内蘸取,以免污染剩余的溶液。

4. 无菌包内物品不慎污染或无菌包浸湿,外界微生物可渗入包内,造成污染,需重新消毒。

5. 戴手套时应注意未戴手套的手不可触及手套外面,而戴手套的手则不可触及未戴手套的手或另一手套的里面。戴手套后如发现破裂,应立即更换。脱手套时,须将手套口翻转脱下,不可用力强拉手套边缘或手指部分,以免损坏

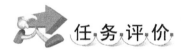
任务评价

一、选择题

1. 酒精灯火焰周围为无菌区的半径范围为　　　　　　　　　　　　　　　　（　　）

A. 10cm　　　　B. 15cm　　　　C. 20cm　　　　D. 5cm　　　　E. 25cm

2. 无菌器材的有效期为　　　　　　　　　　　　　　　　　　　　　　　　（　　）

A. 3～5d　　　　B. 2 周　　　　C. 一个月　　　　D. 7～14d　　　　E. 2 个月

二、填空题

1. 无菌,指在一定范围内或物体中不存在任何_____的微生物;无菌操作技术主要是指微生物实验工作中,控制或防止各类微生物的_____及其_____的一系列操作方法和有关措施,其中包括_____、_____及_____三个方面。

2. 接种环(针)于每次使用_____,均需经火焰烧灼_____进行灭菌,接种环(针),应采用易于迅速_____和_____的镍铬合金等金属制备。

三、简答题

1. 简述无菌操作的原则。

2. 在取材时如何运用无菌操作技术?

（蒋锦琴）

任务十四　培养基制备

任务描述

学会肉汤与营养琼脂两种培养基的制备;知道液体、半固体、固体培养基制备的方法步骤;按物理状态和用途归纳培养基的分类;知道培养基制备原则及培养基制备过程注意事项。

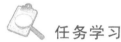

背景知识

培养基(culture medium)是由人工配制适宜细菌等微生物生长繁殖的营养物质。一般都含有碳水化合物、含氮物质、无机盐(包括微量元素)以及生长素和水等。有的培养基还含有抗菌素、色素、激素和血清。1881 年,德国细菌学家柯赫和他的助手创立了肉膏蛋白胨培养基,并将凝固剂由明胶改良为以往做菜用作佐料的琼脂,琼脂自此从餐桌走向了实验台并延用至今,溶于沸水的琼脂冷却时(为聚半乳糖硫酸酯的钙盐或钙镁复盐)分子内部和分子间形成氢键而成凝胶,是培养基最好的凝固剂。培养基种类繁多,不同的培养基又有不同的作用,使用时需要合理选择。

任务学习

一、培养基的分类

在微生物的研究、生物制品制备、传染性疾病的诊断与治疗过程中,首先要做的是根据微生物生长繁殖的条件与规律,进行微生物的人工培养,培养基是微生物生长繁殖或积累代谢产物的物质基础。微生物种类繁多,对营养物质的要求各异,加上实验研究目的不同,选用的培养基在组成成分上差别较大。根据营养物质来源、功能与用途、物理状态等不同,可将培养基分成若干类型。

（一）按培养基的营养物质来源分类

1. 天然培养基　培养基的主要成分是动植物或微生物产品或其提取物,如牛肉膏、马铃薯、黄豆粉、地瓜粉、酒糟等。

2. 合成培养基　是由多种化学试剂配制的,各种成分和用量都明确的培养基。

（二）按培养基的功能与用途分类

1. 基础培养基　含有微生物生长所需的基本营养物质,可供大部分营养要求不高的微生物生长。常用为肉汤培养基和普通琼脂培养基(也称营养琼脂培养基)。

2. 营养培养基　在基础培养基中加入了血液、血清、鸡蛋、动植物组织提取液或特殊的碳源、氮源等,可满足特殊营养需求的微生物生长,如结核杆菌需要鸡蛋等营养物质。常用的营养培养基是血琼脂平板。

3. 选择性培养基 依据某一种或某一类微生物的特殊营养需求或对特定化学物质的抗性,在培养基中加入一些化学物质,抑制某些细菌生长,促进目的菌生长。如 SS 平板中的胆盐、煌绿等可抑制革兰阳性球菌、肠道非致病菌生长,使沙门菌、志贺菌能被成功分离培养。放线菌的培养可在培养基中加入 10% 酚数滴以抑制细菌和霉菌生长。

4. 鉴别培养基 根据细菌对糖、蛋白质的分解能力不同,在培养基中加入特定的作用底物和指示剂,接种培养后,可通过现象判断细菌分解底物的情况,从而区别不同类型的微生物,如克氏双糖铁培养基。

5. 厌氧培养基 营养丰富,含有特殊的生长因子,是专用于分离、培养和鉴别厌氧菌用的培养基,如庖肉培养基。

(三)按培养基的物理状态分类

1. 液体培养基 为液态的,不加琼脂,主要用于微生物学研究增菌培养、鉴定及大规模的工业生产中积累代谢产物等。

2. 固体培养基 在液体培养基中加入 2%~3% 的琼脂,加热煮沸可融化,冷却可凝固。固体培养基可制成琼脂平板和斜面,广泛用于微生物分离、纯化培养、菌种保藏、鉴定等工作。

3. 半固体培养基 在液体培养基中加入 0.2%~0.5% 的琼脂的培养基,用于观察细菌动力和菌种保藏等。

二、培养基制备的器材及试剂

1. 器材 三角瓶、量筒、试管、吸管、玻璃棒、漏斗、棉花、牛皮纸、纱布、记号笔、麻绳、烧杯、天平、高压蒸汽灭菌器等。

2. 试剂 牛肉膏、蛋白胨、氯化钠、琼脂、水、氢氧化钠和盐酸溶液(1mol/L 和 0.1mol/L)、血液、指示剂等。

三、培养基制备的方法步骤

1. 称量 按培养基配方依次准确地称取各营养物质放入容器中。不可用铜或铁锅加热溶化,以免金属离子进入培养基中,影响细菌生长。

对于一些不易称重的成分,如牛肉膏,常用已知重量的玻棒挑取,减重法称量。蛋白胨很易吸湿,在称量时动作要迅速,应用硫酸纸称量。另外,称量时严防药品混杂,一把牛角匙只用于一种药品,或每称取一种药品后,洗净、擦干,再称取另一种药品。

2. 溶解 在上述容器中先加入少于所需要的水量,用玻璃棒不断搅拌,在带石棉网的电炉上加热,使各成分充分溶解,补足水到所需的总量。溶解过程中,应控制火力,以免琼脂烧焦糊底,且避免培养基因沸腾而溢出容器。一般情况下,配制培养基时可直接取用自来水。天然水中含有的微量杂质可作为营养物质被微生物吸收利用,但在测定微生物某些生理特性、合成产物数量以及其他精确性要求较高的实验则必须采用蒸馏水甚至重蒸馏水,以确保实验结果的准确性。

3. 调 pH 值 用精密 pH 试纸测量培养基的原始 pH。如果偏酸,用滴管向培养基中逐滴加入 1mol/L NaOH 溶液,边加边搅拌,并随时用 pH 试纸检测。反之,用 1mol/L HCl 溶液进行调节,接近目的 pH 值时,用 0.1mol/L NaOH 或 HCl 调节 pH,以免酸碱调节过量。对于酸碱度要求较精确的微生物,pH 的测量可用酸度计进行。用 NaOH 进行 pH 调节时,一般要高于目的值 0.2,因高压灭菌后 pH 常会降低 0.2 左右。

4. 过滤 一般无特殊要求,可省去过滤。某些特殊实验,可趁热用滤纸或多层纱布过滤培养基以利于结果的观察。分装过程中,注意不要使培养基沾在管(瓶)口,以免沾污棉塞而引起污染。

5. 分装

(1) 液体分装:分装高度为试管高度的 1/4 左右为宜。分装锥形瓶的量则根据需要而定,一般以不超过锥形瓶容积的一半为宜;如果是用于振荡培养用,则根据通气量的要求酌情减少;有的液体培养基在灭菌后,需要补加一定量的其他无菌成分,如亢生素等,则装量一定要准确。

(2) 固体分装:斜面培养基,分装试管不超过管高的 1/5,灭菌后趁热制成斜面。分装锥形瓶的量以不超过锥形瓶总容量的 2/3 为宜。

(3) 半固体分装:一般以试管高度的 1/3 为宜,灭菌后垂直待凝。

6. 加塞包扎 培养基分装完毕后,在试管口或锥形瓶口塞上棉塞或硅胶塞等,一方面可阻止外界微生物进入培养基;另一方面保证了微生物培养时能够从外界获得新鲜无菌空气;塞子外包一层牛皮纸,棉线扎紧,以防止灭菌时塞子冲出或灭菌后冷凝水湿润棉塞。用记号笔注明培养基名称、组别、配制日期等。

7. 灭菌 将上述培养基装入高压蒸汽灭菌器进行灭菌,一般以 103.42kPa、121.3℃,灭菌 20~30min。

8. 无菌试验 将灭菌培养基抽样置于 37℃培养箱培养 24~48h,证明无菌生长后方可使用。必要时还需做效果检测试验,即将已知标准参考菌株接种于待检培养基中,检测细菌的生长繁殖状况和生化反应是否符合预期。

9. 保存备用 制备好的培养基应保存在 4℃、避光的环境,在 2 周内使用完毕。

四、常用培养基的制备

(一)肉汤(肉浸液)培养基

1. 取新鲜瘦牛肉,除去脂肪及筋膜,切成小块后并用绞肉机绞碎,每 500g 碎肉加水 1L,混合置 4℃冰箱过夜(使营养物质即溶解性蛋白质充分渗出)。

2. 次日取出煮沸半小时左右,使肉渣蛋白质全部凝固(如加热不足,则一部分蛋白质未能凝固,使培养基很难澄清),加热过程中不时地用玻璃棒搅拌,以免沉淀烧焦,也可以不放置冰箱过夜,直接煮沸 1h。

3. 用数层纱布过滤,弃去肉渣(肉渣中的液体应尽量挤净),于滤液中加入 1%蛋白胨及 0.5%氯化钠,加热溶解,并补足失水至总量 1000ml。

4. 冷却到 50℃右右,以 1mol/L HCl 溶液和 0.1mol/L NaOH 溶液调整 pH 值 7.4~7.6。

5. 待 pH 调整后,再加热 10min,使肉汤中部分蛋白质等因加碱及再度加热而凝固沉淀。过滤并补足失水,重复矫正 pH 值一次。

6. 将上述制备的肉汤分装于烧瓶或试管中,瓶口或管口加塞并包扎,115℃高压蒸汽灭菌 30min,无菌试验合格后,置冰箱中或干燥阴凉处备用。

用途:供作基础培养基用,营养比肉膏汤好,一般营养要求不高的细菌均可生长。

(二)肉膏汤培养基(营养肉汤培养基)

牛肉膏系将牛肉汤加热浓缩而成,每 1000ml 能浓缩成肉膏约 70g。牛肉膏汤可代替牛肉汤来培养细菌,由于经长时间加热而使部分营养成分(如糖分等)损失,故其营养价值略低于牛肉汤。但肉膏汤制作手续简单,制品透明清晰,酸碱度变化较小,故仍常用。

1. 将牛肉膏 5g、蛋白胨 10g、氯化钠 5g 加于 1L 水中,用玻棒搅伴使溶解。必要时稍加热使其溶解。

2. 调 pH7.4～7.6,煮沸 3～5min 过滤。

3. 分装于适当容器内,121.3℃高压蒸汽灭菌 20min,无菌试验合格后置冰箱中或干燥阴凉处备用。

用途:供一般细菌培养用。

(三)普通(营养)琼脂培养基

琼脂是海藻中提取出的一种多糖类物质,对细菌无营养作用。加入培养基的目的是使之固态化,因其熔点为 85℃,凝固点约 40℃,利用此特性,加至肉汤或肉膏汤内后,趁热可制得斜面、平板等固体培养基,以供分离培养、细菌繁殖、保存菌种之用。

1. 于 pH7.6 的牛肉汤或牛肉膏汤中,加入 2.5%琼脂,加热溶化。

2. 按规定容量分装烧瓶或试管,必要时以脱脂棉过滤去除杂质。

3. 121.3℃高压蒸汽灭菌 20min,趁热将装有肉汤琼脂之试管斜置,待冷凝后即成琼脂斜面培养基。烧瓶中肉汤琼脂冷至 50～60℃时,以无菌操作法将其倾入灭菌空培养皿中,每皿 13～15ml,迅速盖上皿盖,于水平桌面轻轻转动两圈,使皿内培养基平铺皿底,待冷凝后即成琼脂平板培养基。无菌试验合格后备用。

(四)半固体培养基

1. 于 pH7.6 的牛肉汤或牛肉膏汤中,加入 0.2%～0.5%琼脂,加热溶化后,过滤并补足失水。

2. 分装于试管中,每管 1/3 高度,121.3℃高压蒸汽灭菌 20min 后直立冷凝即成,无菌试验合格后使用。

常用于细菌的动力检查和菌种保存。

(五)血液和巧克力琼脂培养基

将灭菌后的普通琼脂培养基(pH7.6)加热融化,冷至 50℃左右,以无菌操作技术加入 8%无菌脱纤维羊血(临用前置 37℃水浴箱预温 30min),轻轻瑶匀(避免产生气泡),分装于无菌试管或平皿内,凝固后即成血琼脂斜面和血琼脂平板。若普通琼脂培养基温度在 70～80℃时加入血液,摇匀,80℃水浴 15～20min,倾注平板后即成巧克力琼脂平板。

血琼脂用于分离培养和保存营养要求高的细菌;巧克力琼脂主要用于分离培养奈瑟菌属、嗜血杆菌属等苛养菌。

五、培养基制备流程图

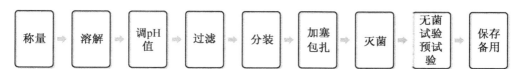

称量 → 溶解 → 调pH值 → 过滤 → 分装 → 加塞包扎 → 灭菌 → 无菌试验预试验 → 保存备用

 任务注意事项

1. 培养基调配溶解 容器应洁净,不宜用铜、铁、铝等容器,以免金属离子影响细菌生长;称取易吸潮蛋白胨时动作要迅速,牛肉膏可用玻棒减重法称取,微量试剂可先配溶液再量取适量加入;染料、胆盐、指示剂等应在完成 pH 值调节后加入,血液、抗生素等不耐热物质,在基础培养基灭菌后以无菌方法加入。沿锥形瓶内壁缓缓加入血液时应边加边转动锥形瓶,以免血液在局部聚集,造成局部温度太低而凝固。

2. 培养基的澄清 如需要制备十分澄清的培养基,可用卵蛋白加热后纱布夹脱脂棉(固体培养基)或滤纸(液体或半固体培养基)过滤的方法。

3. 调 pH 值 所用酸碱浓度先高后低,严防滴加过头而反复回调,用 NaOH 调节 pH 值,一般要高于最终目标值的 0.2,因高压灭菌后其 pH 常会降低 0.2 左右。

4. 平板的制备 倾注平板时,切勿将皿盖全部开启,以免空气中尘埃及细菌等落入。倾注时若培养基温度过高,则冷凝水过多,易致污染;若温度过低,部分琼脂凝固,致平板表面高低不平;倾注血液琼脂时应避免产生气泡。

5. 配制好的培养基要做无菌检查和效果检查,4℃保存,在 2 周内使用完毕。

 任务评分标准

表 14-1 固体平板培养基配制评分标准

项目编号＿＿＿＿＿ 得分＿＿＿＿＿ 评分老师签名＿＿＿＿＿
学生姓名＿＿＿＿＿ 班级＿＿＿＿＿ 学号＿＿＿＿＿ 实验日期＿＿＿＿＿

项 目	分值	评 分 标 准	得分	主要存在问题
称量	10	方法 5 分,熟练程度 3 分,器材使用 2 分		
溶解	10	方法 5 分,电炉使用安全意识 5 分。		
调 pH 值	10	酸碱的选择 5 分,调节方法 5 分。		
过滤	5	过滤器材的选择 2 分,方法 3 分。		
分装	10	容器的选择 2 分,分装容量 5 分,方法 3 分。		
加塞	3	塞子选择 2 分,加塞效果 1 分		
包扎	3	包扎材料 1 分、包扎方法 1 分、包扎位置 1 分		

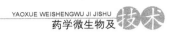

项　目	分值	评　分　标　准	得分	主要存在问题
灭菌	15	高压蒸汽灭菌器使用10分,温度时间的选择5分		
无菌试验	10	质量意识5分,操作方法5分。		
保存备用	5	方法5分。		
结果与报告	15	培养基配制符合预期10分,实验记录与报告5分。		
结束工作	4	操作台的整理2分,仪器设备归位2分		
总分				

ZHI SHI TUO ZHAN

知识拓展

干燥培养基简介

干燥培养基即按配方成分、要求配制的培养基经脱水、研细分装的无水培养基。我国在20世纪50年代就有干燥培养基的报道,其优点是:节省培养基配制时间,携带方便,使用简易,目前,国内多数微生物室已使用商品化的干燥培养基。这些培养基性能一般比较稳定,只要按照产品说明书的规定、贮存条件、配制,在有效期内使用即可获得满意的效果。干燥培养基制造方法有下列几种:

1. 喷雾法 先制成新鲜液体状培养基,然后进行喷雾干燥,所得粉末,即为干燥培养基。

2. 真空法 将液体培养基浓缩后,置于真空干燥器内,干燥后研细,分装。

3. 烘干法 将所需用的材料,用少量蒸馏水预先溶解,再用少量的琼脂,将溶解物质全部吸附在琼脂里,置于40～50℃恒温干燥箱内烘干,加入全部琼脂研细,分装。

4. 球磨法 将培养基各成分分别干燥后,置于球磨机充分研磨,摇匀,分装。

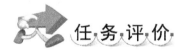任务评价

一、选择题

1. 配制固体培养基加入的琼脂量是 　　　　　　　　　　　　　　　　　　　( )

A. 0.5% 　　　　B. 5% 　　　　C. 2.5% 　　　　D. 10% 　　　　E. 7.5%

2. 破伤风芽孢梭菌属于 　　　　　　　　　　　　　　　　　　　　　　　　( )

A. 专性需氧菌 　　　　　　　B. 专性厌氧菌 　　　　　　　C. 兼性厌氧菌

D. 兼性需氧菌 　　　　　　　E. 微需氧菌

3. 病原菌生长适宜的 pH 为　　　　　　　　　　　　　　　　　　　（　　）

A. 7.2~7.4　　　　　　B. 8.6~9.4　　　　　　C. 5.6~6.8

D. 4.5~5.4　　　　　　E. 9.4~10.4

4. 培养基常用的灭菌方法是　　　　　　　　　　　　　　　　　　　（　　）

A. 干烤灭菌法　　　　　B. 间歇灭菌法　　　　　C. 巴氏消毒法

D. 高压蒸汽灭菌法　　　E. 煮沸灭菌法

二、填空题

培养基配置的一般流程包括_____、_____、_____、_____、_____、_____、_____和_____等步骤。

三、简答题

简述培养基配制的注意事项。

（蒋锦琴）

任务十五　细菌接种、分离和培养

任务描述

学会液体、半固体、固体培养基接种方法,观察细菌在平板、斜面培养基、肉汤培养基、半固体培养基上的培养特性,认识细菌在液体、半固体、固体培养基生长现象,描述平板分区划线所得菌落与菌苔特征,归纳细菌接种与分离培养操作的注意事项。

BEI JING ZHI SHI

背景知识

微生物学的研究分为经验阶段、形态学阶段、生理学阶段、生物化学阶段和分子生物学阶段,其中生理学阶段开始于 19 世纪 60 年代。期间,柯赫首先论证了炭疽杆菌是炭疽病的病原体,接着又发现结核病和霍乱的病原细菌,并提倡采用消毒和杀菌方法防止这些疾病的传播,他首创细菌的染色方法,采用了以琼脂作培养基凝固剂培养和分离单个菌落而获得细菌纯培养;并提出著名的科赫法则(Koch's postulates) 又称证病律,通常用来确定感染病原体的操作程序,包括四个部分：① 在每一病例中都出现相同的微生物,且在健康者体内不存在；② 要从寄主分离出这样的微生物并在培养基中得到纯培养(pure culture)；③ 用这种微生物的纯培养接种健康而敏感的寄主,同样的疾病会重复发生；④ 从试验发病的寄主中能再度分离培养出这种微生物来。虽然随着科学的发展,科赫法则被证明存在缺陷,但在当时技术水平下是辨认病原体的技术原则,现在,柯赫氏法则已被移植并成为植物病理学中一项经典法则。

任务内容

细菌在自然界中分布极广,数量大,种类多,混居形式存在,在研究、鉴定和应用前,首先要将其从所在标本分离、纯化培养,细菌培养是一种用人工方法将其接种于培养基上,使其生长繁殖的技术。最常用分离、纯化培养方法是平板分区划线法。

不同的细菌和实验目的所选择的培养方法、培养基和培养条件有所不同,一般细菌需在37℃培养18～24h,厌氧菌则需在无氧环境中培养2～3d,个别细菌如结核分枝杆菌要培养3～4周之久。

由于细菌无处不在,因此从制备培养基开始,整个操作过程必须按无菌操作要求规范进行,以免结果错误或培养的致病菌污染环境、造成实验者感染。

将标本或培养物划线接种到固体培养基后,单个细菌会在培养基上分裂繁殖成一堆肉眼可见的细菌集团,称为菌落(coloy),我们从大小、形状、突起、凹陷、边缘、颜色、表面、透明度和黏度等方面观察描述菌落特征,作为细菌鉴别、分类的重要依据。

一、实验材料

1. 细菌标本　金黄色葡萄球菌、大肠埃希菌琼脂斜面18～24h培养物等。

2. 无菌器材　无菌试管、无菌生理盐水、无菌移液器吸嘴等。

3. 培养基　营养肉汤培养基、半固体琼脂培养基、固体斜面培养基、固体平板、固体营养琼脂等。

二、方法步骤

(一)液体培养基接种法

营养肉汤培养基、葡萄糖蛋白胨水、各种糖发酵管等液体培养基都可用本法接种细菌。

1. 左手手心向上,握持菌种及待接种肉汤培养基管。

2. 右手执笔式持接种环,烧灼灭菌冷却。灭菌后的接种环勿再接触他物,以免再次污染杂菌。

3. 试管口过火去除管口杂菌后,拔下塞子夹在右手指掌之间。用无菌冷却接种环挑取大肠埃希菌菌苔或菌落少许,移至肉汤管内(肉汤管需倾斜),在接近液面的试管内壁上轻轻磨擦,使细菌粘附于管壁上(图15-1),管口与塞子通过火焰消毒,盖回管口塞子,并将培养基管直立竖放,此时细菌接种点在液面下即可。接种环经火焰灭菌后放回,操作全程在无菌区域内无菌操作完成。

4. 将接种后的肉汤培养基做好标记,置37℃培养18～24h(电热恒温培养箱或生化培养箱)。

5. 观察记录细菌在液体培养基中生长情况(图15-2)。

(1)均匀浑浊　微生物分散在液体培养基中,清亮透明的培养基变浑浊,是大多数兼性厌氧菌的生长现象。

(2)菌膜　专性需氧菌在生长过程中,在含氧量充分的培养基表面形成一层膜状物。

如结核分枝杆菌在1%溶血半流体培养基上的生长。

（3）沉淀 培养基底部见絮状或颗粒状沉淀，上部基本澄清，见于厌氧菌及少数呈链状生长的细菌，如炭疽杆菌、乙型溶血性链球菌在液体培养基中的生长。

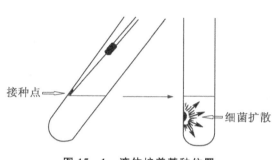

图 15-1 液体培养基种位置

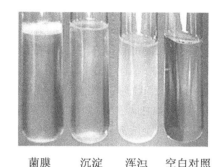

菌膜 沉淀 浑浊 空白对照

图 15-2 细菌在液体培养基中的生长结果

（二）半固体培养基接种法（穿刺接种法）

半固体琼脂培养基、醋酸铅培养基及明胶培养基等均用本法接种细菌。

1. 左手手心向上，握持菌种管及半固体琼脂培养基管。试管口过火去除管口杂菌后，拔下塞子夹在右手指掌之间。

2. 右手持接种针，灭菌冷却后挑取大肠埃希菌菌苔或菌落少许，垂直刺入半固体培养基中心，距离管底4mm处停止，循原路退出。管口通过火焰灭菌后盖回管口塞子，接种针经火焰灭菌后放回原处。操作全程在无菌区域内无菌操作完成。

3. 做好标记，置37℃培养18～24h，观察结果并进行比较。

4. 观察结果，判断细菌是否有鞭毛。有鞭毛菌能运动，向四周沿穿刺线扩散生长，使培养基呈毛玻璃样混浊，穿刺线变稀疏呈云雾状或倒挂松树状。而无鞭毛菌则不能运动，细菌沿穿刺线生长，穿刺线致密变粗，其周围培养基仍为原来透明度（图15-3）。

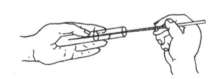
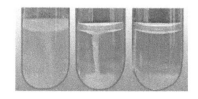

图 15-3 细菌在半固体上的生长现象

（三）固体培养基接种

1. 平板分区划线接种法

（1）取普通琼脂平板一块，于培养皿底部玻璃上标注接种的标本、接种者姓名、日期。

（2）右手握持接种环（执笔式）并将其通过火焰灭菌，冷却后，取一环混合菌液。

（3）左手持琼脂平板，在火焰旁打开，平皿盖半开约45°角，然后将沾有菌液的接种环，先在培养基一角涂成一均匀薄膜再连续画线（约占整个培养基表面的十分之一的区域）此为第①区。划线时，使接种环环面与平板表面约成30°～45°角，以指腕关节协同用力在平板表面行轻快的滑移动作,注意勿使培养基表面划破。

(4) 转动平板 60°～90°,烧灼接种环,杀死环上剩余细菌,冷却后,将接种环通过第一区 2～3 次后作连续划线完成第二区,(约占整个平板面积的五分之一的② 区),划毕,转动平板 60°～90°,直接作同样划线,分别为③ 区(通过② 区 5～6 次)及④ 区(通过③ 区 5～6 次)(图 15－4)。

(5) 划线完毕,盖上皿盖,接种环过火焰灭菌放回,培养皿倒置(保持水分和避免培养过程中凝结水自皿盖滴下,影响菌落特征形成),放 37℃培养 18～24h,取出观察结果(图 15－4)。

(6) 观察结果,观察琼脂平板培养基表面菌苔和单个菌落生长情况,即观察琼脂平板培养基表面单个菌落的大小、形状、颜色、透明度、表面光滑或粗糙、边缘是否整齐、表面凸起或凹陷、是否溶血等性状。挑取单个菌落可获得纯培养。

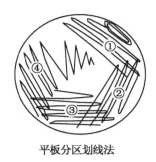 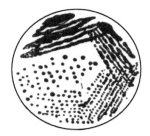

平板分区划线法　　　　　　　培养后的菌苔和菌落

图 15－4　平板分区划线法与结果

2. 连续划线接种法

(1) 以无菌接种环沾取混合菌液,涂布于平板的一端。

(2) 烧灼、冷却接种环,自混合菌液涂布处开始,自上而下在培养基表面作连续"之"字形划线,直至画满整个平板表面,接种环过火焰灭菌放回,培养皿倒置 37℃培养 18～24h,取出观察结果。

3. 涂布分离接种

(1) 标本的稀释:将 9 支无菌试管编号为 10^{-1}、10^{-2}、10^{-3}、10^{-4}、10^{-5}、10^{-6}、10^{-7}、10^{-8} 和 10^{-9},用无菌吸管、无菌方法装 9ml 无菌生理盐水入各无菌试管;用无菌微量移液器 (1000μL),吸取 1ml 标本移入 10^{-1} 管中,上下吹吸三次,形成标本 10^{-1} 稀释液;再用无菌微量移液器(1000μL),从 10^{-1} 稀释液试管吸取 1ml 稀释标本移入 10^{-2} 试管中,上下吹吸三次,形成标本 10^{-2} 稀释液;以此类推,同样的方法连续稀释形成 10^{-3}、10^{-4}、10^{-5}、10^{-6}、10^{-7}、10^{-8} 和 10^{-9} 样本十倍梯度系列稀释管。

(2) 分离培养:用无菌微量移液器(50～250μL),分别取 10^{-7}、10^{-8} 和 10^{-9} 标本稀释液 0.1ml,多点位点种标本于平板表面,每个梯度做三个平板(所取梯度根据标本含菌量、检测微生物种类不同而不同)。用无菌 L 型玻棒均匀涂抹平板表面,底部做好标记,倒置 37℃培养 18～24h,取出观察结果。

4. 斜面培养基接种

(1)左手手心向上,拇指、食指、中指及无名指协同握持大肠杆菌菌种管与待接种的培养基管,培养基斜面向上,但勿成水平,以免管底凝结水浸湿培养基表面或沾湿试管口盖。

（2）右手执笔式持接种环，烧灼灭菌冷却。

（3）试管口过火焰灭杂菌后，以右手手掌、小指及无名指拔取并夹持两塞子，将两管管口再次通过火焰。

（4）将已灭菌冷却的接种环伸入菌种管，先接触培养基表面无菌生长处确定其冷却，再从斜面挑取菌苔少许，移种于待接种培养基管内，自斜面底部至顶划一直线·再自底部开始作蜿蜒划线（注意勿划破培养基表面，图 15－5）。然后取出接种环，两管口同时通过火焰并盖上塞子，接种环经火焰烧灼灭菌后放回。

（5）做好标记，置 37℃ 24h 培养，观察生长情况。

若从分离培养的平皿中取菌进行纯培养，则左手仅握持待接种培养基管 1 支，用灭菌接种环自平皿中挑取欲接种细菌的单个菌落，同上法接种于斜面培养基管。

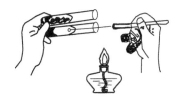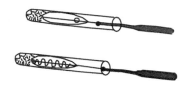

图 15－5 琼脂斜面接种法

5. 倾注培养法

(1)无菌营养琼脂培养基，熔化并冷却到 50℃ 备用。

（2）无菌方法将标本按 10^{-1}、10^{-2}、10^{-3}、10^{-4} 和 10^{-5} 进行十倍梯度系列稀释（见涂布分离接种法）。

（3）用无菌微量移液器(1000μL)取不同稀释度液体 1ml 注于 9cm 直径的无菌平皿中央，迅速将熔化并冷却到 50℃ 的无菌营养琼脂培养基注入平皿中稀释样本上，每个平皿13～15ml，水平轻转两周，使培养基和稀释样本充分融合，待冷却凝固后翻转。

（4）底部做好标记，倒置 37℃ 培养 18～24h。

（5）观察结果，因样本与培养基充分融合，经培养后，在平板中培养基的表面、中间、底部、四周等处均可看到由单个细菌繁殖形成的肉眼可见的细菌的集团，即菌落（图 15－6）。此方法可用于标本中细菌的分离，转种可获纯培养；也可通过计数菌落形成单位(coloy forming unit，CFU)，帮助求出每毫升或每克标本中所含活菌数。

6. 自然沉降法

(1)取无菌琼脂平板，启开皿盖，充分暴露在待测场所15～30min 后，盖好皿盖。

图 15－6 倾注培养法结果

（2）底部做好标记，倒置 37℃ 培养 18～24h，计算菌落形成单位(CFU)

（3）按公式计算：

$$待测空气中细菌总数（个/m^3）=\frac{50000N}{A\times T}$$

式中：N 是平板上菌落数，A 是平板的面积（平方厘米数），T 是实验中平板暴露的时间。

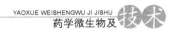

（4）报告实验结果。

任务注意事项

1. 必须严格按无菌操作法操作，接种针和接种环用前用后都要彻底烧灼灭菌。

2. 平板分区划线时，接种环与平板表面的角度保持在30°～45°之间，力量柔和，以指关节为主指腕关节协同作用进行，接种针无钩有弹性，以免划破平板，平板四区分明，空间利用充分，线距小于1mm，第一区划线后必须烧灼灭菌接种环再划第二区。

3. 倾注培养时，所用培养基温度不宜超过55℃，以免样本中细菌被烫死。

4. 不同稀释度用不同的无菌移液器。

5. 实验后，所有接触过细菌的工具和器皿都要及时消毒灭菌后再洗涤、干燥和存放备用。

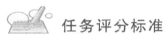
任务评分标准

表 15-1　细菌平板分区划线接种法

项目编号＿＿＿＿＿＿　　得分＿＿＿＿＿＿　　评分老师签名＿＿＿＿＿＿
学生姓名＿＿＿＿＿＿　　班级＿＿＿＿＿＿　　学号＿＿＿＿＿＿　　实验日期＿＿＿＿＿＿

项　目	分值	评　分　标　准	主要存在问题	得分
持平板方法	5	置于桌面的平板底朝上3分，平板盖、底同置于手掌2分；		
持接种环方法	5	以执笔法持接种环3分；接种环平面平行于平板表面2分		
取菌方法	5	接种环的烧灼、冷却3分，取菌方法2分；		
划线方法	5	以指腕关节活动划线3分，线条流畅连续2分		
旋转方法	5	每次旋转的弧度3分，单手旋转2分；		
划线角度	5	接种环与平板表面的角度在30°～45°为正确，得5分，		
划线线距	5	线距<1mm得5分，1～3mm者得2分，>3mm不得分；		
无菌操作	15	取菌5分，划线3分，平板开口方向2分，在无菌区内操作5分；		
是否划破平板	5	不划破平板得5分，划破1处扣2分，最高扣分5分；		
结束工作	5	标记位置3分，操作台整理2分；		
结果	40	分区明显5分，区细菌分布有梯度10分；菌落分布：1～2区为菌苔，3～4区为菌落和菌苔，5区为菌落；1～2区结果错误扣5分；3～4区结果错误扣10分；5区结果错误扣10分；		
考核时间		在10min内完成，每超时1min扣1分；		
总分				

ZHI SHI TUO ZHAN

知识拓展

常用的厌氧菌培养法

厌氧菌由于缺乏细胞色素、细胞色素氧化酶、过氧化氢酶和过氧化物酶,在有氧环境中既不能充分氧化各种代谢物以产生较多的能量,又不能去除有害的过氧化氢,因而不能生长。故在厌氧菌培养时,须将培养环境及培养基中的氧气去除,或将氧化物型物质还原,以降低氧化还原电势,以利于厌氧菌的生长。常用的厌氧菌培养法主要有生物学、化学和物理学方法三类。

1. 生物学方法　主要有疱肉培养基法。所谓疱肉是指萃取肉汤后的牛肉渣,在厌氧液体培养基中加入肉渣,因肉渣含有不饱和脂肪酸和麸氨基硫,能吸收培养基中的氧,使其氧化还原电势下降。培养基表面加有一层凡士林,以隔绝空气中游离氧进入培养基。接种标本前,将培养基置火焰上徐徐加热使凡士林溶化,然后将检材接种入培养基中,接种后将其直立使凡士林凝固后密封,以形成良好厌氧环境,培养物置37℃培养。

2. 化学法　常用焦性没食子酸法,取方形无菌玻璃一块,中央放置焦性没食子酸1.0g,上面覆盖纱布或脱脂棉一小片(约3cm×3cm),于其上滴加10%氢氧化钠1ml,迅速将已接种厌氧菌的血琼脂平板扣于玻璃板上,周围用溶化石蜡或胶泥密封,置37℃培养,焦性没食子酸的碱性溶液能迅速吸收游离氧,生成焦性没食子橙,从而造成适宜于厌氧菌生长的无氧环境。

3. 物理法　常用厌氧缸法,也用真空干燥器代替。将接种检材的平板或试管培养基放入特制的厌氧缸或真空干燥器中,同时放入装有钯粒(20g)的容器。将厌氧缸或真空干燥器盖好后开动抽气机,抽出缸内空气,待抽至高度真空后,充入氮气,反复抽气与充氮气2次后再次抽气,然后充入80%氮气、10%氢气和10%二氧化碳,置37℃培养。钯粒是一种催化剂,能将缸内残存的氧和氢催化生成水,以除尽全部氧气。

$$O_2 + 2H_2 \xrightarrow{\text{钯}} 2H_2O$$

厌氧培养箱专供厌氧菌培养用,内有可密闭的培养小箱,并附有抽气装置及一系列抽气换气的管道和开关,用法与厌氧缸法相同。为了检测厌氧缸或厌氧培养箱中有无游离氧,可在容器中放入装有美蓝溶液的试管,无氧时美蓝无色,有氧时呈蓝色。

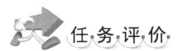 任务评价

一、选择题

1. 制作无菌平板时,倾入培养基的温度宜控制在　　　　　　　　　　　　　　　　(　　)

A. 30℃　　　　　B. 50℃　　　　　C. 70℃　　　　　D. 90℃　　　　　E. 100℃

2. 下列哪种培养基常用穿刺接种技术接种　　　　　　　　　　　　　　　　　　(　　)

A. 液体培养基   B. 固体培养基   C. 半固体培养基

D. 选择性培养基   E. 流体培养基

3. 制备固体培养基常用的凝固剂为   （   ）

A. 琼脂   B. 明胶   C. 蛋白胨

D. 果胶   E. 葡聚糖

二、填空题

1. 细菌在平板培养基生长后在_____区最多,长成_____;在_____区最少,长成单个_____。

2. 细菌在液体培养基中有三种生长现象,即_____生长,_____生长,_____生长。

3. 有鞭毛的细菌在半固体培养基中呈_____生长,无鞭毛的细菌在半固体培养基中呈_____生长。

三、简答题

1. 简述常用培养基种类及其用途。

2. 何谓菌落? 如何描述?

（蒋锦琴）

REFERENCES   参考文献

[1] 曹雄伟.最新药品微生物检验方法与操作标准规范及无菌隔离技术实用手册.北京：中国中医药出版社,2009

[2] 中华人民共和国卫生部医政司.全国临床检验操作规程.第3版.南京：东南大学出版社,2010

[3] 沈关心.微生物学与免疫学.第6版.北京：人民卫生出版社,2008

[4] 储以微.免疫学与病原生物学.第2版.上海：复旦大学出版社,2008

[5] 洪秀华.临床微生物学和微生物检验实验指导.第2版.人民卫生出版社,2006

[6] 李榆梅.药学微生物实用技术.北京：中国医药科技出版社,2008

[7] 张秀明,兰海丽,卢兰芬.临床微生物检验质量管理与标准操作程序.北京：人民军医出版社,2010

[8] 杜敏.药学微生物实用技术.北京：中国医药科技出版社,2009

[9] 徐涛.实验室生物安全.北京：高等教育出版社,2010

项目四

微生物分布与
检测技术

【教学目标】

知识目标

● 掌握微生物在自然界及人体的分布状况,正常菌群的含义和生理意义,医院内感染的概念、来源及防控原则。

● 认识微生物分布在医药学中的实际应用,微生物在自然环境中存在的基本状况与活动规律,正确认识医院内感染微生物的种类。

● 了解人体微生态系统;微生物在生态系统中的作用;微生物对人类生存环境的影响。

能力目标

● 掌握空气和水中微生物的测定方法,细菌在人体表面分布状况的调查。

● 学会对空气、水与人体表面微生物分布的测定技术;学会运用测微尺测量微生物的大小和血球计数板测定细胞或孢子的数量。指导微生态制剂的使用,对医院内感染的正确判定与预防。

● 知道微生物分布检测的原理及检测过程的注意事项。

素养目标

● 以4人组为团队单位列表比较医院内感染主要微生物种群与微生物在不同科室的分布状况;培养学生的团队精神、合作精神、创新精神;培养完成体验不同角色的任务。

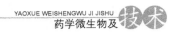
任务十六　微生物分布及其实际应用

任务描述

进行微生物在自然界与人体分布的学习；解释正常菌群、菌群失调、机会感染菌（条件致病菌）、微生态学、微生态平衡、微生态失调的概念；理解人体微生态系统，正确使用微生态制剂；归纳微生物分布在医药学中的实际应用。

BEI JING ZHI SHI

背景知识

美国科罗拉多大学博尔德分校一个研究小组成功绘制出人体细菌群落分布图，为临床医学研究提供了重要帮助。这一研究成果发表于《科学》(Science)杂志上。细菌菌群分布研究人员通过对 9 名健康志愿者身上 27 个部位的细菌群落进行了长达 3 个月的深入观察分析，同时运用最新电脑技术及基因序列，研究人员绘制出了人体不同部位细菌分布的概况和轮廓。结果显示，不仅人与人之间菌群分布有别，同一个体不同部位菌群分布也不相同。此外，人体同一部位在不同时间菌群分布也有变化。尽管如此，菌群分布还是呈现一定模式。头部几个部位，如额头、鼻孔、耳朵及头发等部位主要由一种特殊类型的细菌占主导，躯体和四肢则由另一种不同菌群"霸占"。口腔菌群分布变化最小。研究报告说，约有 100 万亿个细菌分布在人体内外。其中部分菌类在人体生理机能中作用突出，能够有效协助人体保持健康状态。例如有些菌类可以帮助人体构筑免疫系统；有些对促进食物消化不可或缺；还有的可以防止病原体引发潜在病变。因此，了解人体菌群的分布变化差异对未来临床医学研究意义重大。研究报告还说，找出健康人体菌群分布的正常状态，可为进一步研究人体在疾病状态下菌群分布奠定基础。

任务内容

一、微生物分布

（一）微生物在自然界的分布

细菌在土壤、水及空气中广泛分布，种类繁多，相互影响，构成了一定的微生物区系，其中的病原微生物备受重视，具有相应的检测指标。

1. 土壤中的细菌　土壤具备细菌生长繁殖的条件，存在于土壤中的细菌种类和数量都很多，距地面 $10\sim20$ cm 的土壤中有机物丰富，细菌数量最多，大多数为非病原菌，也有一些来自人和动物的排泄物和死于传染病人和动物尸体的病原菌。土壤当中的部分病原菌如破伤风梭菌、产气荚膜梭菌、炭疽芽孢杆菌等能形成芽孢，他们在土壤中可存活几年甚至几十年,大多通过伤口引起感染。因此,被泥土污染的伤口应及时采取必要的措施,以防止这些芽孢菌的感染。

2. 水中的细菌 水是细菌存在的天然环境,水中细菌的种类和数量根据水源的不同而异,不流动的或离居民区较近的水,细菌的数量通常较多。水中的细菌主要来自土壤、人和动物的排泄物。水中常见的病原菌有伤寒沙门菌、痢疾志贺菌、霍乱弧菌等,可引起多种消化道传染病的流行。因此,加强粪便的管理,保护水源,是预防和控制消化道传染病的重要措施。

3. 空气中的细菌 空气中缺少细菌生长繁殖所需的营养物质和水分,且受日光照射,细菌容易死亡。但由于人群和动物通过呼吸道不断向空气中排出细菌,土壤中的细菌也可随尘土飞扬到空气中,因此,空气中存在着不同种类的细菌。人口密度愈大的地方,如公共场所或医院,空气中细菌的种类和数量愈多。空气中常见的病原菌有金黄色葡萄球菌、乙型溶血性链球菌、结核分枝杆菌、白喉棒状杆菌、白日咳鲍特菌、脑膜炎奈瑟菌等,可引起伤口或呼吸道的感染。此外,空气中的非病原菌常造成医药制剂、生物制品及培养基的污染。因此,医院的病房、手术室、制剂室、微生物实验室等都要进行空气消毒,防止呼吸道传染病的发生和手术后的感染,控制医院内感染。

(二)微生物在人体的分布

人体的皮肤、黏膜以及一切与外界环境相通的腔道,如口腔、鼻咽腔、气管、消化道和泌尿生殖道等,都有细菌和其他微生物的存在。但机体的内部组织器官,尤其是实质性器官和血液,正常情况下是无菌的。在这些微生物中,有的是长期生活在动物体表或体内的共生的或寄生的微生物,称为自身菌系(autochthonous flora)或常住菌系(resident flora);也有的是从土壤、水、空气和动物所接触的环境中污染的,称为外来菌系(allochthonous flora)或过路菌系(transient flora)。原籍菌是微生物与其宿主在共同的长期进化过程中形成的,各自在动物体内特定的部位定居繁殖,定殖区域内的菌类及其数量基本上保持稳定,正常情况下对宿主健康有益或无害,具有免疫、营养及生物拮抗的作用。

1. 人体正常菌群及其意义

(1)概念:自然界中广泛存在着大量的各种微生物,由于人与自然环境密切接触,因此在正常人的体表和与外界相通的腔道中,存在着不同种类和数量的微生物,这些微生物通常对人体无害,为人体的正常微生物群(normal microbiotia),通称正常菌群(normal flora)。正常菌群不仅与人体保持平衡关系,而且一定组织器官中寄居的微生物与微生物之间也互相依存、互相制约,其种类和数量也处于不断变化的动态平衡之中。分布于人体各部位的正常菌群见表 16-1。

表 16-1 人体常见的正常菌群

部 位	主 要 菌 类
皮 肤	葡萄球菌、类白喉棒状杆菌、铜绿假单胞菌、丙酸杆菌、白假丝酵母菌、非致病性分枝杆菌
口 腔	葡萄球菌、甲型和丙型链球菌、肺炎链球菌、奈瑟菌、乳杆菌、类白喉棒状杆菌、放线菌、螺旋体、白假丝酵母菌

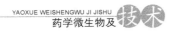

部　位	主　要　菌　类
鼻咽腔	葡萄球菌、甲型和丙型链球菌、肺炎链球菌、奈瑟菌、类杆菌
外耳道	葡萄球菌、类白喉棒状杆菌、铜绿假单胞菌、非致病性分枝杆菌
眼结膜	葡萄球菌、干燥棒状杆菌、奈瑟菌
胃	一般无菌
肠道	大肠埃希菌、产气肠杆菌、变形杆菌、铜绿假单胞菌、葡萄球菌、肠球菌、类杆菌、产气荚膜梭菌、破伤风梭菌、双歧杆菌、乳杆菌、白假丝酵母菌
尿道	葡萄球菌、类白喉棒状杆菌、非致病性分枝杆菌
阴道	乳杆菌、大肠埃希菌、类白喉棒状杆菌、白假丝酵母菌

（2）正常菌群的生理意义

1）生物拮抗作用：病原菌侵入宿主机体，首先要突破皮肤和黏膜的屏障结构，而寄居在这些部位的正常菌群通过竞争营养或产生细菌素等方式拮抗病原菌的入侵。如口腔中的唾液链球菌产生的过氧化氢，能抑制脑膜炎奈瑟菌和白喉棒状杆菌的入侵和生长，大肠埃希菌产生的大肠菌素能抑制痢疾志贺菌的生长。

2）营养作用：正常菌群参与宿主的物质代谢、营养转化和合成一些人体所需的营养物质，如氨基酸、维生素等。如大肠埃希菌在人体肠道内能合成维生素 B、维生素 K 等，除供细菌自身利用外，还可供人体吸收利用，起到营养的作用。

3）免疫作用：正常菌群可促进机体免疫器官的发育和成熟，另外，正常菌群具有免疫原性，可刺激免疫系统发生免疫应答，产生的效应物质对具有交叉抗原的致病菌有抑制和杀灭作用。

此外，正常菌群还有一定的抗癌作用；肠道正常菌群中的双歧杆菌还有抗衰老作用等。

在正常情况下，正常菌群具有相对稳定性，但在特定条件下，正常菌群与机体之间的这种生态平衡可被破坏而引起疾病，即机会感染。这些能引起机会感染的细菌又称为条件致病菌。其特定的条件有以下几种：

1）寄居部位的改变：当某一部位的正常菌群由于一些特殊的原因进入其他非正常寄居部位时，可引起疾病。如肠道中的大肠埃希菌因外伤、手术、感染等原因，进入血流、腹腔、泌尿道时，可引起相应部位的炎症病变。

2）机体免疫功能低下：应用大剂量皮质激素、抗肿瘤药物或放射治疗等，可引起机体免疫功能降低；大面积烧伤、过度疲劳、长期消耗性疾病后亦可导致机体免疫功能降低。在这些情况下，正常菌群中的某些细菌可引起感染而出现各种疾病，常为内源性感染。

3）菌群失调：由于机体某些因素的影响，正常菌群中各种细菌的种类和数量发生较大的变化，称为菌群失调。在临床上，菌群失调是由于不适当使用抗菌药物引起，长期应用广谱抗生素的病人，正常菌群中的敏感菌被杀死，而原来数量少但对抗生素耐药的菌株大量繁殖而引起菌群失调。严重的菌群失调使机体表现出一系列临床症状，称菌群失调症。菌群失调症往往是在抗菌药物治疗原有感染性疾病过程中产生的另一种新感染，临床上又称二重感染。

2. 微生态平衡与失调

（1）微生态学概念：微生态学（microecology）是研究人体内正常微生物的结构、功能以及与其宿主相互关系的学科，是生命学的重要组成部分。最早由 1977 年德国 Volker Rush 提出了微生态学，并在德国的赫尔本建立起第一个微生态学研究所，经过 30 年的发展，微生态学研究取得了长足的发展。其中微生态制剂在临床的广泛应用是微生态学发展的重要成果之一。1985 年，Volker Rush 提出了一个新的定义，"微生态学是细胞水平和分子水平的生态学"，明确了微生态学的微观层次。1988 年，我国著名的生态学专家康白先生将其定义为"研究正常微生物群与其宿主相互关系的生命科学分支"。正常微生物群是提定居在特定个体的非但无害而且有益的长期历史进化过程中形成的微生物群落或微生物态系。

（2）人体微生态系统：人体的微生物种类繁多，数量巨大，它们共同组成了人体微生态系统（human microbial system）。由于受到复杂繁多的人体内外因素的影响，因而人体微生态系统是一个非常复杂的系统。按照正常微生物群在微生态系统中所与的空间不同把人的微生态系统分为以下几类：人类口腔微生态系统、人类胃肠道微生态系统、人类泌尿道微生态系统、人类生殖道微生态系统、人类皮肤微生态系统和人类呼吸道微生态系统。各系统正常菌群总数量达到百万亿计，总重量相当于肝脏的重量，其中肠道内的正常菌群最多，占人体正常菌群总量的 78% 左右。经过漫长的生物进化过程，正常菌群与人体处于共生状态，并与人体建立起密切的关系，对促进人体生理机能的完善，尤其是免疫功能的成熟起着非常重要的作用。它们与机体已形成相互依存、互为利益、相互协调又相互制约的统一。这种统一体现了人类微生态的动态平衡，平衡则健康，失衡则致病。

（3）人体微生态失调（菌群失调症与机会感染）：指正常的微生物群之间和正常微生物群与宿主之间的微生态平衡，在外环境影响下，由生理性组合转变为病理性组合状态。简单说，人体微生态失调就是体内正常菌群的失调，或是菌与机体的失调，或是菌和机体的统一体与外环境失调，使人体从正常状况转为病理状况或器官功能的病变。

二、微生物分布的实际应用

微生物广泛分布于自然界中。微生物聚集最多的地方就是土壤，那里为微生物生长提供了所需要的各种基本要素，而且还具有保温性能好、缓冲性强等优点，因此，土壤是微生物的大本营，是人类最丰富的菌种资源库。土壤中尤以细菌最多，约占土壤微生物总量的 70%～90%。土壤中不同类型的细菌有不同的作用。有的能够固定空气中的氮元素，合成细胞中的蛋白质；有的能够分解农作物的秸秆，它们大多是异养菌。除了细菌以外，土壤中数量较多的其他微生物是放线菌（抗生素的主要产生菌）和真菌。土壤微生物是构成土壤肥力的重要因素。水环境包括江、河、湖泊等淡水环境以及海洋等咸水环境。水中溶解或悬浮着多种无机或有机物质，可供给微生物生长繁殖所需要的营养。因此，水环境是微生物栖息的第 2 天然场所。城市的生活污水以及工业废水，有机物含量高，种类复杂，其中的微生物多数为腐生型细菌和原生动物，能够在天然水体的自净和污水处理中发挥作用。海水中的微生物多为嗜盐菌，可用于环境污染物的监测。空气虽然不是微生物生长繁殖的良好场所，但土壤、水体、各种腐烂的有机物，以及人和动物、植物体上的微生物，都可随着气流的运动被携带到空气中去。空气中的微生物分布很不均匀,人口稠密地区上空的微生物数量较多。空气中的微生物主要有各种球菌、芽孢杆菌、产色素细菌以及对干燥和射线有抵抗力的真菌孢子。在人口稠密、污染严重的城市,尤其是在医院或患者的居室附近,空气中还可能有较多的病原菌。空气中的微生物与动植物病害的传播、发酵工业的污染以及工农业产品的霉腐变质有很大关系。

ZHI SHI TUO ZHAN

知识拓展

土壤、水、空气的细菌学检测

被病原微生物污染的土壤、水和空气,常可成为传染的来源或媒介,引起传染病流行。因此,进行土壤、水和空气的细菌学检查,测定细菌对土壤、水和空气污染的性质和程度,对于传染病预防与控制以及环境的卫生学监督与保护,均具有重要的意义。污染于土壤、水和空气中的病原菌和其他病原微生物种类多但数量小,逐一检查难以进行或不易检出,某些病原微生物检查需要复杂的设备和条件,故常以测定细菌总数和大肠菌群数等作为细菌学指标。

细菌总数是指于固体培养基上,在一定条件下培养后单位重量(g)、容积(ml)、表面积(cm^2)或体积(m^3)的被检样品所生成的细菌菌落总数。它只反映一群在普通营养琼脂中生长的、嗜温的、需氧和兼性厌氧的细菌菌落总数,常作为被检样品受污染程度的标志,用作土壤、水、空气和食品等卫生学评价的依据。大肠菌群是指一群在37℃培养24h能分解乳糖产酸产气、需氧和兼性厌氧的革兰氏阴性无芽孢杆菌。这一群细菌包括埃希氏菌属、枸橼酸菌属、肠杆菌属、克雷伯氏菌属中的一部分和沙门氏菌属肠道亚种的细菌,它们主要来自人和温血动物的粪便,故以此作为土壤、水和食品等受粪便污染的标志,以其含量多少来判定卫生质量。大肠菌群数是指100g(或100ml)检样内所含大肠菌群的最可能数(most probable number,MPN)。有时为了更确切地反映粪便污染,用粪大肠菌群作指标。是指在(44±0.5)℃培养24h能分解乳糖产酸产气、在蛋白胨水中生长,产生靛基质的、需氧和兼性厌氧的革兰氏阴性无芽孢杆菌,主要是指大肠杆菌。

我国曾以大肠杆菌指数或大肠杆菌价作为粪便污染的卫生指标。大肠杆菌指数是指每1000ml水中检出的大肠杆菌数,而大肠杆菌价是指能检出大肠杆菌的最小水量(ml)。

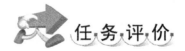 任务评价

一、选择题

1. 导致菌群失调最常见、最直接的原因是 （ ）

A. 射线照射   B. 激素的使用   C. 滥用抗生素

D. 使用免疫抵制剂   E. 使用细胞毒性药物

2. 关于正常菌群的叙述,下列哪项是错误的 （ ）

A. 口腔正常菌群的优势菌是厌氧菌

B. 正常妇女阴道分泌物可分离出多种厌氧菌

C. 健康人上呼吸道定植有需氧菌、微需氧菌

D. 表皮葡萄球菌是皮肤正常菌群的常住菌

E. 肠道正常菌群的优势菌是大肠埃希菌

3. 不属于肠道杆菌正常菌群的是 （　　　）

A. 肠球菌　　　B. 类杆菌　　　C. 双歧杆菌　　　D. 霍乱弧菌　　　E. 破伤风梭菌

二、填空题

1. 定居于人_____和_____中的微生物群叫做正常菌群。

2. 条件致病菌的致病原因有_____、_____和_____。

三、名词解释与简答题

1. 解释人体微生态失调、菌群失调、机会感染的概念。

2. 试述正常菌群有哪些生理意义？

（徐水凌）

任务十七　医院内感染及其监控

任务描述

解释医院感染、机会感染、交叉感染的概念；正确认识医院内感染的微生物种类与来源，学会对医院内感染的判定与预防，归纳医院感染的判定标准。

BEI JING ZHI SHI

背景知识

随着现代医疗技术的进步和社会人群构成的老龄化，免疫功能低下者日益增多，感染宿主由健康人群逐步转向免疫功能低下人群，条件致病微生物逐步替代了毒力强的病原微生物而成为主要病原体，感染的主流已倾向于医院感染。医院感染严重威胁住院患者的身心健康和预后，直接关系到医疗质量与患者安危及医疗费用，目前已成为国际医学界极为关注的重要问题，控制医院感染是现代化医院质量管理的重要目标之一。

任务内容

一、医院内感染概念

医院感染（nosocomial infection），又称医院内获得性感染（hospital acquired infection）

是指患者在入院时既不存在,亦不处于潜伏期,而在医院内发生的感染,包括在住院期间发生的感染和在医院内获得出院后发生的感染;但不包括入院前已开始或入院时已存在的感染。医院工作人员在医院内获得的感染也属医院感染。随着人类寿命的延长,其免疫水平相应地呈下降趋势,加之现代医疗手段的应用,使患者免疫功能受损的机会增加,因此,医院感染问题日益突出。

二、判定医院内感染的标准

医院感染的判定标准:① 对于有明确潜伏期的疾病,自入院第一天算起,超过平均潜伏期后所发生的感染;对于无明确潜伏期的疾病,发生在入院 48h 后的感染;② 患者发生与上次住院直接相关的感染;③ 在原有感染的基础上,出现新的与原有感染无关的不同部位的感染,或者在原感染部位已知病原体的基础上,又培养出新的病原体(包括菌株的新种、属、型);④ 新生儿经产道时发生的感染,或发生于分娩 48h 后的感染。

三、医院内感染的微生物种类与来源

(一)医院内感染微生物种类与特点

1. 种类 随着治疗方法、药物种类、诊断技术的发展变化,医院病原体种类也随之改变。目前,医院感染主要由 6 种细菌引起(表 17-1),分别是大肠埃希菌、铜绿假单胞菌、金黄色葡萄球菌、肠球菌、克雷伯菌属和凝固酶阴性葡萄球菌,其中,革兰阴性杆菌感染发生率超过 50%。真菌感染逐年增长,至 20 世纪 90 年代中期已占病原体的 15%,主要是白假丝酵母菌。医院感染大多由单一病原体引起。

表 17-1 医院感染的常见病原体

感染部位	常见病原体
肺部感染	铜绿假单胞菌、肺炎克雷伯菌、金黄色葡萄球菌、大肠埃希菌、阴沟肠杆菌、产气肠杆菌、沙雷菌属、呼吸道病毒
泌尿道感染	大肠埃希菌、表皮葡萄球菌、变形杆菌属、肠球菌属、肺炎克雷伯菌、白假丝酵母菌
感染性腹泻	
非侵袭性腹泻	霍乱弧菌、产毒素性大肠埃希菌、金黄色葡萄球菌
侵袭性腹泻	志贺菌属、沙门菌属、空肠弯曲菌
抗菌药物相关性腹泻	艰难梭菌、白假丝酵母菌
手术部位感染	葡萄球菌、大肠埃希菌、甲型链球菌、肠杆菌、铜绿假单胞菌、不动杆菌
菌(败)血症	葡萄球菌、肠球菌、大肠埃希菌、肠杆菌、肺炎克雷伯菌、铜绿假单胞菌、不动杆菌
与输血相关的传染病	人类免疫缺陷病毒、丙型肝炎病毒、乙型肝炎病毒、梅毒螺旋体

2. 特点　医院感染的常见病原体具有以下微生态特点：

（1）大多为条件致病菌：引起医院感染的病原微生物多种多样,但更多的是患者体内的毒力较低的、甚至无致病力的条件致病性微生物,如凝固酶阴性葡萄球菌、大肠埃希菌、白假丝酵母菌等,以及来自医院环境中的非致病微生物。

（2）耐药性：由于在医院环境内长期接触大量抗生素,医院内耐药菌株的检出率远比社区高,尤其是多重耐药菌株的出现,使许多抗生素失效。对于同一种细菌,在医院内和医院外分离的菌株有不同的耐药性,前者耐药性较强和涉及抗菌药物的种类较广。

（3）具有特殊的适应性：一些细菌在获得耐药性质粒的同时,也可能获得侵袭力及毒素基因,从而增强其毒力,更容易攻击免疫力低下的宿主。如表皮葡萄球菌具有黏附于塑料表面的能力,如果塑料静脉插管受到该菌污染,可使心脏手术和插静脉导管的患者引发败血症和感染性心内膜炎;铜绿假单胞菌常可侵袭用呼吸机治疗的患者,该菌在新鲜蒸馏水中经48h培养,仍可繁殖,经蒸馏水传代后,对一些常用的消毒剂产生抵抗力。

（二）医院内感染的微生物来源

根据感染来源的不同,可将医院感染分为外源性感染和内源性感染两大类。

1. 外源性感染　又称交叉感染（cross infection）,病原体来自患者体外,即来自其他住院患者、医务人员、陪护家属和医院环境等。感染性疾病患者与病原体携带者体内的病原微生物以自然或人为的方式排出,一旦侵袭适当的宿主（主要是患者）即可引起感染。

2. 内源性感染　又称自身感染（self infection）,病原体来自患者自身贮菌库（皮肤、鼻咽口腔、泌尿生殖道、肠道）的正常菌群或外来的已定植菌。在医院中当人体免疫功能下降、体内微生态环境失衡或发生细菌易位时即可发生感染。医院感染可发生于与医院相关的人群,如门诊和住院患者、医务人员、陪护家属、探视者等均可发生医院感染。

四、医院内感染的预防（监控）

医院各级应高度重视医院感染的发生率,建立医院感染监控的工作制度。微生物学实验室应积极协助医院感染管理科对抽检的标本进行微生物学检测。主要监测内容包括：

（1）每季度或每半年公布一次全院各病区的细菌分布及药敏结果。

（2）每月进行一次临床各科室的环境空气培养。

（3）每月对抽检的各病房使用的消毒液及无菌器械保存液进行细菌培养。

（4）每月一次对透析液及透析用水进行细菌监测。

（5）每季度一次对物体表面细菌监测,对婴儿室、儿科病房的物本表面及餐具作细菌培养。

（6）每季度抽查婴儿室、儿科病房、手术室医护人员手进行细菌培养。

（7）所有高压蒸气和环氧乙烷气体的灭菌器至少每周一次用活芽孢杆菌作灭菌效果评价,干热灭菌每月监测一次。

（8）对无菌物品定期采样检测。

（9）病房有医院感染暴发流行时进行外环境监测。

知识拓展

微生物学实验室在控制医院感染中的作用和地位

临床微生物学实验室除完成对临床患者标本的微生物学检验外,还应主动积极地参与医院感染的控制与监测。微生物学实验室主任应作为医院感染管理委员会(或领导小组)的重要成员。微生物学实验室在控制医院感染方面的主要工作如下:

(1)积极参加医院感染管理委员会活动;

(2)正确鉴定医院感染中涉及的微生物;

(3)对医院感染的重点微生物进行耐药性包括耐药基因和酶的监测(如 MRSA、VRSA、ESBL、VRE、PRP 等);

(4)定期统计和报告本院微生物的种类和体外药敏试验数据;

(5)对医院各种环境及医用物品,包括一次性医疗器械进行细菌学监测;

(6)参加医院感染性疾病的大会诊和病例讨论;

(7)参加抗菌药物管理委员会及相关会议,并参与制定抗菌药物应用管理规范;

(8)对医院职工进行微生物学知识的继续教育。

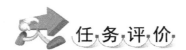

任务评价

一、选择题

1. 关于医院感染的微生物叙述下列哪项不正确 （　　）

A. 细菌为主 　　　　　B. 病毒和真菌为辅 　　　　　C. 可以是致病菌

D. 可以是机会致病菌 　　E. 致病菌为主

2. 内源性医院感染又称为 （　　）

A. 自身感染 　　　　　B. 交叉感染 　　　　　C. 二重感染

D. 环境感染 　　　　　E. 潜伏感染

3. 引起医院感染的原核细胞型微生物主要是 （　　）

A. 螺旋体 　　B. 细菌 　　C. 立克次体 　　D. 衣原体 　　E. 支原体

4. 防止医院感染的蔓延主要针对下列什么环节采取措施 （　　）

A. 病原体 　　　　　B. 宿主年龄 　　　　　C. 传播途径

D. 医院环境 　　　　　E. 宿主基础疾病

二、填空题

1. 手术室空气消毒常采用＿＿＿＿＿＿＿＿法。

2. 葡萄球菌对其敏感,常用于浅表创伤消毒的消毒剂是＿＿＿＿＿。

3. 引起医院感染的常见病原体有＿＿＿＿、＿＿＿＿、＿＿＿＿、＿＿＿＿等。

三、名词解释与简答题

1. 解释医院感染、内源性感染和外源性感染的概念。
2. 试述医院感染的常见病原体有哪些微生态特点？

（徐水凌）

任务十八　微生物分布测定

任务描述

说出微生物分布检测的原理，学会对空气、水中微生物分布的测定技术；学会微生物数目直接测定；学会微生物大小测定，归纳检测过程的注意事项。

BEI JING ZHI SHI

背景知识

微生物种类繁多，在生物圈中分布极广。生物界的微生物达几万种，国际海洋生物普查计划（Census of Marine Life，CoML）是一个评估和解释海洋生物多样性、分布和丰富程度的国际性研究计划，将微生物编入研究计划目录，并发现其中一大亮点当属发现一个规模庞大的"微生物席"，所覆盖的海洋面积相当于希腊。微生物在海洋生物量中的比重最高估计可达到90%。国际海洋微生物普查计划负责人麦切·索基恩表示："其他任何海洋生物的数量都无法与此次普查发现的微生物数量相提并论。科学家正在发现一系列新的海洋微生物并对其进行描述，这些微生物无论是从多样性还是丰富性方面都达到令人吃惊的程度。"

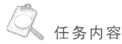

任务内容

一、水中细菌的测定

（一）原理

应用平板菌落计数技术测定水中细菌总数。由于水中细菌种类繁多，它们对营养和其他生长条件的要求差别很大，不可能找到一种培养基在一种条件下，使水中所有的细菌均能生长繁殖，因此，以一定的培养基平板上生长出来的菌落，计算出来的水中细菌总数仅是一种近似值。常用的平板菌落计数法，是根据每个活的细菌能长出一个菌落的原理设计的。此法灵敏度高，是一种检测污染活菌数的方法，也是目前国际上许多国家所采用的方法。

（二）实验材料

1. 待测水样本
2. 营养琼脂培养基
3. 灭菌水

4. 高压蒸汽灭菌锅、无菌培养平皿、无菌试管、无菌移液管、三角瓶、瓶塞等

（三）方法步骤

1. 实验器材准备 实验所需培养皿、试管、移液管、瓶塞等洗涤干净后用高压蒸汽灭菌锅高压灭菌备用。

2. 营养琼脂培养基制备 按照营养琼脂培养基试剂说明书配置 200ml 培养基，置于三角瓶高压灭菌后备用。

3. 水样采集

（1）自来水：先用酒精灯外焰将水龙头消毒灭菌，打开水龙头使水流 5min，再用灭菌三角烧瓶无菌方法取水样备用。

（2）河水：在距岸边 5m 处，取距水面 10～15cm 的深层水样，先将无菌取样瓶（或灭菌的塞有瓶塞的三角烧瓶）浸入水中，除去瓶塞，水即流入瓶中，取完后盖上瓶塞，再将取样瓶（或三角烧瓶）从水中取出备用。

4. 水样稀释 用 1ml 的移液器，吸取水样 0.5ml，移入装有 4.5ml 的无菌水的试管中，即成 10^{-1} 稀释液；再用 1ml 移液器取 0.5ml 10^{-1} 稀释液移入装有 4.5ml 无菌水的试管中，混匀，即成 10^{-2} 稀释液；以此类推，连续稀释，制成 10^{-3}、10^{-4}、10^{-5} 等一系列稀释液（图 18-1）。2 种待测水样均稀释成 10^{-1}、10^{-2}、10^{-3}、10^{-4}、10^{-5} 六个梯度。其中自来水取原液、10^{-1}、10^{-2} 三种稀释度监测细菌总数，河水取 10^{-3}、10^{-4}、10^{-5} 三个稀释度检测细菌总数。

5. 倾注培养

（1）分别用灭菌吸管吸取 1ml 稀释水样，注入灭菌培养皿中，每个样品 6 个平板。

（2）分别往 6 个平板倾注越 15ml 已溶化温度约 50℃ 的营养琼脂培养基，在桌面上做平面旋转，使水样与培养基充分融合混匀。另取一空的灭菌平板，往其倒约 15ml 培养基作空白对照。

（3）待培养基冷却凝固后，将平板倒置于 37℃ 生化培养箱中，培养 18～24h。

6. 结果

（1）首先选择平均菌落数在 30～300 之间的平板计数。当只有一个稀释度的菌落数在此范围内，则以此菌落数乘其稀释倍数，报告该水样的细菌总数。

（2）若有 2 个稀释度的菌落数均在 30～300 之间，则应按两者菌落总数之比值来决定。若其比值小于 2 应报告两者的平均数，若大于 2 则报告其中较小的菌落总数。

（3）若所有稀释度的菌落数均大于 300，则应按稀释度最高的菌落数乘以稀释倍数报告该水样的菌落总数。

（4）若所有的稀释度的菌落数均小于 30，则应按稀释度最低的平均菌落数乘以稀释倍数报告之。

（5）若所有的稀释度的菌落数均不在 30～300 之间，则以最接近 300 或者 30 的菌落数乘以稀释倍数，报告该水样的总菌落数。（图 18-1，见彩页）

二、空气中细菌总数的测定

1. 基本原理 采用自然沉降法，将盛有培养基的平皿持平暴露在空气中一定时间，然后置生化培养箱培养，计算所生长的菌落数。

2. 实验材料　① 高压蒸汽灭菌器；② 9cm 培养平皿数个；③ 营养琼脂培养基。

3. 方法步骤

（1）按照营养琼脂培养基试剂说明书配置 100ml 培养基，放置三角瓶高压灭菌后备用。

（2）分别往 6 个平皿各倾注约 15ml 已溶化温度约 45℃的营养琼脂培养基，在桌面上做平面旋摇，待凝固备用。

（3）选点要求　应根据现场的大小，选择有代表性的位置作为空气细菌检测的采样点。采样点应远离墙壁 1m 以上，并避开空调、门窗等空气流通处。① 采样点的数量根据监测室内面积大小和现场情况而确定，以期能正确反映室内空气污染物的水平。原则上小于 50m² 的房间应设（1～3）个点；50～100m² 设（3～5）个点；100m² 以上至少设 5 个点。在对角线上或梅花式均匀分布（图 18-2）。② 采样点的高度：原则上与人的呼吸带高度相一致。相对高度 0.8～1.5m（图 18-3）。

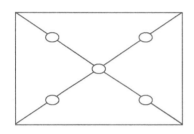
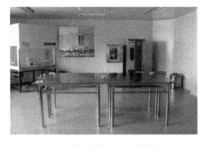

图 18-2　平板采样分布模型与实物图

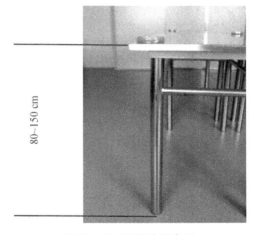

图 18-3　平板放置高度

（4）将营养琼脂平板置于采样点处，打开平皿盖，暴露 15～30min，盖上皿盖，翻转平板，置 37℃生化培养箱中，培养 18～24h。另外设一个未打开皿盖的平皿作对照。

5）结果：对照平皿无菌落形成，计数其他每块平板上生长的菌落数，求出全部采样点的平均菌落数，按公式计算，以空气中细菌总数（CFU/m³）报告结果。计算公式如下：

$$空气中细菌总数（CFU/m^3）＝50000N/(A×T)$$

N 是平板上菌落平均数，A 是平板的面积（cm²），T 是实验中平板暴露的时间（min）。

三、人体表面的细菌测定

1. 基本原理　正常人体表面应有正常菌群而无致病菌生长。人体表面的细菌均来自外界，正常情况下不致病，但在机体全身或局部抵抗力下降和其他外部因素下可以出现感染等而导致疾病。因此，人体表面的细菌培养能分离出致病菌，特别是咽喉部的咽拭子培养，有助于疾病的诊断与治疗。

2. 实验材料 ① 营养琼脂平板三个；② 消毒洗手液；③ 灭菌长棉签；④ 灭菌压舌板；⑤ 手电筒等。

3. 方法步骤

（1）手指（洗手前与洗手后）

① 分别在两个琼脂平板上标明洗手前与洗手后（班级、姓名、日期）。

② 移去皿盖，将未洗过的手指在琼脂平板的表面，轻轻地来回划线，盖上皿盖。

③ 用消毒洗手液洗手，洗 3 遍，在流水中冲洗干净，干燥后，在另一琼脂平板表面来回移动，盖上皿盖。

④ 放置 37℃ 生化培养箱培养 18～24h 后观察结果。

⑤ 结果：计数每块平板上生长的菌落数即为所检测手指表面的细菌数。

（2）咽喉

① 点燃酒精灯，嘱待测对象张口发"啊"音，用压舌板压住舌头，在手电筒的照射下暴露咽喉，用灭菌长棉签以灵敏而轻柔的动作擦拭两侧腭弓和咽、扁桃体上的分泌物。

② 取毕，将长棉签在准备好的营养琼脂平板上做 K—B 划线，轻柔均匀地将棉签上的分泌物涂布在平板上。

③ 放置 37℃ 生化培养箱培养 18～24h 后观察结果。

④ 结果：计数每块平板上生长的菌落数即为所检测咽喉部中含有的细菌数。

任务注意事项

1. 所有的器皿在使用前均应高压消毒灭菌，否则会直接影响实验结果。

2. 水样的采集应严格按照实验流程来做。

3. 实验中空白对照的结果应为阴性，如若阳性（即有细菌生长），说明培养基本身没有灭菌，有污染，则实验结果不可采用。

4. 平板细菌计数时应注意，若平板中有较大片状的菌苔生长的话，应不予采用，应以无片状菌苔生长的平板细菌计数为准。

5. 实验全过程中应严格注意外界的细菌污染。

四、微生物的数量测定

（一）实验原理

镜检计数法适用于各种含单细胞菌体的纯培养悬浮液，如有杂菌或杂质常不易分辨。菌体较大的酵母菌或霉菌孢子可采用血球计数板；一般细菌则采用彼得罗夫·霍泽（Petroff Hausser）细菌计数板。两种计数板的原理和部件相同，只是细菌计数板较薄，可以使用油镜观察。而血球计数板较厚，不能使用油镜，故细菌不易看清。

血球计数板是一块特制的厚载玻片，载玻片上有 4 条槽而构成 3 个平台。中间的平台较宽，其中间又被一短横槽分隔成两半，每个半边上面各有一个方格网。每个方格网共分 9 大格，其中间的一大格（又称为计数室）常被用作微生物的计数。计数室的刻度有两种：一种是大方格分为 16 个中方格，而每个中方格又分成 25 个小方格；另一种是一个大方格分成 25 个中方格，而每个中方格又分成 16 个小方格。但是不管计数室是哪一种构造，它们都有一个共同特点，即每个大方格都由 400 个小方格组成（图 18－4、18－5）。

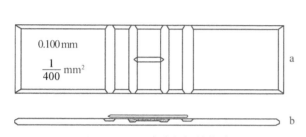

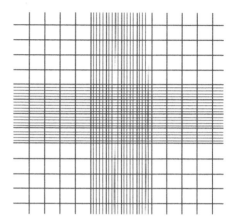

图 18－4　血球计数扳的构造　　　图 18－5　血球计数板计数网的分区和分格

每个大方格边长为 1mm，则每一大方格面积为 $1mm^2$，每个小方格面积为 $1/400mm^2$，盖上盖玻片后，盖玻片与计数室底部之间高度为 0.1mm，所以每个计数室（大方格）体积为 $0.1mm^3$，每个小方格的体积为 $1/4000mm^3$。使用血球计数板直接计数时，先要测定每个小方格（或中方格）中微生物的数量，再换算成每毫升菌液（或每克样品）中微生物细胞的数量。

（二）材料和器材

酵母菌悬液，显微镜，血球计数板，载玻片，电吹风，盖玻片，接种环，0.1％吕氏美蓝染色液。

（三）方法步骤

1. 菌悬液的制备　为便于计数，对样品进行适当稀释，稀释程度以每小格内含 5～10 个酵母为宜，可采用 10 倍系列稀释法。

2. 镜检计数室　在加样前，先对计数板的计数室进行镜检。如有污物，则需清洗，用电吹风吹干后才能进行计数。

3. 加样品　将清洁干燥的血球计数板盖上盖玻片，再用无菌的毛细滴管将摇匀的菌悬液由盖玻片边缘让菌液沿缝隙靠毛细管作用自动进入计数室，用吸水纸吸去多余菌液。样品要均匀充满计数室，不可有气泡。

4. 显微镜计数　加样后静止 5min，然后将血球计数板置于显微镜载物台上，先用低倍物镜寻找计数室的位置，然后换成高倍物镜（40 倍）进行计数。显微镜视野中的光线要暗一些，否则，不容易看清计数室的方格线。计数时，对位于线上的酵母菌，可采取只计数两条边的办法，即遵循查上不查下，查左不查右的原则。当酵母菌芽体达到母细胞大小 1/2 时，即可计作两个细胞。

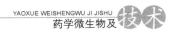
$$1ml 菌液中的菌数 = \frac{\frac{A}{5} \times 25}{0.1(mm^3)} \times \frac{100}{(mm^3)} \times \frac{B}{(1000倍)} = 5A \times 10^6$$

5. 酵母死亡率的测定 滴一滴 0.1‰吕氏美蓝液于载玻片中央,再用接种环取酵母菌液少许,与染液混匀,染色 2～3min,加盖玻片,立即镜检,计数在一个视野中变蓝(死)和未变蓝(活)的细胞数。依法再计数 2～3 个视野中的细胞数。

$$死亡率 = \frac{死细胞数}{细胞总数} \times 100\%$$

死亡率是单位体积内死亡的细胞数占总细胞数的百分率。

6. 计数完毕 将计数板冲洗干净,切勿用硬物洗刷,洗完后自行晾干或电吹风吹干。

[注意事项]

1. 有压线的菌体,每格只统计上方及右方线上的细胞。

2. 因菌液在血球计数板处于不同空间,要在不同焦距下才能看全,所以,观察时必须不断调细螺旋(调焦距长短),方可找全。

3. 每个样品重复 2～3 次,若两次差别太大应重测。

 任务评分标准

表 18－1　水中细菌的测定评分标准

项目编号＿＿＿＿＿＿＿＿　　　　得分＿＿＿＿＿＿＿＿＿　　评分老师签名＿＿＿＿＿＿＿＿＿
学生姓名＿＿＿＿＿＿＿＿　　　　班级＿＿＿＿＿＿＿＿＿　　学号＿＿＿＿＿＿＿＿＿　　　实验日期＿＿＿＿＿＿＿＿＿

项　目	分值	评　分　标　准	得分	主要存在问题
高压蒸汽灭菌操作	10	器材清洗包扎 5 分;高压灭菌时间控制 2 分;温度和压力控制范围 3 分;		
样品采集	10	自来水取样是否正确 5 分;河水取样是否正确 5 分;		
水样稀释	10	移液管的正确使用 5 分;水样稀释正确 5 分;		
培养基配制	5	按说明书正确配制 3 分;三角烧瓶瓶口包扎正确与否 2 分		
倒平板	10	先在平板中倒入 1ml 待测水样 3 分;培养基温度冷却适度 2 分;倒入后在桌面上做平面旋摇,使水样与培养基充分混匀 3 分;凝固后的培养基表面平整光滑 2 分		
无菌操作	10	到平板时是否有在酒精灯附近操作 3 分;水样稀释不同样品更换吸管 3 分;阴性对照平板是否长菌 4 分		
细菌培养	5	是否在平板上做好标记 2 分;是否倒置于 37℃生化培养箱中培养 3 分		
结果	40	自来水与河水细菌总数的检测结果各为 10 分;		

知识拓展

一、微生物气溶胶

微生物气溶胶是指液体或固定微粒均匀的分散在气体中形成的相对稳定的悬浮体系。微生物气溶胶是一群形体微小、构造简单的单细胞或接近单细胞的生物悬浮与空气中所成的胶体体系，颗粒大小在 $0.01\sim100\mu m$，一般为 $0.1\sim30\mu m$。在离心、烧接种环、剧烈震荡或混匀时极易形成带菌的气溶胶。

二、实验室微生物气溶胶特点与生物安全

1. 易感染，症状不明显。微生物气溶胶无色无味、无孔不入，不易发现。因此在自然呼吸中不知不觉吸入而造成感染，若治疗控制不及时则会造成严重后果。有些微生物气溶胶感染的症状不典型，病程复杂，难以及时诊治，影响预后。

2. 预防手段有限。有些感染只有呼吸道黏膜免疫才有预防作用，非呼吸道免疫途径预防作用效果欠佳。

3. 传播宿主广，传播途径远。气溶胶传播容易发生病原体在人与人、人与动物、动物与动物之间的传播。可以远距离或者较远距离传播，这是它与其他传播途径的显著区别，也是气溶胶传播难以预防的另一重要原因。

三、微生物气溶胶预防措施

无论是哪一种微生物实验室，只要操作感染性物质，气溶胶的产生是不可避免的。因此，除了控制空气传播感染，还要防止气溶胶扩散，这是控制空气传播感染的第二环节。在实验室中，有多种措施可以有效防止气溶胶的扩散，例如"围场操作"、"屏障隔开"、"有效拦截"、"定向气流"、"空气消毒"等，这些防护措施的综合利用可以获得良好的效果。

1. 围场操作　围场操作是把感染性物质局限在一个尽可能小的空间（例如生物安全柜）内进行操作，使之不与人体直接接触，并与开放之空气隔离，避免人的暴露。

2. 屏障隔离　气溶胶一旦产生并突破围场，要靠各种屏障防止其扩散，因此也可以视为第二层围场。例如，生物安全实验室围护结构及其缓冲室或通道，能防止气溶胶进一步扩散，保护环境和公众健康。

3. 定向气流　对生物安全三级以上实验室的要求是保持定向气流。其要求包括：

（1）实验室周围的空气应向实验室内流动，以杜绝污染空气向外扩散的可能，保证不危及公众；

（2）在实验室内部，清洁区的空气应向操作区流动，保证没有逆流，以减少工作人员暴露的机会；

（3）轻污染区的空气应向污染严重的区域流动。

4. 有效消毒灭菌　实验室生物安全的各个环节都少不了消毒技术的应用，实验室的消

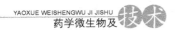
毒主要包括空气、表面、仪器、废物、废水等的消毒灭菌。

5. 有效拦截　是指生物安全实验室内的空气在排入大气之前,必须通过高效粒子空气(HEPA)过滤器过滤,将其中感染性颗粒阻拦在滤材上。

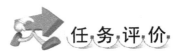
任务评价

一、选择题

1. 空气中细菌总数分布监测常采用　　　　　　　　　　　　　　　　　　　（　　）

　A. 自然沉降法　　　　　　　B. 倾注培养法　　　　　　　C. 平板菌落计数法

　D. 撞击式空气微生物采样器检测法　　　　　　　E. 液体培养基培养法

2. 水中细菌检测的方法是　　　　　　　　　　　　　　　　　　　　　　（　　）

　A. 平板菌落计数法　　　　　B. 膜过滤法　　　　　　　　C. 撞击法

　D. 倾注培养法　　　　　　　E. 自然沉降法

二、填空题

1. 河水取样时应在距岸边　　　　　　处,取距水面　　　　　　的深层水样。

2. 空气中细菌总数计算公式为:空气中细菌总数(个/m³)＝50000N/(A×T),其中 N 是　　　　　　,A 是　　　　　　,T 是　　　　　　。

三、简答题

1. 细菌在空气中的分布检测中,如何设置采样点?

2. 检测细菌在水中的分布,采集水样时应注意哪些?

(范兴丽、姜　侃)

REFERENCES　参考文献

[1] 周长林.微生物学.第 2 版.北京:中国医药科技出版社,2009

[2] 张朝武.卫生微生物学.第 4 版.北京:人民卫生出版社,2007

[3] 王鸣、杨智聪.医院感染控制技术.北京:中国中医药出版社,2008

[4] 严杰.医学微生物学.北京:高等教育出版社,2008

[5] 万阜昌.微生态药物研究与应用.北京,化学工业出版社,2009

[6] 曹雄伟.最新药品微生物检验方法与操作标准规范及无菌隔离技术实用手册.北京:中国中医药出版社,2009 年

[7] 李榆梅.药学微生物实用技术.北京:中国医药科技出版社,2008

[8] 杜敏.药学微生物实用技术.北京,中国医药科技出版社,2009

项目五

细菌代谢产物及其检测技术

【教学目标】

知识目标

● 掌握常见的用于微生物分类和鉴定的生理生化反应,微生物生理生化反应的基本实验原理及在分类鉴定中的意义。

● 认识微生物分解与合成代谢产物在医药学中的应用。

● 了解微生物有关的药物制剂。

能力目标

● 掌握微生物培养过程中由于微生物的生命活动而导致培养基颜色等发生变化的机理;微生物生理生化反应与微生物新陈代谢之间的关系。

● 学会鲎试验法检测细菌内毒素,糖发酵试验、靛基质(吲哚)试验检测细菌分解代谢产物,血浆凝固酶试验鉴定致病性葡萄球菌;学会微生物生理生化实验结果观察、分析和记录方法。

● 列出细菌常见代谢产物并说明其实际意义;了解观察微生物生理生化实验结果时的注意事项。

素养目标

● 以热原质为例进行 PBL 教学,培养学生发现问题、分析问题、解决问题的能力。

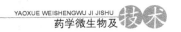
任务十九 微生物代谢产物及其应用

 任务描述

解释微生物代谢产物中热原质、毒素、侵袭性酶、细菌素、抗生素、色素的基本概念；列出细菌代谢产物并说明其实际意义；正确认识微生物分解与合成代谢产物在医药学中的应用，列出与微生物有关的药物制剂。

背景知识

微生物及其代谢产物与人类的日常生活，医药工业等密切相关。微生物在其生命活动过程中产生的极其微量的、对微生物本身的生命活动没有明显作用，而对其他生物体往往具有不同生理活性作用的一类物质称为微生物的次级代谢产物。微生物次级代谢产物结构多样、活性广泛，其中许多化合物或其衍生物已经成为临床治疗多种疾病的药物。将某些微生物的次级代谢产物作为先导化合物，再通过化学等修饰方法可得到更多具有应用价值的药物，即微生物药物。自 20 世纪 40 年代青霉素问世以来，已有超过 150 多种微生物药物用于临床。微生物是人类利用最广泛的生物资源。

 任务内容

一、微生物的新陈代谢

微生物生命活动的中心环节是新陈代谢，包括分解代谢和合成代谢，耗能代谢和产能代谢等。微生物通过分解代谢将复杂的营养物质或细胞内物质降解为简单的化合物，同时伴随着能量的释放；通过合成代谢将简单的小分子物质合成复杂的微生物细胞结构物质和酶类等，往往需要吸收能量。分解代谢为合成代谢提供原料和能量，而合成代谢又为分解代谢奠定基础。

细菌新陈代谢有两个突出的特点：一是代谢活跃。细菌菌体微小，相对表面积很大，因此，物质交换频繁、迅速，呈现十分活跃的代谢。二是代谢类型多样化。各种细菌的营养要求、能量来源、酶系统、代谢产物各不相同，形成多种多样的代谢类型。细菌新陈代谢的特点及代谢产物在细菌的鉴定、疾病的诊断和发病机制的研究、与微生物有关的药物制剂开发等医学实践活动中具有重要意义。

二、细菌分解代谢产物

微生物的分解代谢是在微生物自身一系列酶的控制和催化下进行的，不同类型的微生物具有不完全相同的酶系统,能利用营养物质的种类不同,代谢方式与过程、代谢产物也不一样,可依此鉴别细菌。利用生物化学反应的方法来检测细菌对各种基质的代谢作用及其产物,从而鉴别不同细菌的实验称为细菌的生化试验。药品微生物检验常用的生化试验包括糖代谢试验、氨基酸和蛋白质代谢试验、碳源和氮源利用试验、酶试验等。

（一）糖的分解代谢产物及意义

微生物合成细胞组分和获得能量的基质主要为糖类,通过糖的氧化或酵解释放能量,并以高能磷酸键的形式储存能量。各种细菌因含有分解不同糖类的酶,所以利用糖类的能力各不相同,有的能分解某种糖类,有的则不能分解;有的分解某种糖类产酸、产气,有的只产酸不产气。可在培养基中加入某种糖类和指示剂,检查细菌利用糖类的情况,借此鉴别或鉴定细菌。常用于检测细菌糖代谢产物的生化试验有:糖发酵试验、乙酰甲基甲醇试验、甲基红试验等。

1. 糖发酵试验　不同细菌对各种糖的分解能力及代谢产物不同,可以根据不同种类的细菌能否分解某种单糖或某些糖类对其进行鉴定。一般非致病菌能发酵多种单糖,如大肠埃希菌能分解葡萄糖、乳糖、麦芽糖、甘露醇等,代谢过程中能产生甲酸等产物,并在甲酸解氢酶的作用下分解为 CO_2 和 H_2,故糖利用试验结果为产酸产气,以"⊕"表示。伤寒沙门菌、志贺菌等能分解葡萄糖产酸,但无解氢酶存在,故糖发酵试验结果为产酸不产气,以"＋"表示。伤寒沙门菌、志贺菌等致病菌大多不能分解乳糖,试验结果以"－"表示。糖发酵试验是鉴定细菌最常用的生化反应,特别是用于肠杆菌科细菌的鉴定。

2. 乙酰甲基甲醇试验和甲基红试验　大肠埃希菌与产气杆菌均能分解葡萄糖产酸产气,为区分这两种细菌可采用乙酰甲基甲醇试验及甲基红试验。产气杆菌在含有葡萄糖的培养基中,可分解葡萄糖产生丙酮酸,丙酮酸进一步脱羧生成乙酰甲基甲醇,在碱性溶液中乙酰甲基甲醇被空气中的氧氧化成二乙酰,二乙酰与蛋白胨中精氨酸的胍基反应,生成红色的化合物,即为乙酰甲基甲醇试验阳性。二乙酰为中性产物,使培养基的 pH 值在 5.4 以上,此时甲基红指示剂呈现橘黄色,故甲基红试验为阴性。而大肠埃希菌分解葡萄糖产生丙酮酸,进一步将丙酮酸分解为甲酸、乙酸、乳酸等混合酸,大量的酸使培养基的 pH 值降至4.5 以下,甲基红指示剂显红色,即甲基红试验阳性。丙酮酸被分解为各种有机酸,不能形成二乙酰,故乙酰甲基甲醇试验为阴性。

（二）蛋白质和氨基酸代谢产物及意义

蛋白质相对分子质量较大,结构复杂,大多数细菌难以直接利用。有些细菌能分泌相应的特异性胞外酶,通过酶的作用将蛋白质降解为小分子物质后再吸收利用。例如,铜绿假单胞菌、荧光假单胞菌和腐败假单胞菌等具有胶原酶,能将明胶分解为氨基酸,使明胶呈液化状态,即为明胶液化试验阳性。明胶液化试验为细菌鉴定的常规试验方法,肠杆菌科细菌很少液化明胶。

氨基酸容易被细菌吸收利用,细菌既可直接利用吸收的氨基酸来合成蛋白质,也可将氨基酸进一步分解利用。氨基酸的分解方式有脱氨基作用、脱羧基作用和转氨基作用等。相应的生化反应试验有氨基酸脱氨酶试验和氨基酸脱羧酶试验等。例如,变形杆菌属细菌可产生苯丙氨酸脱氨酶,使苯丙氨酸脱去氨基,形成苯丙酮酸,苯丙酮酸与三氯化铁试剂产生绿色反应,即为苯丙氨酸脱氨酶试验阳性。肠杆菌科其他细菌苯丙氨酸脱氨酶试验为阴性反应。细菌如果能够利用某种氨基酸如赖氨酸、鸟氨酸、精氨酸等,将其脱羧并产生胺,使培养基变碱,可由培养基中的指示剂显示出来。大多数沙门菌的赖氨酸脱羧酶试验和鸟氨酸脱羧酶试验为阳性。检查细菌蛋白质和氨基酸代谢产物的常规生化试验是靛基质试验、硫化氢产生试验和尿素酶试验等。

三、细菌合成代谢产物

细菌利用分解代谢过程中产生的能量、中间产物以及从外界吸收的小分子物质不断合成菌体自身成分,如细胞壁、多糖、蛋白质、脂肪酸、核酸等。同时还合成一些与医学有关的特殊产物,这些产物有的与细菌的致病性有关,有的可用于细菌的鉴别或鉴定,还有些在制药工业领域、疾病的预防和治疗中有重要应用价值。

(一)热原质

热原质(pyrogen),又称为致热原。是大多数革兰阴性菌如伤寒沙门菌、大肠埃希菌等和少数革兰阳性菌如枯草杆菌等在合成代谢过程中产生的,极微量注入人体或动物体内能引起发热反应的物质。革兰阳性菌产生的热原质是一种多糖。革兰阴性菌的热原质就是细菌细胞壁中的脂多糖。

热原质具有以下性质:① 耐热性,热原质加热100℃不会发生分解,采用高压蒸气灭菌(121.3℃、20min)也不能被破坏。玻璃器皿须经250℃ 30min或180℃ 4h干烤才能破坏热原质。如果用强酸、强碱或强氧化剂处理,需煮沸30min才能使热原质的致热效应丧失。② 可滤过性,热原质体积小,普通除菌滤膜无法有效去除热原质。③ 可吸附性,热原质能被活性炭、石棉或吸附剂所吸附。热原在溶液中带有一定的电荷,因而可被某些离子交换树脂吸附。药液、制药用水等被细菌污染后,即使经过高压蒸气灭菌或经滤过除菌处理,仍有可能存在热原质,输注机体后可引起严重发热反应。生物制品或注射液制成后除去热原质比较困难,因此,在注射用药品、生物制品、抗生素等的生产过程中必须严格无菌操作,防止细菌污染而产生热原贡,生产用水和包装材料也应保证无热原质存在。

(二)毒素与侵袭性酶

毒素(toxin)是致病菌在代谢过程中产生的对机体有毒害作用的物质。细菌产生的毒素有内毒素和外毒素两种。外毒素(exotoxin)是多数革兰阳性菌和少数革兰阴性菌在代谢过程中产生并释放到细菌细胞外的毒性蛋白质。外毒素具有抗原性强、毒性强、作用特异性强的突出特点。不同细菌产生的外毒素对机体的组织器官有选择性的致病作用;内毒素(endotoxin)是革兰阴性菌细胞壁的脂多糖成分,不能分泌到细菌细胞外,只有当细菌死亡菌体崩解后才游离出来。内毒素的毒性作用较弱,不同细菌产生的内毒素有相似的毒性作用,可引起机体发热、微循环障碍、休克等症状。

某些细菌还能产生具有侵袭性的胞外酶,能损伤机体组织,导致细菌的侵袭和扩散或保护细菌不被机体吞噬细胞吞噬,是细菌重要的致病物质。如溶血性链球菌产生的透明质酸酶、链激酶,金黄色葡萄球菌产生的血浆凝固酶,产气荚膜梭菌产生的卵磷脂酶等。

(三)色素

色素(pigment)是某些细菌和真菌在营养丰富、氧气充足、温度适宜的条件下产生的物质,可使菌落带有一定的颜色。细菌产生的色素可分为水溶性色素和脂溶性色素两类。水溶性色素能弥散到周围组织或菌落周围的培养基中,如铜绿假单胞菌产生的色素使感染灶的脓汁或培养基呈绿色。脂溶性色素不溶于水,只存在于菌体,使菌落显色而培养基颜色不变,如金黄色葡萄球菌产生的金黄色色素,可使在血平板中生长的金黄色葡萄球菌菌落呈现金黄色。各种细菌产生的色素颜色是固定的,因此,色素在细菌的分类、鉴别和鉴定上有一定价值。

(四)细菌素

细菌素(bacteriocin)是由某些细菌合成的,只对与产生菌有亲缘关系的细菌具有杀菌作用的蛋白质类物质或糖脂蛋白复合物。细菌素以产生菌而命名。现已发现有十几种细菌素,如大肠埃希菌产生的大肠菌素(colicin)、铜绿假单胞菌产生的绿脓菌素(pyocin)、霍乱弧菌产生的弧菌素(vibriocin)等。由于细菌素杀菌作用范围非常狭窄,一般不用于治疗。但可利用细菌素作用的种和型特异性,进行细菌的分型和流行病学调查等。

在医学上有重要价值的细菌合成代谢产物还有抗生素、维生素等。

四、与微生物有关的药物制剂

微生物生长速度较快,生长条件相对较易控制,产物提取工艺也较简单,因此与微生物有关的药物制剂的研究相当活跃。随着生命科学的发展和各种新生物技术的应用,由微生物产生的、具有除抗感染、抗肿瘤作用以外的其他活性物质的开发利用亦日益增多。如酶制剂、免疫调节剂、受体拮抗剂、氧化剂等。

(一)抗生素

抗生素(antibiotics)是指生物(包括微生物、植物和动物)在生命活动过程中所产生的(或由其他方法获得的),能在较低浓度下有选择性地抑制或影响它种生物机能的有机物质。习惯上将微生物(细菌、真菌、放线菌)在代谢过程中产生的,对其他微生物或肿瘤细胞有选择性抑制或杀灭作用的天然有机化合物称为抗生素(详见任务三十)。

(二)维生素

维生素(vitamin)是人和动物维持生命活动所必需的营养物质,也是一类重要的药物。有些细菌能合成某些维生素,除满足细菌自身生长繁殖需要外,还能分泌至细菌细胞外。例如寄生于人体肠道内的大肠埃希菌,代谢过程中产生的B族维生素和维生素K,也可被人体吸收利用,若用药物杀灭人体肠道内的大肠埃希菌,则可引起人体维生素B和维生素K缺乏症。

维生素类药物可采用化学合成、动植物提取和微生物发酵等方法制取。目前采用微生物发酵法生产的维生素有维生素C、维生素B_2、维生素B_{12}等。

1. 维生素C 维生素C是一种水溶性维生素,能够治疗维生素C缺乏症(俗称坏血病),并且具有酸性,所以又称抗坏血酸(ascorbic acid)。维生素C参与人体的多种代谢过程,与胶原的正常合成、体内酪氨酸代谢及铁的吸收等都有直接关系。人体自身不能合成维生素C,必须从食物中摄取。缺乏维生素C时,由于细胞间质生成障碍,可出现出血、伤口不易愈合、易骨折等临床症状。

维生素C为最常用的维生素类药物之一,不仅在临床治疗上具有广泛的作用,而且还被用作食品添加剂、护肤化妆品等。

维生素 C 的生产以往采用化学合成法,步骤繁多,成本高。目前,多用微生物发酵法,生产工艺路线得以改进和简化。我国生产维生素 C 采用二步发酵法。

2. 维生素 B₂ 维生素 B_2,又称核黄素(Riboflavin),是体内黄酶类辅基的组成部分,参与物质代谢和能量代谢。维生素 B_2 缺乏时,会影响机体的生物氧化,使代谢发生障碍。引起口角炎、舌炎、鼻和脸部的脂溢性皮炎等。维生素 B_2 为水溶性维生素,容易消化和吸收,但不在体内蓄积,需从食物或药物制剂补充。

目前工业生产维生素 B_2 的产生菌主要有阿氏假囊酵母(*Eremothecium ashbyii*)和棉病囊菌(*Ashbya gossypii*)。经过菌种改良后,维生素 B_2 的得率高,产品质量好,成本低。

3. 维生素 B₁₂ 维生素 B_{12} 是含钴的有机化合物,又称为钴胺素(cobamide)。它以辅酶形式参与机体内的各种代谢过程,如促进甲基的形成和转移,维持巯基的还原状态、促进细胞的成熟、维持神经组织的正常功能等。临床上主要用于各种维生素 B_{12} 缺乏症,是治疗恶性贫血的首选药物。在食品工业上,维生素 B_{12} 可作为火腿、香肠、冰淇淋、鱼肉酱等食品的着色剂。维生素 B_{12} 与其他物质复配还可用于化妆品等。

维生素 B_{12} 可通过全化学合成,但工业上仍利用放线菌培养液发酵生产。产生维生素 B_{12} 的微生物主要有细菌和放线菌,早期是从抗生素如链霉素、氯霉素、庆大霉素等发酵废液中提取维生素 B_{12},但产量较低。近年来发现诺卡氏菌、棒状杆菌、乙酸杆菌、丁酸杆菌属的细菌也能产生维生素 B_{12},但需设法抑制副产物的产生。目前具有工业生产价值的维生素 B_{12} 产生菌是丙酸杆菌,现已用丙酸杆菌等来直接进行发酵生产维生素 B_{12}。

(三) 氨基酸

氨基酸(Amino acid)是构成蛋白质(protein)的基本单位,与生物的生命活动有着密切的关系,是生物体内不可缺少的营养成分之一。适量氨基酸的摄入和体内各种氨基酸的平衡,是人体健康的基本前提。任何一种氨基酸的缺乏,都会影响机体正常生理功能的发挥。氨基酸产品已被广泛应用于食品和医药领域。氨基酸在医药上主要用来制备复方氨基酸输液,对维持危重病人的营养,抢救患者生命起积极作用。构成蛋白质的大部分氨基酸均可采用微生物发酵法生产,产量最大的是谷氨酸和赖氨酸。

1. 谷氨酸 谷氨酸(glutamic acid,Glu)是构成蛋白质的常见氨基酸之一。是生物机体内氮代谢的基本氨基酸之一,是蛋白质的主要构成成分,在代谢上具有重要意义。谷氨酸被人体吸收后,易与血氨形成谷酰氨而解除代谢过程中氨的毒害作用,因而能预防和治疗肝性昏迷,保护肝脏,是肝脏疾病患者的辅助治疗药物。

谷氨酸是利用微生物发酵法生产的第一个氨基酸,产量亦居各种氨基酸之首。目前,生产谷氨酸所用的菌种主要是北京棒状杆菌(*Corynebacterium pekinense*)和钝齿棒杆菌(*Corynebacterium crenatum*)。均为革兰阳性需氧菌,生长需要适量生物素。

食品工业上,谷氨酸是增鲜剂味精的主要成分,过去生产味精主要用小麦面筋水解法进行,现也改用微生物发酵法来进行大规模生产。

2. 赖氨酸 赖氨酸(lysine,Lys)是哺乳动物的必需氨基酸和生酮氨基酸。在蛋白质中的赖氨酸可以被修饰为多种形式的衍生物。能促进人体发育、增强免疫功能,并有提高中枢神经组织功能的作用。

目前,赖氨酸的生产采用微生物发酵法,所用的菌种主要有谷氨酸棒状杆菌、黄色短杆菌、乳糖发酵短杆菌的突变株等。

（四）酶及抑制剂

酶（enzyme）是由生物体内活细胞产生的一种生物催化剂。能在生物机体中十分温和的条件下，高效率、专一性地催化各种生物化学反应，促进生物体的新陈代谢，是细胞赖以生存的基础。临床上，酶可作为药物来治疗某些疾病，也可作为疾病治疗的靶点，如酶抑制剂。

1. 酶制剂　酶制剂是一类从动物、植物、微生物中提取的具有生物催化能力的蛋白质。可作为药物来治疗某些疾病。如胰蛋白酶、糜蛋白酶等，能催化蛋白质分解，临床用于外科扩创，化脓伤口净化及胸、腹腔浆膜粘连的治疗。纤溶酶、链激酶、尿激酶等可以溶解血块，防止血栓的形成等。

（1）链激酶：链激酶（streptokinase，SK），是乙型溶血性链球菌产生的一种溶纤维蛋白酶，具有促进体内纤维蛋白溶解系统活性的作用，能使纤维蛋白溶酶原转变为活性的纤维蛋白溶酶，使血凝块溶解或阻止血浆凝固，是最早用于临床的溶栓剂。目前已从溶血性链球菌培养液中提纯精制而成高纯度的溶栓酶（Kabikinase），系白色或类白色冻干粉。临床用于血栓性疾病的治疗，如急性心肌梗死、深部静脉血栓、肺栓塞、脑栓塞、血透分流术中形成的凝血等。

（2）链道酶：链道酶（streptodonase），又名脱氧核糖核酸酶（streptococcal deoxyribonuclease）。主要由乙型溶血性链球菌产生。此酶能分解黏稠脓液中具有高度黏性的 DNA，使脓液稀薄，也可溶解纤维蛋白凝块。将链激酶和链道酶制成"双链酶"制剂，临床用于液化脓性渗出液，如用于肺炎球菌所致的脓胸，可使脓液变稀，利于抗菌药物的作用。另外也用于治疗脑血栓及溶解其他部分的血凝块等。

（3）其他药用酶类：青霉素酶（penicillinase），又称 β-内酰胺酶，可水解 β-内酰胺类抗生素。临床用于青霉素过敏症状的治疗。药品无菌检查时，用于 β-内酰胺类抗生素供试品的制备。

透明质酸酶（hyaluronidase），能分解细胞间质的透明质酸，提高组织中液体渗透能力。是一种重要的药物扩散剂。临床用作药物渗透剂，促进药物的吸收，促进手术及创伤后局部水肿或血肿消散。

促消化酶类，利用微生物生产的促进消化的酶类有蛋白酶、淀粉酶、脂肪酶和纤维素酶等，能够治疗消化不良、急慢性肠胃炎、食欲不振等疾病。

2. 酶抑制剂　酶抑制剂（enzyme inhibitor）是一类特异性作用于酶的某些基团，它可以降低酶的活性，甚至使酶完全丧失活性的小分子物质。通过抑制特定酶活性起到杀灭某些病原微生物或调节人体内某些代谢平衡的作用，达到治疗某些疾病的目的，也可用于某些抗药性细菌感染的治疗。

酶抑制剂主要来源于植物、微生物和化学合成。目前发现由微生物产生的酶抑制剂有几十种，最常见的是放线菌中的链霉菌属（Streptomyces）产生的，如抑肽素（pepstatin）是一种由链霉菌产生的蛋白酶抑制剂，可以用来治疗胃溃疡，它能与胃蛋白酶形成复合物从而抑制胃蛋白酶的作用。棒状链霉菌产生的克拉维酸（clavulanic acid），是一种广谱抗生素，同时也是一种 β-内酰胺酶抑制剂，与阿莫西林制成复合制剂，可用于治疗青霉素耐药菌引起的感染。

(五)其他微生物制剂

1. 微生态制剂

(1)微生态制剂的概念：微生态制剂又称微生态调节剂，是根据微生态原理，利用对宿主有益的正常微生物及其代谢产物和生长促进物质制成的制剂，通过调整微生态失调，保持生态平衡，提高人体的健康水平，以达到防病、治病的效果。

(2)微生态制剂的分类：目前将微生态制剂分成三种类型，即益生菌(probiotics)、益生元(prebiotics)和合生素(synbiotics)。

1)益生菌：又称益生素，是指经口或经由其他黏膜途径投入后通过改善宿主肠道菌群生态平衡而发挥有益作用，达到提高宿主(人和动物)健康水平和健康佳态的活菌制剂及其代谢产物。益生菌菌种必须是人体正常菌群的成员，可利用其活菌或其代谢产物。最常用的益生菌是乳酸菌，包括乳酸杆菌、肠球菌和双歧杆菌。如丽珠肠乐为双歧杆菌的活菌制剂，金双歧为长双歧杆菌，保加利亚乳酸杆菌、嗜热链球菌的活菌制剂，口服后在肠道定植，从而阻止有害菌的入侵。

2)益生元：是指能够选择性地促进宿主肠道内原有的一种或几种有益细菌(益生菌)生长繁殖的物质，通过有益菌的繁殖增多，抑制有害细菌生长，从而达到恢复肠道菌群生态平衡，促进机体健康的目的。

3)合生元：也称合生素，是指益生菌和益生元的混合制品，或再加入维生素和微量元素等，此类制品益生菌和益生元同时并用，既可发挥益生菌的生理活性，又可选择性地增加益生菌的数量，使益生菌作用更显著和持久。

2. 生物碱 生物碱(alkaloid)是存在于自然界的一类含氮的碱性有机化合物，是中草药中重要的有效成分之一。某些真菌、细菌和放线菌也能产生生物碱。研究较多、较早的是麦角菌(*Claviceps* sp.)。麦角菌寄生在麦类子房中形成菌核(麦角)，含有多种生物碱。将紫麦角菌 *Claviceps purpura* 人工接种于黑麦上可制备大量的麦角碱，也可利用深层培养的方法进行生产。麦角碱可作为子宫收缩剂用于临床。

3. 螺旋藻 螺旋藻(spirulina)，又称蓝细菌，属于浮游自养型原核生物，是一种分布于海区、淡水湖、盐水湖的藻类，呈蓝绿色。蛋白质含量可高达菌体的 $60\% \sim 80\%$，含有 17 种氨基酸，包括 8 种人体必需氨基酸。维生素及矿物质含量也极为丰富。同时含有多种生物活性物质，营养均衡、全面。将螺旋藻添加到食品中，可大大改善食品的营养价值。

ZHI SHI TUO ZHAN

知识拓展

微生物代谢产物种类繁多，生物活性的多样性极其丰富，微生物资源是药物开发的天然宝库。随着微生物药物或活性成分的生物合成途径和调控机理的阐明，以及现代高新技术的发展，提高微生物代谢产物的产量、定向提高活性组分已成为可能。例如，采用超声波处理，促进细菌乳酸脱氢酶分泌于胞外、促进黑曲霉葡萄糖氧化酶分泌等；应用定向进化的方法提高来自大肠埃希菌的 L-天冬氨酸酶的活性和稳定性；应用核糖体工程技术激活海洋微生物有用次级代谢产物相关基因的表达等。使得药用微生物资源将不断被挖掘，具有更广阔的发展前景。

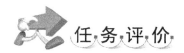

任务评价

一、选择题

1. 属于细菌分解代谢产物的是 　　　　　　　　　　　　　　　　　　（　　）

A. 热原质　　　　B. 硫化氢　　　　C. 外毒素　　　　D. 维生素　　　　E. 抗生素

2. 对人体无害的细菌合成代谢产物是 　　　　　　　　　　　　　　　（　　）

A. 内毒素　　　　B. 外毒素　　　　C. 热原质　　　　D. 侵袭性酶　　　E. 维生素

3. 有关热原质的描述错误的是 　　　　　　　　　　　　　　　　　　（　　）

A. 是许多 G^- 菌、少数 G^+ 菌的一种合成性代谢产物

B. G^- 菌的热原质就是细胞壁中的脂多糖

C. 注入机体可致发热反应

D. 可被高压蒸气灭菌所破坏

E. 液体中的热原质可用吸附剂或过滤等方法除去

4. 除去热原质最好的方法是 　　　　　　　　　　　　　　　　　　　（　　）

A. 蒸馏法　　　　　　　　B. 高压蒸汽灭菌法　　　　　　C. 滤过法

D. 巴氏消毒法　　　　　　E. 干烤法

5. 关于细菌素的描述不正确的是 　　　　　　　　　　　　　　　　　（　　）

A. 抗菌谱窄,仅对近缘关系的细菌有抑制作用　　B. 抗菌效果好,常用于临床治疗

C. 具有种和型的特异　　　　　　　　　　　　　D. 可用于细菌分型

E. 大肠菌素是已发现的细菌素

二、填空题

1. 细菌毒素分为_____与_____两类。

2. 热原质大多由革兰_____菌产生,注入人体或动物体内能引起_____反应。

三、简答题

1. 简述细菌的合成代谢产物及其意义。

2. 药品微生物检验常用的生化试验有哪些?

(黄卫平)

任务二十　细菌代谢产物与细菌生化检验技术

任务描述

解释靛、靛试剂的基本概念;认识细菌分解与合成代谢产物检测在药学专业的运用,学

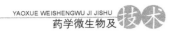

会细菌对糖分解产物、对蛋白质分解产物试验结果的观察。能操作鲎试验法检测细菌内毒素;糖发酵试验、靛基质(吲哚)产生试验检测分解代谢产物鉴定细菌;血浆凝固酶试验检测致病性葡萄球菌。

BEI JING ZHI SHI

背景知识

最古老的甲壳动物——鲎

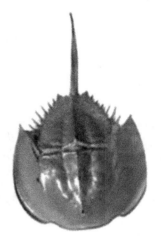

鲎(hòu)亦称马蹄蟹,肢口纲(Merostomata)剑尾目(Xiphosura)海生节肢动物,常见于亚洲和北美东海岸。南方鲎(巨鲎)(图 20-1)分布于泰国、马来半岛和马来群岛沿岸至印度孟加拉湾鲎(horseshoe crab)是一类与三叶虫(现在只有化石)一样古老的动物。鲎的祖先出现在地质历史时期古生代的泥盆纪,当时恐龙尚未崛起,原始鱼类刚刚问世,随着时间的推移,同时的动物或者进化、或者灭绝,而惟独只有鲎从 4 亿多年前问世至今仍保留其原始古老的品行,被称为"活化石"并具有很高的药用价值。

图 20-1 南方鲎

 任务内容

一、细菌内毒素检测技术

鲎试剂是由海洋生物鲎的血液提取物制成的生物试剂,专用于细菌内毒素检测。鲎试剂法具有快速、简便、经济、灵敏、准确,可同时测定多个样品等优点,因而被欧美药典及中国药典定为法定内毒素检查法,正被日益广泛地应用于医药卫生、食品卫生、环境卫生、分子生物学等领域。

中华人民共和国药典 2010 年版(二部)中所列的鲎试剂法测定细菌内毒素有两种方法:凝胶法和光度测定法。供试品检测时,可使用其中任何一种方法进行试验。当测定结果有争议时,除另有规定外,以凝胶法结果为准。

细菌内毒素的量值:目前采用以生物效价为量值的内毒素单位(EU,Endotoxin Unit)。

(一)凝胶定性试验

1. 原理 凝胶法系通过鲎试剂与内毒素产生凝集反应的原理,以判断供试品中细菌内毒素的限量是否符合规定的一种检测方法。鲎试剂的主要成分是鲎血液中变形细胞的提取物,包括 B 因子、C 因子、凝固酶原、凝固蛋白酶等。内毒素可活化 C 因子、B 因子,进而使凝固酶原转变为凝固酶,最后激活凝固蛋白酶形成凝固蛋白,分子重排后呈凝胶状态。凝胶化程度与细菌内毒素的浓度成正比。因此,根据凝胶是否形成及凝胶的坚实程度,可判断检样中是否有内毒素存在,并粗略判断其含量的多少。此法常用于注射制剂、生物制品、脑脊液、血液等标本中的内毒素检测。

2. 材料

（1）鲎试剂（Tachypleus Amebocyte Lysate，TAL）：冻干品，规格有 0.1ml、0.5ml、1.0ml/支等。

（2）供试品：注射剂、血液或细菌培养上清液等。

（3）细菌内毒素标准品：大肠埃希菌提取精制而成。

（4）检查用水：内毒素含量小于 0.015EU/ml 的灭菌注射用水。

（5）加样器、小试管、37℃水浴箱等。

3. 方法与结果 用细菌内毒素检查用水溶解鲎试剂冻干品。取分装有 0.1ml 鲎试剂溶液的 10mm×75mm 小试管或复溶后的 0.1ml/支规格的鲎试剂原安瓿，加入 0.1ml 供试品溶液，将试管中溶液轻轻混匀后，封闭管口，垂直放入 37℃±1℃ 的恒温水浴箱中，保温 60min±2min。同时设供试品阳性对照管、阳性对照管和阴性对照管。

将试管从恒温器中轻轻取出，缓慢倒转 180°，若管内形成凝胶，并且凝胶不变形、不从管壁滑脱者为阳性；未形成凝胶或形成的凝胶不坚实、变形不能保持完整并从管壁滑脱者为阴性。

4. 注意事项

（1）使用新一批号的鲎试剂前，或试验条件发生了任何可能影响检验结果的改变时，必须进行鲎试剂灵敏度复核实验，符合规定方能用于细菌内毒素检查。

（2）配制鲎试剂时应先轻轻敲击小瓶，以减少瓶中内容物粘留在瓶塞或瓶颈的内表面，再沿瓶壁缓缓加入细菌内毒素检查用水溶解，避免激烈振动，防止产生气泡。

（3）保温时试管或安瓿垂直放置，防止振动。观察结果时，应轻轻取出试管或安瓿，缓慢倒转，动作过快或过重影响试验结果。

（4）操作过程应防止微生物的污染。

（二）光度测定法

光度测定法包括浊度法和显色基质法，均为定量测定内毒素的方法。

1. 浊度法 浊度法是采用分光光度计检测鲎试剂与内毒素反应过程中浊度的变化而测定内毒素含量的方法。根据检测原理，可分为终点浊度法和动态浊度法。终点浊度法是一种测定孵育期结束时浊度（吸光度或透光率）变化的方法。动态浊度法是一种测定到达预定浊度水平所需要的时间（起浊时间）或孵育期内浊度变化速率的方法。

2. 显色基质法 显色基质法是利用检测鲎试剂与内毒素反应过程中产生的凝固酶使特定底物释放出呈色团的多少而测定内毒素含量的方法，根据检测原理，分为终点显色基质法和动态显色基质法。终点显色基质法是根据在孵育终止时释放出的呈色团的量与细菌内毒素浓度成正比关系进行测定的一种方法。动态显色基质法是检测反应混合物的色度达到某一预先设定的吸光度所需的反应时间，或检测色度增长速度的方法。

二、常用生化检测技术

细菌的生化反应用于鉴别细菌，特别是对形态、革兰染色反应和培养特性相同或相似的细菌更为重要。其中将吲哚试验（indol）、甲基红试验（methyl red）、乙酰甲基甲醇试验（Voges-Proskauer）和枸橼酸盐利用试验（citrate utilization）等四种试验组合简称为 IMViC

试验。常用于肠道杆菌的鉴定,例如大肠埃希菌对这四种试验的结果是"＋＋－－",产气杆菌则为"－－＋＋"。

(一)糖代谢试验

1.糖发酵试验

(1)原理

不同细菌具有不同的糖分解酶,分解各种糖的能力和产物各不相同,有的能分解某种糖产酸,有的还有气体形成,有的则不能分解,据此可以鉴别细菌。在含糖培养基中加入特定的酸碱指示剂,将细菌接种培养后观察,若细菌能分解糖产酸,则使培养基内的指示剂呈酸性反应,培养基颜色改变;若细菌能分解糖产生气体,则培养基内出现气泡或裂隙。

糖发酵试验采用的糖的种类很多,常用的单糖有葡萄糖、甘露糖、果糖、半乳糖等;双糖有乳糖、麦芽糖、蔗糖等。

糖发酵培养基中常用的酸碱指示剂有酚红(变色范围 pH 6.6~8.0,黄色→红色)、溴麝香草酚蓝(变色范围 pH 6.0~7.6,黄色→蓝色)、溴甲酚紫(变色范围 pH 5.2~6.8,黄色→紫色)等。

(2)材料

1)培养基:糖发酵试验应用的培养基种类很多,可分为液体、半固体和固体等几类。① 液体糖发酵管:在蛋白胨水中,加入 1%的糖类、指示剂和一倒置的小玻璃管。② 半固体糖发酵管:糖发酵液体培养基中加入 0.3%~0.5%的琼脂,制成高层培养基。③ 固体糖发酵管:可用于厌氧菌的糖发酵试验,观察汹涌发酵(大量气体产生)现象。

2)待检细菌:例如分离培养的大肠埃希菌、伤寒沙门菌 18~24h 琼脂斜面培养物等。

(3)方法与结果

1)将分离培养的纯种细菌(大肠埃希菌、伤寒沙门菌),以无菌操作方法,各自分别接种到葡萄糖发酵管和乳糖发酵管中,置(36±1)℃培养 18~24h 后观察结果并记录。

2)观察液体培养基是否变混浊,颜色有无改变,管中有无气泡。如细菌生长,则培养基变混浊。糖是否被分解,根据以下现象判定:指示剂不变色,说明细菌不分解该糖,用"－"表示;指示剂变黄色,无气泡产生,说明细菌分解该糖,产酸不产气,用"＋"表示;指示剂变黄色,并有气泡产生,说明细菌分解该糖,产酸又产气,用"⊕"表示。糖发酵试验结果记录与判断见表 20-1。

若为半固体培养基,则观察细菌沿穿刺线生长情况,培养基颜色有无改变,管壁及管底有无微小气泡。

表 20-1 糖发酵试验结果判断

反应现象	结果描述(文字)	结果描述(符号)
酸性变色、有气泡	分解××糖产酸、产气	⊕
酸性变色、无气泡	分解××糖产酸、不产气	＋
培养基不变色	不分解××糖	－

大肠埃希菌、伤寒沙门菌的葡萄糖发酵试验和乳糖发酵试验结果如表 20-2

表 20-2 大肠埃希菌、伤寒沙门菌的葡萄糖发酵试验和乳糖发酵试验结果

试验菌	葡萄糖	乳糖
大肠埃希菌	⊕	⊕
伤寒沙门菌	+	−

（4）注意事项

1）各种糖发酵培养基含糖的质量分数一般为 0.5%～1%，为使迟缓发酵乳糖的菌株在 48h 内观察到产酸产气反应，可将乳糖发酵管的乳糖质量分数增加至 5%。

2）酚红、溴麝香草酚蓝是最常用作糖发酵试验的酸碱指示剂，反应较敏感，但稳定性较差。对迟缓发酵糖类的细菌，培养时间较长，宜选用溴甲酚紫或品红为优。

3）使用微量发酵管，或要求培养时间较长时，应注意保持培养环境的湿度，以防培养基水分散失。观察发酵管时，不要用力晃动，以免将倒置小管中的气泡晃出，出现产气假阴性结果。

2. 乙酰甲基甲醇试验

乙酰甲基甲醇试验（Voges-Proskauer test，简称 V-P 试验）

（1）原理

某些细菌如产气杆菌含有丙酮酸脱羧酶，分解葡萄糖产生丙酮酸后，能将两分子丙酮酸脱羧生成一分子中性的乙酰甲基甲醇。乙酰甲基甲醇在碱性环境中，被空气中的氧氧化为二乙酰。二乙酰与培养基内胍基结合，生成红色化合物，即为阳性反应。

（2）材料

1）磷酸盐葡萄糖蛋白胨水培养基（详见附录二）。

2）V-P 试剂。

甲液：6% α-萘酚乙醇溶液；乙液：40%氢氧化钾溶液。

（3）方法与结果（快速法）

1）将被检细菌接种于磷酸盐葡萄糖蛋白胨水培养基中，（36±1）℃培养 48h。

2）于 2ml 培养液中加入 V-P 试剂甲液 1ml、乙液 0.4ml，摇动 2～5min。阳性反应常立即呈现红色。若无红色出现则静置于室温，4h 内仍无红色出现可判定为阴性。

（4）注意事项

1）V-P 试剂中的 α-萘酚为催化剂，可加速反应，使反应的颜色增强，提高反应的敏感性。

2）加试剂的顺序不能颠倒，否则会产生假阴性或弱阳性反应。反应必须在与空气充分接触的情况下完成，所以加试剂后必须充分振摇才能使红色出现。

3）加 V-P 试剂乙液的量要准确，不可多加。否则会与 α-萘酚反应出现铜色，不易与弱阳性区别。

3. 甲基红试验

甲基红试验（Methyl red test），简称 MR 试验。

（1）原理

某些细菌如大肠埃希菌，分解葡萄糖产生丙酮酸，丙酮酸继续被分解为甲酸、乙酸、乳酸

等有机酸,大量的酸使培养基的 pH 下降至 4.5 以下,遇甲基红指示剂时呈现红色,为阳性反应。有些细菌由于分解葡萄糖时产酸量少或产生的酸进一步转化为其他物质如醇、酮、醛、气体和水等,则培养基的 pH 维持在 5.4 以上,加入甲基红指示剂时呈黄色,为阴性反应。

（2）材料

1）磷酸盐葡萄糖蛋白胨水培养基(同乙酰甲基甲醇试验)。

2）甲基红试剂(变色范围为 pH4.4～6.2,红色→黄色)。

3）大肠埃希菌、产气杆菌斜面培养物。

（3）方法与结果

1）取大肠埃希菌,产气杆菌的新鲜纯培养物分别接种于磷酸盐葡萄糖蛋白胨水培养基中,(36±1)℃培养 48h。

2）各取 2ml 培养液,加入甲基红试剂 2 滴,轻摇后观察,呈红色者为阳性,黄色者为阴性。两种细菌的 MR 试验结果见表 20-3。

表 20-3　大肠埃希菌,产气杆菌 MR 试验结果

试验菌	颜色变化	MR 试验结果
大肠埃希菌	红色	＋
产气杆菌	黄色	－

（4）注意事项

1）加入甲基红试剂后应立即观察结果,放置时间过长,红色会消退。

2）培养时间应不少于 48h。若为阴性者,应继续培养 4～5d,再进行试验。

（二）氨基酸和蛋白质代谢试验

1. 靛基质(吲哚)产生试验

（1）原理

有些细菌具有色氨酸酶,能分解蛋白胨中的色氨酸而产生无色的靛基质(吲哚)。吲哚与对二甲氨基苯甲醛试剂反应,生成红色化合物——玫瑰吲哚,为吲哚试验阳性。

（2）材料

1）蛋白胨水培养基(详见附录二)。

2）靛基质试剂。成分如下:

对二甲氨基苯甲醛	1g
95％乙醇	95ml
浓盐酸	20ml

将对二甲氨基苯甲醛溶于 95％乙醇中,再加入浓盐酸,避光保存。

3）大肠埃希菌、产气杆菌斜面培养物。

（3）方法与结果

1）取大肠埃希菌、产气杆菌的纯培养物分别接种于蛋白胨水培养基中,(36±1)℃培养 24～48h。

2）沿管壁缓慢加入靛基质试剂 2～3 滴,覆盖培养物液面,立即观察结果,试剂与培养基接

触面呈玫瑰红色者为阳性,仍呈黄色者为阴性。两种试验菌的靛基质试验结果见表20-4。

表 20-4　大肠埃希菌,产气杆菌靛基质试验结果

试验菌	颜色变化	靛基质试验结果
大肠埃希菌	红色	+
产气杆菌	黄色	-

（4）注意事项

1）观察结果时若颜色不明显,可加 4～5 滴乙醚,振摇试管使靛基质提取至乙醚层中,使颜色反应较为明显。

2）靛基质试剂应密闭于棕色瓶中,置冰箱中保存。放置时间过久,颜色变深,不宜使用。

3）色氨酸酶活性的最适 pH 为 7.4～7.8。pH 降低,靛基质产生减少,可能会出现假阴性或弱阳性反应,故培养基 pH 应为 7.4～7.8。因此,不宜用含糖培养基进行试验,否则细菌发酵糖类会导致培养基酸度增加。

2. 硫化氢产生试验

（1）原理

某些细菌如变形杆菌能分解培养基中的含硫氨基酸（胱氨酸、半胱氨酸）产生硫化氢。硫化氢遇培养基中的铅盐（醋酸铅）或铁盐（硫酸亚铁、枸橼酸铁铵）则形成黑褐色的硫化铅或硫化亚铁沉淀,即为硫化氢试验阳性。

（2）材料

1）醋酸铅培养基（详见附录二）。

2）大肠埃希菌、变形杆菌 18～24h 斜面培养物。

（3）方法与结果

1）以接种针分别挑取大肠埃希菌、变形杆菌纯培养物,沿管壁穿刺接种于醋酸铅培养基内（约 1/2 深度）。（36±1）℃培养 24～28h 后观察结果。

2）沿穿刺线或穿刺线周围呈黑色者为阳性;不变色者为阴性。两种试验菌的硫化氢产生试验结果见表20-5。

表 20-5　大肠埃希菌、变形杆菌硫化氢产生试验结果

试验菌	颜色变化	硫化氢产生试验结果
大肠埃希菌	无变化	-
变形杆菌	黑色	+

（4）注意事项

1）试验用的培养基中含有硫代硫酸钠,能保持培养基的还原环境,使形成的硫化氢不再被氧化。

2）阴性结果者应继续培养至 6d 后判定。

3）硫化氢产生试验方法很多,培养基可分别用成品微量发酵管、醋酸铅琼脂、双糖

铁琼脂斜面或三糖铁琼脂斜面。其中以醋酸铅琼脂法最为敏感,可检出少量产生的硫化氢。

(三)碳源和氮源利用试验

枸橼酸盐(Citrate)利用试验。

(1)原理

枸橼酸盐培养基中不含任何糖类和蛋白质,枸橼酸盐为碳的唯一来源,磷酸二氢铵为氮的唯一来源。如果细菌能利用铵盐作为唯一氮源,并能利用枸橼酸盐作为唯一碳源,则可在此培养基上生长,分解枸橼酸钠,生成碳酸钠,并同时利用铵盐生成氨,培养基变为碱性,使培养基中的溴麝香草酚蓝指示剂由绿色变为深蓝色。为阳性反应。

(2)材料

1)Simmons 培养基(详见附录二)。

2)大肠埃希菌、产气杆菌斜面培养物。

(3)方法与结果

1)将大肠埃希菌、产气杆菌菌悬液分别接种于 Simmons 培养基斜面上,于(36±1)℃培养 1~4d,每日观察结果。

2)培养基斜面上有细菌生长,而且培养基由绿色变为深蓝色者为阳性;培养基斜面上无细菌生长且保持绿色者为阴性。

(4)注意事项

1)接种细菌量应适当,过量时可造成假阳性,过少则可发生假阴性。宜将待测细菌培养物用生理盐水制成菌悬液后再接种。

2)制备培养基所用的琼脂应事先用流水冲洗 3d,再用蒸馏水洗净烘干后备用,以避免其他成分混入而导致假阳性。培养基的 pH 偏高会与阳性反应结果混淆而不易判断,配制培养基时应校正 pH 至中性。

(四)酶试验

1. 血浆凝固酶试验

(1)原理

病原性葡萄球菌能产生血浆凝固酶,使人或动物血浆发生凝固。葡萄球菌产生的凝固酶有两种,即结合凝固酶和游离凝固酶。

结合凝固酶是一种结合于菌体细胞壁表面不释放的酶,能与血浆中的纤维蛋白原结合,使之变为不溶忹纤维蛋白进而使葡萄球菌凝聚成块,故又称凝聚因子。可用玻片法测定。

游离凝固酶能分泌至细菌细胞外,是一种凝血酶原样物质,不能直接作用于血浆中的纤维蛋白原,而是被血浆中的凝固酶协同因子激活后,变成耐热的凝血酶样物质,使血浆中的液态纤维蛋白原变为固态纤维蛋白,从而使血浆凝固。可用试管法测定。

(2)材料

1)兔血浆:以无菌操作自家兔心脏采血 9ml,迅速转移至装有 5% 枸橼酸钠生理盐水 1ml 的灭菌离心管内,充分混合数分钟后,以 1500r/min 离心 15min,吸取血浆备用。

2)生理盐水、玻片、接种环、酒精灯、1ml 刻度吸管、小试管等。

3）金黄色葡萄球菌、表皮葡萄球菌培养物。

（3）方法与结果

1）玻片法：取1张洁净玻片，分为3格，分别滴加1～2滴生理盐水。压接种环挑取金黄色葡萄球菌待检培养物混悬于第1格和第3格生理盐水中，制成菌悬液，挑取表皮葡萄球菌培养物，混悬于第2格生理盐水中。

在第1、2格菌悬液中各加兔血浆一环并混匀，第3格菌悬液中不加兔血浆。立即观察结果。若细菌在血浆中聚集成团块为阳性，细菌在血浆中无凝固现象出现，仍保持均匀混浊者为阴性。两种试验菌的凝聚因子试验结果见表20-6。

表20-6　金黄色葡萄球菌、表皮葡萄球菌凝聚因子试验结果

试验菌	血浆变化	凝聚因子试验结果
表皮葡萄球菌	无凝固	—
金黄色葡萄球菌	出现凝固颗粒	＋

2）试管法：取灭菌小试管3支，各加血浆0.5ml。

取金黄色葡萄球菌肉汤培养液0.5ml加于第1支小试管中轻轻混匀。取表皮葡萄球菌肉汤培养液0.5ml加于第2支小试管中轻轻混匀。第3支小试管加肉汤培养液0.5ml作为对照管。

将三支试管同时置于（36±1）℃水浴中孵育培养，3h后开始观察，检查各管是否凝固或有凝块出现，并读取结果。阴性对照管的血浆应流动自如，试验管内血浆凝固呈胶冻状或有明显的纤维蛋白丝状物为阳性，试管内血浆不凝固仍流动的为阴性。阴性者应继续孵育，每隔1h观察一次结果，直至24h无凝固或凝块出现，判为阴性。

接种金黄色葡萄球菌的试管中血浆凝固，为血浆凝固酶试验阳性。对照管和接种表皮葡萄球菌的试管中血浆不凝固，为血浆凝固酶试验阴性。

（4）注意事项

1）血浆凝固酶试验被广泛地用于常规鉴定金黄色葡萄球菌与其他葡萄球菌。玻片法简便、快速，主要检测凝聚因子。试管法是鉴定葡萄球菌血浆凝固酶存在与否的确证试验。有的葡萄球菌只有结合凝固酶而无游离凝固酶，玻片法阳性而试管法阴性。金黄色葡萄球菌同时含有结合凝固酶和游离凝固酶，玻片法凝聚因子检查和试管法凝固酶试验均为阳性。因此，玻片法只能作为筛选试验，必须做试管法凝固酶试验加以确证。

2）玻片法加血浆后不要再混搅，以免细菌凝块分散变小。观察结果应在10s内完成，超过10s可能出现假阳性结果。

3）有些金黄色葡萄球菌产生溶纤维蛋白酶，溶解纤维蛋白凝块，造成假阴性结果。故试管法凝固酶试验须每隔1h观察一次结果。

2. 细菌溶血性试验

（1）原理

某些细菌在代谢过程中能产生溶血素，可使人或动物的红细胞发生溶解。不同的细菌有不同的溶血反应，借此可鉴别细菌。

溶血性是鉴定链球菌最常采用的检测项目之一。链球菌在血平板上生长繁殖后,按产生溶血与否及溶血现象分为三类,即,甲型溶血性链球菌(α-hemolytic streptococcus),菌落周围有 1~2mm 宽的灰绿色溶血圈,红细胞不完全溶解;乙型溶血性链球菌(β-hemolytic streptococcus),菌落周围有 2~4mm 宽的透明溶血环,环内红细胞全部溶解;丙型链球菌(γ-streptococcus),菌落周围无溶血环。

(2)材料

羊血琼脂平板。

(3)方法与结果

1)将标本接种于羊血琼脂平板上,用接种针在已接种过的血平板上扎 2~3 处,使细菌被接种到琼脂层深处,(36±1)℃培养 24~48h。

2)观察在接种针穿刺过的地方,菌落周围羊红细胞完全溶解,形成无色透明区,为 β 溶血。菌落周围羊红细胞部分溶解或不溶解呈草绿色环的为 α 溶血。菌落周围羊红细胞不溶解且无溶血环者为 γ 溶血。

知识拓展

一、复合生化试验

复合生化试验是设计一种专门的培养基,被检细菌在此培养基中生长后可指示出三种以上的生物学或生物化学特征。如分解葡萄糖产酸、产气,分解乳糖产酸、产气,产生硫化氢等。克氏双糖铁试验(Kilgler Iron Agar,KIA)及动力靛基质尿素酶试验(Motility Indol Urea,MIU)就是这一类,可用于肠杆菌科细菌的初步鉴定。

(一)克氏双糖铁试验

1. 原理

克氏双糖铁培养基含葡萄糖、乳糖、柠檬酸铁铵和酚红指示剂。其中葡萄糖和乳糖的比例为 1:10。当细菌分解葡萄糖不分解乳糖时,葡萄糖被分解只产生少量酸,连续培养数小时后,斜面部分的氨基酸在细菌和氧的作用下被降解,释放大量氨类,中和斜面部分的酸,使斜面 pH 呈碱性,酚红变成红色。培养基深层与空气隔绝,是相对厌氧的环境,氨基酸降解不足以中和形成的酸,酚红显黄色。分解乳糖的细菌在 KIA 培养基中产生大量的酸,远远超过了纽菌降解氨基酸释放的氨,故培养基斜面、底层均呈酸性反应。因此,斜面红色、底层黄色,说明细菌分解葡萄糖不分解乳糖;底层、斜面均呈黄色,说明细菌既分解葡萄糖又分解乳糖。若细菌产生硫化氢,与培养基中的铁盐反应生成硫化亚铁沉淀,使培养基深层变黑。

2. 材料

(1)克氏双糖铁琼脂(详见附录二)。

(2)大肠埃希菌、志贺菌、伤寒沙门菌培养物。

3. 方法与结果

(1)用接种针挑取待检菌培养物,穿刺接种到 KIA 培养基深层至离管底约 3~5mm 处,向上提起后,在斜面自下而上往复划线。于(36±1)℃培养18~24h,观察结果。

(2)结果判断

1)斜面碱性/底层酸性:葡萄糖发酵、乳糖不发酵;

2)斜面碱性/底层酸性(黑色):葡萄糖发酵、乳糖不发酵,产生 H_2S;

3)斜面酸性/底层酸性:葡萄糖发酵、乳糖发酵。

三种试验菌的 KIA 结果见表20-7。

表 20-7　大肠埃希菌、伤寒沙门菌、志贺菌 KIA 试验结果

试验菌名	上层		下层		
	颜色	乳糖	颜色	葡萄糖	H_2S
大肠埃希菌	黄色	分解	黄色	分解	不产生
伤寒沙门菌	红色	不分解	黄色、黑色	分解	产生
志贺菌	红色	不分解	黄色	分解	不产生

(3)注意事项

1)KIA 培养基斜面部分暴露于空气中,为有氧环境。而底部与空气隔绝是相对厌氧的环境。配制 KIA 培养基时,最关键的是斜面部分和底部琼脂的长度,斜面与高层应相等,各不低于2.5cm,以保证两部分相对应的有氧或厌氧环境。

2)产生 H_2S 需要在酸性环境下,所以在 KIA 培养基中只限于深层变黑。

(二)动力靛基质尿素酶试验

1. 原理

动力靛基质尿素酶培养基中含有胰酪蛋白胨、尿素和酚红指示剂,并制成半固体以便观察细菌的动力。由于胰酪蛋白胨中含有丰富的色氨酸,产生色氨酸酶的细菌水解色氨酸产生靛基质,当加入靛基质试剂后产生红色。产生尿素酶的细菌分解培养基中的尿素产碱,使酚红指示剂显桃红色。

2. 材料

(1)MIU 培养基(详见附录二)。

(2)大肠埃希菌、志贺菌、变形杆菌培养物。

3. 方法与结果

(1)用接种针挑取待检菌培养物,穿刺接种到 MIU 培养基内。于(36±1)℃培养18~24h,观察结果。

(2)结果判断

1)动力阳性:培养基变混浊,接种线变宽、变模糊;

2)靛基质阳性:加靛基质试剂后界面出现玫瑰红色;

3)尿素酶阳性:培养基全部变成桃红色。

三种试验菌的 MIU 结果见表20-8。

表 20 - 8　大肠埃希菌、志贺菌、变形杆菌 MIU 试验结果

试验菌	动力	靛基质	尿素
大肠埃希菌	+	+	-
志贺菌	-	-/+	-
变形杆菌	+	-/+	+

二、数字编码鉴定技术

数码鉴定是通过数学的编码技术将细菌的生化反应模式转换成数学模式,给每一种细菌的反应模式赋予一组数码,建立数据库或编成检索本。根据鉴定的细菌不同,选择系列生化指标,对未知细菌进行有关生化试验,依反应的阳性或阴性选取数值,组成鉴定码。计算并比较数据库内每个细菌条目。计算单项总发生频率和多项总发生频率,得出鉴定百分率,按鉴定百分率大小排序、查码,经查阅检索本或计算机数据库,将数字转换成细菌名称。

目前,微生物数字编码鉴定技术已经得到普遍应用,并已商品化。为微生物检验提供了简便、科学的程序,大大提高了细菌鉴定的准确性。

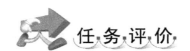 任务评价

一、选择题

1. 下列哪项试验不是检查细菌糖代谢的生化反应　　　　　　　　　　　　　（　　）

A. 靛基质试验　　　　　　　　　　　　B. 乙酰甲基甲醇试验

C. 甲基红试验　　　　　　　　　　　　D. 葡萄糖发酵试验

E. 乳糖发酵试验

2. 大肠埃希菌的靛基质试验为阳性,是因为大肠埃希菌能分解　　　　　　（　　）

A. 含硫氨基酸　　B. 葡萄糖　　　C. 乳糖　　　　D. 色氨酸　　　E. 淀粉

3. 甲基红试验阳性或 V-P 试验阳性的细菌均具有以下哪一特性　　　　　（　　）

A. 分解乳糖产酸产气　　　　　　　　　B. 分解葡萄糖生成丙酮酸

C. 分解含硫氨基酸产生 H_2S　　　　　　D. 分解尿素产生氨

E. 分解色氨酸产生吲哚

4. 试管法血浆凝固酶试验测定的是　　　　　　　　　　　　　　　　　　（　　）

A. 凝聚因子　　　　　　B. 结合凝固酶　　　　　　C. 游离凝固酶

D. 葡萄球菌溶血素　　　E. 链球菌溶血素

二、填空题

1. 硫化氢试验中细菌分解_____,试验结果可见 _____。

2. 细菌内毒素检查采用_____。

三、简答题

1. 简述 IMViC 试验的原理及主要用途。
2. 分解糖或蛋白质的生化试验各有哪些?

（黄卫平、姜　侃）

REFERENCES　参考文献

［1］国家药典委员会.中华人民共和国药典 2010 年版二部.北京：中国医药科技出版社,2010

［2］曹雄伟.最新药品微生物检验方法与操作标准规范及无菌隔离技术实用手册.北京：中国中医药出版社,2009

［3］沈关心.微生物学与免疫学.第 6 版.北京：人民卫生出版社,2008

［4］黄贝贝,陈电容.微生物学与免疫学基础.北京：化学工业出版社,2009

［5］万阜昌.微生态药物研究与应用.北京：化学工业出版社,2009

项目六
免疫学基础

【教学目标】

知识目标

● 掌握抗原的概念、性质,微生物抗原的结构和抗体的概念,超敏反应的概念、类型与反应机制。

● 认识免疫系统的基本结构和功能,医学上重要的抗原物质。

● 了解免疫应答的病理性反应。

能力目标

● 列出免疫三大功能的生理性与病理性反应现象和意义。

● 归纳免疫系统的组成与功能,免疫应答类型,免疫应答场所和基本过程,免疫应答过程外源性抗原和内源性抗原的提呈,细胞免疫和体液免疫的免疫效应。

● 知道超敏反应的发生机理、特点及常见疾病。

素养目标

● 了解免疫学发展简史,用辩证唯物主义观点分析免疫的本质。

● 培养学生具备科学严谨的工作态度和实事求是的工作作风。

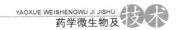
任务二十一　免疫系统

任务描述

解释免疫、免疫器官、免疫细胞、免疫分子、中枢免疫器官、外周免疫器官、细胞因子、干扰素、人类白细胞抗原的概念；认识免疫的三大功能、免疫系统组成及其功能。知道 T 和 B 淋巴，NK 细胞，单核-吞噬细胞，抗原提呈细胞，补体与补体灭活，抗体与单克隆抗体，细胞凋亡等的概念及其生物活性作用。

BEI JING ZHI SHI

背景知识

2000 多年前，人类就发现曾在瘟疫流行中患过某种传染病而康复的人，以后就会对这种疾病具有抵抗力，这种现象被称为"免疫"（immunity）。免疫这个词是来自罗马时代描述免除个人劳役或对国家义务的一个拉丁文"immunitas"，不过在这里，它被借用为免除患病。勤劳勇敢的中华民族是历史上第一个自觉地将"免疫"现象应用于防病实践的民族。据考证，早在公元 16 世纪我国明朝隆庆年间就已有种痘的医书记载。当时将天花患者康复后的皮肤痂皮磨碎成粉，用吹管吹入未患天花之人的鼻腔或将痂皮粉敷入未患天花之人的皮肤切口上，即可使其出痘而不会再患天花。这种种痘方法不仅在当时国内广泛应用，而且还传到俄国、朝鲜、日本和英国等国家。

免疫是依靠人本完善的免疫系统来实现的。机体的免疫系统包括免疫器官、免疫细胞和免疫分子。免疫系统是"免疫学基础"中的一个重要学习内容，下面将详细介绍免疫系统的组成和免疫功能。

任务内容

一、免疫系统组成

免疫系统由免疫器官、免疫细胞和免疫分子组成，是机体发生免疫应答的物质基础（图 21-1）。免疫系统具有识别和排除抗原性异物，与机体其他系统相互协调，共同维持机体内环境稳定和生理平衡的功能。

（一）免疫器官

免疫器官是指具有免疫功能的器官和组织，包括中枢免疫器官和外周免疫器官（图 21-2）。两者通过血液循环及淋巴循环执行着机体的免疫功能。人体中枢免疫器官包括骨髓和胸腺，是免疫细胞发生、分化、发育和成熟的场所，并对外周免疫器官的发育起主导作用。外周免疫器官包括脾、淋巴结和黏膜相关的淋巴组织，是 T 淋巴细胞、B 淋巴细胞等成熟淋巴细胞定居和发生免疫应答的场所。

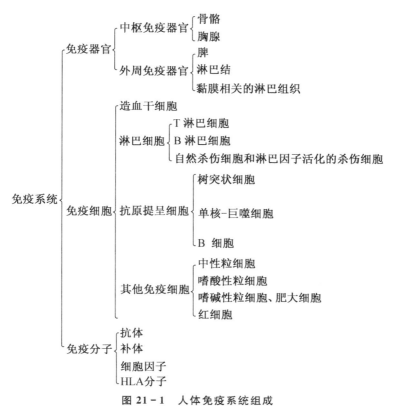

图 21-1　人体免疫系统组成

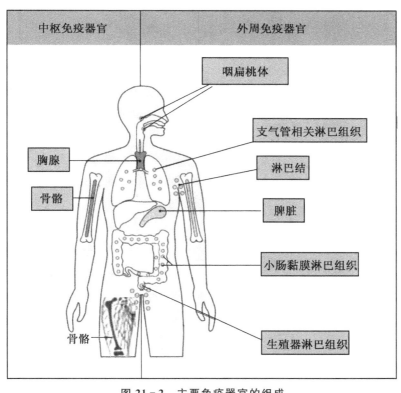

图 21-2　主要免疫器官的组成

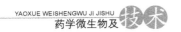

1. 中枢免疫器官

（1）骨髓：骨髓（bone marrow）是人类和哺乳动物的造血器官。各种血细胞和免疫细胞都是从骨髓的多种造血干细胞分化发育而来。在骨髓微环境中首先分化为髓样干细胞和淋巴样干细胞，髓样干细胞是红细胞、血小板、粒细胞、单核细胞的前身，淋巴样干细胞是淋巴细胞的前身。此外，骨髓也是 B 细胞分化成熟的场所和发生再次体液免疫应答的主要部位。因此，骨髓既是中枢免疫器官，又是外周免疫器官。如骨髓功能缺陷，不仅严重损害造血功能，而且导致严重的细胞免疫和体液免疫功能缺陷。

（2）胸腺：胸腺（thymus）是 T 细胞分化成熟的场所。骨髓的淋巴样干细胞随血流进入胸腺微环境中，分化成熟的为功能性 $CD4^+$ 和 $CD8^+$ T 细胞。如胸腺细胞发育异常，不能产生功能性 T 细胞，则机体无 T 细胞免疫，体液免疫功能也下降。

2. 外周免疫器官

（1）脾：脾（spleen）是人体最大的外周免疫器官，脾脏内的淋巴细胞中 T 细胞约占 40%，B 细胞约占 60%。

① 脾的结构：脾表面有被膜包裹。被膜下实质由白髓、红髓组成，两者交界处为边缘区（图 21-3）。

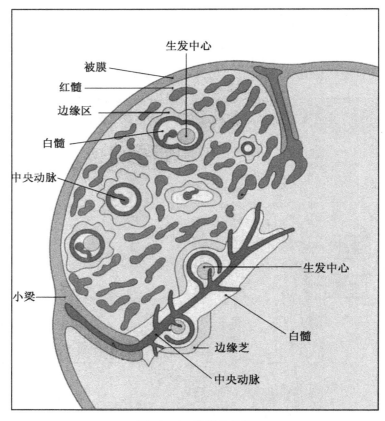

图 21-3 脾脏的结构

白髓（white pulp）是淋巴细胞聚集部位，沿中央小动脉周围分布的淋巴鞘是 T 淋巴细胞定居的区域,称为胸腺依赖区;在动脉周围淋巴鞘的旁侧有淋巴滤泡,为 B 淋巴细胞定居的区域,称为非胸腺依赖区。

红髓(red pulp)由脾索及脾血窦组成,脾索主要含 B 淋巴细胞、浆细胞、巨噬细胞和树突状细胞,能够吞噬和清除衰老的红细胞及抗原异物。

边缘区(marginal zone)含有 T 淋巴细胞、B 淋巴细胞及较多的巨噬细胞,是淋巴细胞再循环的重要部位。

② 脾的功能:脾除具有造血、储血和过滤血液的作用外,还可合成补体成分,也是淋巴细胞定居和进行免疫应答的场所。

(2) 淋巴结:淋巴结(lymph nodes)广泛分布于全身,是成熟 T 细胞和 B 细胞的主要定居部位(图 21-4)。其中,T 细胞约占淋巴结内淋巴细胞总数的 75%,B 细胞约占 25%。

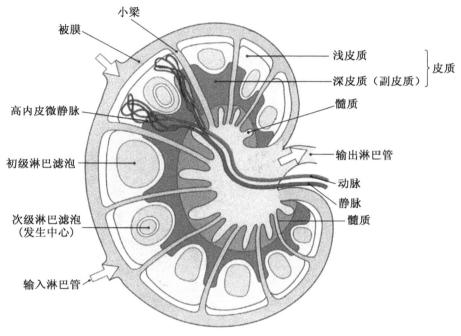

图 21-4 淋巴结的结构

① 淋巴结的结构:淋巴结表面覆盖有致密的结缔组织被膜,被膜可深入实质构成小梁,作为淋巴结的支架。实质分皮质区和髓质区。

皮质区又分浅皮质区和深皮质区。靠近被膜下为浅皮质区,是 B 细胞定居的场所,称为非胸腺依赖区。其中,初级淋巴滤泡主要含未受抗原刺激的、静止的 B 细胞,以及少量树突状细胞;次级淋巴滤泡内有生发中心,是静止的 B 细胞受抗原刺激后大量增殖形成的结构。靠近髓质的称为深皮质区,又称副皮质区,是 T 细胞定居的场所,称为胸腺依赖区。深皮质区有许多毛细血管后微静脉,在淋巴细胞再循环中起主要作用。

髓质区由髓索和髓窦组成。髓索主要是 B 细胞定居的场所,也含 T 细胞和 M_ϕ,髓窦内富含 M_ϕ,有较强的滤过作用。

② 淋巴结的功能:淋巴结的主要功能是储存淋巴细胞,接受抗原刺激产生免疫应答,过

滤淋巴液及进行淋巴细胞再循环。

淋巴细胞再循环是指定居于外周免疫器官的淋巴细胞可经输出淋巴管进入血液循环，再随血液回流入淋巴器官或淋巴组织内反复循环的过程。此过程有利于识别抗原和迅速传递信息，使分散各处的淋巴细胞成为一个相互关联的有机整体，使功能相关的淋巴细胞共同进行免疫应答。

（3）黏膜相关的淋巴组织：黏膜相关的淋巴组织（mucosal-associated lymphoid tissue，MALT）主要包括扁桃体、肠系膜淋巴结、肠集合淋巴结、阑尾及呼吸道、消化道及泌尿生殖道黏膜下散在的淋巴组织，参与黏膜局部免疫应答。MALT 中 B 细胞产生的抗体主要是SIgA，是各类黏膜表面抗感染的重要因素。

（二）免疫细胞

免疫细胞（Immune Cell）泛指所有参与免疫应答或与免疫应答有关的细胞及其前体细胞，包括造血干细胞、淋巴细胞、单核/巨噬细胞、抗原提呈细胞及粒细胞、红细胞、肥大细胞等（图 21-5）。在免疫应答过程中起核心作用的是 T 淋巴细胞和 B 淋巴细胞，它们能特异性识别抗原，并能活化、增殖、分化，被称为免疫活性细胞或抗原特异性淋巴细胞。

免疫应答过程有赖于免疫细胞间的相互作用，包括细胞间直接接触和通过分泌细胞因子或其他活性分子介导的作用。免疫细胞间相互识别的物质基础是细胞表面功能分子，包括细胞表面的多种抗原、受体、MHC 分子、协同刺激分子等。通常将这些表面功能分子称细胞表面标志。

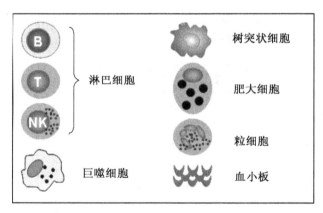

图 21-5 免疫细胞的种类

淋巴细胞及其他免疫细胞在分化的不同阶段或出于不同功能状态下，其细胞膜上可表达不同的分子，用单克隆抗体对这些分子进行鉴定，并以分化群（cluster of differentiation，CD）统一命名，应用分化群抗体所鉴定的抗原称为分化抗原（CD 抗原或 CD 分子）。迄今为止，已命名了 CD1～339 个分化抗原。

免疫细胞表面一些介导细胞间或细胞与细胞外基质间相互接触和结合的分子统称为细胞黏附分子（cell-adhesion molecules，CAM）。黏附分子以受体-配体结合的形式发挥作用，参与细胞的识别、活化和信号转导，故又称协同刺激分子，是免疫应答和组织修复等一系列重要生理和病理过程的分子基础。黏附分子与 CD 分子是根据不同角度来命名的，大部分黏附分子已有 CD 的编号。

1. 淋巴细胞　淋巴细胞占外周血细胞总数的 20%～45%,是构成免疫细胞的主要细胞群体,它包括 T 淋巴细胞、B 淋巴细胞和自然杀伤细胞。T 淋巴细胞和 B 淋巴细胞还可以进一步分为若干亚群。

(1) T 淋巴细胞:T 淋巴细胞(T lymphocyte)是由一群功能不同的异质性淋巴细胞组成,因其在胸腺内分化成熟,故称也为胸腺依赖性淋巴细胞(thymus dependent lymphocyte),简称 T 细胞。成熟 T 细胞定居于周围淋巴器官,介导细胞免疫和调节体液免疫。它在外周血中占淋巴细胞总数的 80%以上。

1) T 细胞的表面标志:从形态结构上难以区别 T 细胞和 B 细胞,但是在这两类细胞的细胞膜表面上分别携带有大量的特异性膜分子,包括抗原受体、分化抗原、MHC 抗原以及黏附分子等(图 21－6)。这些分子是 T 细胞识别抗原与其他免疫细胞相互作用以及接受信号刺激并产生免疫应答的物质基础,也是鉴别和分离 T、B 细胞的重要依据。

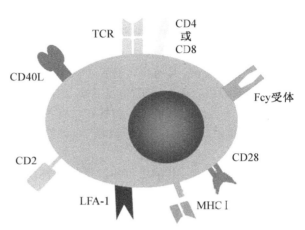

图 21－6　T 细胞膜表面主要分子

① T 细胞抗原受体(T cell antigen receptor,TCR):TCR 为 T 细胞特异性识别抗原的受体,也是所有 T 细胞的特征性表面标志。TCR 通常仅能识别抗原提呈细胞提呈的抗原肽－MHC 分子复合物,而不能直接识别可溶性抗原分子,这是与 B 细胞识别抗原的主要不同之处。TCR 由于胞内区很短,需要依靠与之相交联的 CD3 分子才可以向胞内传递活化信号。CD3 分子是由两条相同或不同的肽链组成的跨膜蛋白,胞内区较长,具有免疫受体酪氨酸活化基序(immunoreceptor tyrosine-based activation motif,ITAM)。CD3 一旦与 TCR 通过跨膜区的盐桥结合在一起,形成稳定的 TCR－CD3 复合体,可将 TCR 与抗原结合所产生的活化信号传递到胞内。

② 绵羊红细胞受体,又称 E 受体(CD2 分子),是人类 T 细胞特有的重要表面标志之一。在体外实验时,将人的 T 细胞与绵羊红细胞混合,可见 T 细胞周围结合多个绵羊红细胞,行似玫瑰花环,故称 E 花环形成试验,常用于检测外周血中 T 细胞的数量,以辅助判断细胞免疫功能。正常人外周血 E 花环形成率为 60%～80%。

③ 细胞因子受体,T 细胞表面有多种细胞因子受体,如IL-1R、IL-2R、IL-4R、IL-6R等。

④ MHC 抗原,所有 T 细胞表面都表达 MHC-Ⅰ类分子,被激活后也表达 MHC-Ⅱ类分子,参与 T 细胞对抗原肽的识别与应答过程。

⑤ 白细胞分化抗原,是以抗多种白细胞表面抗原的单克隆抗体进行分类整理,并以分化群(cluster of diffetiation,CD)统一命名,应用分化群抗体所鉴定的抗原称为分化抗原(CD 抗原或 CD 分子)。一个成熟 T 细胞只能表达 CD4 和 CD8 中的一种分子,CD4 和 CD8

分子可分别与 MHC-Ⅱ类和 MHC-Ⅰ类分子的非多态区结合,从而促进 TCR 与抗原提呈细胞或其他靶细胞表面抗原肽- MHC 类分子复合体结合,有助于活化信号传递。此外,T 细胞表面还有 CD28、CD40L 以及丝裂原受体等分子,在 T 细胞的活化及信号传递中起重要作用。

2) T 细胞亚群:根据 T 细胞表面标志和免疫功能可将其分为若干亚群。依据其所处的活化阶段不同,T 细胞可分为初始 T 细胞、效应 T 细胞和记忆 T 细胞。根据是否表达 CD4 和 CD8 分子,可将其分为 CD4$^+$ T 细胞或 CD8$^+$ T 细胞。

CD4$^+$ T 细胞:它识别抗原受 MHC-Ⅱ类分子限制,可分为辅助性 T 细胞(help T cell,Th)和调节性 T 细胞(regulation T cell,Treg)。Th 包括 Th 1 和 Th 2 细胞。Th 1 细胞与抗原接触后,可通过释放 IL-2、IFN-γ、TFN-β 等因子,引起炎症反应或迟发型超敏反应,故 Th 1 细胞又称为炎性 T 细胞;同时,还可以辅助 CD8$^+$ T 细胞活化。Th2 细胞可通过释放 IL-4、IL-5、IL-6、IL-10 等细胞因子,诱导 B 细胞增殖、分化为浆细胞,分泌抗体,引起体液免疫应答。Treg 具有免疫负反馈调节作用。

CD8$^+$ T 细胞:其识别抗原受 MHC-Ⅰ类分子限制,根据功能可分为细胞毒性 T 细胞(cytotoxic T cell,CTL 或 Tc)和抑制性 T 细胞(suppressor T cell,Ts)。细胞毒性 T 细胞为细胞免疫的效应细胞,经抗原致敏后,可特异性杀死靶细胞,如肿瘤细胞和病毒感染的组织细胞。

(2) B 淋巴细胞:B 淋巴细胞起源于骨髓淋巴样干细胞,在骨髓或禽类法氏囊中分化发育、成熟,也称骨髓依赖淋巴细胞(bone marrow dependent lymphocyte),简称 B 细胞。成熟的 B 细胞主要定居于淋巴结浅皮质区和脾脏白髓的淋巴滤泡内。在外周血中,B 细胞约占淋巴细胞总数的 10%～15%。

1) B 细胞的表面标志:

① B 细胞抗原受体(B cell antigen receptor,BCR)及其复合物:BCR 是镶嵌于细胞膜表面的膜型免疫球蛋白(surface membrane Ig,SmIg),是 B 细胞的特征性表面标志,能特异性识别抗原。SmIg 以单体形式存在,随 B 细胞的发育阶段不同而呈现不同的形式,未成熟的 B 细胞仅表达 SmIgM,成熟的 B 细胞可同时表达 SmIgM 和 SmIgD。B 细胞抗原受体复合物是由 1 个 BCR 和传递抗原刺激信号的 CD79a(Igα)与 CD79b(Igβ)组成,起传递 BCR 识别抗原的信号的作用。

② CD19/CD21/CD81 复合物是由

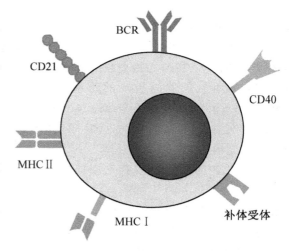

图 21-7　B 细胞膜表面主要分子

CD19、CD21、CD81 分子以非共价键形式组成的 CD19/CD21/CD81 分子复合物,是 B 细胞活化过程中一个重要的辅助受体。该复合物可有效地增强 B 细胞对抗原刺激的敏感性。

③ CD40:为 B 细胞表面的协同刺激分子受体,配体为 T 细胞表面 CD40L,两者结合促进 B 细胞活化。

④ CD80(B7)：是 B 细胞和吞噬细胞表面的协同刺激分子，配体为 T 细胞表面 CD28 分子，结合后可产生协同刺激信号，诱导 T 细胞活化。

⑤ MHC 抗原：B 细胞表面高表达 MHC－Ⅰ类和Ⅱ类抗原，其中 MHC－Ⅱ类抗原对 B 细胞的活化，产生免疫应答具有重要作用。

⑥ 其他受体：如 IgGFc 受体：是 B 细胞表面能与 IgGFc 段结合的结构，称 FcγR。补体受体：B 细胞表面的补体受体(complement receptor,CR)包括两类，分别称为 CRI 和CRⅡ。白介素受体(IL－R)：B 细胞接受抗原或促分裂原刺激后，在活化、增殖、分化不同阶段可表达一系列 IL-R，如 IL-1、IL-2、IL-4、IL-5 和 IL-6 的受体。

2) B 细胞亚群：根据 B 细胞表面 CD5 分子表达与否，可将人 B 细胞分为 B1 细胞和 B2 细胞。B1 细胞表面表达 CD5 和 mIgM，由于发育在先故称为 B1 细胞。B1 细胞主要居于腹腔、胸腔以及肠壁的固有层，只对 TI－Ag 发生免疫应答，产生低亲和力的抗体，无免疫记忆，参与黏膜免疫应答；B2 细胞即通常所指的 B 细胞，对 TD－Ag 发生免疫应答，产生高亲和力的抗体，发挥重要的体液免疫作用，还具有提呈抗原和调节免疫功能。

(3) NK 细胞：自然杀伤细胞(natural killer cell, NK 细胞)，是区别于 T、B 细胞的第三类淋巴细胞，其表面缺少 T 细胞和 B 细胞的特异性标志如 TCR 和 BCR。NK 细胞主要分布于外周血和脾脏，在人外周血中占淋巴细胞总数的 5%～10%，在淋巴结以及其他组织内也存在少量 NK 细胞。NK 细胞表面没有特异性抗原受体，能自发地非特异性杀伤靶细胞，且无 MHC 限制性，即可直接杀伤某些靶细胞，包括肿瘤细胞、病毒或细菌感染的细胞以及机体某些正常细胞，故称为自然杀伤细胞。因此，NK 细胞在机体执行免疫监视和早期抗感染免疫过程中起重要作用。

NK 细胞杀伤靶细胞的机制主要有：释放穿孔素和颗粒酶，直接引起靶细胞溶解；通过 Fas/FasL 途径导致靶细胞凋亡；通过其表面的 IgG Fc 受体，定向杀伤与 IgG 抗体结合的靶细胞，即抗体依赖性细胞介导的细胞毒作用(ADCC)。总之，NK 细胞在机体的抗病毒感染和抗肿瘤免疫方面起着较重要的作用，在病毒感染的早期就能杀伤被病毒感染的靶细胞，在抗原特异性 Tc 细胞尚未形成前就能清除病毒。

2. 抗原提呈细胞　抗原提呈细胞(antigen presenting cell，APC)是指在免疫应答过程中能够摄取、加工、处理抗原，并将有效抗原肽呈递给 T、B 淋巴细胞的的一类免疫细胞。抗原呈递细胞可分为三类：专职 APC，如巨噬细胞，树突状细胞和 B 细胞，它们均可表达 MHC－Ⅱ类分子(表 21－1)；非专职性 APC，如内皮细胞、上皮细胞和激活的 T 细胞等，它们在某些因素的刺激下也可表达 MHC－Ⅱ类分子，并具备抗原提呈功能；表达 MHC－Ⅰ类分子的细胞，如被病毒、细胞等感染的靶细胞。

表 21－1　专职 APC 的类别、分布及主要特征

细胞名称	体内分布	吞噬作用	MHC－Ⅱ类分子
巨噬细胞	全身组织、器官	＋	＋
树突状细胞	皮肤、胃肠、胸腺、淋巴液	＋/－	＋
B 细胞	外周血、淋巴结、脾	－	＋

(1) 单核-巨噬细胞：单核-巨噬细胞包括血液单核细胞(monocyte，mon)和组织巨噬细胞(macrophage，M$_\varphi$)。它们是机体重要的免疫细胞，具有抗感染、抗肿瘤、参与免疫应答和免疫调节等多种生物学功能。

1) 单核-巨噬细胞的主要免疫学功能有四：

① 吞噬杀伤作用：单核-巨噬细胞有极强的吞噬与杀伤能力，可吞噬与杀伤病原微生物及衰老、损伤和癌变的细胞，是参与机体非特异性免疫防御作用的重要免疫细胞之一。此类细胞表面有IgG Fc受体和补体C3b受体，因此在特异性IgG抗体或补体参与下，可通过增强吞噬杀菌作用而更有效地发挥抗感染作用，是机体维持自身平衡和稳定的重要免疫细胞。但是，在一定条件下也参与组织免疫性损伤。

② 提呈抗原、启动免疫应答作用：单核-巨噬细胞是重要的抗原提呈细胞，在特异性免疫应答过程中，绝大多数抗原需经单核-巨噬细胞加工、处理后才能以膜表面的抗原肽-MHC分子复合物形式提呈给具有相应抗原识别受体的T细胞，启动免疫应答。

③ 分泌效应：单核-巨噬细胞能分泌多种生物活性介质(如IL-1、IL-2、IFN)、某些补体成分(如B、D因子)、凝血因子及与组织修复再生等有关的介质(如成纤维细胞刺激因子、血管生成因子等)，行使多种生物学功能。

④ 抗肿瘤作用：单核-巨噬细胞本身杀伤肿瘤作用甚微，但被某些细胞因子活化后(如IFN-γ)能有效杀伤肿瘤，因此是参与机体免疫监视作用的重要免疫细胞。

(2) 树突状细胞：树突状细胞(dendritic cell，DC)也是一大类重要的专职APC，由于其细胞膜向外伸展出形成许多树状突起而得名。它可通过胞饮作用摄取抗原异物，或通过其树突捕获和滞留抗原异物。体内DC的数量较少，但分布很广，成熟的DC其吞噬和吞饮能力很弱，但是其细胞表面高表达MHC-Ⅰ和Ⅱ类分子以及协同刺激分子等使其抗原提呈能力远强于M$_\varphi$、B细胞等其他抗原提呈细胞。DC是唯一能够刺激初始T细胞活化和增殖，激发初次免疫应答的专职性APC。DC还能通过诱导免疫球蛋白的类别转换和释放某些可溶性因子等参与B细胞的发育、分化和激活过程。另外，DC也可分泌多种细胞因子参与免疫调节功能。

3. 其他免疫细胞 除淋巴细胞、单核-巨噬细胞等外，血液中的中性粒细胞、嗜酸性粒细胞和嗜碱性粒细胞、红细胞、血小板以及组织中的肥大细胞等也参与免疫应答，在免疫应答中发挥不同的作用。

(三) 免疫分子

凡参与免疫应答的体液因子，均称为免疫分子，包括免疫球蛋白、补体、细胞因子以及黏附分子和CD分子等。

1. 免疫球蛋白与抗体 抗体(antibody，Ab)是B细胞特异识别抗原后，活化、增殖并分化为浆细胞，合成和分泌的一类能与相应抗原发生特异性结合的球蛋白。抗体主要存在于血清等体液中，是介导体液免疫的重要效应分子。

免疫球蛋白(immunoglobulin，Ig)是指具有抗体活性或化学结构与抗体相似的球蛋白。免疫球蛋白包括分泌型(secreted Ig，sIg)和膜型(membrane Ig，mIg)两种类型，前者主要存在于血液和组织液中，具有抗体的各种生物学功能；后者作为抗原识别受体表达于B细胞膜表面。

由此可见,免疫球蛋白是化学结构的概念,而抗体是生物学功能的概念。所有的抗体都是免疫球蛋白,而免疫球蛋白并非都具备抗体的生物学功能。

(1)免疫球蛋白的分子结构

1)基本结构:X射线晶体衍射结构分析发现,所有免疫球蛋白分子单体都是由四条肽链通过链间二硫键相连形成的一个"Y"字形结构。

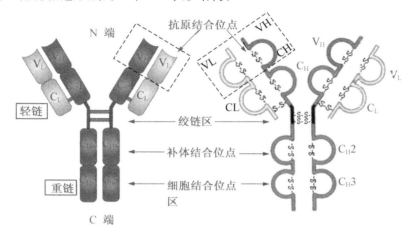

图21-8　IgG分子结构及功能区示意图

① 重链和轻链:以IgG为例(图21-8),其基本结构是由两条相同的多肽重链(Heavy Chain,H链)和两条相同的多肽轻链(Light chain,L链)通过链间二硫键连接组成的一个四肽链分子。

不同免疫球蛋白重链相对分子质量均约为50000~75000,由450~550个氨基酸残基组成。但是,重链恒定区的氨基酸组成和排列顺序不尽相同,因而其抗原性也不同。根据免疫球蛋白重链结构和抗原性的不同,可将其分为五种,即 γ、μ、α、δ 和 ε 链,其对应的Ig分别称为IgG、IgM、IgA、IgD和IgE。其中IgG又可分为IgG1、IgG2、IgG3、IgG4四个亚类,IgA分为IgA1和IgA2两个亚类,IgM、IgD和IgE没有亚类。

免疫球蛋白轻链相对分子质量约25000,由214个氨基酸残基组成。根据轻链结构和抗原性的不同,可将其分为 κ 和 λ 两型。一个天然Ig分子上两条轻链的型别总是相同的。在正常人血清Ig中,κ 型抗体与 λ 型抗体的比例约为2:1。

此外,免疫球蛋白分子中糖的含量占到2%~14%,故所有的免疫球蛋白均是糖蛋白。免疫球蛋白的主要理化特性和生物学功能见表21-2。

表21-2　各类免疫球蛋白理化特性和生物学功能

性质	免疫球蛋白类型				
	IgG	IgM	IgA	IgD	IgE
相对分子质量($\times 10^3$)	146~170	970	160/400	184	190
重链	γ	μ	α	δ	ε

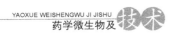
性质	免疫球蛋白类型				
	IgG	IgM	IgA	IgD	IgE
主要存在形式	单体	五聚体	单体/二聚体	单体	单体
占血清 Ig 量比例(%)	75～85	5～10	10～15	0.3	0.02
血清含量(mg/ml)	9.5～12.5	1.5	3.0	0.03	0.00005
半衰期(d)	23	10	6	3	2
糖(%)	2～3	12	7～11	9～14	12
结合抗原价	2	5	2,4	2	2
溶细菌作用	+	+	+	?	?
胎盘转运	+	—	—	—	—
结合嗜碱性粒细胞	—	—	—	—	+
结合巨噬细胞	+	—	+	—	—
结合肥大细胞	—	—	—	—	+
介导 ADCC	+	—	—	—	—
补体经典途径激活	+	+	—	—	—
补体旁路途径激活	IgG4＋	—	IgA1＋	+	—
其他作用	二次应答 抗感染	初次应答 早期防御	黏膜免疫	B 细胞标志	Ⅰ型超敏反应 抗寄生虫

② 可变区与恒定区：免疫球蛋白重链近氨基端(N 端)1/4 或 1/5 区段内和轻链近 N 端 1/2 区段内，氨基酸的组成和排列顺序多变，称为可变区(variable region，V 区)；其余近羧基端(C 端)的氨基酸组成和排列顺序相对稳定，称为恒定区(constant region，C 区)。

可变区 不同 Ig 其 V 区氨基酸序列不同，而且在重链可变区(VH)和轻链可变区(VL)结构域中，各有三个特定区域的氨基酸组成和排列顺序差异性更大，这部分区域被称为高变区(hypervariable region，HVR)。该部位能与相应抗原决定基发生特异性结合，两者空间结构互补，故又被称为互补决定区(complementarity-determing region，CDR)，分别用CDR1、CDR2 和 CDR3(图 21 - 9)表示。不同 Ig 其 CDR 序列各不相同，具有其独特的结构，故又可称其为 Ig 的独特型决定基，由此决定的 Ig 的特异性称为抗体的独特型。可变区中高变区之外的氨基酸组成和排列顺序变化相对较小，称为支架区(framework region，FR)。

恒定区 不同类 Ig 重链 C 区(CH)的长度不同，IgG、IgD、IgA 包括 CH1、CH2 和 CH3 三个结构域，IgM、IgE 包括 CH1、CH2、CH3 和 CH4 四个结构域。不同类 Ig 轻链 C 区 (CL)内只有一个功能区。同一种属内所有个体的同一类 Ig 分子的恒定区，具有相同的抗原特异性，故称之为免疫球蛋白的同种型。针对不同抗原的 IgG 类抗体其可变区不同，但恒定区相同。针对同一抗原的不同亚类抗体，其可变区相同，但恒定区可不相同，表现为类、亚类或型、亚型的差别。

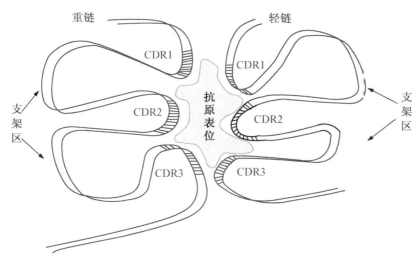

图 21 - 9 IgG 互补决定区 CDR 与抗原表位的结合

铰链区 铰链区位于 CH1 与 CH2 功能区之间,该区富含脯氨酸·易伸展弯曲,有利于与不同距离的抗原表位结合。当抗体与抗原结合后,抗体中补体结合位点才得以暴露,为激活补体提供条件。五类 Ig 中,IgG、IgA 和 IgD 重链有铰链区,IgM 和 IgE 重链无铰链区。

J 链和分泌片 J 链(joining chain)是一条富含半胱氨酸的多肽铑,由浆细胞合成。其主要功能是将单体 Ig 分子连接成为多聚体(主要存在于五聚体的 IgM 和二聚体的 IgA)。

分泌片(secretory piece,SP)又称分泌成分(secretory component,SC)是一种含糖的肽链,由黏膜上皮细胞合成分泌,是分泌型 IgA 的一个重要组成部分。分泌片的主要生物学作用包括:介导 IgA 二聚体从黏膜下转运至黏膜表面;保护分泌型 IgA 铰链区,使其不被蛋白酶水解。

2) 免疫球蛋白的功能区:免疫球蛋白的肽链之间通过链内二硫键连接反复折叠,形成一个个能够行使特定生物学功能的球状结构域,故称其为免疫球蛋白的功能区。L 链有两个功能区(VL 和 CL),H 链有四或五个功能区(VH、CH1、CH2、CH3 和 CH4)。

免疫球蛋白各功能区的功能分别是:① VH 和 VL:是特异性识别和结合抗原表位的区域;② CH 和 CL:是 Ig 同种异型遗传标志所在区域,同种异体间 Ig 该区的氨基酸排列存在差异;由此区所决定的 Ig 的特异性称为 Ig 的同种异型。③ IgG 的 CH2 和 IgM 的 CH3 是补体 C1q 结合位点,可启动补体经典途径的激活;IgG 的 CH2 还可介导 IgG 通过胎盘;④ IgG 的 CH3 和 IgE 的 CH2 和 CH3 区具有亲细胞性,能与多种免疫细胞表面相应受体结合,并由此介导免疫细胞产生不同的生物学效应。

3) 免疫球蛋白的水解片段:用蛋白酶水解免疫球蛋白是研究 Ig 结构和功能的基础。常用的蛋白酶有木瓜蛋白酶和胃蛋白酶。

① 木瓜蛋白酶水解片段:木瓜蛋白酶在 IgG 重链铰链区链间二硫键近 N 端一侧水解,产生三个片段(图 21 - 10),其中两个片段完全相同,仍保留结合抗原的能力,称为抗原结合片段(fragment antigen binding,Fab);另一段在低温下易于结晶,称为可结晶片段(fragment crystallizable,Fc)。每个 Fab 段具有单价抗体活性,与相应抗原结合后不能形成

大分子免疫复合物,不发生凝集或沉淀反应。Fc 段由 CH2 和 CH3 功能区组成,具有结合补体、亲细胞等生物学活性。

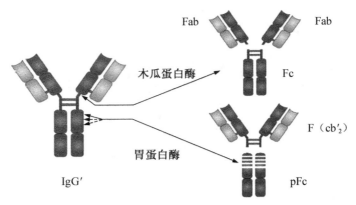

图 21 - 10 免疫球蛋白的水解片段示意图

② 胃蛋白酶水解片段:胃蛋白酶可将 IgG 重链在铰链区链间二硫键近 C 端一侧水解,将其水解为一个大分子片段和若干小分子片段(图 21 - 10)。大分子片段是由铰链区内链间二硫键连接的两个 Fab 片段组成,故称 F(ab')$_2$ 片段。该片段具有双价抗体活性,与相应抗原结合后可形成大分子复合物,发生凝集或沉淀反应。小分子片段称 pFc',无生物学活性。临床上,用胃蛋白酶水解破伤风抗毒素等抗体制剂,使其具有同种型抗原表位的 Fc 段裂解,可降低 Ig 的免疫原性,减少超敏反应的发生。

(2)免疫球蛋白的功能:每个免疫球蛋白分子都是双功能的,其 V 区和结合抗原有关,而 C 区可介导效应功能。效应功能包括 Ig 可以结合补体、结合细胞、以及通过胎盘或黏膜上皮。

1)特异性识别结合抗原:Ig 通过其 V 区与相应抗原表位发生特异性结合,在体内表现出不同的生物学效应。① 中和毒素:抗毒素与外毒素结合,阻止外毒素与宿主细胞表面相应受体的结合,中和其毒性。② 中和病毒:抗病毒抗体与病毒结合,可阻止病毒吸附于宿主细胞,阻止病毒进入宿主细胞进行复制。③ 阻止细菌黏附:与细菌结合,可凝集细菌,阻止细菌在黏膜表面黏附、增殖、引起细菌性疾病。Ig 虽然可以结合病原体,但本身没有杀灭病原体的作用,必须借助其他免疫分子或细胞才可清除病原体。

2)激活补体:IgG1~3 或 IgM 与相应抗原结合后,可因构象改变使其 CH2 和 CH3 功能区即补体 C1q 结合位点暴露,从而启动补体经典途径激活。C1q 的激活必须提供两个结合位点,而 IgM 是五聚体,一个 IgM 分子即可提供 5 个 C1q 结合部位,因此 IgM 激活补体的能力较强。IgG1~3 必须达到一定浓度才可激活补体。IgG4、IgA 和 IgE 本身不能激活补体,但其凝聚物可经旁路途径激活补体。补体激活具有杀灭细菌和有包膜病毒的作用。

3)结合具有 Fc 受体的细胞:不同的 Ig 可通过其 Fc 段与不同的组织细胞或免疫细胞表面相应的 Fc 受体结合,诱导产生不同的生物学作用。

① 调理作用:IgG 和 IgM 与相应细菌等颗粒性抗原特异性结合后,再通过其 Fc 段与巨噬细胞或中性粒细胞表面相应 Fc 受体(FcγR)结合,增强巨噬细胞的吞噬作用,这种作用称为调理作用(opsonization)。

② 抗体依赖的细胞介导的细胞毒效应：IgG 与带有相应抗原的靶细胞(如细菌、肿瘤细胞或被病毒感染的细胞)特异性结合后，再通过其 Fc 段与 NK 细胞、巨噬细胞和中性粒细胞表面相应 Fc 受体结合，增强或触发了上述免疫细胞对靶细胞的杀伤作用，称为抗体依赖的细胞介导的细胞毒效应(antibody dependent cell-mediated cytotoxicity，ADCC)。

③ 介导超敏反应：IgE 为亲细胞性抗体，可通过其 Fc 段与肥大细胞和嗜碱性粒细胞表面相应 IgE Fc 受体(FcεRI)结合，使上述细胞处于致敏状态。当致敏细胞通过表面特异性 IgE 抗体与相应抗原(变应原)结合后，即可致敏使细胞脱颗粒、释放生物活性介质，引起 I 型超敏反应。IgG 和 IgM 可参与 II 型和 III 型超敏反应。

④ 穿过胎盘屏障和黏膜：血胎屏障可防止母体内病原体或有毒的物质、大分子物质进入胎儿体内。但人类 IgG 可通过胎盘进入胎儿体内。胎盘母体一侧的滋养层细胞表达一种特异性 IgG 输送蛋白，IgG 可选择性与其结合，从而转移至滋养层细胞内，并主动进入胎儿的血循环，对新生儿抗感染具有重要意义。另外，分泌型 IgA 合成于黏膜固有层的浆细胞，但可转运至黏膜细胞内，经黏膜细胞分泌至黏膜表面，发挥局部抗感染作用。

(3) 五类免疫球蛋白的特性：五类免疫球蛋白分子在体内的含量、分布以及主要功能等方面各不相同，但它们在机体抗感染中，形成了一种互补，缺一不可。不同的 Ig 使机体可在不同的时间、不同的部位发挥不同的抗感染作用。

1) IgG：IgG 主要由脾脏和淋巴结中的浆细胞合成，以单体的形式存在，在婴儿出生后 3 个月开始合成，3～5 岁接近成人水平，40 岁后逐渐下降。IgG 是血清和胞外液中含量最高的免疫球蛋白，约占血清免疫球蛋白总量的 75%～80%。IgG 分解较慢，是血清中半衰期最长的 Ig，约 20～23d。IgG 包括四个亚类，分别为 IgG1、IgG2、IgG3 和 IgG4。

IgG 是抗感染的"主力军"，在抗感染过程中发挥主力作用，大多数抗毒素和抗病毒、抗菌抗体多为 IgG，同时也是机体再次应答的主要抗体。IgG1～3 与相应抗原结合后，可激活补体经典途径，IgG4 凝聚物可激活补体旁路途径；IgG 是唯一能够通过胎盘的抗体，在新生儿抗感染中发挥重要作用；IgG 具有亲细胞特性，可通过其 Fc 段与表面具有相应受体(FcR)的吞噬细胞和 NK 细胞结合，从而产生调理作用和 ADCC 效应；IgG 可通过其 Fc 段与葡萄球菌蛋白 A(SPA)结合，借此可纯化抗体并用于免疫学诊断。此外，IgG 也参与 II 型、III 型超敏反应，参与自身免疫性疾病的病理损伤过程。

2) IgM：IgM 分为膜结合型和血清型两种类型。膜结合型 IgM(mIgM)为单体 IgM，表达于 B 细胞表面，构成 B 细胞抗原受体(BCR)。血清型 IgM 也主要由脾脏和淋巴结中的浆细胞合成，为五聚体，由五个单体 IgM 通过二硫键和连接链(J 链)相连而组成(图 21-11)，相对分子质量最大，约 950000，也称巨球蛋白，一般不能通过血管壁，主要存在于血液中。IgM 是个体发育过程中最早合成与分泌的 Ig，可在胚胎晚期生成，若脐带血中 IgM 含量升高，则提示胎儿可能发生了宫内感染。IgM 也是初次体液免疫应答中最早产生的抗体，其血清半

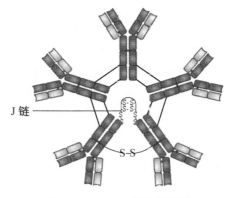

图 21-11　IgM 结构示意图

衰期较短,若血清中检出某种病原体特异性 IgM 或其水平升高,提示近期发生感染,有助于感染性疾病的早期诊断。人体天然血型抗体为 IgM,是造成血型不符输血反应的重要因素。

IgM 是抗感染的"先锋队",在感染的早期,机体抗毒素、抗病毒、抗细菌抗体主要依赖 IgM;IgM 也是血管内抗感染的主要抗体,在防止菌血症和败血症中发挥重要的作用。IgM 激活补体能力高于 IgG,具有高效抗感染免疫作用。IgM 也参与Ⅱ型、Ⅲ型超敏反应和自身免疫性疾病的病理损伤过程。

3)IgA:IgA 分为血清型(IgA)和分泌型(sIgA)两种类型。前者以单体形式存在于血清中,后者以二聚体形式存在于分泌液中。在个体发育过程中,出生后 4~6 个月就开始合成 IgA,4~12 岁达到成年人水平。

① 血清型 IgA 约占血清 Ig 总量的 10%~15%。血清型 IgA 又可分为 IgA1 和 IgA2 两个亚类,具有中和毒素和调理吞噬的作用,具有一定的抗感染免疫作用。近年发现,IgA 与某些肾小球肾炎的发病相关。

② 分泌型 IgA 主要由黏膜相关淋巴组织中的浆细胞合成。分泌型 IgA 由两个单体 IgA、一个 J 链和一个分泌片组成(图 21-12)。SIgA 主要存在于呼吸道、消化道、泌尿生殖道黏膜表面,以及乳汁、唾液和泪液等外分泌液中。它们能与存在于黏膜局部的病原微生物结合,使之丧失与细胞黏附的能力,从而在黏膜局部发挥重要抗感染免疫作用,故称之为抗感染的"边防军"。新生儿易患呼吸道、消化道感染性疾病,可能与其自身 SIgA 合成低下有关。但新生儿/婴儿可从产妇乳汁中

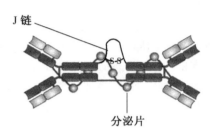

图 21-12 SIgA 结构示意图

被动获得抗感染所需的 SIgA,形成天然被动免疫。因此应大力提倡母乳喂养。

4)IgD:IgD 分为血清型和膜结合型两种类型,两者均以单体形式存在。正常人血清型 IgD 含量很低,仅占血清 Ig 总量的 0.2%。IgD 铰链区较长,易被蛋白酶水解,故半衰期短,仅为 3d 左右,其生物学功能目前还不清楚。膜结合型 IgD(mIgD)是 B 细胞表面的抗原识别受体,也是 B 细胞发育成熟的标志。未成熟 B 细胞只表达 mIgM,成熟 B 细胞同时表达 mIgM 和 mIgD,活化的 B 细胞或记忆 B 细胞表面 mIgD 逐渐消失。

5)IgE:IgE 是正常人血清中含量最低的 Ig,仅占血清 Ig 总量的 0.002%。IgE 为单体结构,相对分子质量约 190000,含糖量高达 12%,其重链多一个 CH4 功能区,无铰链区。IgE 为亲细胞性抗体,可通过其 CH2 和 CH3 与肥大细胞、嗜碱性粒细胞表面相应高亲和力受体(FcεRⅠ)结合而使上述细胞致敏,并由此介导Ⅰ型超敏反应的发生。

IgE 主要由呼吸道、胃肠道黏膜固有层中浆细胞合成,这些部位常是变应原入侵及超敏反应易发的部位。在过敏性疾病或寄生虫感染患者血清中,特异性 IgE 含量显著增高,故 IgE 是抗感染的"特种部队",参与抗寄生虫免疫和超敏反应。

(4)抗体的制备:在临床实践中,抗体已广泛应用于诊断、治疗和预防疾病,需求量大。因此,人工制备抗体是大量获得抗体的有效途径。目前,人工制备的抗体有:多克隆抗体、单克隆抗体、基因工程抗体。

1)多克隆抗体:多克隆抗体(polyclonal antibody,PcAb)是针对多种不同抗原表位的

多种 B 细胞克隆产生的多种特异性抗体的混合物。由于天然抗原分子中常含有多种不同的抗原表位,在此抗原物质刺激下,体内多种具有相应抗原受体的 B 细胞克隆被激活,因而可产生多种针对相应不同抗原表位的抗体。因此,正常免疫动物血清中的抗体或人体在感染病原菌或接种疫苗后产生的抗体一般均为多克隆抗体。多克隆抗体的优点是具有较强的结合能力,能发挥中和抗原、免疫调理、介导补体依赖的细胞毒作用及 ADCC 等重要作用,其技术简单、制备容易。缺点是特异性差、易发生交叉反应,异源性血清可导致超敏反应,致使其应用受限。临床上常用的多克隆抗体有破伤风抗毒素血清、白喉抗毒素血清等。

2) 单克隆抗体:单克隆抗体(monoclonal antibody, McAb)是针对某一种抗原表位的单一 B 细胞杂交瘤细胞产生的一种均一的抗体。1975 年,Koller 和 Milstein 用仙台素将小鼠的浆细胞瘤细胞与抗原致敏的小鼠脾细胞融合,形成了杂交瘤细胞。此种杂交瘤细胞既有瘤细胞大量无限增生的特性,又继承了 B 细胞(浆细胞)合成分泌某种特异性抗体的能力。将这种融合成功的杂交瘤细胞株体外培养扩增或接种于小鼠腹腔,即可从培养液上清或腹水中获得单克隆抗体。

单克隆抗体只能识别一种抗原表位,具有高度的特异性,其理化特性、结构高度均一,并易于大量制备和纯化。因此单克隆抗体已广泛应用于医学、生物学各领域。例如:单克隆抗体作为诊断试剂用于各种病原及肿瘤抗原的检测,辅助诊断疾病;单克隆抗体用于检测细胞表面的膜分子,对免疫细胞进行鉴定、分类等;单克隆抗体与抗癌药物、毒素或放射性核素耦联,制备生物导弹用于肿瘤的检测或临床治疗。但是,目前用的单克隆抗体多为鼠源性抗体,反复使用后可诱导机体产生人抗鼠 IgG 抗体,消弱抗体作用,也可引起超敏反应,导致组织细胞损伤。

3) 基因工程抗体:基因工程抗体(genetic engineering antibody)是采用 DNA 重组技术,将部分或全部人源抗体的编码基因克隆到真核或原核表达系统中,体外表达人-鼠嵌合抗体或人源化抗体,或者是采用转基因技术培育表达人免疫球蛋白的转基因小鼠,经免疫抗原后,制备人源化抗体。基因工程抗体包括:嵌合抗体、人源化抗体、完全人源化抗体、单链抗体、双价抗体、双特异抗体等。基因工程抗体的优点同单克隆抗体,更易于工业化生产,而且它有效地避免了了由于鼠源性单克隆抗体所致的超敏反应的发生。

2. 补体

(1) 概述

1) 补体的定义:补体(complement,C)是指存在于人和脊椎动物血清、组织液和某些细胞膜表面的一组经活化后具有酶活性且与免疫有关的蛋白质。补体并非为单一成分,而是由 30 多种可溶性蛋白和膜结合蛋白组成,故称为补体系统。补体系统经多种途径被激活后可产生多种生物学活性物质,在抗体的辅助下可单独参与机体的抗感染免疫,起到免疫调节和免疫防御作用;但在某些情况下也介导炎症反应,引起免疫病理损伤。

2) 补体系统的组成与命名:其组成与命名如下所述。

① 补体系统的组成:根据各组成成分功能的不同,可将补体系统分为三类:

补体的固有成分　指存在于血浆及体液中,构成补体基本组成的蛋白质,包括:a. 经典途径成分,如 C1(含三个亚单位:C1q、C1r 和 C1s)、C4、C2;b. 甘露聚糖结合凝集素(mannan-binding lectin,MBL)途径成分,如 MBL、MASP1、MASP2;c. 旁路途径成分,如 B 因子、D 因子和 P 因子;d. 参与共同末端通路的 C3、C5、C6、C7、C8 和 C9。

补体调节蛋白　指存在于不同血浆中和细胞膜表面,通过调节补体激活途径中关键酶活性而控制补体活化强度和范围的蛋白分子,如血浆中 H 因子、I 因子、C1 抑制物、C4 结合蛋白、S 蛋白、细胞膜表面的促衰变因子(DAF)、膜辅助蛋白(MCP)以及 CD59 等。

补体受体(CR)　指存在于多种细胞膜表面,能够通过与补体活性片段结合,发挥生物学效应的受体分子。包括 CR1～CR5、C3aR、C5aR、C1qR 等。

② 补体系统的命名:将参与经典激活途径的补体成分以符号"C"表示,按被发现的先后顺序分别命名为 C1,C2…C9。其中 C1 由三个亚单位组成,分别为 C1q、C1r、C1s。补体系统其他成分以英文大写字母表示,如 B 因子、D 因子、H 因子等;补体调节蛋白多以功能命名,如 C1 抑制物,C4 结合蛋白(C4bp),促衰变因子(DAF)等。补体成分被激活后,则在数字或代号上方加一短线表示,如 $\overline{C1}$、$\overline{C3}$ 等;其裂解片段则另加英文小写字母表示,如 C3a、C3b 等。被灭活后的成分在其符号前加 i 表示,如 iC3b。

3) 补体的理化性质:补体各成分分别由肝细胞、巨噬细胞以及肠黏膜细胞等多种细胞产生,化学组成为糖蛋白,约占血清球蛋白总量的 10%,在血清中以 C3 含量最高。人体胚胎发育早期即可合成补体各成分,出生后 3～6 个月达到成人水平。病理情况下,补体含量可发生变化(升高或降低),因此,可用于临床实验检查辅助诊断疾病。补体成分大多是 β 球蛋白,少数为 α 或 γ 球蛋白。补体成分性质很不稳定,能使蛋白变性的诸多理化因素,均可破坏补体活性,如 56℃ 30min 可使补体中大部分成分丧失活性,在室温下也易失活,0～10℃时活性仅能保持 3～4d,故补体应保存在−20℃以下,冷冻干燥后能较长时间保存。

(2) 补体系统的激活:生理情况下,补体固有成分通常以非活化形式存在于体液中,只有在某些激活物的作用下或在某些特定的固相物质表面上,补体各成分才按一定顺序依次被激活。在激活过程中,前一成分被激活后,即具备了裂解下一个补体成分的活性,使补体分子以级联反应方式依次激活而产生生物学效应。现已知补体系统可经三条途径被激活,即经典途径(classical pathway)、MBL 途径和旁路途径(ahemative pathway)。三条激活途径的激活物不同、参与的补体成分不同,但有相同的共同末端通路,最后均形成膜攻击复合物(membrane attack complex,MAC),产生相同的生物学效应。在进化和发挥抗感染作用的过程中,最先出现或发挥作用的是旁路途径和 MBL 途径,然后才是经典途径。

1) 补体激活的经典途径:IgG(IgG1,IgG2,IgG3)或 IgM 与相应抗原特异性结合形成的免疫复合物是经典途径的主要激活物,此复合物可激活 C1,触发经典途径的始动环节。整个激活过程可分为三个阶段,即识别阶段、活化阶段和膜攻击阶段。

识别阶段　即 C1 识别抗原-抗体形成的免疫复合物(immune complex, IC)后活化形成 C1 酯酶的阶段。C1 是由 C1q,C1r 和 C1s 三种亚单位组成的复合物。其中 C1q 相对分子质量最大,其头部为 6 个相同的球状结构,是 C1q 用于识别 Ig Fc 段上补体结合位点的部位(图 21－13)。当抗体与抗原结合后,抗体发生变构,Fc 段上的补体结合点暴露,C1q 的球状结构即能识别并与之结合,导致 C1q 构象改变,活化并裂解 C1r,$\overline{C1r}$ 进而活化并裂解 C1s,其中的小片段 $\overline{C1s}$ 具有酯酶活性,可依次裂解 C4 和 C2。

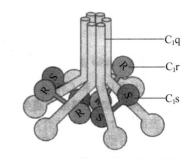

图 21－13　补体 C1 复合物的结构

必须指出的是,1 个 C1q 分子的 6 个球状结构必须有两个以上与抗体的 Fc 段结合(桥联)才能活化。IgG 为单体,只有当两个以上的 IgG 分子相互靠拢并与抗原结合时,才能提供两个以上相邻近的补体结合点(图 21-14)。IgM 为五聚体,仅一个分子与抗原结合即能激活补体,故 IgM 激活补体的能力大于 IgG。

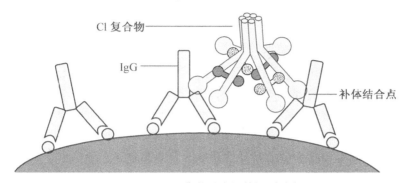

图 21-14 经典激活途经的识别阶段

活化阶段 即形成 C3 转化酶($\overline{C4b2b}$)和 C5 转化酶($\overline{C4b2b3b}$)的阶段。在 Mg^{2+} 存在时,$\overline{C1s}$ 使 C4 裂解成 C4b 和 C4a 两个片段,C4b 可结合在邻近细胞表面或 IC 相结合,形成固相 C4b,而游离的 C4b 在液相中则很快被灭活。C2 与固相 C4b 结合,继而被 $\overline{C1s}$ 裂解为 C2b 和 C2a。C2b 与 C4b 结合形成 $\overline{C4b2b}$ 复合物,即具有酶活性的 C3 转化酶。$\overline{C4b2b}$ 再与 C3 结合,将 C3 裂解为 C3a 和 C3b。同样,C3b 可与细胞膜上 $\overline{C4b2b}$ 结合,形成 $\overline{C4b2b3b}$ 复合物,即 C5 转化酶。补体成分在裂解过程中生成的小分子片段 C4a、C2a、C3a 则释放到液相中,发挥各自的生物学活性。

膜攻击阶段 即形成膜攻击复合物,最终导致靶细胞溶解的阶段(图 21-15)。由于此阶段为补体系统激活的三条途径所共有,故也称为补体激活的末端通路。C5 是 C5 转化酶($\overline{C4b2b3b}$)的天然底物,C5 与 $\overline{C4b2b3b}$ 中的 C3b 结合,并被裂解成 C5a 与 C5b。C5a 游离于液相,而 C5b 仍结合在细胞表面,继而结合 C6 和 C7 形成 $\overline{C5b67}$ 三分子聚合物,该聚合物可插入靶细胞膜脂质双分子层中并吸附 C8 结合,形成 $\overline{C5b678}$,$\overline{C5b678}$ 通常与 12~15 个 C9 分子结合,共同组成 $\overline{C5b6789}$,即膜攻击复合物。电镜下可见 MAC 为中空的 C9 聚合体,它可在靶细胞膜上形成一个个小孔,至此,靶细胞膜表面出现许多同样的小孔,水分大量进入,电解质从细胞内逸出,导致靶细胞膨胀破裂。

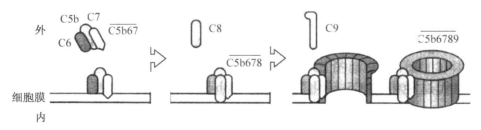

图 21-15 经典激活途经的效应阶段

2) MBL 途径:MBL 途径是由 MBL 直接与细菌表面的糖类结构结合,激活与之相连的 MASP 所启动的补体激活途径,也称凝集素途径。MBL 激活途径与经典途经的过程基本相似,但其激活起始于炎症早期肝细胞合成与分泌的急性期蛋白(MBL 和 C 反应蛋白)。MBL 是一种钙依赖性糖结合蛋白,可与细菌细胞壁的甘露糖残基结合,使其发生构象改变,MBL 再与体内丝氨酸蛋白酶结合,形成 MBL 相关的丝氨酸蛋白酶(MBL-associated serine protease,MASP)。该酶包括 MASP - 1 和 MASP - 2 两种类型,其活性与活化的 C1q 相似,可裂解 C4 和 C2,形成 C3 转化酶,之后的反应与经典途径相同。C 反应蛋白也可与 C1q 结合使之活化,依次激活补体其他成分。

3) 旁路途径:又称替代途径,此途径是由病原微生物等提供接触表面,直接从活化 C3 开始的激活过程,无需补体成分 C1、C4、C2 参与。参与的补体成分还包括 B 因子、D 因子和 P 因子。本途径激活物实际上是为补体激活提供保护性环境和接触表面的成分,如细菌脂多糖、酵母多糖、葡聚糖、凝聚的 IgA 和 IgG4 等物质。C3b 与这些物质结合后不易被迅速灭活,从而使后续级联反应得以进行。在细菌性感染早期,特异性抗体产生前,此途径可发挥抗感染作用,是抵御微生物感染的非特异性防线。其过程如下:

启动阶段　即形成 C3 转化酶阶段。经典途径中产生的或在生理条件下机体自发产生的 C3b,若进入液相则被补体调节蛋白迅速灭活。若沉积在缺乏补体调节蛋白的物质表面,如微生物(细菌脂多糖)表面,可与 B 因子结合形成 C3bB。血清中的 D 因子可将结合状态的 B 因子裂解成 Ba 和 Bb 两个片段。小片段 Ba 游离于液相,大片段 Bb 仍附着于 C3b 上,所形成的复合物 $\overline{C3bBb}$ 即为旁路途径的 C3 转化酶,其与血清中 P 因子如结合成为 $\overline{C3bBbP}$ 后更稳定,不易被灭活因子灭活。

激活阶段　即形成 C5 转化酶阶段。$\overline{C3bBb}$ 裂解 C3 产生 C3a 和 C3b,C3b 与颗粒表面上 $\overline{C3bBb}$ 结合,形成多分子复合物 $\overline{C3bBb3b}$($\overline{C3bnBb}$)或 $\overline{C3bnBbP}$,此即旁路途径的 C5 转化酶。C5 转化酶一旦形成,就可以进入膜攻击阶段,形成 MAC,最终导致靶细胞死亡,这些过程与经典途径完全相同。

旁路途径是补体激活中重要的放大机制,激活过程中形成的 $\overline{C3bBb}$ 可使更多的 C3 裂解,产生的 C3b 再沉积于颗粒物质表面,形成更多的 C3 转化酶,可放大激活作用。故 C3b 既是 C3 转化酶作用生成的产物,又是 C3 转化酶的组成部分。

补体系统三条激活途径全过程见图 21 - 16。三条激活途径比较见表 21 - 3。

表 21 - 3　补体三条激活途径比较

	经典途径	MBL 途径	旁路途径
激活物质	抗原、抗体(IgM、IgG1~3)形成的免疫复合物	MBL 与病原体结合	IgA、IgE、IgG4、酵母多糖、脂多糖(提供结合的表面)
参与补体成分	C1~C9	C2~C9	C3,B 因子,D 因子,C5—C9
C3 转化酶	$\overline{C4b2b}$	$\overline{C4b2b}$	$\overline{C3bBb}$
C5 转化酶	$\overline{C4b2b3b}$	$\overline{C4b2b3b}$	$\overline{C3bnBb}$
作用	参与适应性体液免疫效应阶段	参与固有免疫,可被进接活化,自身放大,在感染早期起重要作用	参与固有免疫,在感染急性期起重要作用

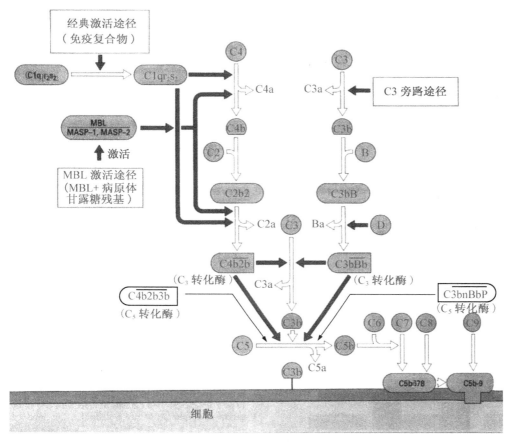

图 21 - 16 补体系统三条激活途经总结

（3）补体系统的生物学功能：补体系统的生物学功能主要从两方面体现，一是 MAC 溶解细胞的作用；二是补体系统激活过程中产生的水解片段所介导的各种生物学效应（表 21 - 4）。这些功能既可结合在细胞膜表面发生，也可在液相中发生；既可参与固有免疫反应又可参与适应性免疫应答。

1）溶解细菌或细胞作用：补体系统被激活后形成的 MAC 可使靶细胞细胞膜表面形成许多小孔，最终导致靶细胞溶解，这是机体抗病原微生物感染的重要防御机制之一。经典途径中，特异性抗体与细菌表面相应抗原结合，所形成的 IC 激活补体，协助特异性体液免疫使细菌发生溶解破坏；旁路途径或者 MBL 途径中，某些微生物的表面结构或成分即可作为激活物直接激活这两个途径使溶解细菌，而不需要特异性抗体参与。此外，在某些情况下，如异型输血或自身抗体与自身组织细胞结合形成抗原抗体复合物时，可通过经典途径激活补体系统，出现溶血反应或自身免疫病。最后，补体系统激活后还具有增强抗体中和能力及溶解病毒作用。在病毒与相应抗体形成的复合物中加入补体，则明显增强抗体对病毒的中和作用，阻止病毒对宿主细胞的吸附和穿入。不依赖特异性抗体，补体也可直接溶解某些病毒，已经发现一些 RNA 肿瘤病毒及 C 型 RNA 病毒可被灵长类动物的补体所溶解。

2）调理作用：补体裂解片段 C3b、C4b 等与细菌或其他颗粒性抗原结合后，可促进巨噬细胞的巨噬,称为补体的调理作用。其机制是 C3b、C4b 的一侧与细菌等颗粒结合,另一侧则与巨噬细胞膜上的相应受体结合,在细菌和吞噬细胞间起桥梁作用,促进细菌与巨噬细胞粘附及被吞噬。这种调理作用在机体抗感染免疫中极为重要。

3) 清除免疫复合物:抗原抗体在体内结合形成的中等大小 IC 如未被及时清除而沉积于组织中,可活化补体,造成周围组织损伤。而某些补体成分的存在,可减少免疫复合物的产生或溶解已生成的复合物,发挥自我稳定作用,减少组织损伤。其机制是:① 补体与抗体结合,可在空间上干扰 Fc 段之间的相互作用,抑制免疫复合物的形成或解离已形成的免疫复合物;② 循环免疫复合物激活补体后,产生的 C3b 黏附到具有 CR1 的红细胞表面,通过血流被运送到肝、脾,被巨噬细胞清除,此称为免疫黏附作用。循环中的红细胞数量大、CR1 丰富,因此在清除免疫复合物中起主要作用。

4) 介导炎症反应:C3a、C4a 和 C5a 亦称过敏毒素,具有炎症介质作用,可与肥大细胞、嗜碱性粒细胞表面相应受体结合,促使其脱颗粒,释放组胺等血管活性介质,引起血管扩张、毛细血管通透性增加及平滑肌收缩等炎症反应,其中 C5a 作用最强。C3a、C5a 又称中性粒细胞趋化因子,能吸引中性粒细胞或单核-巨噬细胞等向炎症部位聚集,加强对病原微生物吞噬,同时增强炎症反应。C2a 具有激肽样作用,能增加血管通透性,引起炎性充血。

表 21-4 补体各成分及其片断的生物学功能

补体成分	生物学活性	作用机制
C1~9	细胞毒作用	在细胞膜上打孔,水分进入细胞使之膨胀破裂,细胞内容物渗漏
C1、C4	中和病毒作用	增强抗体的中和作用或直接中和某些 RNA 肿瘤病毒
C3b	调理作用	与细菌或细胞结合,使之易被吞噬
	免疫黏附作用	与免疫复合物结合后黏附于红细胞上,易被清除
C3a C5a	过敏毒素作用	促进肥大细胞和嗜碱性粒细胞脱颗粒,造成血管扩张;
	趋化作用	吸引中性粒细胞等取胜集于抗原所在部位,进行吞噬杀伤。

3. 细胞因子

(1) 细胞因子概述:细胞因子(cytokine,CK)是一类由活化的免疫细胞(单核-巨噬细胞、T 细胞、B 细胞、NK 细胞等)或间质细胞(血管内皮细胞、表皮细胞、纤维母细胞等)所合成、分泌的,具有促进细胞生长、分化成熟、调节免疫应答、参与炎症反应、促进创伤愈合和参与肿瘤消长等功能的多肽类活性分子。目前,临床上已应用某些重组细胞因子治疗肿瘤、自身免疫病、免疫缺陷疾病等,成为一类重要的生物应答调节剂。

细胞因子种类繁多,来源和生物学作用各异,但是它们具有以下共同特点:

1) 低相对分子质量糖蛋白:绝大多数细胞因子均为低相对分子质量(15000~30000)的蛋白或糖蛋白,且多以单体形式存在,个别如 IL-5、IL-12、M-CSF 等为双体形式存在,TNF 为三聚体。

2) 作用方式多样:细胞因子的作用方式包括:自分泌、旁分泌和内分泌三种(图 21-17)。自分泌是指细胞因子作用于产生这些细胞因子的自身细胞;旁分泌是指细胞因子产生后作用于邻近的细胞。在生理条件下,多数细胞因子主要通过上述两种方式在局部发挥短暂作用。但是,也有少数细胞因子能够在高浓度时通过血流作用于远处的靶细胞,表现为内分泌效应,这种作用方式即内分泌。

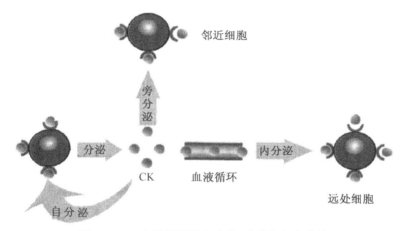

图 21-17　细胞因子的自分泌、旁分泌和内分泌

3）多源性：体内多种细胞都可合成、分泌细胞因子。活化的免疫组胞如 T、B 细胞,NK 细胞,单核-巨噬细胞,粒细胞等是其主要来源；某些基质细胞如黏膜上皮细胞、血管内皮细胞、成纤维细胞、骨髓和胸腺的基质细胞等也能产生细胞因子。

4）多向性：一种细胞可分泌多种细胞因子,同一种细胞因子也可由多种不同的细胞产生。

5）高效性：细胞因子的生物学功能是通过其与靶细胞表面的相应受体结合后实现的。由于细胞因子与受体间有很高的亲和力,为抗原抗体亲和力的 $100\sim1000$ 倍,因此,极微量细胞因子($10^{-10}\sim10^{-15}$ mol/L)就能产生显著的生物学效应,即高效性。

6）多效性与重叠性：微量的细胞因子可发挥明显的生物学效应。一种细胞因子可对多种靶细胞作用,产生多种生物学效应,此为多效性。例如 γ 干扰素刺激多种细胞上调 MHC-Ⅰ类和Ⅱ类分子的表达,也可激活巨噬细胞和 NK 细胞;不同的细胞因子可对同一种靶细胞作用,产生相同或相似的生物学效应,共同完成一种生理调节功能,此为重叠性。例如 IL-2、IL-4、IL-7 和 IL-15 等均可刺激 T 淋巴细胞增殖(图 21-18)。

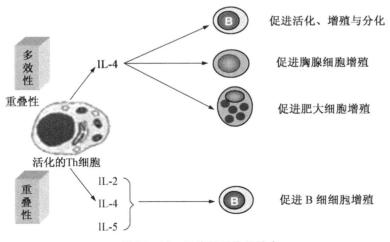

图 21-18　细胞因子作用特点

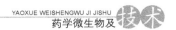

7) 网络性：机体内细胞因子的作用不是独立存在的，而是在细胞因子与细胞因子受体之间，以及细胞因子之间存在复杂的调控网络，以维持机体的免疫平衡。

(2) 细胞因子的种类及作用：依据细胞因子的生物学功能和传统名称，可将其分为六类：白细胞介素、干扰素、肿瘤坏死因子、集落刺激因子、生长因子和趋化性细胞因子。

1) 白介素(interleukin，IL)：目前已发现 30 多种(IL－1～IL－35)，是一组由淋巴细胞、单核-巨噬细胞和其他非免疫细胞产生的，具有免疫调节作用的细胞因子。其主要生物学作用是：促进免疫细胞生长、分化与增殖，调节免疫应答，参与造血调控和介导炎症反应等。

2) 肿瘤坏死因子(tumor necrosis Factor，TNF)：最初因发现其能造成肿瘤组织出血坏死而得名。根据其来源和结构不同，分为 TNF－α 和 TNF－β。这两种细胞因子均具有抗肿瘤作用、免疫调节作用、抗感染作用和促炎症反应。

3) 干扰素(interferon，IFN)：是最早发现的细胞因子，由病毒或其他 IFN 诱生剂诱导人或动物细胞产生，可干扰病毒感染和复制的一类糖蛋白。根据其来源和理化性质的不同，分为 Ⅰ型(IFN－α、IFN－β、IFN－ε、IFN－ω 和 IFN－κ)和 Ⅱ型(IFN－γ)干扰素(图 21－19)。Ⅰ型

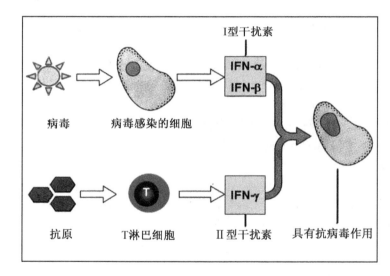

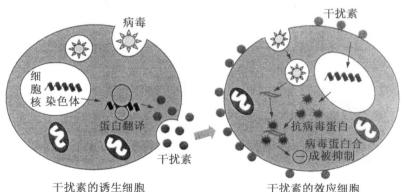

图 21－19 干扰素的诱生和作用

干扰素的主要的生物学作用是抑制病毒复制,增强 NK 细胞的溶细胞能力,增强病毒感染细胞 MHC-Ⅰ类分子的表达等作用。Ⅱ型干扰素主要发挥免疫调节作用,能增强细胞表面 MHC-Ⅰ类分子和 MHC-Ⅱ类分子的表达,促进 T 细胞和 B 细胞分化,增强 NK 细胞的杀伤活性,并可作为一种最强有力的巨噬细胞激活因子,充分激活单核-巨噬细胞(表 21-5)。

表 21-5 干扰素的来源及功能

类 别		来 源	功 能
Ⅰ型	IFN-α	白细胞	抑制病毒增殖
	IFN-β	成纤维细胞	抑制病毒增殖
Ⅱ型	IFN-γ	T 细胞、NK 细胞	激活巨噬细胞和 NK 细胞,抗肿瘤、抗感染

4) 集落刺激因子(colony stimulating factor, CSF):是指能刺激骨髓造血干细胞和各种造血前体细胞增殖分化的细胞因子。包括粒细胞集落刺激因子(G-CSF)、巨噬细胞集落刺激因子(M-CSF)、粒细胞-巨噬细胞集落刺激因子(GM-CSF)、红细胞生成素(EPO)、干细胞生成因子(SCF)及血小板生成素(TPO)等。

5) 趋化性细胞因子(chemokine):也称趋化因子,是一类能够招募血液中的单核细胞、中性粒细胞、淋巴细胞等进入炎症部位的小分子蛋白。根据 N 端半胱氨酸的位置和数量不同,趋化因子可分为四类:① CXC 型(C 代表半胱氨酸,X 代表其他任意氨基酸),又称为 α 型趋化因子,在第一及第二个半胱氨酸残基之间存在一个其他氨基酸。如 IL-8,主要作用于中性粒细胞的游走和趋化。② CC 型,又称为 β 型趋化因子,两个半胱氨酸残基紧密相连,之间不存在其他氨基酸。如单核细胞趋化蛋白,主要作用于淋巴细胞和单核细胞的游走趋化。③ C 型,又称为 γ 型趋化因子,N 端仅一个半胱氨酸残基。如淋巴细胞趋化因子,主要作用于 T 细胞和骨髓细胞的趋化,对单核细胞无作用。④ CX₃C 型,又称为 δ 型趋化因子,在第一及第二个半胱氨酸残基之间存在三个其他氨基酸。如 Fractalkine,主要发挥趋化、细胞间黏附及信号传递作用。

6) 生长因子(crowth factor, GF):是一类以刺激细胞生长作为主要功能的细胞因子。根据其功能及所作用的细胞不同可分为转化生长因子(TGF),表皮生长因子(EGF),血管内皮生长因子(VEGF)和成纤维细胞生长因子(FGF)等,它们均可不同程度地促进相应细胞增殖。但有的生长因子,如转化生长因子对免疫系统有显著的负性调节作用,可显著抑制 T 细胞和单核-巨噬细胞活性。

(3) 常见细胞因子的主要生物学作用

1) 免疫调节作用:免疫细胞间存在错综复杂的调节关系,细胞因子是传递这种调节信号必不可少的信息分子。如在免疫应答过程中 T、B 淋巴细胞的活化、增殖和分化离不开巨噬细胞及 TH 细胞产生的 IL-1,IL-2,IL-4 及 IL-6 等细胞因子的作用。细胞因子可通过细胞因子网络对免疫应答发挥双向调节作用。

2) 抗感染抗肿瘤作用:细胞因子在机体抗病毒、抗细菌感染的天然免疫中发挥着重要作用。例如,IFN 可诱导细胞产生抗病毒蛋白,抑制病毒在体内复制;TNF 可直接杀死肿瘤细胞;IFN、IL-2、IL-12 和 IL-15 可促进 NK 细胞增殖及其细胞毒作用;IFN-γ、IL-1 和

TNF 等可激活巨噬细胞,增加其吞噬和杀伤功能。

3）刺激骨髓造血功能：从造血干细胞到成熟血细胞的分化发育过程中,每一阶段都需要有细胞因子参与,其中起主要作用的是各类集落刺激因子。它们通过促进造血功能,参与调节机体的生理或病理过程。

4）参与炎症反应：炎症反应是机体清除入侵病原体的重要机制,多种细胞因子如 IL-1、IL-8、INF-γ 及 TNF-α 等细胞因子能够促进单核-巨噬细胞和中性粒细胞等炎性细胞聚集,并可激活这些炎性细胞和血管内皮细胞使之表达粘附分子和释放炎症介质,引起或加重炎症反应。此外,IL-1 和 TNF-α 还可直接作用于下丘脑体温调节中枢引起体温升高。

4. 主要组织相容性复合体及其编码的分子

（1）MHC 的概念：20 世纪中叶证实,机体参与排斥反应的抗原系统多达 20 个以上,其中能引起强而迅速排斥反应的抗原被称为主要组织相容性抗原,引起较弱排斥反应的抗原被称为次要组织相容性抗原,它们都是体细胞的基因产物。主要组织相容性抗原包括多个系列,组成复杂的抗原系统。编码这一系统的基因位于同一染色体片段上,是一组紧密连锁的基因群,称为主要组织相容性复合体（major histocompatibility complex，MHC）。

人类的 MHC 通常称为 HLA 基因或 HLA 复合体,存在于第 6 号染色体上。其编码的分子表达于白细胞上,也称为人类白细胞抗原（human leucocyte antigen，HLA）,为与基因区分常称为 HLA 分子或 HLA 抗原。组成 MHC 的各种基因传统上分为Ⅰ类、Ⅱ类和Ⅲ类。

（2）HLA 分子的分布与功能

1）HLA 分子的分布：HLAⅠ类分子广泛分布于人体所有有核细胞表面,包括血小板和网织红细胞。但是,它在各种细胞表面表达密度不同,以淋巴细胞密度最高。HLAⅡ类分子主要分布于单核-巨噬细胞、树突状细胞和 B 细胞等抗原递呈细胞表面,被活化的 T 细胞以及精细胞上亦表达。

2）HLA 分子的功能：HLA 在免疫应答的发生与调节中均有十分重要的作用。HLA 分子表达于不同细胞表面,参与抗原提呈、制约细胞间相互识别及诱导免疫应答。

抗原物质需经 APC 处理成抗原肽,并与 MHC 分子结合成 MHC-肽复合体,表达于细胞膜,才能被 T 细胞识别,引起各种免疫应答。HLAⅠ类分子（MHC-Ⅰ）递呈内源性抗原,HLAⅡ类分子（MHC-Ⅱ）递呈外源性抗原；TCR 在识别抗原肽的同时,必需识别自身 MHC 分子才能诱导 T 细胞活化,此即 MHC 限制性。CD8+ T 细胞识别 HLAⅠ类分子（MHC-Ⅰ）,CD4+ T 细胞识别 HLAⅡ类分子（MHC-Ⅱ）。

（3）HLA 在医学上的意义

1）HLA 与器官移植的关系：被移植的器官或组织的存活率高低和存活时间的长短,与供、受者间的 HLA 抗原是否匹配及匹配程度密切相关。器官移植时应选择与受者 HLA 相同或相似的个体作为供者。

2）HLA 与疾病的关联：近年研究发现,某些疾病的发生与一些特殊型别的 HLA 检出率相关。例如,强直性脊柱炎患者中有 90% 以上患者带有 HLA-B27 抗原。

3）HLA 分子异常表达与临床疾病：HLAⅠ类抗原表达异常：许多肿瘤细胞表面 HLA

Ⅰ类抗原缺失或密度降低,或 HLA 特异性改变,使 Tc 细胞不能对其识别,从而逃避了 Tc 细胞对肿瘤细胞的杀伤,促进肿瘤的生长与转移。HLAⅡ类抗原表达异常:淋巴细胞不表达 HLAⅡ类抗原,或表达减少,病人往往表现为严重的免疫缺陷。靶细胞异常表达Ⅱ类抗原,会启动自身免疫应答,导致自身组织细胞损伤。

4) HLA 在法医学和亲子鉴定中的应用:HLA 特定的等位基因及其表达的产物是个体的终身遗传标志,可作为法医识别身份和亲缘关系的鉴定。

5) HLA 与输血反应的关系:多次接受输血者体内可产生抗 HLA 抗体,该抗体与白细胞或血小板表面的 HLA 抗原结合,在补体参与下,导致白细胞或血小板裂解,发生非溶血性输血反应。

二、免疫系统的功能

免疫系统的功能是机体在识别和清除抗原过程中所发挥的各种生物学效应的总和,它包括如下几方面。① 免疫防御(immune defense),即抗感染功能,指机体防止外界病原体的入侵及清除已入侵病原体(如细菌、病毒等微生物及其毒素)的免疫功能。免疫防御功能过低或缺如,可发生免疫缺陷病;但若应答过强或持续时间过长,则在清除病原体的同时,也可导致机体自身的组织损伤或功能异常,发生超敏反应。② 免疫监视(immune surveillance),即机体及时清除内环境中突变细胞和有害细胞的免疫功能,如肿瘤细胞等。免疫监视功能低下,可能导致肿瘤的发生和持续性感染。③ 免疫自稳(immune homecstasis),即机体对自身正常成分形成免疫耐受,对自身衰老、损伤或死亡的细胞加以清除的免疫功能。若此功能失调,则可出现自身免疫病(表 21-6)。

表 21-6　免疫系统的三大功能及其生理性和病理性表现

功能	抗原性物质	效应	
		生理性(有利)	病理性(有害)
免疫防御	病原微生物	防御病原微生物侵害	过高:超敏反应性疾病 过低:免疫缺陷病
免疫自稳	自身衰老、损伤细胞	维持内环境稳定	紊乱:自身免疫性疾病
免疫监视	突变细胞	防止疾病的发生	过低:肿瘤、病毒持久感染

ZHI SHI TUO ZHAN

知识拓展

黏膜免疫系统

黏膜免疫系统(mucosal immune system,MIS)即前述黏膜相关淋巴组织(MALT)。人体黏膜的表面积很大,约达 400m²,是人体外表皮肤面积的 200 倍,相当于一个网球场的面积。绝大多数黏膜外表充满有组织的滤泡和散在的抗原敏感淋巴组分,包括 B 淋巴细胞、T 淋巴细胞、T 淋巴细胞亚群、浆细胞以及涉及诱导和维持免疫反应的其他多种细胞组分。

黏膜是免疫的首要防线,大约有 95%的感染性疾病和非感染性疾病都和黏膜有关。黏膜免疫具有以下功能和特点。

(一)诱导免疫耐受

黏膜免疫是诱导对食物等的特异性口服耐受的重要机制,也与 TGF - β 等细胞因子密切相关,目前机制尚未完全明确。人工诱导对过敏原的口服耐受可用于治疗食物过敏、哮喘等。

(二)抗感染

1. 产生 SIgA 的 B 细胞在黏膜局部受抗原刺激后产生大量 SIgA,并分泌至黏膜表面,成为黏膜局部抵御病原微生物感染的主要机制。黏膜局部浆细胞还可经血液循环进入唾液腺、呼吸道黏膜、女性生殖道黏膜和乳腺等部位定居,产生 SIgA,发挥共同黏膜免疫功能。

2. 参与黏膜局部免疫应答 在肠道、呼吸道及泌尿生殖道黏膜构成了一道免疫屏障,在黏膜局部抗感染免疫防御中发挥关键作用。

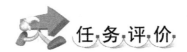

任务评价

一、选择题

1. 抗体是由下列哪一种细胞分泌的 （　　）

A. T 细胞　　　　　B. Tc 细胞　　　　　C. 浆细胞　　　　　D. B 细胞　　　　　E. APC

2. 补体系统经典激活途径的激活物是 （　　）

A. 抗原　　　　　　　　　B. 抗体　　　　　　　　　C. 抗原-抗体复合物

D. 细菌脂多糖　　　　　　E. 酵母多糖

3. HLA Ⅱ类抗原主要表达于哪些细胞表面 （　　）

A. 网织红细胞　　　　　B. 单核-巨噬细胞　　　　　C. 有核细胞

D. 血小板　　　　　　　E. 静止期 T 细胞

二、填空题

1. 称为局部抗体的是_____,能通过胎盘的 Ig 是_____,可提示近期感染的 Ig 是_____。

2. B 细胞产生和成熟的场所是_____,T 细胞成熟的场所是_____。

三、简答题

1. 简述中枢免疫器官和外周免疫器官的组成和功能。

2. 免疫细胞有哪些种类? T、B 淋巴细胞表面有哪些主要标志?

3. 简述 NK 细胞的功能;抗原呈递细胞的概念和种类。

4. 简述免疫球蛋白的基本结构。

5. 试述五类免疫球蛋白的特点。

6. 试述补体激活的三条途径及其生物学意义。

7. 试述细胞因子的种类及功能。

8. 简述人 MHC 的主要生物学功能及其在医学上的意义。

9. 免疫系统三大功能及其效应。

（银国利）

任务二十二　医学上重要的抗原物质

任务描述

对抗原基本概念与分类的学习,正确认识医学上重要抗原物质常见种类:细菌的外毒素与类毒素、异嗜性抗原,同种异型抗原(HLA、血型抗原)、自身抗原、肿瘤抗原及超抗原的含义及其意义。

BEI JING ZHI SHI
背景知识

1818 年的某一天,英国妇产科医生詹姆士・博龙戴尔接收了一位难产的孕妇。在孕妇分娩时突然发生了大出血,若不及时给予输血,孕妇必死无疑。善良的詹姆二医生为了拯救孕妇的生命,在征得孕妇丈夫的同意后,果断地作出决定,立即为孕妇输血。他将一名健康男子的血输给了那位失血过多的产妇,终于使她得救了。但随后的多次实验证明并非每个受血者都能够获得救治,有的甚至还出现严重的生理反应而加速了死亡。"为什么有的人输进别人的血安然无恙,而有的人却会出现不良反应,甚至导致死亡?"这个问题同样也困扰着奥地利生物学家卡尔・兰德斯坦纳。会不会是输入的血液与受血者身体里的血液混合产生病理变化,而导致受血者死亡? 在同事们的支持下兰德斯坦纳开始了实验,他抽取了同事和自己的血液,分离出血清和红细胞两部分。接着,他把来自同一个人的血清,分别滴在几张载玻片上,又把从每人血液中分离出来的红细胞,分别滴加在不同载玻片中的血清上,奇怪的现象出现了:有几个载玻片上的血清滴入红细胞后,呈现均匀的淡红色;而另几个载玻片上的红细胞却凝结成絮团状,红色的凝集块散布在淡黄色的血清里,形成鲜明的对比。接着,兰德斯坦纳又把第二个人的血清——滴在不同载玻片上,再把每个人的红细胞分别滴在血清上,结果,同样出现了上述两种情况。他对实验结果分析发现,每个人的血清和自己的红细胞相遇,都不会发生凝集;而不同人的红细胞和不同人的血清相遇,就可能出现不同的结果。如果产生凝集,那絮状团块就会堵塞毛细血管,造成输血反应。进一步分析发现,有人的红细胞上有一种物质,他以"A"作标记;另几人的红细胞上有另外一种不同于 A 的物质,他依字母顺序以"B"作标记;而他自己的红细胞 A 物质和 B 物质都没有,以"O"作标记。1902 年,兰德斯坦纳的两名学生把实验范围扩大,发现除了 A、B、O 三种血型外还存在着一种较为稀少的第四种类型,红细胞上既有 A 物质、又有 B 物质,即 AB 型。根据上述结果,兰德斯坦纳正式宣布:不同血型的红细胞和血清相混而产生的凝集,是导致输血反应的真正原因。他还用 A 型和 B 型的血清,制成用来测定人类血型的标准血清。只要输血前预先测定血型,选择与病人相同血型的输血者,就可以保证输血的安全。兰德斯坦纳以他划时代的发现,获得了 1930 年诺贝尔医学生理学奖。兰德斯坦纳所发现的红细胞上的 A 物质、B 物质即为红细胞血型抗原。

 任务内容

机体免疫系统能识别"自我信号"与"非己信号",并排除"非己信号"。激发机体产生这一特异性免疫的物质即为抗原。某一物质能否成为抗原,一方面取决于机体对该物质的反应性和抗原的免疫方法。另一方面,更重要的是取决于抗原物质本身的性质,抗原一般具有异物性和一定的理化性质。

一、抗原基本概念与分类

(一)抗原的基本概念

抗原(antigen,Ag)是指能被 B/T 细胞特异性识别,诱导 B/T 细胞活化、增殖、分化,产生抗体和/或效应 T 细胞,并能与相应抗体和效应 T 细胞发生特异性结合的物质。

抗原具有两种基本特性:① 免疫原性(immunogenicity):指抗原能够刺激机体产生特异性免疫应答,即诱导 B 细胞产生抗体,诱导 T 细胞分化为效应 T 细胞的能力。② 抗原性(antigenicity),也称反应原性(reactionogenicity)或免疫反应性(immunoreactivity):指抗原能与免疫应答产物,即相应抗体和/或效应 T 细胞发生特异性结合的能力。

抗原能被 B/T 细胞特异性识别,并能与相应抗体和效应 T 细胞发生特异性结合,这种高度的专一性称为抗原特异性。决定抗原特异性的结构基础是存在于抗原分子中决定抗原特异性的特殊化学基团,称为抗原决定基(antigenic determinant)或表位(epitope)。不同的抗原具有不同的抗原表位,表现出高度的特异性。但是,一种天然抗原分子表面可带有多种抗原表位,因此,在两种不同的抗原分子中可存在相同或相似的抗原表位,称为共同抗原。针对某种抗原刺激机体产生的抗体,可与具有相同或相似抗原表位的他种抗原发生结合,称为交叉反应。

(二)抗原的分类

自然界抗原物质繁多,分类方法也有多种。

1. 根据抗原的基本特性分类

(1)完全抗原:完全抗原(complete antigen)是指同时具有免疫原性和抗原性的物质,通常为相对分子质量较大的蛋白质,如病原微生物、动物血清等。可省略完全二字,简称为抗原。

(2)半抗原:半抗原(hapten),也称为不完全抗原(incomplete antigen),是指只有抗原性而无免疫原性的物质。半抗原一般为相对分子质量较小的简单有机化合物,如某些多糖、脂类和药物等。半抗原单独作用于机体无免疫原性,但若与大分子载体蛋白质偶联在一起,即可获得免疫原性,成为完全抗原,刺激机体产生针对半抗原的特异性抗体。

2. 根据抗原诱生抗体时对 T 细胞的依赖性分类

(1)胸腺依赖性抗原:胸腺依赖性抗原(thymus dependent antigen,TD – Ag),是指刺

激 B 细胞产生抗体时需要 APC 及 Th 细胞辅助的抗原,简称 TD 抗原。绝大多数蛋白质抗原如各种病原体、异种或同种异体细胞和血清蛋白等多为 TD 抗原。TD - Ag 刺激机体产生的抗体主要是 IgG 类,而且还能诱发细胞免疫应答和刺激机体形成免疫记忆。

（2）胸腺非依赖性抗原:胸腺非依赖性抗原(thymus independent antigen,TI - Ag),是指刺激 B 细胞产生抗体时无需 Th 细胞辅助的抗原,简称 TI 抗原。TI 抗原多为多糖类抗原,如细菌脂多糖、细菌荚膜多糖和聚合鞭毛素等。TI 抗原只能刺激 B 细胞产生体液免疫应答,产生的抗体仅为 IgM 类,也无免疫记忆。TD 抗原与 TI 抗原的特性比较见表 22 - 1。

表 22 - 1　TD - Ag 与 TI - Ag 的特性比较

	TD - Ag	TI - Ag
化学性质	多为蛋白质	多糖类
T 细胞辅助	必需	无需
抗体类型	多种,IgG 类为主	IgM
免疫应答类型	体液免疫和细胞免疫	体液免疫
免疫记忆	有	无

3. 根据抗原与机体的亲缘关系分类

（1）异种抗原:异种抗原(xenoantigen),是指与宿主非同一种属来源的抗原物质。通常情况下,异种抗原的免疫原性比较强,容易引起较强的免疫应答。

（2）同种异型抗原:同种异型抗原(alloantigen),是指同一种属不同个体来源的抗原物质。

（3）自身抗原:自身抗原(autoantigen),是指能诱导宿主发生自身免疫应答的自身组织细胞成分。

（4）异嗜性抗原:异嗜性抗原(heterophilic antigen),是指一类与种属特异性无关,存在于人、动物、植物和微生物之间的共同抗原,这一现象最初由 Forssman 发现,因此又称 Forssman 抗原。

4. 根据抗原是否在抗原呈递细胞内合成分类

（1）内源性抗原:内源性抗原(endogenous antigen),是指在抗原提呈细胞内新合成的存在于胞浆内的抗原物质,如病毒感染细胞合成的病毒蛋白、肿瘤细胞合成的肿瘤抗原等。

（2）外源性抗原:外源性抗原(exogenous antigen),是指抗原提呈细胞通过吞噬、吞饮等作用从外界摄入胞内的抗原性物质,如吞噬的细胞、细菌等。

5. 根据抗原的产生方式分类

（1）天然抗原:是不加修饰的天然物质。

（2）人工抗原:是经人工修饰的天然抗原,例如碘化蛋白、偶氮化蛋白等,现在常见的重组蛋白也属于人工抗原。

（3）合成抗原:是经化学合成的高分子氨基酸聚合物,由一种氨基酸组成的聚合物称为同聚物,有两种或两种以上氨基酸组成的聚合物称为共聚物。

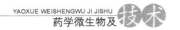

二、医学上重要抗原物质

(一)异种抗原

与医学有关的异种抗原主要有以下几类。

1. 病原微生物　细菌、病毒和其他微生物均具有较强的免疫原性,都是良好的抗原。感染这些微生物后,可使机体获得相应免疫力,因此将病原微生物制成疫苗用于预防注射,可提高人群免疫力,以控制传染病流行。微生物的结构虽然简单,但其化学组成却相当复杂,都是由多种抗原组成的复合体。以细菌为例,它们的不同结构如菌体、鞭毛、菌毛、荚膜等均具有免疫原性,而每一种结构又可由多种抗原成分组成,不同种属的细菌其结构基本类似,但所含的抗原成分却常不相同,可根据病原微生物抗原的特异性,用免疫学方法鉴定由患者体内分离出的病原微生物,或测定患者血清中的特异性抗体,以帮助诊断传染病。

2. 细菌的外毒素和类毒素　细菌在生长繁殖过程中,向菌体外分泌的毒性蛋白质,称为外毒素。外毒素毒性很强,免疫原性也很强。外毒素经低浓度(0.3%~0.4%)甲醛长时间处理可消除其毒性,保留免疫原性,成为类毒素(toxoid)。外毒素和类毒素均能刺激机体产生抗体,该抗体能中和相应的细菌外毒素,阻止毒素与敏感细胞结合,避免机体中毒,这种抗体称为抗毒素。常用于免疫预防的类毒素有白喉类毒素和破伤风类毒素。

3. 动物抗血清　临床常用的各种抗毒素制剂,是将类毒素给马注射,然后从马血清中获得的,将这种动物来源的抗毒素注入人体,可发挥两种作用:① 具有抗体的活性,可中和被感染者体内相应的外毒素,起到防治疾病的作用。② 具有免疫原性,马血清对人而言,是异种蛋白,可作为异种抗原刺激人体产生抗马血清蛋白的抗体,当机体再次接受由马血清制备的抗毒素时,可发生超敏反应,严重者可因过敏性休克而致死。

(二)同种异型抗原

人类同种异型抗原主要包括:红细胞血型抗原、人类主要组织相容性抗原、免疫球蛋白同种异型抗原。

1. 红细胞血型抗原　由于遗传基因的差异,同种不同个体间,红细胞表面血型抗原不同。血型抗原有 40 余个系统,主要有 ABO 和 Rh 系统。对输血安全极为重要,血型不符可引起输血反应。

2. 人类主要组织相容性抗原　人类主要组织相容性抗原,又称为人类白细胞抗原(human leukocyte antigen,HLA),是人类中最为复杂的同种异型抗原,存在于几乎所有的有核细胞膜表面,若在同种异基因个体间进行器官移植,则会发生移植排斥反应。为此,在移植前,需要进行组织配型,以选择供体主要组织相容性抗原与受体相近者。

(三)自身抗原

1. 隐蔽的自身抗原　某些自身物质在正常生理条件下与免疫系统在解剖位置上相隔绝,未能与 T、B 淋巴细胞接触,不会诱导机体产生免疫应答,称隐蔽的自身抗原,如眼晶状体蛋白、甲状腺蛋白和精子等。当感染、外伤、手术等原因,使隐蔽的自身抗原暴露、释放进入血流后,则成为自身抗原,刺激机体引起免疫应答,导致自身免疫性疾病。如甲状腺球蛋白释放入血,引起慢性甲状腺炎;眼晶状体蛋白抗原释放,引起交感性眼炎;精子抗原入血可引起男性不育等。

2. 修饰的自身抗原 正常情况下,自身物质对自身无免疫原性,但在病原微生物感染、电离辐射或化学药物等影响下,使自身组织的抗原结构改变、修饰,则可成为自身抗原,诱发机体对自身抗原的免疫应答,甚至引起自身免疫病。如长期服用甲基多巴的患者,可使红细胞抗原发生改变,引起自身免疫性溶血。

(四)异嗜性抗原

有些微生物与人体的某些组织有共同抗原,感染后可引起自身免疫性疾病。例如,A族溶血性链球菌表面某些成分与人肾小球基底膜及心肌组织有异嗜性抗原,故链球菌感染后刺激机体产生的抗体,可与肾小球基底膜、心瓣膜和心肌组织的共同抗原发生交叉反应,引起肾小球肾炎、心肌炎等。大肠埃希菌 O14 型的脂多糖与人结肠黏膜有异嗜性抗原,与溃疡性结肠炎的发生有关。另外,临床上常利用异嗜性交叉凝集反应辅助诊断某些疾病。如,MG 株链球菌与肺炎支原体、变形杆菌某些 OX 菌株的菌体抗原与立克次体之间均存在共同抗原,可用这些菌株作诊断抗原分别辅助诊断非典型肺炎和某些立克次体病。

(五)肿瘤抗原

肿瘤抗原(tumor antigens)是细胞发生癌变过程中出现的新抗原或过度表达的抗原物质的总称。根据抗原的特异性的不同分为肿瘤特异性抗原(tumor specific antigen,TSA)和肿瘤相关性抗原(tumor associated antigen,TAA)。

1. 肿瘤特异性抗原 是指肿瘤细胞所特有的,不存在于正常组织细胞表面的抗原。用理化因素或某些病毒能诱发动物肿瘤,在动物瘤细胞表面可出现 TSA,机体可对其产生抗肿瘤免疫。目前,应用单克隆抗体已在人类黑色素瘤、结肠癌、乳腺癌等肿瘤细胞表面检测出肿瘤特异性抗原。

2. 肿瘤相关性抗原 是指肿瘤细胞和正常组织细胞均可表达的抗原,在细胞发生癌变时,其抗原表达明显升高。TAA 只表现量的变化而无肿瘤特异性。

肿瘤抗原在肿瘤的发生发展及诱导机体抗肿瘤免疫效应中起重要作用,亦可作为肿瘤免疫诊断和免疫治疗的靶分子。目前临床主要通过检测肿瘤相关抗原对某些肿瘤进行诊断、预后判断及疗效评价。常检测的有胚胎性抗原,分化抗原和糖链抗原等。胚胎性抗原如甲胎蛋白(alphafetoprotein,AFP)和癌胚抗原(carcinoembryonic antigen,CEA)等。与 AFP 相关的肿瘤是原发性肝癌、畸胎瘤、肺癌、胃癌等。与 CEA 相关的肿瘤有结肠癌等消化道肿瘤、肺癌、乳腺癌、胰腺癌等。

三、佐剂

免疫佐剂(immunoadjuvant),简称佐剂(adjuvant)。是指预先或与抗原同时注入体内后,能够增强机体对该抗原的免疫应答能力或改变免疫应答类型的物质。

佐剂主要通过① 改变抗原物理性状,延缓抗原降解和排除。② 刺激单核-巨噬细胞,增强其对抗原的处理和提呈能力。③ 刺激淋巴细胞增殖分化,增强和扩大免疫应答的能力。属于非特异性免疫增强剂。主要用于:增强特异性免疫应答,如疫苗接种及免疫动物制备抗血清等;作为非特异性免疫增强剂,用于抗肿瘤和抗慢性感染的辅助治疗。

常用佐剂的种类有:① 无机佐剂,如氢氧化铝、磷酸铝、明矾等。② 生物性佐剂,如卡介苗、短小棒状杆菌、细菌脂多糖等。③ 人工合成佐剂,如多聚肌苷酸:胞苷酸(polyI:C)

等。④ 弗氏佐剂,是动物实验中最常用的佐剂,包括弗氏不完全佐剂和弗氏完全佐剂。弗氏不完全佐剂由油剂(液体石蜡或花生油)和乳化剂(羊毛脂或吐温-80)制成,弗氏完全佐剂是在弗氏不完全佐剂的基础上加入死卡介苗或结核分枝杆菌制成,能提高佐剂的效果。

ZHI SHI TUO ZHAN
知识拓展

超抗原(superantigen,SAg)是一类只需极低浓度(1~10ng/ml)即可激活大量的 T 细胞(约占淋巴细胞总数 2%~20%),引发强烈免疫反应的抗原性物质。超抗原激活 T 细胞不需要抗原提呈细胞的加工处理,而是以完整的蛋白质形式呈递给 T 细胞,因此 T 细胞对超抗原的识别不受 MHC 限制。

超抗原可能参与机体生理和病理反应。在超抗原的直接刺激下,大量 Tc 细胞被激活,对肿瘤细胞发挥明显的效应,$CD4^+$ T 被大量激活,分泌多种细胞因子,增强机体的免疫反应,对机体产生积极的作用。但被超抗原大量激活的 T 淋巴细胞会变得无活性甚至被清除,继而导致免疫缺陷。超抗原激活大量的针对特殊的自身抗原的 T 淋巴细胞从而导致或加重自身免疫性疾病。一些细菌外毒素超抗原,如金黄色葡萄球菌肠毒素 A~E、中毒性休克毒毒素等,能刺激大量 T 细胞激活,产生各种细胞因子,引起食物中毒、中毒性休克等症状。

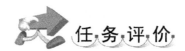 任务评价

一、选择题

1. 关于半抗原,下列哪种说法正确 （　　）

A. 具有免疫原性和免疫反应性 　　　　B. 具有免疫反应性,无免疫原性

C. 具有免疫原性,无免疫反应性 　　　　D. 无免疫原性和反应原性

E. 一般为蛋白质

2. HLA 分子常归类为 （　　）

A. 异种抗原 　　　　B. 同种异型抗原 　　　　C. 自身抗原

D. 异嗜性抗原 　　　　E. 血型抗原

3. TI-Ag 不具有的特点是 （　　）

A. 在免疫应答中不需要 Th 细胞的协助 　　　　B. 主要刺激机体体产生 IgM 类抗体

C. 在免疫应答中形成免疫记忆 　　　　D. 只诱导体液免疫应答

E. 主要是蛋白质类抗原

4. 来源于马血清的破伤风抗毒素对人而言 （　　）

A. 是抗原 　　　　B. 是半抗原 　　　　C. 有抗体活性

D. 是异嗜性抗原 　　　　E. 既不是抗原也不是抗体

二、填空题

1. 抗原具有_____和_____两种基本特性。

2. 按抗原基本特性可将抗原分为_____和_____；按诱导免疫应答的性能可将抗原分为_____和_____；按抗原与机体的亲缘关系可将抗原分为_____、_____、_____和_____。

3. 免疫佐剂常用于_____和_____两个方面。

三、简答题

1. 何谓抗原？医学上重要的抗原有哪些？

2. 何为同种异型抗原，简述同种异型抗原的临床意义？

（黄卫平）

任务二十三　免疫应答

任务描述

学习免疫应答概念、分类、过程，认识抗原提呈、T\B 淋巴细胞介导的细胞免疫与体液免疫应答过程；绘出免疫应答基本过程示意图；说出抗体产生的一般规律及其意义，超敏反应的概念、类型、各型的同义名称；比较体液免疫与细胞免疫及各型超敏反应发生机理、特点及常见疾病；正确运用Ⅰ型超敏反应防治原则杜绝医疗事故的发生。

BEI JING ZHI SHI

背景知识

安吉小睿睿出生于 2010 年 9 月。一个多月后，外婆抱着他到镇卫生院接种卡介苗。一周后，宝宝全身皮疹，奇痒无比；一个月后，腋下淋巴结肿大，肺部感染；再过半个月，颈部等部位出现多个淋巴结肿大。家人带着小睿睿辗转多家医院都没有得到明确的诊断。最后，在上海市公共卫生临床中心和上海市复旦大学附属儿科医院被确诊为：肺部感染、播散性卡介菌病、高 IgE 综合征。高 IgE 综合征是一种极少见的先天性原发性免疫缺陷病，是免疫应答异常所致的疾病。

免疫应答是机体免疫系统的效应。免疫系统通过免疫应答执行三大免疫功能，免疫细胞是免疫应答的基本单位，免疫分子是免疫应答的物质基础，外周淋巴器官是免疫应答的场所。

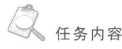

任务内容

一、生理性免疫应答

免疫应答（immune response）是指机体免疫系统受抗原刺激后，T/B 细胞特异性识别抗原，同时自身发生活化、增殖、分化，产生抗体和/或效应 T 细胞，从而有效地发挥免疫效应，最终将抗原破坏和（或）清除的全过程。免疫应答是机体免疫系统最基本，也是最重要的功能。

（一）免疫应答分类

1. 按免疫应答的特异性分类

（1）固有免疫应答：固有免疫应答（innate immune response），是生物体在长期进化过程中逐渐形成的天然防御机制，种系共有，出生时即具有，可通过遗传获得。也称天然免疫或先天性免疫。其主要特征是反应迅速，作用广泛，不针对特定抗原、对多种病原体及异物都起作用。固有性免疫应答的组成主要包括屏障作用、非特异性免疫细胞、体液中存在的多种抑菌杀菌成分等三方面。

（2）适应性免疫应答：适应性免疫应答（adaptive immune response），是个体出生后在环境中受不同异物抗原的刺激后建立的，不能遗传给后代。其主要特征是反应较慢，在作用时相上，适应性免疫应答发生在固有免疫应答之后，一般在感染发生 96h 后才发挥效应，但维持时间较长；针对某个特定抗原产生反应，具有高度特异性。

2. 按机体对抗原刺激的反应状态分类

（1）正免疫应答：即传统意义上的免疫应答，是机体受抗原刺激后，最终产生抗体或效应 T 细胞，清除异己物质以维护内环境稳定的过程。

（2）负免疫应答：又称免疫耐受或细胞失能，是在某种特定情况下，机体 T、B 淋巴细胞在完成对抗原的识别后，并不发生活化、增殖，也不会分化为效应细胞，诱导机体免疫系统形成对该抗原的特异性不应答状态。

3. 按免疫应答过程的效应表现分类　根据在免疫应答中起主要作用的免疫活性细胞不同，分为 B 细胞介导的体液免疫（humoral immunity）和 T 细胞介导的细胞免疫（cellular immunity or cell-mediated immunity，CMI）两大类。这两种免疫应答类型对同一抗原，常可同时出现，并互相发挥协同免疫效应。

4. 按抗原刺激顺序分类　根据某种抗原进入体内的时间、次数不同分为初次应答（primary response）和再次应答（secondary response）。

（二）免疫应答过程

1. 免疫应答的基本过程　免疫应答的发生、发展和最终效应，是一个相当复杂、但又规律有序的生理过程。这一过程包括：免疫细胞对抗原分子的识别过程，即抗原分子与免疫细胞的相互作用；免疫细胞的活化和分化过程，即免疫细胞间的相互作用；效应细胞和效应分子的排异作用。

（1）抗原识别阶段：抗原识别阶段（antigen-recognizing phase），包括对抗原的摄取、处理、加工，抗原的呈递和对抗原的识别，分别由 APC、T 细胞和 B 细胞完成。

1）抗原的摄取、处理、加工和呈递：外源性抗原（如病原微生物、异种蛋白等）被抗原提呈细胞通过吞噬、吞饮和受体介导的内吞作用等摄入胞内。在胞内通过代谢修饰成熟，与内质网中新合成的 MHC-Ⅱ分子的抗原结合槽结合为 Ag 肽-MHC-Ⅱ分子复合物，并将其表达于 APC 表面，呈递给 CD4+ T 细胞；肿瘤细胞、病毒感染细胞自行合成的肿瘤抗原或病毒蛋白等内源性抗原，在胞浆蛋白酶体酶的作用下被降解为抗原肽段，在内质网中与新合成的 MHC-Ⅰ分子的抗原结合槽结合成 Ag 肽-MHC-Ⅰ分子复合物，表达在肿瘤细胞或病毒感染细胞表面,供 CD8$^+$ T 细胞识别。

2) 抗原识别的方式:T 细胞和 B 细胞具有特异性抗原受体,能够对进入机体的各种各样抗原作出相应的特异性识别。TCR 必须识别由 APC 提呈的抗原肽-MHC 分子复合物,并显示 MHC 限制性。即 CD4$^+$ T 细胞只识别 APC 呈递的 Ag 肽-MHC-Ⅱ分子复合物,CD8$^+$ T 细胞只识别 Ag 肽-MHC-Ⅰ分子复合物,形成 TCR/Ag 肽-MHC 分子,才能启动免疫应答。BCR 可直接识别天然抗原分子表面的相应半抗原表位,且不受 MHC 限制。

(2) 免疫细胞的活化和分化阶段:免疫细胞的活化和分化阶段(lymphocyte activating phase),包括抗原与识别细胞膜受体的交联、膜信号产生与传递、细胞增殖与分化以及生物活性介质的合成与释放,主要由 T 细胞和 B 细胞完成。

该阶段 T、B 细胞的激活均需接受双信号刺激。仅仅抗原刺激不足以使淋巴细胞活化,还需要另外的信号,在多种细胞间粘附分子协同作用下,T、B 细胞才能活化。T 细胞、B 细胞特异性识别抗原提供活化第一信号,细胞间协同刺激分子的作用提供活化第二信号。激活状态的的 T 细胞或 B 细胞高表达细胞因子受体,分泌多种细胞因子,促进自身和其他免疫细胞的增殖分化,生成大量的免疫效应细胞。B 细胞分化增殖为浆细胞,浆细胞分泌大量的抗体分子进入血循环。T 细胞增值分化为致敏 T 淋巴细胞/效应 T 淋巴细胞。

(3) 效应阶段:效应阶段(effect phase),是效应 T 淋巴细胞发挥特异性细胞免疫和抗体发挥特异性体液免疫作用将抗原灭活并从体内清除的时期,也称抗原清除阶段(antigen-eliminating phase)。

2. T 细胞介导的细胞免疫应答　抗原刺激 T 细胞,使其活化、增殖、分化,形成致敏(记忆)T 细胞,产生免疫效应的过程称为细胞免疫。

(1) T 细胞对抗原的识别:T 细胞通过 TCR 识别 APC 或靶细胞表面 MHC 分子所提呈的抗原肽表位。CD4$^+$ T 细胞识别 MHC Ⅱ类分子提呈的外源性抗原,CD8$^+$ T 细胞识别 MHC Ⅰ类分子提呈的内源性抗原肽。如果 TCR 不能识别细胞表面的 MHC-抗原肽,则两个细胞就分离。

(2) T 细胞的活化、增殖与分化:TCR 特异性识别结合于 MHC 分子凹槽中的抗原肽,启动 T 细胞活化的第一信号。细胞之间粘附分子的配对结合,使得 T 细胞与 APC 或靶细胞得以互相靠拢,可向 T 细胞提供第二活化信号。T 细胞最主要的协同刺激分子是 T 细胞表面的 CD28 与 APC 表面 B7 之间的相互作用。其他粘附分子如 CD2 与 LFA-3、LFA-1 与 ICAM-1 或 ICAM-2 等也参与第二信号的提供。活化后的 T 细胞开始分裂增殖,增殖至一定数量即开始向功能各异的效应细胞分化,部分则分化成记忆细胞。

(3) T 细胞的效应:介导细胞免疫效应的主要是 Th1 和 Tc 细胞。Tc 细胞通过释放穿孔素溶解靶细胞,释放颗粒酶使靶细胞 DNA 断裂,释放 TNF 杀伤靶细胞,通过 FasL 途径诱导靶细胞凋亡;Th1 细胞则通过释放细胞因子直接清除抗原,募集和激活以巨噬细胞为主的吞噬细胞而间接发挥作用。Th2 细胞则主要辅助 B 细胞而参与体液免疫应答。

(4) 细胞免疫应答的生物学意义:细胞免疫作用的对象主要是机体的细胞,包括病毒、胞内寄生菌、原虫等感染的细胞、突变细胞、同种异体移植物、自身免疫损伤的靶细胞等。识别的抗原有胞内感染微生物、肿瘤抗原、同种异型抗原等。因此其生理意义是:① 抗感染,主要清除胞内感染的病原体。② 抗肿瘤。其病理意义主要表现为:介导Ⅳ型超敏反应,引发移植排斥反应等；参与某些自身免疫性疾病的组织损伤。

3. B 细胞介导的体液免疫应答　由 B 细胞介导的免疫，因其效应分子抗体主要存在于体液中，故将这种免疫应答过程称为体液免疫。体液免疫应答可分别由 TD - Ag 和 TI - Ag 诱发。

（1）体液免疫应答过程：B 细胞通过 BCR 直接识别抗原，也可以识别其他抗原提呈细胞以吞噬和被动吸附等方式捕获的抗原。B 细胞对 TD - Ag 的免疫应答需要 Th 细胞的辅助。B 细胞的活化也需要双信号刺激，BCR 识别和结合抗原分子表面的抗原决定基，产生活化的第一信号。B 细胞激活的第 2 信号由 Th 细胞提供，B 细胞表面的 CD40 与活化 Th 细胞表面的 CD40L 结合，为 B 细胞的活化提供第 2 信号。B 细胞及 Th 细胞表面的其他一些粘附分子也参与协同刺激信号的产生。Th 细胞分泌的细胞因子参与 B 细胞的活化、增殖与分化。

（2）抗体产生的一般规律：① 初次应答。抗原初次进入机体后，需首先刺激有限的特异性 B 细胞克隆增殖才能达到足够的反应细胞数，表现为经一定时间的潜伏期才能在血液中检出抗体，如抗原刺激不持续，在应答达到一定时间便消退。所以初次应答的显著特点是需要的抗原浓度大、诱导潜伏期长、抗体效价抵、持续时间短、优势抗体为 IgM。② 再次应答。致敏机体受到相同抗原的再次刺激后可直接活化 B 记忆细胞，反应性高、增殖快，所以表现为潜伏期短，IgM 产生的数量和在体内存留的时间与初次免疫应答相似，而 IgG 类抗体产量较初次应答高出数倍至几十倍，且抗体在体内维持时间长，亲和力强、较均一等。

初次应答与再次应答的特点比较见表 23-1。

表 23-1　初次应答与再次应答的特点比较

	初次应答	再次应答
抗原要求	较高浓度	较低浓度
潜伏期	长	短
抗体效价	低	高
抗体持续时间	短	长
抗体类别	IgM 为主	IgG 为主
抗体亲和力	较低	较高
记忆细胞	无	参与

抗体产生的的这一特性已被广泛应用于指导预防接种，制订最佳计划免疫方案和疾病诊断等方面。例如疫苗接种一般都做加强免疫，其目就是刺激机体产生高滴度、高亲和力的抗体，从而获得对某种传染病更强、更持久的免疫力；通过检测特异性 IgM 水平可作为传染病的早期诊断指标之一，根据抗体含量的动态变化了解患者病程及评估疾病转归。

二、病理性免疫应答

机体免疫系统具有识别自身并通过适度的免疫应答清除非已的能力，以维持机体的生理平衡与内环境稳定。但当免疫应答的强度或调控失衡时，会对机体产生负作用，导致免疫性疾病的发生。如超敏反应、自身免疫病、慢性感染、肿瘤等。

（一）超敏反应

超敏反应（hypersensitivity）又称变态反应（allergy），是指已致敏的机体再次受到相同抗原刺激时发生的一种以生理功能紊乱或组织细胞损伤为主的异常或病理性的免疫应答。

引起超敏反应的抗原称为变应原（allergen），变应原可以是完全抗原（如病原微生物、异种动物血清），也可以是半抗原（如药物和一些化学制剂）或是变性的自身抗原（如各种自身组织成分）。根据超敏反应的发生机制及临床特点，可将其分为四型，即Ⅰ型超敏反应（速发型超敏反应）、Ⅱ型超敏反应（细胞毒型或细胞溶解型超敏反应）、Ⅲ型超敏反应（免疫复合物型或血管炎型超敏反应）和Ⅳ型超敏反应（迟发型超敏反应）。

1. Ⅰ型超敏反应 Ⅰ型超敏反应（type Ⅰ hypersensitivity）主要由血清中 IgE 介导，肥大细胞和嗜碱粒细胞是关键的效应细胞，其释放的生物活性介质是引起各种临床表现的重要分子基础。Ⅰ型超敏反应因反应发生迅速，又称为速发型超敏反应（immediate hypersensitivity）。其特点有：① 发作快，消退也快。② 主要由特异性 IgE 介导产生，补体不参与。③ 表现以生理功能紊乱为主，通常无严重的组织细胞损伤。④ 有明显的个体差异和遗传倾向。

（1）发生机制

1）致敏阶段：变应原进入机体后，诱发机体产生特异性 IgE 抗体（少数人产生 IgG4）。IgE 抗体为"亲细胞抗体"，其 Fc 段能与肥大细胞和嗜碱粒细胞膜表面 FcεRⅠ结合，使机体处于致敏状态。此状态一般能持续半年以上。致敏期间如不再接触同种变应原，致敏状态可逐渐消失。

环境中引起Ⅰ型超敏反应的变应原种类很多，主要有：① 吸入性变应原，如植物花粉、真菌孢子、尘螨、粉尘、昆虫毒液、动物脱落上皮或羽毛等。② 食入性变应原，如各种鱼虾、蟹贝、牛奶、鸡蛋、果仁等。③ 某些药物，如青霉素、磺胺、普鲁卡因和有机碘等，这些药物进入机体后与体内蛋白结合而成为完全抗原。

IgE 主要由呼吸道、消化道的黏膜，如鼻以及扁桃体等处固有层的浆细胞产生。肥大细胞也分布于这些部位的黏膜和皮下疏松结缔组织，尤其多见于血管周围。这些部位同时也是变应原最易侵入引起过敏反应的好发部位。

2）发敏阶段：相同变应原再次进入处于致敏状态的机体，与靶细胞表面的 IgE 结合，当多价变应原与靶细胞上两个以上相邻的 IgE 分子结合，即介导了桥联反应，触发靶细胞的细胞膜变构、聚集，细胞膜受牵拉，导致胞浆内颗粒脱出，释放预存的介质，并迅速生成和释放新介质。

肥大细胞和嗜碱性粒细胞活化后释放的生物活性介质包括两类，一类是预先合成储存在胞质颗粒内的介质，另一类是细胞活化后新合成的介质。预存介质在接触变应原后 30～60s 内发生作用，持续 1～2h，主要有组胺、激肽释放酶、嗜酸性粒细胞趋化因子等。新产生的介质在机体接触抗原后约 6～12h 发生作用，持续数天，主要包括白三烯、前列腺素、血小板活化因子等。

3）效应阶段：生物活性介质作用于效应组织和器官，引起相应的临床症状。若作用于平滑肌，可使平滑肌痉挛，以气管、支气管及胃肠道平滑肌为甚；作用于血管，可使小血管扩张,毛细血管通透性增加,血浆外渗,局部水肿及以嗜酸性粒细胞浸润为主的炎症;作用于黏膜腺体,可使黏膜腺体分泌增加。如果发生在皮肤黏膜,可引起荨麻疹;发生在呼吸道,可引起过敏性鼻炎和支气管哮喘;发生在消化道,可引起过敏性胃肠炎;若全身受到影响,则可引起过敏性休克(图23-1)。

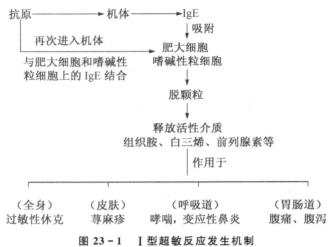

图 23 - 1   Ⅰ型超敏反应发生机制

(2)临床例证:

1)过敏性休克:是Ⅰ型超敏反应中最重要、最严重的一组危急症候群。可于再次注射药物或抗毒素血清等变应原后数秒至数分钟之内发生,出现胸闷、气急、呼吸困难,面色苍白,出冷汗,手足发凉,脉搏细速,血压下降,意识障碍或昏迷,若不及时抢救可导致死亡。① 药物过敏性休克:以青霉素过敏性休克最为常见,青霉素本身无免疫原性,但其降解产物(青霉噻唑醛酸、青霉烯酸等)为半抗原,与体内组织蛋白结合成为完全抗原,刺激机体产生针对青霉素的特异性IgE抗体,吸附于肥大细胞、嗜碱性粒细胞,使机体致敏。若再次接触青霉素,可诱发过敏性休克。其他药物如链霉素、头孢菌素、普鲁卡因、有机碘等也可引起过敏性休克。② 血清过敏性休克:临床上用破伤风抗血清、白喉抗毒素等进行治疗或紧急预防时,可能会发生过敏性休克。因为这些抗毒素制剂均为动物来源的血清制剂,所含的动物蛋白可诱发机体产生相应的IgE抗体,当患者再次注射抗毒素等动物免疫血清时可引起过敏性休克,又称血清过敏症。近年来由于免疫血清的纯化,临床上此类过敏反应已少见。

2)呼吸道过敏反应:致敏个体吸入植物花粉、尘螨、真菌孢子、动物皮屑等变应原后,可引发支气管哮喘或过敏性鼻炎等过敏反应。① 过敏性哮喘:是最常见的呼吸道过敏反应,好发于儿童和青壮年,有明显家族史。病情迁延、病程较长、频繁发作,并发症较多。多因吸入性和食入性变应原触发。主要病理变化是小支气管平滑肌痉挛、毛细血管扩张,通透性增加、小支气管黏膜水肿、黏膜腺体分泌增加、黏液栓形成,因而气道变窄,患者感觉胸闷、呼吸困难。② 过敏性鼻炎:变应原吸入引起鼻黏膜水肿、分泌增加,患者表现为流涕、打喷嚏等。

3)消化道过敏反应:有些个体在进食鱼、虾、蟹、蛋、奶、坚果果仁等食物后,可出现恶心、呕吐、腹痛、腹泻等症状,称为过敏性胃肠炎。

4)皮肤过敏反应:是常见的皮肤超敏反应性疾病,主要表现为荨麻疹、湿疹和血管性水肿等,可由药物、食物、昆虫毒液、肠道寄生虫或冷、热刺激等引起。生物活性介质致局部血管扩张、通透性增强、血液成分渗出,表现为红疹红斑;组胺刺激皮肤内感觉神经末梢引起瘙痒。

（3）Ⅰ型超敏反应防治原则

1）查找并避免接触变应原：最常用的方法是询问病史和进行变应原皮肤试验。变应原的检查有重要的价值。只有发现变应原,才能采取有效措施避免与之接触,这既有预防意义,也是Ⅰ型超敏反应疾病治疗的一条基本原则。注射青霉素、链霉素、普鲁卡因或其他易过敏的药物之前,必须做皮肤试验。如果皮肤试验呈阳性反应或可疑阳性,就应更换其他药物。注射异种抗血清前也必须做皮试,如果呈阳性反应就需换用精制抗体,或进行脱敏治疗。

2）特异性脱敏和减敏治疗：对必须使用抗毒素（如抗破伤风血清、抗狂犬病血清等）进行治疗而皮试阳性的病人,可采用小剂量、短间隔（20～30min）、多次注射的方法,使抗原逐渐中和血液中的抗体,暂时解除机体的致敏状态,此时再大量注射抗毒素时就不会引起超敏反应,称为脱敏治疗。值得注意的是,这种脱敏作用是暂时的,经过一定时间后机体可重新恢复致敏状态;另外,对药物皮试阳性者不能用脱敏疗法。

对一些已查明却难以避免接触的变应原,如经呼吸道进入的变应原（花粉、尘螨）等,可采用小剂量、长间隔（1周左右）、逐渐增量、多次皮下注射的方法,诱导机体产生大量特异性 IgG 类循环抗体,从而阻断变应原与靶细胞表面特异性 IgE 结合而达到治疗作用,称为减敏治疗。

3）药物治疗：用药物阻断或干扰超敏反应发生的某个环节,可防上或减轻超敏反应的发生。一旦发生Ⅰ型超敏反应,必须及时选用改善效应器官反应性的药物。

2. Ⅱ型超敏反应 Ⅱ型超敏反应（type Ⅱ hypersensitivity）又称为细胞溶解型超敏反应（cytolytic type）或细胞毒型超敏反应（cytotoxic type）。其基本特点是：① 体液免疫介导,与 IgG 或 IgM 类抗体有关。② 抗体针对的抗原存在于细胞膜上。③ 有补体、吞噬细胞和 NK 细胞参与,导致靶细胞损伤或破坏。

（1）发生机制：抗原刺激机体产生 IgG、IgM 类抗体,与细胞表面抗原结合或形成免疫复合物粘附于细胞表面,通过三条途径破坏靶细胞：① 激活补体,溶解靶细胞。② 激活吞噬细胞,发挥调理吞噬作用。③ 激活 NK 细胞,通过 ADCC 作用,杀伤靶细胞。

引起Ⅱ型超敏反应的抗原主要有：① 细胞膜固有的抗原,如 ABO 血型抗原、Rh 抗原和 HLA 抗原;异嗜性抗原,如溶血性链球菌的某些组分与人心肌、心瓣膜、肾小球基底膜间的共同抗原。② 改变的自身抗原,如各种理化因素导致机体细胞表面结构的改变。③ 吸附或结合于组织细胞表面的外来抗原或半抗原,如某些药物、化学制剂等（图 23-2）。

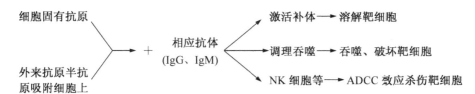

图 23-2 Ⅱ型超敏反应发生机制

（2）临床例证：

1）输血反应：溶血性输血反应多发生于 ABO 血型不符的输血,如将 A 型供血者的血输入 B 型受血者体内,由于 A 型血红细胞上有 A 抗原,B 型受血者血清中有抗 A 抗体,抗原抗体复合物激活补体,可导致红细胞大量破坏。引起溶血反应。

2)新生儿溶血症:多因母子间 Rh 血型不符所致。Rh^- 的母亲初次妊娠,胎儿为 Rh^+ 血型时,若母亲因流产、胎盘出血或分娩时胎盘剥离出血,胎儿少量 Rh^+ 红细胞进入母体,刺激母体产生抗 Rh 抗体(IgG)。若该母亲再次妊娠,胎儿仍为 Rh^+ 时,母体内的 IgG 抗体可通过胎盘进入胎儿体内,与胎儿 Rh^+ 红细胞结合,激活补体导致红细胞破坏,导致新生儿溶血症。

3)自身免疫性溶血性贫血:甲基多巴等药物或病毒感染可使红细胞膜成分改变,刺激机体产生相应抗体,引起自身免疫性溶血性贫血。

4)药物过敏性血细胞减少症:青霉素、奎宁、对氨基水杨酸等药物多为半抗原,与血细胞膜结合后成为完全抗原,可刺激机体产生针对药物的特异性抗体,引发溶血性贫血、粒细胞减少症和血小板减少性紫癜。

Ⅱ型超敏反应性疾病还有抗肾小球基底膜型肾小球肾炎、肺-肾综合征、自身免疫性甲状腺机能亢进等。

3. Ⅲ型超敏反应 Ⅲ型超敏反应(type Ⅲ hypersensitivity)又称免疫复合物型超敏反应(immune complex type)。其特点是:① 抗体为 IgG 或 IgM。② 抗体与抗原结合形成中等分子可溶性免疫复合物沉积于血管壁基底膜。③ 有补体参与,病理损害是以中性粒细胞浸润为主的炎症反应。

(1)发生机制:引起Ⅲ型超敏反应的抗原多为可溶性抗原。这些抗原刺激机体产生 IgG 和 IgM 类抗体,抗体抗原结合形成抗原抗体复合物(免疫复合物),并在一定条件下沉积在肾小球基底膜、血管壁、皮肤或滑膜等组织中。免疫复合物激活补体系统,产生过敏毒素作用,使肥大细胞、嗜碱粒细胞脱颗粒,释放组胺等活性介质,造成血管壁通透性增加、血浆渗出和局部水肿;同时吸引中性粒细胞到免疫复合物沉积部位,释放多种溶酶体酶破坏免疫复合物的同时,也使血管基底膜和周围组织细胞发生损伤,造成以中性粒细胞浸润为主的炎症;还可使血小板在局部聚集并活化,释放血管活性胺类物质或形成微血栓,加剧局部渗出和水肿,造成局部组织缺血、出血和坏死(图 23-3)。

(2)临床例证:

1)人类局部免疫复合物病:胰岛素依赖型糖尿病患者,由于反复注射胰岛素后体内产生了抗胰岛素抗体,若再次注射胰岛素时可在注射局部出现红肿、出血和坏死等炎症反应。

2)血清病:有些个体在初次注射较大剂量抗毒素制剂后出现体温升高、全身荨麻疹、淋巴结肿大、关节肿痛等症状。由于该病主要因注射异种动物血清所致,故称为血清病。用抗蛇毒抗体治疗蛇咬伤,大剂量应用青霉素、磺胺等药物时,也可引起类似血清病样的反应。

3)免疫复合物性肾小球肾炎:以 A 族链球菌感染后最多见。是由于链球菌抗原与相应抗体形成免疫复合物,沉积于肾小球基底膜引起炎症损伤所致。此病在其他病原体,如葡萄球菌、肺炎链球菌、乙型肝炎病毒、疟原虫等感染后也可发生。

4)类风湿性关节炎:某些原因使机体 IgG 类抗体发生变性,继而刺激机体产生抗变性 IgG 的自身抗体,与变性 IgG 结合成免疫复合物,沉积在小关节滑膜后引起炎症损害。

5)系统性红斑狼疮:患者体内出现多种自身抗体,如抗核抗体。这些抗体与自身成分

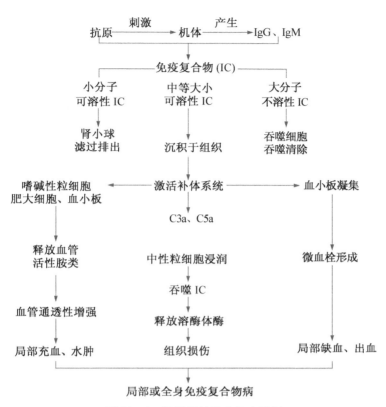

图 23 - 3　Ⅲ型超敏反应发生机制

结合成免疫复合物,沉积在全身多处血管基底膜,导致组织损伤,表现为全身多器官病变如肾小球肾炎、关节炎等。

4. Ⅳ型超敏反应　Ⅳ型超敏反应(type Ⅳ hypersensitivity)亦称迟发型超敏反应(delayed type hypersensitivity,DTH),是由致敏 T 细胞再次接触相应抗原后所致的以单核细胞浸润为主的炎症反应。其特点为:① 由致敏 T 细胞介导,无抗体或补体参与。② 反应发生较慢,致敏 T 细胞再次接触相同抗原后,约 48～72h 反应才达高峰。③ 反应多发生于变应原进入的局部。

(1)发生机制:病毒、细胞内寄生菌(如结核分枝杆菌杆菌)、细胞抗原(如肿瘤细胞、移植组织细胞)和某些化学物质等抗原,诱导机体产生细胞免疫应答。$CD4^+$ T 细胞与相应抗原结合释放多种细胞因子,$CD8^+$ T 细胞能直接杀伤靶细胞,造成以单个核细胞浸润为主的炎症反应和组织损伤(图 23 - 4)。

(2)临床例证:

1)传染性迟发型超敏反应:机体对胞内寄生病原体产生细胞免疫应答,在清除病原体或阻止病原体扩散的同时,可因产生迟发型超敏反应造成组织的炎症损伤。例如肺结核患者在对结核分枝杆菌产生细胞免疫应答、限制病灶扩散的同时,也可出现干酪样坏死、肺空洞等病变。

2)接触性皮炎:某些个体在再次接触油漆、染料、农药、化妆品、药物等 24h 后出现红斑、丘疹、水疱等皮肤损害,48～96h 达高峰,严重者可出现剥脱性皮炎。

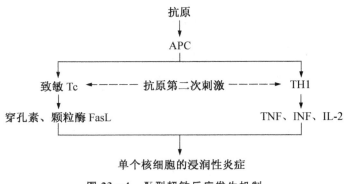

图 23 - 4　Ⅳ型超敏反应发生机制

3）同种移植排斥反应：DTH 在同种组织器官移植时发生的急性排斥反应的发生、发展中也起重要作用。如果供受者双方 HLA 抗原不完全相同，会发生排斥反应，最终导致移植物坏死脱落。

（二）免疫缺陷病与自身免疫病

1. 免疫缺陷病　免疫缺陷病（immunodeficiency disease，IDD）是免疫系统中任何一个环节或其组分，因先天发育不全或后天因各种因素所致损害，而使免疫细胞的发生发展、分化增殖和代谢异常，并引起免疫功能不全所出现的临床综合征。

根据 IDD 的发病原因可分为原发性（先天性）免疫缺陷病和继发性（获得性）免疫缺陷病两大类。

原发性免疫缺陷病按其受累的免疫成分不同，可分为原发性体液免疫缺陷（B 细胞缺陷）、原发性细胞免疫缺陷（T 细胞缺陷）、原发性联合免疫缺陷、原发性吞噬细胞缺陷和原发性补体系统缺陷五大类。

继发性免疫缺陷病是后天因感染、肿瘤、营养不良、代谢性疾病或某些理化因素作用所引起的免疫功能低下。所引起的免疫缺陷多为暂时的，消除病因后多数能恢复。继发性免疫缺陷病中最重要的是获得性免疫缺陷综合征（acquired immunodeficiency syndrome，AIDS），即艾滋病。是由人类免疫缺陷病毒（human immunodeficiency virus，HIV）感染引起的一组综合征。AIDS 的主要免疫学特征是：① $CD4^+$ T 细胞数量显著减少、功能严重障碍，$CD4^+/CD8^+$ 比例倒置。② Th1 细胞与 Th2 细胞平衡失调。③ 抗原呈递细胞功能降低。④ B 细胞功能异常，表现为多克隆激活、高 Ig 血症和产生多种自身抗体。

2. 自身免疫病　正常情况下，免疫系统对自身的组织和细胞不产生免疫应答，这种现象称为自身耐受。某种情况下自身耐受被破坏，免疫系统就会对自身组织成分发生免疫应答，产生低水平的自身抗体或自身反应性 T 淋巴细胞，这种现象称为自身免疫。当自身免疫过分强烈时，引起机体自身组织或器官发生病理损伤或功能障碍并出现临床症状时，称为自身免疫病（autoimmune disease，AID）。

目前自身免疫病尚无统一的分类标准。按自身抗原分布范围，可分为器官特异性自身免疫病和非器官特异性自身免疫病两大类。器官特异性自身免疫病的自身抗原为某一器官的特定成分，其病变常局限于该器官。非器官特异性自身免疫病又称全身性或系统性自身免疫病，其自身抗原是非器官组织特异的，是多器官、组织的共有成分，病变可遍及多器官组织,故这类疾病又称结缔组织病或胶原病。一般来说,器官特异性自身免疫病预后较好,而非器官特异性自身免疫病病变广泛,预后不良。按发病部位的解剖系统分类,可分为结缔组织、内分泌系统、消化系统、血液系统自身免疫病等。

ZHI SHI TUO ZHAN
知识拓展

　　机体具有一系列的免疫监视机制发挥抗肿瘤作用。机体的抗肿瘤免疫效应包括非特异性抗肿瘤免疫和特异性抗肿瘤免疫。对于多数免疫原性较强的肿瘤(如病毒诱导的肿瘤),特异性免疫应答起主要作用,对于免疫原性较弱的肿瘤,非特异性免疫具有更重要的意义。

　　T 细胞介导的细胞免疫在机体抗肿瘤效应中起重要作用。参与抗肿瘤免疫效应的 T 细胞包括多个亚群:① CD4$^+$ T 细胞,CD4$^+$ T 细胞被激活后分泌多种细胞因子如 IL - 2、IFN - γ 等发挥抗肿瘤免疫效应,并能增强 CD8$^+$ CTL 的杀伤功能。近期还发现,体内存在一类 CD4$^+$ CTL,也具有直接杀伤肿瘤细胞的作用,其杀伤效应受 MHC - Ⅱ类分子活化机制限制。② CD8$^+$ T 细胞,CD8$^+$ CTL 是抗肿瘤免疫的主要效应细胞,可识别肿瘤细胞表面的 MHC - Ⅰ类分子-肿瘤抗原肽复合物,通过释放含穿孔素和颗粒酶的胞浆颗粒直接杀伤肿瘤细胞,也可通过表达凋亡配体 FasL 诱导肿瘤细胞凋亡。

　　免疫系统针对肿瘤抗原产生特异性抗体,发挥抗肿瘤作用,但并非是机体抗肿瘤的主要效应机制,而仅是在某些情况下起协同作用。体液免疫效应主要通过:① 激活补体经典途径而形成膜攻击复合物,溶解肿瘤细胞。② 抗肿瘤抗体(IgG)Fc 段与巨噬细胞、NK 细胞、中性粒细胞等细胞表面 FcγR 结合发挥 ADCC 效应,使肿瘤细胞溶解。③ 抗肿瘤抗体与吞噬细胞表面 FcγR 结合,增强吞噬细胞对肿瘤细胞的吞噬作用。④ 抗肿瘤抗体能与瘤细胞表面表位结合,抑制肿瘤细胞增殖。⑤ 某些抗肿瘤抗体与肿瘤细胞表面抗原结合后,可使肿瘤细胞粘附特性发生改变甚至丧失,不利于肿瘤细胞的生长和转移。

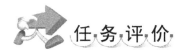 任务评价

一、选择题

　　1. 下列哪些病理过程与 T 细胞介导的免疫应答无关　　　　　　　　　　　　(　　)

　　A. 移植排斥反应　　　　　　B. 胞内菌感染　　　　　　C. 接触性皮炎

　　D. 血型不合的溶血反应　　　E. 血清病

　　2. 下列哪一过程不能列入免疫应答活动　　　　　　　　　　　　　　　　　(　　)

　　A. APC 对抗原的处理、递呈

　　B. T 细胞对抗原的特异性识别

　　C. T 细胞在胸腺内由双阳性细胞转为单阳性细胞

　　D. B 细胞活化、增殖形成浆细胞

　　E. 抗体与抗原结合

　　3. 在下列细胞中,哪个是受 MHC 分子限制的杀伤细胞　　　　　　　　　　(　　)

A. 巨噬细胞   B. NK 细胞   C. 中性粒细胞   D. Tc 细胞   E. Th 细胞

4. 超敏反应的本质是   （   ）

A. 特殊的免疫应答   B. 异常的免疫应答   C. 正常的免疫应答

D. 非特异免疫应答   E. 炎症反应

5. 下列属于 I 型超敏反应性疾病的是   （   ）

A. 接触性皮炎   B. 寻麻疹   C. 职业性皮肤病

D. 系统性红斑狼疮   E. 新生儿溶血症

6. 获得性免疫缺陷综合征的典型特征是   （   ）

A. $CD4^+$ 细胞/$CD8^+$ 细胞比例倒置   B. 为先天性胸腺发育不良所致

C. 女性发病,男性为携带者   D. 巨噬细胞数量明显增多

E. B 细胞数量明显增多

二、填空题

1. 初次免疫应答产生的抗体以_____为主,再次应答产生的抗体以_____为主。与初次免疫应答相比,再次应答产生抗体_____,_____,_____。

2. 内源性抗原与_____分子结合,递呈给_____细胞识别。

3. 根据起主要作用的免疫活性细胞不同,可将免疫应答分为_____细胞介导的_____免疫和_____细胞介导的_____免疫两大类。

三、问答题

1. 简述抗体产生的规律及意义。

2. 简述细胞免疫的生物学意义。

3. 以青霉素引起的过敏性休克为例,说明 I 型超敏反应的发生机制与防治原则。

（黄卫平、陈恩富）

REFERENCES   参考文献

[1] 储以微. 免疫学与病原生物学. 第 2 版. 上海：复旦大学出版社,2008

[2] 黄贝贝,陈电容. 微生物学与免疫学基础. 北京：化学工业出版社,2009

[3] 曹雪涛. 免疫学前沿进展. 北京：人民卫生出版社,2009

[4] 魏保生. 医学免疫学. 北京：科学出版社,2004

[5] 白惠卿. 医学免疫学与微生物学. 第 2 版. 北京：北京医科大学出版社,2002

项目七
免疫临床应用

【教学目标】

知识目标

● 掌握抗原抗体反应的基本原理,计划免疫、扩大免疫规划、免疫规划的概念,人工主动免疫、人工被动免疫、免疫制剂、预防接种、减毒活疫苗、灭活疫苗、基因工程疫苗的概念。

● 认识血清学反应的概念及一般规律,扩大免疫规划的意义、内容与实施。

● 了解免疫学的研究方法和实验技术。

能力目标

● 掌握血清学反应、沉淀反应、凝集反应、免疫标记技术的类型和原理,直接凝集、免疫荧光法、酶联免疫吸附试验的方法步骤;比较人工主动与被动免疫特点。

● 学会直接凝集试验的玻片法与试管法;解释凝集反应及沉淀反应的特点与应用。

● 知道常用免疫制剂及其应用;归纳预防接种中对疫苗的基本要求、免疫接种程序、接种途径及疫苗安全注射和不良反应监测。

素养目标

● 以计划免疫 PBL 教学培养学生具备科学严谨的工作态度,尊重知识、尊重他人的职业道德和行为规范与实事求是的工作作风。

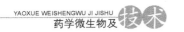
任务二十四　人工免疫及其免疫制剂的应用

 任务描述

解释人工主动免疫、人工被动免疫、免疫制剂、预防接种、减毒活疫苗、灭活疫苗、基因工程疫苗的概念；比较人工主动与被动免疫特点；知道常用免疫制剂及应用；归纳预防接种中对疫苗的基本要求、免疫接种程序、接种途径及疫苗安全注射和不良反应监测。

BEI JING ZHI SHI

背景知识

我国早在宋朝真宗时期（998—1023 年）就开始从症状轻微的天花病人身上取得疱浆，然后人工接种到健康儿童，使其产生轻微症状的感染，从而获得免疫力，避免引起严重天花和造成死亡。后来这一方法经阿拉伯人传到欧洲，1721 年传入英国。英国医生爱德华·詹纳（Edward Jenner）注意到感染牛痘的人不会感染天花。经过多次实验，詹纳于 1796 年，从一挤奶女工感染牛痘的豆疱中取出疱浆，给一个 8 岁的男孩接种在手臂上。后来再给男孩接种天花疱浆，这个男孩并没有染上天花，证明该男孩对天花确实具有免疫力。这个牛痘疱浆就是早期的天花疫苗，它能够有效地预防天花。詹纳发明了用牛痘接种来预防天花，但并不清楚为什么这样做能够预防天花。1870 年，法国科学家巴斯德在研究鸡霍乱病时发现，将引起鸡霍乱的弧菌培养几代后，毒力降低很多，给鸡接种后，可使鸡产生对霍乱的免疫力，从而发明了第一个细菌减毒疫苗——鸡霍乱疫苗。后来，巴斯德总结出给动物接种某种细菌后，就可以使动物不再受这个细菌感染的免疫接种原理。这个原理奠定了疫苗的理论基础。因此，人们把巴斯德称为"疫苗之父"。

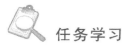 **任务学习**

一、人工免疫制剂

（一）人工被动免疫制剂

1. 抗毒素　将类毒素多次给马免疫，取其血清提取免疫球蛋白纯化而成，主要用于治疗或紧急预防外毒素所致疾病。常用的有破伤风精制抗毒素、白喉精制抗毒素、肉毒抗毒素和气性坏疽多价抗毒素等，用于预防破伤风、白喉、肉毒杆菌引起的食物中毒和气性坏疽等。

2. 抗病毒血清　用病毒免疫动物，取其血清精制而成。临床有时应用抗菌病毒血清治疗腺病毒引起的小儿肺炎，用抗狂犬病毒血清防止狂犬病发病。

3. 胎盘丙种球蛋白和血浆丙种球蛋白　胎盘丙种球蛋白是从健康产妇胎盘血中提取的球蛋白，纯化后可制成胎盘丙种球蛋白，主要含 IgG。由正常成人血浆中提取的丙种球蛋白称血浆丙种球蛋白,内含 IgG 和 IgM。由于多数成人已发生过麻疹、脊髓灰质炎和甲型肝炎等病毒的隐性或显性感染,血清中含有相应抗体,因此上述两种丙种球蛋白可用于麻疹、脊髓灰质炎、甲型肝炎等病毒感染的紧急和快速预防。以达到防止发病,减轻症状或缩短病程的目的。

4. 人特异性免疫球蛋白 来源于恢复期病人、含高效价特异性抗体的供血者血浆,以及接受类毒素和疫苗免疫者的血浆。与丙种球蛋白相比,人特异性免疫球蛋白含高效价的特异性抗体。与动物免疫血清比较,人特异性免疫球蛋白在体内持续时间长、超敏反应发生率低,主要用于对动物血清过敏的机体及使用丙种球蛋白治疗不佳的病例。

5. 细胞因子与单克隆抗体 细胞因子制剂与单抗制剂是近年来研制的新型免疫治疗剂,可望成为肿瘤、艾滋病等的有效治疗手段(详见任务二十一)。

(二)人工主动免疫制剂

人工主动免疫是指用疫苗接种机体,使之产生特异性免疫,从而预防感染的措施。疫苗按性质分有减毒活疫苗、灭活疫苗、基因工程疫苗等;按剂型分有液体、冻干疫苗;按成分有普通(全菌体)、提纯疫苗(亚单位);按品种分有单价、多价疫苗、联合疫苗;按含吸附剂分有吸附、非吸附疫苗;按使用方法分有注射、口服、喷雾、划痕用疫苗。其中,最基本的方法是按照性质分类:

1. 减毒活疫苗 来源于"野生"的细菌和病毒,这些细菌或病毒的致病力通常在实验室通过传代培养而被削弱。减毒活疫苗通常能够刺激机体产生持久的免疫力,但是不易于保存运输。目前应用的减毒活疫苗包括卡介苗、口服脊髓灰质炎疫苗、麻腮风疫苗、甲肝减毒活疫苗、乙脑减毒活疫苗、水痘疫苗、口服轮状病毒活疫苗等。

2. 灭活疫苗 是先对病毒或细菌培养,然后用加热或化学剂(通常是甲醛)将其灭活,或用提纯抗原和人工合成的方法而制备的疫苗。灭活疫苗稳定易保存,但常需多次接种,接种后产生效果维持时间较短。灭活疫苗又可以分为:全细菌和全病毒灭活疫苗、组分疫苗。

(1)全细菌和全病毒灭活疫苗 是细菌、病毒或立克次体等病原体的培养物,经化学或物理方法灭活后制成,已丧失致病力,但仍保留其免疫原性,如乙脑灭活疫苗、甲肝灭活疫苗、百日咳菌苗、流感全病毒灭活疫苗、流行性出血热疫苗、狂犬病疫苗等。

(2)组分疫苗 包括蛋白质疫苗和多糖疫苗,其中蛋白质疫苗包括类毒素和亚单位疫苗。类毒素是细菌在液体培养条件下,产生外毒素,经脱毒提纯等工艺制成。这类可溶性抗原通常需要加入佐剂(如氢氧化铝)才能产生良好的免疫原性,如破伤风类毒素、白喉类毒素等。多糖疫苗包括纯化疫苗和结合疫苗。纯化疫苗由来自细菌的纯化了的细胞壁多聚糖组成,如流脑多糖疫苗、肺炎球菌多糖疫苗;结合疫苗是将多聚糖用化学方法与蛋白质连接而得到的疫苗,这种连接使多糖成为更有效的疫苗,如 b 型流感嗜血杆菌结合疫苗。

3. 基因工程疫苗 疫苗抗原也可以通过基因工程生产,这些制品有时被称作重组疫苗。另外,还有 DNA 疫苗、转基因疫苗。如我国正在使用的酵母乙肝疫苗。

二、免疫预防

(一)被动免疫应用

人工被动免疫是给人体注射含特异性抗体的免疫血清或细胞因子等制剂,是治疗或紧急预防感染的措施之一。维持时间短,约 2～3 周。

1. 狂犬病抗血清和免疫球蛋白　世界卫生组织(WHO)建议,对于单处或者多处贯穿性皮肤咬伤或者抓伤,或者破损皮肤被舐,或者开放性伤口、黏膜被污染的狂犬病Ⅲ级暴露,应当立即处理伤口并注射狂犬病被动免疫制剂,随后接种狂犬病疫苗。

狂犬病被动免疫制剂主要有狂犬病抗血清和免疫球蛋白,作用是在疫苗诱导产生必要数量的抗体之前,在患者暴露部位立即提供中和抗体,直接提供被动免疫保护。我国使用的主要有马狂犬病抗血清和人狂犬病免疫球蛋白。马狂犬病抗血清是由狂犬病病毒抗原免疫马所得的血浆,经胃酶消化后纯化制得的,来源方便、经济、可大量生产。在人体内比人免疫球蛋白更快地被清除,半衰期 7～14d,但其价格比人免疫球蛋白要低得多。由于是异源蛋白,可能引起人体免疫副反应,使用前需要做皮试。目前,我国生产的马狂犬病免疫球蛋白产品都经过纯化处理,引起过敏反应的风险小于1%。人狂犬病免疫球蛋白是从狂犬病疫苗免疫的献血员中采集狂犬病抗体效价高的血浆中提制的特异性免疫球蛋白制剂,含高效价的狂犬病抗体,经过严格程序生产的人狂犬病免疫球蛋白基本上没有副反应,半衰期 14～21d,主要缺点是产量受人血数量限制,价格昂贵。

被动免疫制剂严格按照体重计算使用剂量,一次性足量注射。狂犬病人免疫球蛋白按照每千克体质量 20 个国际单位(20IU/kg),狂犬病抗血清按照每千克体重 40 个国际单位(40IU/kg)计算。如计算剂量不足以浸润注射全部伤口,可用生理盐水将被动免疫制剂适当稀释到足够体积再进行浸润注射。

尽管目前尚无有效治疗狂犬病的方法,但是及时的暴露后治疗能够预防本病。如果暴露后预防及时,正确使用疫苗和被动免疫制剂,即可避免狂犬病的发生。

2. 乙肝免疫球蛋白　乙型肝炎免疫球蛋白是经乙型肝炎免疫健康人后采集的高效价血浆或血清经低温乙醇法分离提取,经病毒灭活处理的免疫球蛋白制剂。每瓶含乙型肝炎表面抗体效价不低于100IU,主要用于乙型肝炎的预防,属被动免疫制剂。

中华医学会肝病学分会、中华医学会感染病学分会联合制定的中国《慢性乙型肝炎防治指南》(2010 版)中提到乙型肝炎免疫球蛋白在阻断乙肝母婴传播和预防意外暴露后乙肝感染的应用:

(1) 单用乙型肝炎疫苗阻断母婴传播的阻断率为 87.8%。对 HBsAg 阳性母亲的新生儿,应在出生后 24h 内尽早(最好在出生后 12h)注射乙型肝炎免疫球蛋白(HBIG),剂量应不小于100IU,同时在不同部位接种 10μg 重组酵母或 20μg 中国仓鼠卵母细胞(CHO)乙型肝炎疫苗,在 1 个月和 6 个月时分别接种第 2 和第 3 针乙型肝炎疫苗,可显著提高阻断母婴传播的效果。也可在出生后 12h 内先注射 1 针 HBIG,1 个月后再注射第 2 针 HBIG,并同时在不同部位接种 1 针 10μg 重组酵母或 20μg CHO 乙型肝炎疫苗,间隔 1 个月和 6 个月分别接种第 2 和第 3 针乙型肝炎疫苗。新生儿在出生 12h 内注射 HBIG 和乙型肝炎疫苗后,可接受 HBsAg 阳性母亲的哺乳。

(2) 意外暴露后 HBV 感染的预防:在意外接触 HBV 感染者的血液和体液后,可按照以下方法处理。血清学检测:应立即检测 HBV DNA、HBsAg、抗- HBs、HBeAg、抗- HBc、ALT 和 AST,并在 3 个月和 6 个月内复查。主动和被动免疫:如已接种过乙型肝炎疫苗,且已知抗- HBs≥10IU/L 者,可不进行特殊处理。如未接种过乙型肝炎疫苗,或虽接种过乙型肝炎疫苗,但抗-HBs<10IU/L或抗-HBs水平不详,应立即注射 HEIG200~400IU,并同时在不同部位接种 1 针乙型肝炎疫苗(20μg),于 1 个月和 6 个月后分别接种第 2 和第 3 针乙型肝炎疫苗(各 20μg)。

(二)预防接种与免疫

预防接种狭义的概念是指接种疫苗,使个体或群体获得对某种传染病的免疫力。随着社会进步、医学生物技术的发展,人类与疾病的斗争方针、策略和手段也更为明确,效果更为显著。就我国疾病预防控制而言,与 20 世纪 50 年代初期比较,无论是传染病总发病率,还是疫苗可预防传染病的发病率都有大幅度下降,对期望寿命的提高起到了关键作用,对这些成就的取得,预防接种工作起到了巨大的作用。现阶段在防治传染病的三段中,特别是对疫苗可预防的传染病防治中,预防接种是最经济、最方便、最有效的。

1. 预防接种中疫苗的基本要求 安全、有效、实用为基本要求。

安全:疫苗都是用于健康人群,特别是儿童的免疫接种,其质量的优劣直接关系到千百万人的健康和生命安全,因此在制作中应特别注意质量管理。灭活疫苗的菌毒种为致病性强的微生物,应予彻底灭活,并避免无关蛋白和内毒素污染;活疫苗的菌毒种要求遗传性状稳定,无回复突变,无致癌性;各种疫苗应尽可能减少接种后的不良作用,推崇口服接种或选用多价、联合疫苗,减少注射次数。

有效:疫苗应当具有很强的免疫原性,接种后能在多数人中引起保护性免疫,群体的抗感染能力增强。理想的疫苗接种后能诱导正确的免疫应答类型,发挥免疫保护作用,而且维持时间很长。

经济实用:疫苗的可接受性十分重要,否则难以达到接种人群的高覆盖率。要求简化接种程序,如口服疫苗,多价、联合疫苗。同时要求疫苗易于保存运输,价格低廉、经济。

2. 免疫接种程序 免疫程序是指对某一特定人群(如儿童)预防针对传染病需要接种疫苗的种类、次序、剂量、部位及有关要求所作的具体规定。只有按照科学、合理的程序进行接种,才能充分发挥疫苗的免疫效果,减少预防接种不良反应的发生,避免人力、物力、财力的浪费,有效地保护易感人群,预防和控制针对传染病的发生与流行。制定免疫程序时要综合考虑当地传染病控制规划、疾病负担、疫苗特性、免疫学原理、传染病流行特征、接种利弊和效益等多方面因素。

3. 接种途径 疫苗接种途径与免疫效果有密切的关系。一般认为采取与自然感染相同的途径是最佳的接种途径。皮下注射和肌内注射是预防接种最常用的途径,接种疫苗后能引起较强的抗体反应和Ⅰ类 T 细胞反应,如接种白破疫苗能诱导产生高效价的抗体。接种麻腮风联合疫苗,疫苗病毒首先形成初始病毒血症,当感染扩散到其他部位又会形成次级病毒血症。因为病毒血症的形成与细胞无关,因而体液免疫显得十分重要。脊灰病毒主要通过肠道感染,口服脊灰疫苗可诱发 IgM、IgG 和 SIgA,SIgA 不但限制病毒的初始感染,也参与清除绝大多数病毒;IgM 和 IgG 可使脊灰病毒灭活,从而防止了病毒血症的形成及对神经细胞的感染。

4. 免疫持久性 预防接种还须考虑疫苗的免疫持久性。疫苗剂次效应关系的一般规律:减毒活疫苗单剂次一般产生长期持久的免疫。灭活疫苗需要多次接种,并需要定期加强保持免疫。作为注射活疫苗,首次接种一般能提供保护,增加剂次可提高血清阳转率,举例来说,90%~95%的被接种者将获得单剂次麻疹疫苗接种的免疫反应,给予第二剂以确保几乎100%的人被免疫。活疫苗产生的免疫是长期持久的,"加强"几次不是必须的。

灭活疫苗在推荐的年龄首次接种通常不提供保护,保护性免疫反应在第二、第三剂次接种后才会产生。灭活疫苗的抗体效价在几年后可降低到保护水平以下,这种现象在破伤风和白喉最明显,对这些疫苗,定期"加强"是必须的,给予加强的免疫接种使抗体恢复到保护水平。不是所有灭活疫苗在整个一生都要加强,例如由于流感嗜血杆菌(Hib)感染在5岁以上的儿童非常罕见,Hib疫苗不需要加强。

5. 免疫效果监测 免疫效果监测是免疫规划工作的重要内容。其监测结果不仅可以评价疫苗接种效果,也为制定免疫策略提供科学依据。免疫监测的统计学指标有血清抗体免疫成功率、血清抗体保护率和血清抗体几何平均效价等。以下几种是常见疫苗免疫成功率检验方法、阳性判定标准及免疫成功率指标。

(1)麻疹:采用微量血球凝集抑制试验,以血凝抑制抗体效价≥1∶2或有4倍及以上增长为阳性;或采用ELISA法检测IgG≥1∶200或有4倍及以上增长为阳性。免疫成功率评价指标为麻疹血凝抑制抗体或ELISA法检测IgG抗体阳转率在85%以上。

(2)脊髓灰质炎:采用细胞中和试验(微孔塑料板法),检测中和抗体,以抗体效价≥1∶4或有4倍及以上增长为阳性。免疫成功率评价指标为脊髓灰质炎各型中和抗体阳性率在85%以上。

(3)白喉:采用间接血凝试验,检测抗毒素,以抗毒素≥0.01IU/ml为达到保护水平。或采用锡克氏试验,以96h判定,以局部反应直径≤10mm为阴性。免疫成功率评价指标为锡克氏试验阴转率≥80%,白喉抗毒素≥0.01IU/ml者的比例在80%以上。

(4)百日咳:采用试管凝集试验(半量法)或微量凝集试验(血凝板法)检测凝集抗体,以凝集抗体≥1∶2C为阳性,≥1∶320计算保护水平。免疫成功率评价指标为百日咳凝集效价≥1∶320以上者占75%。

(5)破伤风:采用间接血球凝集试验,检测抗毒素,以抗毒素≥0.01IU/ml为达到保护水平。免疫成功率评价指标为抗毒素≥0.01IU/ml者的比例在85%以上。

(6)结核:采用20IU的PPD试验,72h判定结果,局部反应直径≥5mm,表明具有对结核的免疫力。免疫成功率评价指标为PPD试验阳转率在80%以上。

6. 预防接种在建立免疫屏障中的作用 从表面上看,预防接种主要是对易感者进行预防接种,其实在提高个体免疫水平的同时,必然会提高整个人群的免疫水平,有助于群体免疫屏障的形成。当疫苗接种率达到一定水平时,即使有传染源侵入,由于大部分易感者接种了疫苗,得到了免疫保护,人与人之间辗转传播的机会大大减少,传染病的传播链已被人为阻断,传播的范围受到限制,减少了传染病扩散和蔓延的可能性。在控制传染病措施中,我们通常采取管理传染源、切断传播途径和提高人群免疫水平的综合措施,其中预防接种占有相当重要的位置。预防接种可使易感者,获得某种针对传染病的免疫力,从而免患该种传染病。通过接种痘苗,全球已消灭天花;通过使用脊灰疫苗和加强疾病监测工作,我国已达到无脊灰区的要求;其他疫苗针对传染病也得到有效控制。

(三)安全注射和不良反应监测

1. 安全注射 对疫苗应用灭菌的注射器具和规范的操作进行注射,并对使用过的注射器具进行安全处理,称为安全注射。它应达到"三个安全"的标准,即对受种者安全,使用安全的注射器材;对实施接种者安全,操作过程中避免刺伤;对环境安全,正确处理使用过的注射器材。预防接种安全注射的含义如下:

(1)预防接种要使用合格的注射器,在有效期内使用,使用后放入安全盒等防刺容器中;

(2)实施预防接种的人员要经过培训,取得相关资格;

(3)预防接种技术操作要规范化;

(4)预防接种的环境要符合要求;

(5)使用过的注射器材及其废弃物品要安全地回收、销毁。

2. 不良反应监测 接种疫苗后的不良反应或称副反应,指的是受种者在接种疫苗后,在机体产生有益的免疫反应的同时或之后发生的与预防接种有关的对机体有损害的反应。预防接种不良反应可分为一般反应和异常反应两种。

一般反应是指由疫苗本身特性引起的、由疫苗固有性质所决定的反应,其临床表现和强度随疫苗而异。反应程度局限在一定限度内,除个别人因机体差异反应略重外,多属轻微;反应过程是一过性的而不是持久性的;反应不会引起不可恢复的组织器官损害,或功能上的障碍(但卡介苗局部瘢痕除外);没有后遗症,这是一般反应的固有特点。

异常反应是指使用合格疫苗在实施规范接种后所发生的概率极低的,对受种者机体组织器官、功能等造成损害的,与事件相关的各方均无过错的药品不良反应。

预防接种异常反应的定义包括 3 个方面的内容:

(1)使用合格的疫苗:所使用的疫苗应经过国家药品监督管理部门正式批准注册;通过国家药品检定机构批质量检验,获得《生物制品批签发合格证》;流通渠道符合国家有关条例的规定;疫苗冷藏储运符合要求,在有效期内使用。

(2)实施规范性操作:接种单位和工作人员经过卫生行政部门资质认证;按照《预防接种工作规范》的要求实施预防接种,并做到安全注射。

(3)造成受种者机体组织器官、功能等损害:目前我国正在制定有关造成受种者机体组织器官、功能等损害鉴定办法。

不良反应发生的原因有几种:疫苗本身的原因,和疫苗的毒株、纯度与均匀度、疫苗的生产工艺、疫苗中的附加物、疫苗污染外源性因子、疫苗制造中的差错等;疫苗接种使用方面的因素和受种者个体方面的因素等。

ZHI SHI TUO ZHAN

知识拓展

免疫预防策略

免疫预防策略是为了控制针对传染病的发生和流行,最终消除或消灭所针对的传染病所制定的一系列相关措施。包括:明确控制乃至消灭针对传染病的目标;选择安全有效的疫苗,并制定科学的免疫规划和免疫策略;达到高水平的预防接种率和免疫成功率;建立一个有效的组织实施系统,并制定科学的技术措施来加以保障;建立有效的接种率和针对传染病监测、评价体系等方面。

中国预防接种的服务需求呈现多元化趋势,尤其是儿童基础免疫,应根据传染病流行特点、疾病发生发展等进行免疫升级,以适应计划免疫的新需要。从 2007 年起,国家扩大免疫规划范围,免疫接种疫苗种类由 6 种扩大到了 14 种,预防的传染病由 7 种增加到 15 种。随着中国城市化进程加快,城市人口密度越来越高,给公共卫生和传染病防控带来新挑战,免疫预防策略也成了免疫学领域研究的新课题。

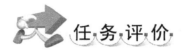 任务评价

一、选择题

1. 下列被称为疫苗之父的是 （　）
A. 吕文虎克 　　　　　 B. 郭霍 　　　　　 C. 路易·巴斯德
D. 李斯特 　　　　　 E. 爱德华·詹纳

2. 下列属人工主动免疫制剂的是 （　）
A. 破伤风抗毒素 　　　 B. 减毒活疫苗 　　　 C. 丙种球蛋白
D. 基因工程疫苗 　　　 E. 细胞因子

3. 下列属于人工被动免疫制剂的有 （　）
A. 破伤风精制抗毒素 　 B. 细胞因子 　　　 C. 人特异性免疫球蛋白
D. 胎盘丙种球蛋白 　　 E. 血浆丙种球蛋白

4. 预防接种中疫苗的基本要求有 （　）
A. 安全 　　 B. 有效 　　 C. 经济实用 　　 D. 效果好 　　 E. 特异性强

二、填空题

1. 免疫程序是指对某一特定人群(如_____)预防针对传染病需要接种疫苗的_____、_____、_____、_____及有关要求所作的具体规定。

2. 疫苗接种途径与免疫效果有密切的关系。一般认为采取与_____相同的途径是最佳的接种途径。_____和_____是预防接种最常用的途径。

3. 接种疫苗后的不良反应或称副反应,指的是受种者在接种疫苗后,在机体产生有益的_____的同时或之后发生的与预防接种有关的对机体_____的反应。预防接种不良反应可分为_____和_____两种。

三、名词解释与简答题

1. 解释减毒活疫苗、灭活疫苗、基因工程疫苗。
2. 何为预防接种? 简述其免疫接种程序;接种途径。
3. 试比较人工被动免疫制剂与人工主动免疫制剂。
4. 简述预防接种安全注射含义。

（陈恩富、唐学雯）

任务二十五 计划免疫

任务描述

学习国家免疫规划,解释计划免疫、扩大免疫计划、免疫规划的概念;认识扩大免疫规划的意义、内容与实施,说出扩大的国家计划免疫14种疫苗预防的15种传染病。

BEI JING ZHI SHI

背景知识

计划免疫的发展

世界卫生组织早在1974年第24届世界卫生大会上就提出"要在2000年使人人享有卫生保健"。1978年,该组织又在31届世界卫生大会上具体地提出,要在1990年前对全世界儿童提供有关疾病的免疫预防。

扩大的免疫计划:1974年WHO吸收了已在被消灭中的天花以及麻疹、脊髓灰质炎等预防与控制的经验,提出了扩大免疫计划(Expanded Program on Immunization, EPI),以预防和控制天花、白喉、百日咳、破伤风、麻疹、脊髓灰质炎、结核病等。我国于1980年正式参与WHO的EPI活动,1985年我国政府宣布分两步实现普及儿童计划免疫。1988年各省实现12个月龄和18个月龄接种率达85%目标,1990年实现各县适龄儿童接种率达85%要求,实质上于1990年我国已达90%目标,并根据WHO推荐的免疫程序,1986年卫生部重新修订了我国儿童计划免疫。根据十届全国人大五次会议上提出的"扩大国家免疫规划范围,将甲肝、流脑等15种可以通过接种疫苗有效预防的传染病纳入国家免疫规划"的精神,落实扩大国家免疫规划的目标和任务,规范和指导各地科学实施扩大国家免疫规划工作,有效预防和控制相关传染病,制订《扩大国家免疫规划实施方案》的通知,自2008年开始施行。

任务内容

一、国家免疫规划

(一)计划免疫

计划免疫是指根据特定传染病的疫情监测和人群免疫状况分析,按照规定的免疫程序有计划地利用疫苗进行预防接种,以提高人群免疫水平,达到控制乃至最终消灭疫苗针对传染病的目的。

1. 历史 1950年在全国开展了声势浩大的群众性普种牛痘苗运动,同时,积极推行卡介苗接种工作,一些重点地区还开展了霍乱疫苗、鼠疫疫苗、斑疹伤寒疫苗、伤寒疫苗和百日咳疫苗的预防接种工作,对人民健康危害最大的天花、鼠疫、霍乱等急性传染病得到有效控制,并于 20 世纪 60 年代初消灭了天花。天花的消灭,是我国预防接种工作在计划免疫前期最为辉煌的成就。

计划免疫概念的提出:1974 年,世界卫生组织针对当时发展中国家(不包括我国)每年约出生 8000 万儿童,90%未能接受预防接种服务的现状,借鉴全球消灭天花和发达国家成功地控制儿童传染病经验,在第 27 届世界卫生大会(以下简称 WHA)通过了"发展和坚持免疫方法与流行病监测计划,防制天花、白喉、脊灰、百日咳、破伤风、结核病等传染病"的决议,正式提出在全球实施扩大免疫规划(Expanded Programme on Immunization,EPI)。EPI 包含着两方面的内容,一是要扩大预防接种的目标人群,提高接种率;二是要逐步推广使用安全、有效的新疫苗,扩大使用疫苗的种类。结合我国的实际情况,1978 年卫生部提出了适合我国国情的计划免疫的概念,即有计划的实施预防接种工作。标志着我国预防接种工作步入了计划免疫时期。

1978 年卫生部下发《关于加强计划免疫工作的通知》,要求全国在 3 年内普遍实行计划免疫,力争尽快消灭白喉、脊灰、麻疹等传染病。

我国卫生部 1985 年规定儿童需接种卡介苗、百日咳-白喉-破伤风混合制剂、三价脊髓灰质炎活疫苗和麻疹疫苗,儿童的基础免疫为:卡介苗 1 针、三价脊髓灰质炎活疫苗 3 次、百白破联合制剂 3 针、麻疹活疫苗 1 针。并明确了四种疫苗的免疫程序。

1989 年 3 月和 1991 年 3 月,经卫生部、WHO 和 UNICEF 联合审评,确认我国以省和以县为单位 1 周岁儿童皮内注射用卡介苗、口服脊髓灰质炎减毒活疫苗、吸附百白破联合疫苗及麻疹减毒活疫苗 4 种疫苗接种率分别达到 85%,按期实现了普及儿童免疫目标,计划免疫针对传染病的发病率也降至历史最低水平。我国的计划免疫工作进入了一个新的发展阶段。

1992 年全国将重组乙型肝炎疫苗(以下称乙肝疫苗,HepB)纳入到儿童计划免疫管理,并开始开展麻腮风联合疫苗、甲肝疫苗等新疫苗的接种工作;接种率进一步提高,1996 年实现了以乡为单位 1 周岁儿童卡介苗、脊灰疫苗、百白破疫苗、麻疹疫苗 4 种疫苗接种率达到 85%的目标,针对传染病进一步下降。

我国从 2002 年起将乙肝疫苗纳入儿童计划免疫,即由国家或省级财政出资购买乙肝疫苗,免费提供给新生儿。

2. 计划免疫主要内容　　计划免疫的主要内容是"四苗防六病",即对七周岁及以下儿童进行卡介苗、脊髓灰质炎三价糖丸疫苗、百白破三联疫苗和麻疹疫苗的基础免疫以及及时加强免疫接种,使儿童获得对结核、脊髓灰质炎、百日咳、白喉、破伤风和麻疹的免疫。

但是通过计划免疫的逐步实施,计划免疫的内容和形式也在不断的发生变化。预防接种服务形式发生重大转变,实施常规免疫、强化免疫、应急接种等综合免疫策略;免疫服务内容不断扩大,在普及"四苗"接种的基础上,引入了乙肝疫苗、流行性乙型脑炎疫苗、A 群脑膜炎球菌多糖疫苗、麻腮风联合疫苗、甲肝疫苗等新疫苗的接种;统一了全国儿童计划免疫程序;基本建立健全了计划免疫冷链系统,进一步完善了预防接种服务体系,向全国 90%人口以上的地区每年提供 6 次以上的预防接种服务,实现了以省、以县、以乡为单位普及儿童免疫目标;建立了比较完善的疫苗针对传染病的监测系统;实现了无脊灰症的目标,疫苗针对传染病发病率控制在较低水平；与国际社会开展了大量卓有成效的合作；预防接种工作开始进入法制化、规范化管理。

（二）扩大国家免疫规划

1. 扩大国家免疫规划的意义　实施国家免疫规划是政府提供的一项重要公共卫生服务，是儿童健康的基本保障，是预防、控制乃至消灭疫苗可预防传染病的有效手段。为了进一步贯彻"预防为主"卫生工作方针，体现党和政府以人为本的执政理念，促进社会和谐，经国务院批准从 2007 年起，国家将甲肝、流脑等 15 种可以通过接种疫苗有效预防的传染病纳入国家免疫规划。卫生部、国家发展和改革委员会、教育部、财政部和国家食品药品监督管理局等五部委联合下发了通知，要求各地按照要求实施扩大国家免疫规划。扩大国家免疫规划在我国免疫规划工作史上具有里程碑意义，在国际上也是少有的举措。

2. 扩大国家免疫规划的内容与实施　具体内容与实施细则如下。

（1）内容

1）在现行全国范围内使用的乙肝疫苗、卡介苗、脊灰疫苗、百白破疫苗、麻疹疫苗、白破疫苗等 6 种国家免疫规划疫苗基础上，以无细胞百白破疫苗替代百白破疫苗，将甲肝疫苗、流脑疫苗、乙脑疫苗、麻腮风疫苗纳入国家免疫规划，对适龄儿童进行常规接种。

2）在重点地区对重点人群进行出血热疫苗接种；发生炭疽、钩端螺旋体病疫情或发生洪涝灾害可能导致钩端螺旋体病暴发流行时，对重点人群进行炭疽疫苗和钩体疫苗应急接种。

通过接种上述疫苗，预防乙型肝炎、结核病、脊髓灰质炎、百日咳、白喉、破伤风、麻疹、甲型肝炎、流行性脑脊髓膜炎、流行性乙型脑炎、风疹、流行性腮腺炎、流行性出血热、炭疽和钩端螺旋体病等 15 种传染病。

（2）实施

扩大国家免疫规划的实施步骤为：一是原来已在全国实施的 6 种国家免疫规划疫苗，继续在全国进行预防接种。二是新纳入国家免疫规划的流脑、乙脑疫苗按照免疫程序在全国进行预防接种；全细胞百白破疫苗逐步用无细胞百白破疫苗替代，在完全替代前可继续使用。三是甲肝、麻腮风疫苗，根据疫苗生产和供应能力分步实施接种，即麻腮风疫苗在满足全国范围接种前，可按扩大国家免疫规划工作实施方案的要求，使用麻风、麻腮疫苗替代接种。四是出血热、炭疽和钩体疫苗，根据控制疫情需要，对重点人群进行免费预防接种。

实施扩大免疫规划工作的具体要求是：一是提高对扩大国家免疫规划意义的认识。二是加强政府领导，明确责任，全面落实各项措施。三是广泛开展宣传教育，普及扩大国家免疫规划知识。四是加强管理，规范接种，保证预防接种工作正常开展。五是调整充实人员，稳定队伍，加大培训力度，提高国家免疫规划的执行能力。六是继续加强疫苗可预防传染病的防控工作。要以消除麻疹和控制肝炎为龙头，带动整个国家免疫规划工作。七是加强督导评估，推进扩大国家免疫规划实施进程。

ZHI SHI TUO ZHAN

知识拓展

近年来，新发现传染病在我国乃至世界范围大规模暴发，对人类健康构成了新威胁，但随着免疫学理论的进展和现代生物技术的广泛应用，为研制与开发新疫苗和改进现有疫苗奠定了基础、创造了条件,随着大量新型疫苗的研制成功和使用,疫苗在保护人类健康方面将发挥更大的作用。目前研究比较热门的疫苗有:

转基因植物疫苗:是把编码病原体有效免疫原的基因导入可食用植物细胞的基因组中,基因表达的产物就是所需的疫苗。通过这种方法,把疫苗和食物结合起来,简单、易行。这类疫苗尚在初期研制阶段,它具有口服、易被儿童接受、廉价的优点。

DNA疫苗,是从基因治疗研究领域发展起来的一种全新疫苗,是目前研究最热门的疫苗。是用DNA或RNA以及合成核酸所制备的疫苗,被称为第三代疫苗,也被誉为疫苗发展的"第三次革命",是用编码某种病原的质粒DNA直接导入动物或人的细胞,编码序列表达的蛋白质可以刺激机体产生完全的免疫应答,这种质粒DNA就成为DNA疫苗。很多DNA疫苗在研制之中,最近已经有HIV、疟疾DNA疫苗在志愿者中奏效的报道。

治疗性疫苗:治疗性疫苗是与药物治疗完全不同的一大类治疗性制品,其特点是通过激活或调控机体的特异(获得性)或非特异(固有性)的免疫应答,产生对病原微生物感染、肿瘤,或一些自身免疫性、过敏性疾病的有效治疗。兼有类似预防性疫苗能激活机体免疫应答的功能,但又有类似药物能治疗疾病功能的一类制品。根据针对的疾病可分为病毒性疾病的治疗性疫苗、细菌性疾病的治疗性疫苗、肿瘤治疗性疫苗、过敏性疾病治疗性疫苗以及自身免疫性疾病治疗性疫苗。迄今哮喘疫苗、细菌自身疫苗已被应用多年,全球已上市的肿瘤治疗性疫苗也有两种,分别针对黑色素瘤及前列腺癌。国产治疗性乙肝疫苗也已进入疫苗三期临床试验。

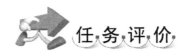

任务评价

一、选择题

百白破联合疫苗预防下列哪三种疾病   (   )

A. 病毒性肝炎　　B. 天花　　　　C. 百日咳　　　D. 白喉　　　　E. 破伤风

二、填空题

计划免疫的主要内容是"四苗防六病",即对_____及以下儿童进行卡介苗、脊髓灰质炎三价糖丸疫苗、百白破三联疫苗和麻疹疫苗的基础免疫以及及时加强免疫接种,使儿童获得对_____、_____、_____、_____、_____和麻疹的免疫。

三、简答题

1. 请解释计划免疫及计划免疫的意义。

2. 简述扩大国家免疫规划的实施步骤有哪些?

3. 实施扩大免疫规划工作的具体要求有哪些?说出扩大的国家计划免疫14种疫苗预防的15种传染病?

(陈恩富、唐学雯)

任务二十六　免疫学诊断技术

任务描述

学习免疫学诊断技术,理解抗原抗体反应的基本原理,解释血清学反应、沉淀反应、凝集反应、直接凝集、免疫标记技术、免疫荧光法、酶联免疫吸附试验;学会直接凝集试验玻片法与试管法;

BEI JING ZHI SHI

背景知识

肿瘤标志物(tumor marker,TM)作为肿瘤诊断的普遍工具,起始于1963年Abelev发现甲胎蛋白及Gold和Freeman发现癌胚抗原(carcinoembryonic antigen,CEA)。肿瘤标志物由肿瘤组织自身产生,可反映肿瘤存在和生长的一类生化物质。主要有胚胎抗原、糖类抗原、天然自身抗原、细胞角蛋白、肿瘤相关的酶、激素以及某些癌基因等。

随着分子生物学、免疫学诊断技术的飞速发展,肿瘤标志物越来越多,为肿瘤的筛查和早期诊断带来了新的发展机遇。多年来,寻找具有较高灵敏度和特异性的肿瘤标志物一直是肿瘤研究领域的热点之一,也是免疫学抗原抗体诊断技术在肿瘤标志物检测领域具体实践活动。

任务学习

一、免疫学诊断技术

(一)抗原或抗体的检测

抗原与相应抗体相遇可发生特异性结合,并在外界条件的影响下呈现某种反应现象,借此可用已知抗原(或抗体)检测未知抗体(或抗原)。且两者数量比例恰当时,特异性结合形成抗原抗体复合物并出现肉眼可见的现象,称抗原抗体反应。试验所采用的抗体通常存在于血清中,因此又称之为血清学反应。但抗原抗体反应亦常用于细胞免疫测定,如对淋巴细胞表面分化抗原的鉴定,因此,血清学一词已为广义的抗原抗体反应取代。

1. 抗原抗体反应具有以下特点

(1)特异性:抗原分子只能与由它刺激所产生的抗体结合发生反应。特异性是抗原抗体反应的最重要特征之一,也是免疫学诊断的理论依据。

(2)比例性:抗原、抗体的数量比例恰当时,反应体系中无游离的抗原或抗体,在适宜的盐浓度下,有明显的肉眼可见的反应物。通常固定含量低的成分(抗原或抗体),稀释含量高的另一成分(抗体或抗原)。

(3)可逆性：抗原抗体反应是分子表面的非共价键结合,所形成的复合物并不牢固,在一定条件下可发生解离,恢复抗原抗体的游离状态。反应的条件与结合力有关系。

(4)可见性特异性结合形成抗原抗体复合物并出现肉眼可见的现象。

2. 影响抗原抗体反应的因素

(1)电解质的存在：电解质可使抗原抗体复合物失去负电荷而相互凝聚,呈现凝集、沉淀等肉眼可见反应。若无电解质存在则不出现可见反应。实验室常用生理盐水作为抗原与抗体的稀释液。

(2)温度：在适当温度范围内,温度升高可增加抗原抗体分子的碰撞机会,加快反应速度,形成较大的复合物。但温度过高可使蛋白质变性,导致试验失败。37℃通常是抗原抗体反应最适温度。

(3)酸碱度：合适的 pH 才能出现可见反应。试验常在远离细菌蛋白质等电点的弱碱或中性环境进行,以避免非特异的酸凝集。

(二)抗原或抗体反应的常见类型

抗原抗体在体外结合时,可因抗原的物理性状不同或参与反应的成分不同而出现不同反应现象。通常按反应的基本原理、现象分为三类：沉淀反应、凝集反应、免疫标记技术。常称为血清学反应。

1. 沉淀反应 可溶性抗原与相应抗体在有适量电解质存在下,形成肉眼可见的沉淀物,称为沉淀反应。主要的沉淀反应检测技术有：

(1)单向免疫扩散：将一定量已知抗体混于琼脂凝胶中,制成琼脂板,在适当位置打孔后,将抗原加入孔口扩散。在扩散过程中与凝胶中的抗体相遇,形成以抗原孔为中心的沉淀环,环的直径与抗原含量呈正相关。待检抗原含量可根据形成的沉淀环直径从标准曲线中查到。本法常用于测定血清 IgG、IgM、IgA 和 C3 等含量。

(2)双向免疫扩散：将抗原与抗体分别加于琼脂凝胶的小孔中,两者自由扩散,相遇处形成沉淀线。反应材料中有两种以上的抗原抗体系统,则两孔间可出现两条以上沉淀线。本法常用于抗原或抗体的定性或相对定量检测,或用于两种抗原材料的抗原相关性分析。

(3)免疫电泳：先将样品加入琼脂中电泳,抗原各成分依电泳速度不同而分散开,然后在沿电泳方向挖的线性槽内加入混合抗体液,让各种抗原成分与相应抗体进行双向免疫扩散,可形成多条沉淀线。常用此法进行血清蛋白种类分析,相对含量的检测。对于 Ig 缺损或增多的疾病诊断或鉴别诊断有重要意义。

(4)免疫比浊：在一定量的抗体中分别加入递增量的抗原,经一定的时间后形成免疫复合物。用浊度计测量反应液体的浊度,复合物形成越多,浊度越高,绘制标准曲线,并根据反应液体的浊度推算样品中的抗原含量。该法快速简单,可取代单相免疫扩散测定 Ig 的含量。

2. 凝集反应 体外将细菌、细胞或表面带有抗原的乳胶颗粒等不溶性颗粒型抗原,与相应抗体相遇,在一定条件下可形成凝集团块,称为凝集反应。主要凝集反应技术有以下两种。

（1）直接凝集：将细菌或红细胞等抗原直接与相应抗体结合，产生细菌凝集或红细胞凝集等现象。一种是把抗原和相应抗体在玻体上反应，用于定性检测抗原，如 ABO 血型鉴定、细菌鉴定等。另一种方法是在试管中系列稀释待检血清，加入已知颗粒性抗原，用于半定量抗体，如诊断伤寒的肥达试验。

玻片凝集试验

［材料］

① 诊断血清：沙门菌多价或志贺菌多价诊断血清。

② 待检细菌：伤寒沙门菌或志贺菌、埃希菌属培养物。

③ 生理盐水、玻片、接种环。

［方法］

① 于洁净玻片的一端加生理盐水一滴，另一端加诊断血清一滴。

② 用接种环挑取细菌培养物少许，分别涂布于生理盐水和诊断血清中，充分混匀。

③ 轻轻转动玻片，经 1～2min 后观察结果。

［结果］

生理盐水对照应不发生凝集，为均匀浑浊的乳状液。在诊断血清中，如细菌抗原凝集成细小颗粒、周围液体澄清为阳性反应，说明抗原抗体相对应；如与对照相同，为阴性。

［注意事项］

① 每一待检菌都须作生理盐水对照，如对照凝集则表示细菌自凝，试验无效。

② 混匀面积不要摊开过大，判断结果时，必须防止干燥。

③ 试验后的细菌仍有传染性，应将玻片放入消毒缸内。

试管凝集试验-肥达（Widal）试验

1）实验原理：人患伤寒、副伤寒后，经过一定的时间产生特异性抗体，肥达试验是用伤寒、副伤寒杆菌的特异性抗原（伤寒杆菌 O、H 抗原，副伤寒杆菌的 H 抗原），与病人血清进行的定量凝集试验，用来测定病人血清中相应的抗体，以辅助诊断肠热症（伤寒、副伤寒）。一般应在病程的不同时间重复测定抗体效价，随病程而增长才有诊断价值。

2）实验器材：伤寒患者血清（1∶10 稀释）、伤寒沙门菌"O"及"H"菌液、甲型副伤寒沙门菌及肖氏沙门菌"H"菌液、生理盐水、1ml 吸管、小试管、试管架、洗耳球、37℃ 恒温箱等。

3）实验方法与步骤：具体操作如下。

① 排列四排小试管，每排 8 支，1 支对照管，余用蜡笔依次编号。

② 用 1ml 吸管吸取生理盐水，每管加入 0.5ml。

③ 用吸管吸取 1∶10 伤寒患者血清，放入每排第 1 管各 0.5ml。

④ 稀释血清：将第一排第 1 管的液体混匀后，用吸管吸取 0.5ml 加入第 2 管并混匀，从其中吸取 0.5ml 加入第 3 管；如此依次稀释至第 6 管，从第 6 管吸出的 0.5ml 弃去，第 7 管不加血清作为对照。此时各管内液体仍为 0.5ml。第 1 管至第 6 管其血清稀释倍数依次为 1∶20，1∶40，1∶80，1∶160，1∶320，1∶640，第二排，第三排，第四排各管按同法稀释。

⑤ 在第一排各管加伤寒沙门菌"O"菌液 0.5ml；第二排各管加伤寒沙门菌"H"菌液

0.5ml;第三排各管加甲型副伤寒沙门菌"H"菌液 0.5ml;第四排各管加肖氏沙门菌"H"菌液 0.5ml;此时从第二管至第 6 管其血清稀释倍数依次为 1：40；1：80；1：160；1：320；1：640；1：1280。

⑥ 将各管振荡混匀后置 37℃温箱中过夜或置 56℃水浴 2h 后，观察结果（图 26-1）。

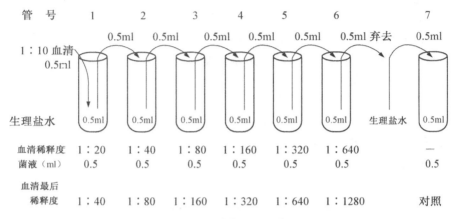

图 26-1　试管凝集示意图

4）结果判断：持试管对光观察试管内液体混浊度及管底沉淀物，按表 26-1 记录每管符号。

表 26-1　试管凝集试验结果观察

记录符号	上层液体	管底凝集物
＋＋＋＋	澄清	细菌全部凝集，出现大片凝集物
＋＋＋	微混浊	细菌绝大部分凝集，凝集物非常明显
＋＋	稍混浊	部分细菌凝集，凝集物明显，凝集块小
＋	混浊	少量细菌凝集，凝集物不明显
—	混浊	不凝集，无凝集物

注意：只有在对照管为"—"时，其他试管出现的凝集才有意义。

以出现"＋＋"的最大血清稀释度作为该血清效价。

5）临床应用

本实验主要用以检测血清中有无某种特异性抗体及其含量（效价），以协助临床诊断或供流行病学调查研究。例如：诊断伤寒、副伤寒的肥达反应、诊断斑疹伤寒等立克次体病的外斐反应。

6）注意事项

① 判定结果时，应在暗背景下通过强光检查。

② 注意温度、pH、电解质、振动摇晃对本试验结果的影响。水浴箱的水面勿高出试管内液面，这样有利于试管内液体的对流，增加抗原与抗体的接触。

（2）间接凝集：将可溶性抗原或抗体包被在乳胶颗粒或红细胞表面，与相应的抗体或抗原混合，可出现凝集现象。包被抗原检测抗体称为正向间接凝集反应；包被抗体检测抗原称为反向间接凝集反应。此法常用于检测乙型肝炎表面抗原、甲胎蛋白、类风湿因子等。

3. 免疫标记技术

（1）免疫荧光法：用荧光素与抗体连接成荧光抗体，再与待检标本中的抗原反应，置荧光显微镜下观察，抗原抗体复合物散发出荧光，借此对标本中的抗原作鉴定和定位。常用的荧光素有异硫氰酸荧光素（FITC）和藻红蛋白（PE）。

1）直接荧光法：将荧光素直接标记抗体，作标本染色。经抗原抗体反应后，洗去未结合的荧光抗体。荧光显微镜下观察，有荧光的部位即有相应抗原存在。常用于细菌、免疫复合物、带某种抗原的细胞（如 T、B 细胞）的检查。优点是特异性强，缺点是每检查一种抗原必须制备相应的荧光抗体。

2）间接荧光法：用特异性抗体（一抗）与标本中的抗原结合，再用荧光素标记的抗抗体（二抗）染色。此法敏感性比直接法高，制备一种荧光素标记的二抗可用于多种抗原的检查，但非特异性荧光亦会增加。

免疫荧光法可用于检测细菌、病毒、螺旋菌等的抗原或抗体，帮助传染病的诊断。还用于鉴定免疫细胞的 CD 分子，检测自身免疫病的抗原、抗体。

（2）放射免疫分析：是用放射性核素标记抗原或抗体进行免疫学检测的技术。它将放射性核素显示的高灵敏性和抗原抗体反应的特异性相结合，使检测的敏感度达 pg 水平。常用于标记的放射性核素有 ^{125}I 和 I^{131}，采用的方法分液相法和固相法两种，常用于微量物质测定，如胰岛素、生长激素、甲状腺素、孕酮等激素，吗啡、地高辛等药物以及 IgE 物质。

（3）酶免疫测定：是用酶标记的抗体进行的抗原抗体反应。它将抗原抗体的特异性与酶催化作用的高效性结合，通过酶作用于底物后显色来判定结果。可用酶标测定仪测定光密度（OD）值以反映抗原含量，敏感度可达每毫升 ng～pg 水平。常用的标记酶有辣根过氧化物酶、碱性磷酸酶等。常用的方法有酶联免疫吸附试验（enzyme linked immunosorbent assay，ELISA）和酶免疫组化法，前者可测定可溶性抗原或抗体，后者测定组织中或细胞表面的抗原。

1）酶联免疫吸附试验（ELISA）：是酶免疫测定技术中引用最广的技术，其基本方法是将已知的抗原或抗体吸附在固相载体（聚苯乙烯微量反应板）表面，使酶标记的抗原抗体反应在固相表面进行，用洗涤法将液相中的游离成分洗除。常用的 ELISA 由于具有快速、敏感、简便、易于标准化等优点，使其得到迅速的发展和广泛应用。现用于检测多种病原体的抗原或抗体、血液及其他体液中的微量蛋白成分、细胞因子等。ELISA 法有双抗体夹心法和间接法，前者用于检测大分子抗原，后者用于测定特异抗体。

酶联免疫吸附试验（ELISA）包被抗原或抗体后，通过抗原抗体反应使酶标抗体/抗原结合到载体上，通过洗涤将结合的酶标抗体/抗原和游离的酶标抗体/抗原分离，加入底物显色，根据颜色深浅定性或定量（图 26-2）。

① 双抗体夹心法：用于检查特异抗原。将已知抗体包被固相，加入待检标本，标本中若含有相应抗原即与固相上的抗体结合，洗涤去除未结合成分，加入该抗原特异的酶标记抗

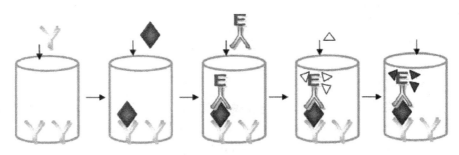

图 26-2　ELISA 双抗体夹心法示意图

体,洗去未结合的酶标记抗体,加底物后显色。一般而言,包被抗体和酶标记的抗体是识别同一抗原上的不同抗原决定基的两种抗体。若标本中无相应抗原,固相表面即无抗体结合,加入的酶标记抗体就不能结合于固相并被洗去,当加入无色底物后,故不显色。

②　间接法:用于检查特异抗体。用已知抗原包被作为固相,加入待检血清标本,再加入酶标记的二抗(抗 Ig 的抗体),加底物观察显色反应。

③　BAS-ELISA:在生物素-亲和素系统(BAS)中利用生物素-亲和素-酶的链接关系,追踪生物素标记的抗原或抗体,通过酶催化底物显色,可检测相应抗原或抗体。

④　酶联免疫斑点试验(ELISPOT)测定法:用已知抗细胞因子的抗体包被固相,加入待检效应细胞温育一定时间后洗去细胞,如待检效应细胞产生相应细胞因子,加酶标记抗体及底物后则显色。该法用于单一效应细胞分泌的某一种细胞因子的测定。若用已知抗原包被固相,也可测定分泌特异抗体的细胞的频数。

⑤　免疫酶染色:酶标抗体与组织切片上的抗原特异结合后,加入酶底物,显色,光学显微镜下判定结果。

2)　免疫组化技术:是用标记物标记的抗体与组织或细胞的抗原反应,结合形态学检查,对抗原进行定性、定量、定位检测的技术。现广泛应用的有酶免疫组化(辣根过氧化物酶标记)、免疫金银组化(胶体金颗粒标记)、免疫电镜技术(铁蛋白、胶体金、过氧化物酶标记)等。

(4)　化学发光免疫分析:用化学发光物质如鲁米诺等标记抗原或抗体,进行抗体或抗原的测定。其结果可用分光光度计测定。

(5)　免疫印迹法:又称 Western 印记法。它将凝胶电泳与固相免疫结合,把电泳分区的蛋白质转移到固相载体,再用酶免疫、放射免疫等技术测定。该法能分离分子大小不同的蛋白质并确定其相对分子质量,常用于检测多种病毒的抗体或抗原。

(6)　免疫 PCR:将免疫反应的特异性与聚合酶链反应(PCR)的敏感性相结合的一种免疫学检测技术。其原理是用一段已知的 DNA 分子作为标记物,结合一抗或二抗后,去检测相应抗原或抗体,再用 PCR 法扩增此段 DNA 分子,扩增产物用琼脂糖电泳定性,根据该DNA 分子的存在与否,确定检测结果。该法与 ELISA 基本相似,不同的是以一段可扩增的DNA 标记代替了酶标记,以观察 PCR 扩增后的产物代替了酶催化底物的显色反应来判定结果。免疫 PCR 可采用直接法、间接法和双抗体夹心法。该法敏感性高于放射免疫,可达fg/ml 水平,特别适合于体液中含量甚微的抗原或抗体的检测。

（二）免疫细胞的测定

检测淋巴细胞的数量与功能是观察机体免疫状态的重要手段。

1. 淋巴细胞的分离与类型鉴定　通过检测淋巴细胞的某些表面标志,确定细胞的不同类型和比例。

（1）磁珠分离法:将已知抗细胞表面标记的抗体交联于称为微珠(平均直径小于 $1.5\mu m$)的磁性颗粒,与细胞悬液反应后,微珠借抗体结合于相应细胞群或亚群表面。再将细胞悬液加一柱内,并置磁场中,因微珠被磁场吸引,将磁珠结合细胞与磁珠非结合细胞分开。

（2）淘选法:将已知抗细胞表面标记的抗体包被培养皿,加入淋巴细胞悬液,表达相应表面标记的细胞即与相应抗体结合,而贴附于固相上,与悬液中的其他细胞分开。

（3）免疫荧光法:常用间接免疫荧光法,检查淋巴细胞的表面标志,鉴定细胞群、亚群。

（4）流式细胞技术:是借助流式细胞仪对免疫细胞及其他细胞进行快速准确鉴定和分类的技术。流式细胞仪集光学、流体力学、电子学和计算机技术为一体,对细胞作多参数定量测定和综合分析,包括细胞大小、核型、表面分子种类等。此外,可借助光电效应,微滴通过电场时出现不同偏向,因此可分类收集所需的细胞。

2. 淋巴细胞功能测定　细胞免疫涉及多种免疫细胞的相互作用和多种细胞因子的参与,功能测定的指标体系复杂,方法不易标化。

（1）T细胞功能测定:1）T细胞增殖试验　^3H-TdR 掺入法灵敏可靠、应用广泛,但需特殊仪器,具有放射性污染。MTT法敏感性不如 ^3H-TdR 掺入法,但操作简便,无放射性污染。T细胞增殖试验也可检测特异抗原致敏的T细胞。2）细胞毒试验　该试验用于肿瘤免疫、移植排斥反应、病毒感染等方面的研究。常用 ^{51}Cr 释放法和凋亡细胞检查法。3）细胞因子检测　有助于了解其在免疫调节中的作用,鉴定分离的淋巴细胞,监测某些疾病状态的细胞免疫功能。主要监测方法有3种:ELISA、生物活性测定法及用于多种细胞鉴定的聚合酶链反应(PCR)。4）皮肤试验　正常机体建立了对某种抗原的细胞免疫后,用相同抗原作皮肤实验时即出现以局部红肿为特征的迟发型超敏反应。细胞免疫正常者出现阳性反应,而细胞免疫低下者则呈现阴性反应。该方法简便,可帮助诊断某些病原微生物感染(结核杆菌、麻风杆菌)、免疫缺陷病等。

（2）B细胞功能测定:B细胞介导体液免疫,检查B细胞的数量与功能是确定体液免疫正常与否的重要手段之一。原发性体液免疫缺陷可由B细胞缺失、B细胞分化障碍以及T细胞缺陷所致。在诊断原发性体也免疫缺陷时除检查血清Ig外,B细胞的检查可确定缺损的原因。1）B细胞增殖试验　B细胞受丝裂原刺激后,进行分裂增殖,温育一定时间后检查抗体形成细胞的数目。2）抗体形成细胞测定　常用溶血空斑试验,即测定对SRBC上的抗原产生的抗体形成细胞数目。其基本原理是抗体形成细胞分泌的Ig与SRBC上的抗原结合,在补体参与下出现溶血反应。

（3）吞噬细胞功能测定:吞噬细胞包括中性粒细胞和巨噬细胞,人吞噬细胞功能试验常用中性粒细胞。用外周血单个核细胞分离的方法,收集红细胞上层即为中性粒细胞。测定吞噬细胞趋化功能的有Boyden小室法、琼脂糖凝胶法和过氧化物酶测定法。测定吞噬功能的有硝基蓝四氧唑试验和荧光标记物试验。

ZHI SHI TUO ZHAN

知识拓展

血型血清学试验 随着输血医学的发展,输血安全问题已日益受到人们的高度关注。其一是经输血传播疾病,其二是实验室血型血清方面的问题。因此,血型血清学试验是输血医学教育里最基础的知识和临床输血实践中最基本的技能之一,输血工作者掌握血型血清学知识的水平直接可影响临床输血的安全,是安全输血的根本保证。

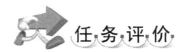 任务评价

一、选择题

1. 下列哪些是抗原抗体体外反应具有的特点　　　　　　　　　　　　　( )
   A. 特异性　　　　　　　B. 可见性　　　　　　　C. 可逆性
   D. 比例性　　　　　　　E. 交叉反应
2. 抗原抗体反应过程需要一定条件,下列哪些是　　　　　　　　　　　( )
   A. 温度　　　　　　　　B. 酸碱度　　　　　　　C. 离子强度
   D. 物理因素　　　　　　E. 化学因素
3. 直接凝集试验玻片法常用于定性测抗原,临床常用的检测项目是　　　( )
   A. 基因检测　　　　　　B. 肿瘤标志物测定　　　C. 补体测定
   D. ABO 血型鉴定　　　　E. 细菌鉴定
4. 酶联免疫吸附试验常用的标记酶有　　　　　　　　　　　　　　　　( )
   A. 链道酶　　　　　　　B. 链激酶　　　　　　　C. 血浆凝固酶
   D. 辣根过氧化物酶　　　E. 碱性磷酸酶等

二、填空题

1. _____抗原与相应抗体在有适量电解质存在下,形成肉眼可见的沉淀物,称为沉淀反应。常见的沉淀反应有:_____,_____等。
2. 体外将细菌、细胞或表面带有抗原的乳胶颗粒等不溶性的_____,与相应抗体相遇,在一定条件下可形成凝集团块,称为_____。
3. 酶联免疫吸附试验常用具有_____、_____、_____、易于标准化等优点,越来越广泛的应用于临床免疫学诊断。

三、名词解释

解释血清学反应、沉淀反应、凝集反应、直接凝集、免疫标记技术、免疫荧光法、酶联免疫吸附试验。

（陈恩富、唐学雯）

REFERENCES　参考文献

[1] 陈慰峰.医学免疫学.第 4 版.北京：人民卫生出版社,2004

[2] 闻玉梅.治疗性疫苗.北京：科学出版社,2010

[3] 陈恩富.社区预防接种实用手册.杭州：浙江科学技术出版社,2010

[4] 王陇德.预防接种实践与管理.北京：人民卫生出版社,2006

[5] 陈直平.免疫规划与预防接种.杭州：浙江文艺出版社,2010

[6] 金伯泉.医学免疫学.北京：人民卫生出版社,2008

[7] 张丽芳.医学免疫学与微生物学.北京：人民卫生出版社,2007

[8] 包兆胜.基础医学实验系列教程.杭州：浙江大学出版社,2009

[9] 王鸣.实用免疫接种培训教程.北京：中国中医药出版社,2007

项目八

外界环境对微生物的影响及抗微生物药物

【教学目标】

知识目标

● 掌握防腐、消毒、无菌、无菌操作、防腐剂、消毒剂、杀菌剂的概念。

● 列出热力灭菌（高压蒸气灭菌、巴氏消毒灭菌）和辐射灭菌（紫外线灭菌、^{60}Coγ射线灭菌）的原理、方法、适用范围；认识抗生素来源及其分类，细菌耐药性产生机制，抗感染药物治疗原则。

● 了解常用化学消毒剂种类、浓度及作用，影响消毒灭菌效果的因素。

能力目标

● 掌握物理、化学等外界环境对微生物的影响，常用物理化学消毒灭菌方法的运用范围及注意事项；归纳常用化学消毒剂和防腐剂工作原理、常用浓度、适用范围及影响抗菌剂选择的因素。

● 学会高压蒸气灭菌、紫外线灭菌、化学消毒剂抑菌、抗菌素抑菌试验；分析抗菌试验的影响因素并学会 MIC 测定技术。

● 知道病原微生物实验室生物安全。

素养目标

● 培养学生遵守微生物实验室规则和具有生物安全意识，规范进行实验操作与实验室整理，确保病原微生物实验操作中的生物安全性。

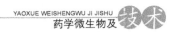

任务二十七　外界环境对微生物的影响

任务描述

解释灭菌、消毒、防腐、无菌、无菌操作和卫生清理的概念。列出热力灭菌（高压蒸气灭菌、巴氏消毒灭菌）和辐射灭菌（紫外线灭菌、$^{60}CO\gamma$ 射线灭菌）常用的灭菌方法并说明其原理、适用范围。说出化学消毒剂作用的原理与影响因素；举例说明常用化学消毒剂的使用方法；列出常用消毒剂的种类、浓度、适用范围。

BEI JING ZHI SHI

背景知识

1856 年,法国多尔城酒坊生产的一批口味纯正的啤酒一两天之内全部变酸。老板心急如焚地向化学家巴斯德求救。巴斯德运用显微镜观察找到了啤酒变酸的原因:酿好的啤酒受到乳酸杆菌污染所致。用什么方法,既能杀死酒内的乳酸杆菌,制止酸化,又能保持啤酒的芳香口味呢? 巴斯德通过实验室的反复试验观察,终于寻找到一种两全其美的杀菌消毒方法——把啤酒加热至 61.7℃ 保持 3min 时间。这就是人们为了纪念这位卓越的科学家而命名的巴氏消毒法。一百多年后的今天,古老的巴氏消毒法仍然是一种广泛应用于食品生产的重要消毒方法。目前牛奶、饮料和啤酒生产行业,还是沿用这种古老的巴氏消毒法,只是加热至 85℃ 并保持 15～16s。另外,19 世纪初,外科手术的病死率相当高,几乎每两位接受手术治疗的病人中就有一人死亡。特别是骨折病人,这类病人皮肤开裂,骨骼暴露于空气中,形成开放性骨折,几乎无法避免感染。外科医生所能做的仅仅是为病人截肢,就是这样还有一半的病人死亡。居高不下的病死率迫使一些医院准备关闭外科病房。这样的事实使英国医生李斯特感到极端困惑和内疚。他常常在思考,到底是什么夺去了这些病人的生命? 李斯特仔细阅读了巴斯德的论文,这使他受到极大启发:如果伤口的感染化脓和食物的腐败、酒类的变质是相似的,换句话说都是细菌惹的祸? 那么只要保持伤口无菌就可以避免感染了。于是,李斯特找到一种能用于临床的防止感染的有效杀菌剂:石炭酸。将石炭酸喷洒在手术部位和空气中。用石炭酸喷洒手术室和煮沸手术器械,创建了最早的无菌外科手术,在消毒法实施的最初 3 年里,李斯特的病房里只发生了 1 例创伤性丹毒;他做的 40 例截肢手术中,只有 6 例死亡。病死率由原来的 45％ 下降到 15％。李斯特创建的无菌外科手术成为微生物学应用于医学实践的一个巨大成就。

任务内容

微生物的生命活动与环境有着密切的关系。适宜的环境,能促进微生物的生长繁殖;不适宜的环境则可抑制微生物生长、引起其变异甚至被杀灭。因此,掌握微生物与外界环境的关系,利用对微生物的不利因素进行消毒灭菌,是非常重要的控制微生物的手段与措施。现将与之有关的概念简介如下。

一、消毒灭菌的基本概念

1. 消毒(disinfection)　杀灭物体表面或外环境中的病原微生物,但不一定杀死细菌的芽孢和非病原微生物的方法。用以消毒的化学药物称为消毒剂。

2. 灭菌(sterilization)　杀灭物体上所有的微生物(包括病原体和非病原体的繁殖体和芽孢)的方法。

3. 无菌(asepsis)　不含活的微生物,多为灭菌的结果。无菌操作:是防止微生物进入机体或其他物品的操作技术。外科手术或微生物学实验时,需进行无菌操作。

4. 防腐(antisepsis)　防止或抑制微生物生长繁殖的方法。用以防腐的药品称为防腐剂。同一化学药品在低浓度为防腐剂,高浓度时为消毒剂。

5. 卫生清理(sanitation)　将微生物污染的无生命表面还原为安全水平的处理过程。如病人衣物换洗、用具、房间的卫生处理等。

二、影响微生物生长和存活的环境因素

生长是微生物与外界环境因素共同作用的结果。环境条件的改变,可引起微生物形态、生理、生长、繁殖等特征的改变;当环境条件的变化超过一定极限,则导致微生物的死亡。

影响微生物生长和存活的环境因素包括:

1. 温度　温度是影响微生物生长繁殖最重要的因素之一。在一定温度范围内,微生物的代谢活动与生长繁殖随着温度的上升而增加,当温度上升到一定程度,开始对微生物产生不利的影响,如再继续升高,则细胞功能急剧下降以至死亡。

2. pH 值　环境中的酸碱度对微生物的生命活动影响很大,主要作用在于:引起细胞膜电荷的变化,从而影响了微生物对营养物质的吸收;影响代谢过程中酶的活性;改变生长环境中营养物质的可给性以及有害物质的毒性。

3. 氧化还原电位　不同的微生物对生长环境的氧化还原电位有不同的要求。环境的氧化还原电位与氧分压有关,也受 pH 的影响。pH 值低时,氧化还原电位高;pH 值高时,氧化还原电位低。

4. 干燥　水分是微生物的正常生命活动必不可少的。干燥导致细胞失水而造成代谢停止以至死亡。微生物的种类、环境条件、干燥的程度等均影响微生物的生命活动。

5. 渗透压　适宜于微生物生长的渗透压范围较广,而且它们往往对渗透压有一定的适应能力。突然改变渗透压会使微生物失去活性,逐渐改变渗透压,微生物常能适应这种改变。对一般微生物来说,它们的细胞若置于高渗溶液中,水将通过细胞膜从低浓度的细胞内进入细胞周围的溶液中,造成细胞脱水而引起质壁分离,使细胞不能生长甚至死亡。相反,若将微生物置于低渗溶液或水中,外环境中的水将从溶液进入细胞内引起细胞膨胀,甚至使细胞破裂。

6. 化学消毒剂　某些有机物、表面活性剂、重金属盐类对微生物生长有抑制或致死

作用。如有机物酚、醇、醛等,具有降低表面张力效应的物质称为表面活性剂,均是常用的消毒剂。

不同的微生物对各种理化因子的敏感性不同,同一因素不同剂量对微生物的效应也不同,或者起灭菌作用,或者可能只起消毒或防腐作用。在了解和应用任何一种理化因素对微生物的抑制或致死作用时,还应考虑多种因素的综合效应。例如在增高温度的同时加入另一种化学药剂,则可加速对微生物的破坏作用。大肠杆菌在有酚存在的情况下,温度从30℃增至42℃时明显加快死亡;微生物的生理状态也影响理化因子的作用。营养细胞一般较孢子抗逆性差,幼龄的、代谢活跃的细胞较之老龄的休眠的细胞易被破坏;微生物生长的培养基以及它们所处的环境对微生物遭受破坏的效应也有明显的影响。如在酸或碱中,热对微生物的破坏作用加大,培养基的黏度也影响抗菌因子的穿透能力;有机质的存在也干扰抗微生物化学因子的效应,或者由于有机物与化学药剂结合而使之失效,或者有机质覆盖于细胞表面,阻碍了化学药剂的渗入(详见任务二十八)。

三、物理消毒灭菌法

用于消毒灭菌的物理学方法主要有热力、紫外线、电离辐射、滤过除菌等。

(一)热力灭菌法

热力灭菌法分湿热灭菌和干热灭菌两类。在同一温度下湿热的灭菌效果比干热好。原因是:① 湿热比干热穿透力强,能较快提高灭菌物品内部的温度。② 湿热中细菌易吸收水分,使菌体蛋白质易于凝固变性。③ 热蒸汽接触被灭菌物品时变为液态可放出大量的潜热,能迅速提高灭菌物品的温度。

1. 湿热灭菌法 最常用的湿热灭菌有以下几种。

(1)高压蒸汽灭菌法:是一种最常用、最有效的灭菌方法。利用密闭的蒸汽锅,加热产生蒸汽,不使之外溢,容器内随着蒸汽压力的不断增加,温度也会随之提高。通常压力在103.4kPa(1.05kg/cm²),容器内温度可达121.3℃,维持15~30min,可杀死包括细菌芽孢在内的所有微生物。用于手术器械、敷料和一般培养基等耐高温、不怕潮湿的物品的灭菌。

(2)煮沸法:水温100℃ 5min可杀死细菌繁殖体,常用于消毒食具、刀剪、注射器等,杀灭细菌芽孢须煮沸1~3h。若水中加入2%碳酸氢钠,可提高沸点达105℃,既可促进杀灭芽孢,又能防止金属器械生锈。

(3)流通蒸汽法:利用蒸笼或阿诺蒸锅进行消毒。流通蒸汽法温度不超过114℃,经15~30min可杀死细菌繁殖体,如果把流通蒸汽加热的物品放置37℃孵箱过夜,使其中芽孢发育成繁殖体,次日再经流通蒸汽加热,如此重复3次,可达到灭菌的目的,称为间歇灭菌法。此法常用于不耐高温的营养丰富的培养基的灭菌。

(4)巴氏消毒法:由巴斯德创建,应用较低温度杀灭液体中的病原菌或特定微生物,可延长食品的贮存时间,并且不影响被消毒物品的营养成分及香味。方法是加热61.1~62.8℃ 30min或71.7℃ 15~30秒,常用于不耐高温如牛奶、酒类、饮料等食品的消毒。

2. 干热灭菌法 干热是通过脱水干燥和使大分子多糖(相对分子质量大于10万),蛋白质(相对分子质量 50000 左右)变性的作用进行灭菌。

(1) 焚烧与烧灼：废弃的物品或尸体可焚烧。实验用的接种环、试管口、瓶口等可通过火焰烧灼灭菌。

(2) 干烤：利用电热干烤箱灭菌,通常加热至 160～170℃ 维持 2h,可达到灭菌的目的。适用于耐高温的玻璃器皿、瓷器等灭菌。

(二)紫外线与电离辐射灭菌法

1. 紫外线　紫外线的波长在 200～300nm 时,具有杀菌作用,其中以 265～266nm 杀菌力最强,此波长与 DNA 吸收波峰一致,易被细菌 DNA 吸收,使一条 DNA 链上相邻的两个胸腺嘧啶共价结合形成二聚体,干扰 DNA 的复制与转录,导致细菌的死亡或变异。但紫外线穿透力弱,玻璃、纸张、尘埃等均能阻挡紫外线,故只适用于手术室、病房、实验室等的空气消毒及物品的表面消毒。应用人工紫外线灯进行空气消毒时,有效距离为 2～3m,照射时间 1～2h。杀菌波长的紫外线对人体皮肤、眼睛有损伤作用,使用时应注意防护。

2. 电离辐射　包括高速电子、X 射线和 γ 射线等。在足够剂量时,辐射粒子与某些分子撞击后,可激发这些分子产生离子或其他活性分子和游离基,破坏 DNA。对各种细菌均有致死作用。电离辐射因有较高的能量和穿透力,常用于一次性医用塑料制品的灭菌,亦可用于食品的消毒而不破坏其营养成分。

(三)滤过除菌法

滤过除菌法是用物理阻留的方法将液体或空气中的细菌去除,以达到无菌的目的。主要用于不耐高温的血清、抗毒素、抗生素、药液等的除菌。所用的器具是一种带有滤孔装置的滤菌器。其除菌的效能与滤菌器孔径的大小,滤器电荷等因素有关。常用的滤菌器有蔡氏、玻璃、薄膜滤菌器和高效颗粒空气滤器四种。现代医院的手术室,烧伤病房以及无菌制剂室,已逐步采用高效颗粒空气滤器以除去空气中直径小于 0.3μm 的微粒,从而保持室内的无菌环境。

(四)超声波

频率超过 20000Hz 而不能被人耳感受的声波,称为超声波。超声波杀菌机制是其通过液体时,发生空化作用破坏了原生质的胶体状态,导致细菌死亡,革兰阴性菌对超声波更为敏感,但往往有残存菌。目前主要用于粉碎细胞以提取细胞组分或制备抗原等。

四、化学消毒灭菌法

许多化学药物能影响细菌的化学组成、结构与生理活动,从而发挥防腐、消毒甚至灭菌的作用。常用化学药物的种类有：

1. 消毒剂　消毒剂对细菌和人体细胞都有毒性作用,所以主要用于人体体表和医疗器械、周围环境的消毒。

(1) 常用消毒剂的作用机制　消毒剂种类甚多,其作用机制也各不相同,主要通过：① 使菌体蛋白质变性或凝固。如重金属盐类、醇类、醛类、酸、碱等;② 干扰或破坏细菌的酶系统和代谢。如某些氧化剂、重金属盐类与细菌酶蛋白中的巯基结合,使酶失去活性,引起细菌代谢障碍;③ 改变细菌细胞壁或细胞膜的通透性,使胞质内重要代谢物质逸出,导致细菌死亡。如新洁尔灭、酚类、表面活性剂等。常用化学消毒剂,见表 27-1。

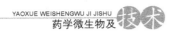
表 27-1 常用化学消毒剂

类别	实例	常用浓度	应用范围	注意事项
碘类	碘酊	2.0%～2.5%	(1) 2.5%溶液用于脐带断端的消毒;(2) 2%溶液用于皮肤消毒。20″后,再用70%乙醇脱碘。	(1) 刺激性较强,不能用于黏膜的消毒;(2) 皮肤过敏者禁用
	碘伏	0.05%～1.0%	(1) 0.5%～1.0%溶液用于外科手术及注射部位皮肤消毒,涂擦两次。(2) 0.05%用于口腔粘膜、烧伤、创伤等涂擦或冲洗	(1) 皮肤消毒后留有色素,可用水清洗;(2) 碘伏稀释后稳定性差,宜现用现配。
醇类	乙醇	70%～75%	皮肤及器械消毒	(1) 易挥发,需加盖保存;(2) 有刺激性,不宜用于黏膜的消毒
		95%	用于燃烧灭菌	
酸类	乳酸	0.33～1mol/L	一次性熏蒸空气消毒,可预防流感	性质极不稳定,需现制现用,原液直接使用,无需稀释,不可反复使用。
	食醋	3～5ml/m³		
碱类	石灰水	1%～3%	地面消毒、粪便消毒等	极易灼伤皮肤与眼睛;腐蚀金属,破坏环境
酚类	石炭酸	5%	地面或器皿消毒	对人体有毒性及刺激性
	来苏儿	2%～5%	空气消毒、皮肤消毒	
醛类	戊二醛	2%碱性戊二醛	用于浸泡器械、内窥镜	(1) 浸泡金属类器械时加入0.5%亚硝酸钠防腐;(2) 每周过滤一次,每2～3周更换消毒液一次
	甲醛(福尔马林)	40%溶液 2～6ml/m³	接种室、接种箱或器皿消毒	(1) 对皮肤、眼及呼吸道黏膜有强烈的刺激性;(2) 有较强毒性;有强烈的致癌性
重金属离子	红汞	2%	常用于一般性小外伤和皮肤黏膜创面以及外科、五官科小手术前的皮肤和泌尿道消毒。	不适宜用大面积皮肤或较大较深伤口及口腔内的消毒
	硝酸银	0.1%～1%	皮肤消毒	硝酸银属于强氧化剂、腐蚀品、环境污染物
	硫柳汞	0.01%	生物制品防腐	对皮肤和黏膜有刺激性,对环境的污染
氧化剂	高锰酸钾	0.1%～3%	皮肤、水果、蔬菜、器皿消毒	浓溶液或结晶对皮肤有腐蚀性
	过氧化氢	3%	清洗伤口、口腔黏膜消毒	对金属或织物有腐蚀性
	氯气	0.2～1ppm	饮用水消毒等	(1) 水溶液性质不稳定,宜用现配;(2) 有腐蚀和漂白作用,不宜用于金属制品、有色衣物及油漆家具的消毒
	漂白粉	1%～5%	培养基容器、饮水和厕所消毒	
	过氧乙酸	0.2%～0.5%	塑料、玻璃、皮肤消毒等	有强腐蚀性,精密仪器和锋利器械慎用;应避免接触皮肤黏膜,以免造成损伤

类别	实例	常用浓度	应用范围	注意事项
染料	结晶紫	2%～4%	外用紫药水、浅疮口消毒	(1) 不适用深部感染；(2) 收敛作用易形成保护膜
表面活性剂	新洁尔灭	1∶20 水溶液	皮肤及不能遇热器皿的消毒	(1) 有吸附作用而降低消毒效果,故容器底部不能垫纱布、棉花等；(2) 对肥皂、碘、高锰酸钾等阴离子表面活性剂有拮抗作用；(3) 对铝制品有破坏作用,禁用铝制品盛装。
季胺盐类	杜灭芬（消毒宁）	0.05%～0.1%	皮肤疮伤冲洗、擦拭消毒	生物降解性差,长期大量使用易对环境造成影响
烷基化合物	环氧乙烷	50mg/100ml	手术器械、敷料、搪瓷类灭菌	(1) 易燃易爆,且有一定的毒性,必须严格执行安全操作程序；(2) 灭菌后的物品,应消除残留环氧乙烷后方可使用。
双胍类	氯乙定（洗必泰）	0.02%～0.1%	用于手、创面与物体表面消毒	(1) 不可与阴离子表面活性剂一起使用；(2) 用于手及皮肤消毒前,应对皮肤进行清洁。

（2）影响消毒剂灭菌效果的因素　消毒剂灭菌作用的效果受环境、微生物种类及消毒剂本身等多种因素的影响。

① 消毒剂的性质、浓度和作用时间：各种消毒剂的理化性质不同,对微生物的作用大小也有差异。如表面活性剂对革兰阳性菌的杀菌效果要比对革兰阴性菌的杀菌效果强。一般而言,消毒剂浓度越大,作用时间越长,消毒效果也愈强（醇类例外）。

② 细菌的种类、数量与状态：不同的细菌对消毒剂抵抗力不同。细菌的芽孢比繁殖体抵抗力强；有荚膜的细菌抵抗力强；幼龄菌比老龄菌对消毒剂敏感；细菌数量越大,所需消毒时间越长。

③ 环境因素的影响：环境中有机物的存在,能影响消毒剂的消毒效果。病原菌常随同排泄物、分泌物一起存在,这些物质对细菌有保护作用,并与消毒剂发生化学反应,因而影响消毒效果。故消毒皮肤和器械时,需洗净后再消毒,对痰、粪便等的消毒,宜选择受有机物影响较小的消毒剂,如以漂白粉及酚类化合物为宜,也可使用高浓度的消毒剂或适当延长消毒时间。

④ 温度和酸碱度：升高温度可提高消毒剂的杀菌效果,例如 2% 戊二醛杀灭 10^4/ml 炭疽芽孢杆菌,20℃时需 15min,40℃时为 2min,56℃时仅 1min 即可。另外,消毒剂的杀菌效果还受 pH 值的影响,例如戊二醛本身呈中性,其水溶液呈弱酸性,不能杀死芽孢,只有在加入碳酸氢钠后才能发挥杀菌作用。其他影响消毒效果的因素还有湿度、穿透力及拮抗物质等。

2. 防腐剂　某些低浓度的消毒剂可用做防腐剂。在生物制品中,如疫苗、类毒素等常加入防腐剂,以防杂菌生长。常用的防腐剂有:0.01%硫柳汞、0.5%石炭酸和0.1%~0.2%甲醛等。

3. 化学疗剂　用于治疗由微生物等所引起疾病的化学药物称为化学疗剂。其特点是能选择性地干扰病原体新陈代谢的某些环节,导致病原体死亡,一般对人体的毒性很小或无毒性,可内服或注射。常用的化学疗剂有磺胺类药、呋喃类药、异烟肼等。

ZHI SHI TUO ZHAN
知识拓展

超高温瞬时灭菌法

超高温瞬时灭菌(ultra high temperature short time sterilization)采用高温、短时间杀灭液体食品或药品中的有害微生物的方法。常在封闭系统中将产品加热至高温(如牛奶加热至135~150℃),并只持续几秒,然后迅速冷却至室温。该过程配合先进的无菌包装技术,能有效保存乳品或饮料的营养和味道。

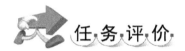
任务评价

一、选择题

1. 杀死物体表面病原微生物的方法称　　　　　　　　　　　　　　　　　　(　　)

A. 消毒　　　　　B. 灭菌　　　　　C. 防腐　　　　　D. 无菌　　　　　E. 清洁

2. 紫外线杀菌的原理是　　　　　　　　　　　　　　　　　　　　　　　　(　　)

A. 破坏细菌细胞壁肽聚糖结构　　　　　　B. 使菌体蛋白变性凝固

C. 破坏细菌 DNA 构型　　　　　　　　　　D. 影响细胞膜的通透性

E. 影响细菌的新陈代谢

3. 酒精消毒最适宜的浓度是　　　　　　　　　　　　　　　　　　　　　　(　　)

A. 100%　　　　B. 95%　　　　C. 75%　　　　D. 50%　　　　E. 90%

4. 对普通培养基的灭菌宜采用　　　　　　　　　　　　　　　　　　　　　(　　)

A. 煮沸法　　　　　　B. 巴氏消毒法　　　　　　C. 流通蒸汽灭菌法

D. 高压蒸汽灭菌法　　　E. 间歇灭菌法

二、填空题

1. 高压蒸气灭菌的温度和时间分别是_____、_____。

2. 杀灭细菌芽孢最常用而有效的方法是_____。

3. 紫外线具有_____、_____、_____等特点。

三、名词解释与简答题

1. 解释消毒、灭菌、无菌操作的概念。

2．常用的消毒灭菌方法有哪些？

3．影响消毒灭菌效果的因素有哪些？

（董海艳）

任务二十八　常用化学消毒剂和防腐剂的使用

任务描述

验证细菌在皮肤表面的分布状况及酒精与碘酒的杀菌作用，分析皮肤消毒试验结果。知道常用化学消毒剂的级别，学会消毒剂体外抑菌试验及其评价。归纳化学消毒与防腐剂使用注意事项。

BEI JING ZHI SHI

背景知识

1984 年，北京第一传染病医院（地坛医院的前身）研制成功能迅速杀灭各类肝炎病毒的消毒液，经北京市卫生局组织专家鉴定，授予应用成果二等奖，定名为"84"肝炎洗消液，后更名为"84 消毒液"。化学消毒剂能影响微生物的结构、组成和生理活动，随着浓度的变化具有防腐、消毒和杀灭作用。在常用浓度下一般对细菌的繁殖体有效，对芽孢的杀灭则需提高浓度和延长作用时间。防腐剂和消毒剂对人体组织和微生物的作用无选择性，吸收后对人体有害，故只能外用或仅用于环境的消毒。

任务内容

一、化学消毒基本概念

常用于化学消毒的有消毒剂和防腐剂，一般情况下，高浓度的为消毒剂，低浓度的为防腐剂：

1. 消毒剂　用于消毒的药物称为消毒剂。能杀灭传播媒介上病原微生物，使其达到无害要求，将病原微生物消灭于人体之外，切断传染病的传播途径，达到控制传染病的目的。具有杀灭病原微生物作用，但消毒剂不一定要求能杀灭所有的微生物。

2. 防腐剂　是天然或合成的化学成分，用于加入食品、药品、颜料、生物标本等，延迟微生物生长或化学变化引起的腐败。

二、常用化学消毒剂的级别

常用化学消毒剂按其杀灭微生物的效能可分为高效、中效、低效消毒剂三类。

1. 高效消毒剂　能杀灭包括细菌芽孢和真菌孢子在内的各种微生物，能灭活所有病毒。可作为灭菌剂使用的一定是高效的化学消毒剂。适用于不能耐受热力的灭菌,但要进入人体内的物品,如内窥镜、塑料外科器材等的消毒。

(1) 含氯消毒剂:其有效成分按有效氯含量计算。有效氯含量指某含氯消毒剂所含有的与其氧化能力相当的氯量和消毒剂总量的比值,一般以百分比或 mg/L 表示。我国常用的有次氯酸钠、二氯异氰尿酸尿酸钠和漂白粉等。这类制剂在水中可产生氯(Cl_2)、次氯酸(HClO)及新生态氧[O],三者均具有强大的杀菌作用。氯可氧化细菌-SH 基,次氯酸盐可与胞质成分作用形成氮-氯复合物,干扰细胞代谢,且杀菌谱广,作用快,可用于物品表面、饮用水、皮肤、地面、排泄物和污水等消毒。但对金属制品有腐蚀作用。

(2) 过氧化物消毒剂:常用的有过氧化氢(hydrogen peroxide)和过氧乙酸(peracetic acid)。两者主要靠其强大的氧化能力来灭菌,可使酶蛋白中的-SH 基转变为-S-S-基,导致酶活性的丧失。3%~6%的过氧化氢可杀死大多数细菌,10%~25%浓度时可杀死所有微生物,包括细菌芽孢。过氧化氢熏蒸还可用于空气消毒。目前利用过氧化氢蒸汽的等离子无菌技术正在发展,可能会替代环氧乙烷灭菌技术而成为医疗器械灭菌的发展方向。过氧乙酸为强氧化剂,易溶于水,杀菌谱广,杀菌力强,无残留毒性,但稳定性差,并有刺激性与腐蚀性,不适用于金属器具等的消毒。可用于物品表面和皮肤消毒。二氧化氯(chlorine dioxide)消毒剂亦靠其强大的氧化能力来灭菌,二氧化氯在水中溶解饱和后,即可以气态向空中自然逸散,当空气中有效浓度达到 $4mg/m^3$,即可杀死 99.99%的细菌、病毒和真菌,是当前新型的安全无毒、广谱高效的空气消毒净化剂。

(3) 醛类消毒剂:常用的有甲醛(formaldehyde)、戊二醛(glutaraldehyde),为烷化剂。具有广谱、高效、快速的杀菌作用。其杀菌机制是对细菌蛋白质和核酸的烷化作用。2%碱性戊二醛对橡胶、塑料、金属器械等物品无腐蚀性,适用于精密仪器、内窥镜的消毒。但对皮肤黏膜有刺激性。由于甲醛对人有潜在毒性作用,其使用有限,主要用于高效空气过滤器(HEPA)的消毒。

(4) 环氧乙烷:为杂环类化合物,沸点为 10.8℃,易蒸发,多用为气体消毒剂。其杀菌机制与甲醛相同,但其作用受气体浓度、消毒温度和湿度的影响。其优点为有穿透力,杀菌广谱高效,杀灭芽孢能力强,对多数物品无损害作用。不足之处为易燃,对人有一定毒性。其在空气中的浓度不得超过 1ppm。灭菌后物品中残留的环氧乙烷应挥发至规定的安全浓度方可使用。现已有特制的环氧乙烷灭菌箱,能控制真空度、温度和湿度,消毒后可用无菌空气进行洗涤,使用安全方便。常用灭菌要求是浓度 800~1200mg/L;相对湿度 55%~60%;50℃;6h。

2. 中效消毒剂　能杀灭细菌芽孢以外的各种微生物,包括细菌繁殖体、真菌和大多数病毒。适用于纤维内窥镜、喉镜、阴道窥器、麻醉器材等。

(1) 含碘消毒剂:常用为碘酊(tincture of iodine)和碘伏(povidone iodine)。杀菌作用主要依靠其沉淀蛋白和强大的氧化能力。碘酊为碘的乙醇溶液;碘伏为碘与载体的结合物(常为聚乙烯吡咯酮碘)。多用于皮肤黏膜、体温计以及其他物品表面的消毒。碘酊对皮肤有刺激性,消毒后需以 75%乙醇将其擦净;碘伏着色易洗脱,刺激性较轻微。

(2) 醇类消毒剂:醇类的杀菌活性随碳链的长度增加而增加(最高活性见于 5~8 个碳原子)。乙醇(alcohol)或异丙醇最为常用,可迅速杀死细菌繁殖体、结核分枝杆菌与某些真菌和有包膜病毒。杀菌机制在于去除细菌包膜中的脂类,并使菌体蛋白质变性。乙醇浓度为 70%～75% 杀毒力最强。异丙醇的杀毒作用比乙醇强,且挥发性低,但毒性较高。一般多用于医疗护理器材、皮肤的消毒和浸泡体温计。

3. 低效消毒剂　只能杀灭一般细菌繁殖体、部分真菌和亲脂性病毒,不能杀灭细菌芽孢、结核杆菌和亲水性病毒。

(1) 季铵盐类消毒剂(quaternary ammonium compounds):我国使用最为普遍的是苯扎溴铵(benzalkonium chlorine)即新洁尔灭。其溶液无色、无臭、刺激性轻微。属阳离子表面活性剂,能吸附于细菌表面,改变胞壁通透性,使菌体内的酶、辅酶、代谢中间产物逸出,呈现杀菌作用。表面活性剂又称去垢剂,易溶于水,能减低液体的表面张力,使物品表面油脂乳化易于除去,故具有清洁作用。表面活性剂有阳离子型、阴离子型和非离子型三类。因细菌带阴性电荷,故阳离子型杀菌作用较强,但不得与阴离子表面活性剂(如肥皂)合用。可用于皮肤、黏膜、物品表面、地面消毒。

(2) 氯己定(chlorhexidine):即洗必泰,为双胍类化合物。其溶液无色、无臭、刺激性轻微。不宜与阴离子表面活性剂合用。可用于皮肤、黏膜、物品表面、地面消毒。

(3) 高锰酸钾:具有氧化杀菌作用。主要用于皮肤、黏膜冲洗,浸泡消毒及食具、蔬菜、水果的消毒。

三、化学消毒剂的使用方法

1. 擦拭法　用易溶于水的消毒剂规定的浓度配置成消毒液,擦拭被污染的物品。常用于桌椅、墙壁、地面等的消毒。

2. 浸泡法　将需消毒的物品洗净擦干,完全浸泡在有效浓度的消毒液中,达到规定时间。适用于耐湿不耐热物品的消毒,如体温表、病人的餐具、锐利器械、精密器材等。

3. 喷雾法　将化学消毒剂喷洒在空间中进行消毒,如洪水、地震灾后防疫、边界检疫等。

4. 熏蒸法　将消毒剂加热或加入氧化剂使之气化,在规定的时间和浓度内利用消毒剂产生的气体进行消毒。用于室内物品、空气及不耐湿不耐高温物品的消毒。

(1) 空气消毒:将消毒剂加热或加氧化剂熏蒸,按规定时间密闭门窗,消毒毕,再打开门窗通风换气。消毒剂可用 2‰ 过氧乙酸,每立方米空间用 8ml;纯乳酸,每立方米空间用 0.12ml,加等量水;食醋,每立方米用 5～10ml,加热水 1～2 倍,加热熏蒸,密闭门窗 30～120min,用于流感、流脑病室的消毒。

(2) 物品消毒:常用甲醛熏蒸柜。用 40% 甲醛 40～80ml/m³ 加入高锰酸钾(按 2ml 甲醛加高锰酸钾 1g 计算),密闭熏蒸 6～12h。也可柜内置电灯泡,通电加热熏蒸。

(3) 环氧乙烷气体密闭消毒法:利用灭菌剂气体,在密闭容器内,经标准的浓度、温度和时间达到消毒灭菌的作用。环氧乙烷用于精密仪器、医疗器械、化纤织物、塑料制品等的消毒灭菌。环氧乙烷穿透力强,易燃易爆,因此,消毒时应使用专用的灭菌器械并严格遵守操作规程。

四、消毒剂选用原则与注意事项

1. 根据消毒物品的性能及病原体的特性,选择合适的消毒剂;低效消毒剂不能作为灭菌器械保存液,如新洁而灭作为手术器械保存液,易导至病人感染铜绿假单胞菌血症。

2. 严格掌握消毒剂的有效浓度。消毒剂应定期更换,易挥发的要加盖,并定期检测、调整浓度;消毒剂使用过程造成误区,认为消毒剂中不会有菌生长,对反复使用的消毒剂不定时监测浓度,反复浸泡消毒,不注意使用中浓度监测。

3. 严格掌握消毒剂的消毒时间和使用方法,使用期间补充新液,或更换新消毒剂。不能长期使用某种消毒剂。长期使用低效消毒剂,如外科洗手用碘伏、洗必泰或新洁尔灭导致产生抗性菌株。有报道:MRSA 对碘伏的 MIC 增高,因此,使用消毒剂也应及时更替,避免抗性菌株产生。

4. 消毒物品要洗净擦干,浸没在消毒液内,注意打开物品的轴节或套盖。在使用前用无菌生理盐水冲洗,避免消毒剂刺激人体组织。

五、化学消毒剂的杀菌试验

1. 实验原理 某些化学药剂可以抑制或杀死微生物,因而被用于微生物生长的控制。依作用性质可将化学药剂分杀菌剂和抑菌剂。杀菌剂是能破坏细菌代谢机能并有致死作用的化学药剂,如重金属离子和某些强氧化剂等。抑菌剂并不破坏细菌的原生质,而只是阻抑新细胞物质的合成,使细菌不能增殖,如磺胺类及某些抗生素等。化学杀菌剂主要用于抑制或杀灭物体表面、器械、排泄物和周围环境中的微生物。抑菌剂常用于机体表面,如皮肤、黏膜、伤口等处防止感染,也有的用于食品、饮料、药品的防腐作用。

2. 实验材料

(1) 菌种:葡萄球菌 18~24h 琼脂斜面培养物,普通琼脂平板。

(2) 化学消毒剂:5%石炭酸、2%碘酒、70%酒精、0.1%升汞。

(3) 直径 0.6cm 无菌圆形滤纸片、小镊子、接种环等。

3. 实验方法

(1) 将琼脂平板分为四等分,并在其底面做标记。

(2) 用接种环以葡萄球菌琼脂斜面培养物,密涂于整个琼脂培养基表面。

(3) 用小镊子夹取无菌小滤纸片,分别蘸取上述消毒剂(消毒剂不宜蘸得过多,防止外流)。平贴于各相应分区的中央,盖上皿盖,标明日期和试验者。

(4) 置培养箱,37℃培养 18~24h 后,观察各种化学消毒剂的杀菌作用。

4. 实验结果判读 观察纸片周围无细菌生长的区域,称为抑菌圈,分别测量四种消毒剂抑菌圈的直径,以 mm 为单位记录之。

知识拓展

消毒剂抗性的概念

抗菌药物的广泛使用,造成耐药菌株不断出现,致使通常有效的药物失去抗菌作用而给临床治疗带来了极大困难。事实上,细菌的耐药现象已不仅仅限于抗生素,早已扩展到了消毒剂。消毒剂与抗生素同属于具有特殊抑杀微生物作用的化学物质,它们对微生物的作用机制也有很多相同或相似之处,因此,某些微生物同样可能产生对消毒剂的耐药现象。与耐抗生素菌株一样,抗消毒剂菌株的出现可能会导致医院消毒的失败,甚至引起医院内感染的流行和传播。因此,探讨细菌对消毒剂抗性方面的研究就显得十分必要。

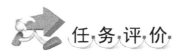 任务评价

一、选择题

1. 下列关于高效消毒剂的描述错误的是 （　　）
A. 能杀灭细菌芽孢
B. 能杀灭真菌孢子
C. 能灭活所有病毒
D. 主要适用于耐受热力物品的灭菌
E. 最常用的是含氯消毒剂

2. 只能杀灭一般细菌繁殖体、部分真菌和亲脂性病毒的消毒剂是 （　　）
A. 高锰酸钾　　B. 碘酊　　　C. 戊二醛　　　D. 过氧乙酸　　E. 次氯酸钠

3. 高效化学消毒剂适用于下列哪些物品消毒 （　　）
A. 内窥镜
B. 塑料外科器材
C. 瓜果
D. 蔬菜
E. 以上均是

4. 常用于消毒的乙醇最佳浓度为 （　　）
A. 50%～55%
B. 60%～65%
C. 70%～75%
D. 80%～85%
E. 90%～95%

二、填空题

1. 化学消毒剂按其杀灭微生物的效能可分为_____、_____和_____三类。
2. 季铵盐类消毒剂我国使用最为普遍的是_____即新洁尔灭。
3. 氯已定即_____,可用于_____、_____、_____和地面消毒。

三、简答题

1. 化学消毒剂如何分级?
2. 归纳常用于皮肤的消毒剂种类。

(董海艳、周海鸥)

任务二十九　抗生素

 任务描述

说出抗生素的种类及应用,解释抗生素概念及常用抗生素的作用机制,归纳抗生素治疗性应用的原则和抗生素用药策略。

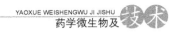

背景知识

20世纪30年代以前,人类一直未能掌握一种能高效治疗细菌性感染且副作用小的药物。抗生素的发现,为人类疾病的治疗带来了划时代的改变。1928年,英国细菌学家弗莱明爵士发现了青霉菌。青霉素治愈了梅毒和淋病,而且在当时没有任何明显的副作用。1936年,磺胺的临床应用开创了现代抗微生物化疗的新纪元。1944年在新泽西大学分离出来第二种抗生素链霉素,它有效治愈了另一种可怕的传染病:肺结核。1947年出现氯霉素,它主要针对痢疾、炭疽病,治疗轻度感染。1948年四环素出现,这是最早的广谱抗生素。在当时看来,它能够在还未确诊的情况下有效地使用。今天四环素基本上只被用于家畜饲养。1956年礼来公司发明了万古霉素被称为抗生素的最后武器。因为它对 G⁺ 细菌细胞壁、细胞膜和 RNA 有三重杀菌机制,不易诱导细菌对其产生耐药。随着科学技术的发展,抗生素的种类不断丰富。自抗生素发现以后,抗生素的确挽救了无数病人的生命,但是随着抗生素的广泛使用,抗生素的滥用又成了新的问题。

 任务内容

抗生素(antibiotics)是指在高稀释度下对一些特异微生物如细菌、真菌、立克次体、支原体、衣原体和病毒等有杀灭或抑制作用的微生物产物;后来将化学合成的仿制品及抗生素的半合成衍生物,具有抗肿瘤作用的微生物产物,也称为抗生素。抗感染药物系指具有杀灭或抑制各种病原微生物的作用,可以口服、肌注、静注等全身应用的,各种抗生素、磺胺类和喹诺酮类药以及其他化学合成药(异烟肼、甲硝唑、呋喃妥因、吡哌酸等)。

一、抗生素分类及应用

抗生素的分类方法很多,可按产生的微生物分类,亦可按其化学结构和性质分类,还可按抗菌谱分类或按作用机制分类。

(一)按抗生素化学结构和性质分类

1. β内酰胺类(β-lactams) 所有β内酰胺抗生素的化学结构中都含有β内酰胺环。β内酰胺抗生素包括的种类较多,其分子侧链形式多样,形成了抗菌谱不同及临床药理学特性各异的多种不同抗生素。

(1)青霉素(penicillin)类:包括青霉素G,具有吸收良好特性的苯氧青霉素、耐酶青霉素(甲氧西林、苯唑西林)和广谱青霉素(氨苄西林、阿莫西林、替卡西林等)。

(2)头孢菌素(cephalosporin)类:根据抗菌谱和对革兰阴性杆菌抗菌活性不同,头孢菌素分为四代:第一代主要用于产青霉素酶的金黄色葡萄球菌和某些革兰阴性菌的感染,如头孢唑啉、头孢氨苄、头孢拉定。第二代对革兰阴性菌的作用较第一代增强,如头孢呋新、头孢孟多等。第三代对多种β内酰胺酶稳定,对革兰阴性菌和铜绿假单胞菌有良好的作用,如头孢他啶、头孢曲松、头孢哌酮等。第四代增强了对三代头孢菌素耐药的肠杆菌和枸橼酸杆菌等的抗菌活性,如头孢匹罗。

（3）头霉素：如头孢西丁（也称头霉甲氧噻吩）。

（4）单环β内酰胺类：如氨曲南、卡卢莫南。

（5）碳青霉素烯类：如亚胺培南,亚胺培南与西司他丁合用称为泰能。

（6）β-内酰胺酶抑制剂：如青霉烷砜、克拉维酸等具有弱的抗菌活性,能与β-内酰胺酶发生不可逆的反应后使酶失活。

2. 大环内酯类（macrolides）　包括红霉素、螺旋霉素、罗红霉素、交沙霉素、阿奇霉素等。

3. 氨基糖苷类（aminoglyccosides）　包括链霉素、庆大霉素、卡那霉素、妥布霉素、阿米卡星等。

4. 四环素类（tetracyclines）　包括四环素、多西环素、米诺环素等。

5. 氯霉素类（chloramphenic）　包括氯霉素、甲砜霉素。

6. 化学合成的抗菌药物　主要有：① 磺胺类的磺胺嘧啶（SD）、磺胺甲噁唑（SMZ）、甲氧苄啶（TMP）,复方新诺明（SMZ）等；② 喹诺酮（fluroqinolones）类的包括诺氟沙星、环丙沙星、氧氟沙星、依诺沙星、培氟沙星、洛美沙星等。

其他　抗结核药物包括利福平、异烟肼、乙胺丁醇、比嗪酰胺等,林克霉素和克林霉素等。

（二）按生物来源分类

1. 细菌产生的抗生素　如多粘菌素（polymyxin）和杆菌肽（bacitracin）。

2. 真菌产生的抗生素　如青霉素及头孢菌素,现在多用其半合成产物。

3. 放线菌产生的抗生素　放线菌是生产抗生素的主要来源。其中链霉菌和小单孢菌产生的抗生素最多。常见的抗生素包括链霉素、卡那霉素、四环素、红霉素、两性霉素 B 等。

二、抗菌药物的作用机制

抗菌药物必须对病原菌具有较强的选择性毒性作用,对病人不造成损害。抗菌药物可以通过影响细菌细胞壁的合成,影响细胞膜的功能,影响细菌细胞蛋白质的合成及影响核酸合成等多种机制发挥作用。了解抗菌药物的机制不但是研究细菌耐药性的基础,也是临床合理选用抗菌药物的前提。根据对病原菌的作用靶位,将抗菌药物的作用机制分为四类。

1. 干扰细菌细胞壁的合成　细菌（支原体除外）具有细胞壁,革兰阳性和革兰阴性细菌细胞壁的组成虽有不同,但其主要组分均有肽聚糖。β-内酰胺类抗生素主要抑制肽聚糖合成所需的转肽酶反应,可阻止肽聚糖链的交叉连结,使细菌无法形成坚韧的细胞壁。细菌一旦失去细胞壁的保护作用,在相对低渗环境中会变形、裂解而死亡。β-内酰胺抗生素可与细胞膜上的青霉素结合蛋白（penicillin-binding proteins,PBPs）共价结合。该蛋白质是青霉素作用的主要靶位,当 PBPs 与青霉素结合后,导致了肽聚糖合成受阻,可以扣制转肽酶活性,使细菌的细胞壁形成受阻。

2. 损伤细胞膜的功能　有两种机制：① 某些抗生素分子（如多粘菌素类）呈两极性,其亲水性端与细胞膜的蛋白质部分结合,亲脂端与细胞膜内磷脂相结合,导致细菌胞膜裂开,细胞内成分外漏致细菌死亡；② 两性霉素 B 和制霉菌素能与真菌细胞膜上的固醇类结合,酮康唑抑制真菌细胞膜中固醇类的生物合成,均导致细胞膜通透性增加。细菌细胞膜缺乏固醇类,故作用于真菌的药物对细菌无效。

3. 影响蛋白质的合成 抗生素多可影响细菌蛋白质的合成,其作用部位及作用时段各不相同。氨基糖苷类及四环素类主要作用于细菌核糖体的 30S 亚单位,氯霉素、红霉素和林可霉素类则主要作用于 50S 亚单位,导致细菌蛋白质合成受阻。

4. 抑制核酸合成 利福平与依赖 DNA 的 RNA 多聚酶结合,抑制 mRNA 的转录。喹诺酮类药物可作用于细菌 DNA 旋转酶而抑制细菌繁殖。磺胺类药物与对氨基苯甲酸(PABA)的化学结构相似,两者竞争二氢叶酸合成酶,使二氢叶酸合成减少,影响核酸的合成,抑制细菌繁殖。甲氧苄啶(TMP)与二氢叶酸分子中的喋啶相似,能竞争抑制二氢叶酸还原酶,使四氢叶酸的生成受到抑制。因此,TMP 与磺胺药合用具有协同作用。

三、抗生素用药策略

近年来新药剧增,临床用抗生素的品种越来越多,加大了临床医生对抗生素选用的难度。抗生素的用药策略是为了用药安全、疗效明显、价廉物美而采取的一项措施。而抗生素滥用必然导致耐药菌的产生,引发院内抗生素使用高依赖区(如重症监护病房或烧伤病房)严重感染的常见病原体。最常见的院内感染致病菌是铜绿假单胞菌、耐甲氧西林金黄色葡萄球菌等,引发一系列严重感染,如肺炎、术后伤口感染和皮肤感染等,这些感染又可继发血行播散。在制定抗生素用药策略时,监测微生物的敏感性并在一段时间内进行回顾分析非常重要。这不但适用于医院、更适用于抗生素使用高依赖病区,同样,也应对普通门诊标本进行监测,这些病原微生物的抗菌谱信息将给医生合理使用抗生素提供更精确的依据。抗生素用药策略中最重要的是限制性用药,我国已从多方面着手制止抗生素滥用。

(1)严格掌握抗生素治疗性应用的指征。

(2)尽早确定感染性疾病的病原诊断。

(3)正确选药:根据药物的抗菌谱、抗菌活性、药代动力学过程和不良反应选用合适的抗菌药物。

(4)适当的剂量与疗程:根据患者的生理机能状态、免疫力、肝肾功能等调整给药剂量和时间。

(5)严格控制预防性用药。

ZHI SHI TUO ZHAN

知识拓展

青霉素的发展 自 1940 年青霉素投入使用以来,该类抗生素以其疗效确切、对人体细胞毒性小且价格低廉而广泛应用,临床首选用于 G⁺ 球菌所致的感染。目前,青霉素类抗生素已从抗 G⁺ 菌窄谱品种发展到广谱的品种,按其抗菌作用可分为:① 主要抗 G⁺ 菌的窄谱青霉素,如天然青霉素 G、青霉素 V,耐青霉素酶的半合成青霉素甲氧西林、氯唑西林、氟氯西林。② 主要作用于 G⁻ 菌的窄谱青霉素,如美西林、替莫西林。③ 抗一般 G⁻ 杆菌的普青霉素,如氨苄西林、阿莫西林、仓氨西林。④ 抗绿脓杆菌的广谱青霉素,如羧苄西林、替卡西林、哌拉西林、阿洛西林、阿扑西林等。

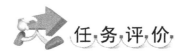

任务评价

一、选择题

1. 根据对病原菌的作用靶位,将抗菌药物的作用机制分为四类　　　　　　　　（　　）

A. 干扰细菌细胞壁的合成　　B. 损伤细胞膜的功能　　　　C. 影响蛋白质的合成

D. 抑制核酸合成　　　　　　E. 以上均是

2. 化学合成的抗菌药物中磺胺类主要有　　　　　　　　　　　　　　　　　　（　　）

A. 磺胺嘧啶(SD)　　　　　　B. 磺胺甲噁唑(SMZ)　　　　C. 甲氧苄啶(TMP)

D. 复方新诺明(SMZ)　　　　E. 喹诺酮

二、填空题

1. 抗生素是指在高稀释度下对一些特异微生物如_____、_____、立克次体、支原体、衣原体和_____等有_____或_____作用的微生物产物;后来将化学合成的仿制品及抗生素的半合成衍生物以及具有抗肿瘤作用的微生物产物也归入其中。

2. 化学合成的抗菌药物主要有:_____和_____两类。

三、简答题

1. 常用的抗生素的种类有哪些?

2. 简述抗生素用药策略?

（董海艳）

任务三十　细菌的耐药性

任务描述

解释细菌的耐药性、细菌多重耐药性的概念;认识细菌耐药性产生机制,及制定细菌耐药性的控制策略的重要性。

BEI JING ZHI SHI

背景知识

青霉素的发现是人类医学史上最伟大的发现之一。自1941年青霉素应用于临床以来,人们相继发现了上万种抗生素,有200余种抗生素应用于临床。抗生素的广泛应用已挽救了无数生命,时至今日抗生素仍然是医生治疗感染过程中不可缺少的药品。然而随着抗生素的使用,引起人类疾病的许多细菌已经对它的对手产生了耐药性。如果对多种抗生素都具有耐药性,此类强致病细菌最为可怕,被称为超级细菌,耐甲氧西林金黄色葡萄球菌

（MRSA）就是超级细菌中最为著名的恐怖分子。

1961年，杰文斯在英国首次发现了MRSA。20世纪60年代中期，MRSA相继在加拿大和欧洲等许多国家出现，70年代末期急剧增加并遍及全球，80年代后期成为全球性病源微生物，位居医院感染病源菌之首。MRSA不但对甲氧西林具有耐药性，而且对绝大多数β-内酰胺类抗生素均具有耐药性，并可对氨基糖酐类、氯霉素、林可霉素、四环素类、大环内酯类及喹诺酮类等常用抗生素产生多重耐药性。虽然万古霉素等糖肽类抗生素对其有效，并一度成为治疗MRSA的首选药物，但20世纪90年代后期，美国、英国、德国、意大利、韩国相继出现了耐万古霉素MRSA。2002年，美国密西根州及宾夕法尼亚州先后报道了完全耐万古霉素的MRSA（VRSA）。2004年，美国疾病控制中心确证了第三株耐万古霉素MRSA。随着临床中可选的抗MRSA感染药物越来越少，MRSA感染已成为当前临床治疗中最为棘手的问题之一。

 任务内容

一、细菌的耐药性

耐药性（drug resistance）亦称抗药性，是指细菌对某抗菌药物（抗生素或消毒剂）的相对抵抗性。耐药性的程度用某药物对细菌的最小抑菌浓度（MIC）表示。临床上有效药物治疗剂量在血清中浓度大于最小抑菌浓度称为敏感，反之称为耐药。

流行病学资料显示，在医院临床和社区，细菌耐药性普遍存在。产生耐药性有内因和外因两种因素：内因指遗传因素；外因包括医疗过程中滥用抗生素、饲料中滥加抗生素和消毒剂的不合理应用等。细菌耐药机制的研究涉及细菌的结构、生理代谢、生物化学、遗传学、药理学和分子生物学等多个学科，耐药机制的研究已深入到分子水平。

二、细菌的耐药机制

（一）遗传机制

遗传学上把细菌耐药性分为固有耐药性和获得耐药性。

1. 固有耐药 细菌对某些抗菌药物的天然不敏感。固有耐药性细菌称为天然耐药性细菌，其耐药基因来自亲代，由细菌染色体基因决定而代代相传的耐药性，存在于其染色体上，具有种属特异性。如肠道杆菌对青霉素的耐药，固有耐药性始终如一并可预测。

2. 获得耐药 获得耐药性指细菌DNA的改变导致其获得耐药性表型。耐药性细菌的耐药基因来源于基因突变或获得新基因，作用方式为接合、转导或转化。可发生于染色体DNA、质粒、转座子等结构基因，也可发生于某些调节基因。在原先对药物敏感的细菌群体中出现了对抗菌药物的耐药性，这是获得耐药性与固有耐药性的重要区别。获得耐药性大多由质粒介导，但亦有染色体介导的耐药性，如金葡菌对青霉素的耐药。影响获得耐药性发生率有三个因素：药物使用的剂量、细菌耐药的自发突变率和耐药基因的转移状况。

染色体突变：所有的细菌群体都会发生自发的随机突变，频率很低，其中有些突变赋予细菌耐药性。

可传递的耐药性(突变基因水平转移方式——接合、转导、转化)。耐药基因转移能依靠R质粒(细菌中广泛存耐药质粒,质粒介导的耐药性传播在临床上占有非常重要的地位。多数细菌的质粒具有传递和遗传交换能力,细菌质粒能在细胞中自我复制,并随细菌分裂稳定地传递给后代,能在不同细菌间转移)、转座子(是比质粒更小的 DNA 片段,可在染色体中跳跃,实现菌间基因转移或交换,使结构基因的产物大量增加,使宿主细胞失去对抗菌药物的敏感性)和整合子(又名跳跃基因,是比质粒更小的 DNA 片段,可在染色体中跳跃,实现菌间基因转移或交换,使结构基因的产物大量增加,使宿主细胞失去对抗菌药物的敏感性)等可移动的遗传元件介导下,进行传播。

(二)生化机制

1. 产生钝化酶使抗菌药物失效　钝化酶是耐药菌株产生的、具有破坏或灭活抗菌药物活性的某种酶,它通过水解或修饰作用破坏抗生素的结构使其失去活性,如分解青霉素的酶或改变氨基糖苷类抗生素结构的酶。

β-内酰胺酶:特异性水解打开药物分子结构中的 β-内酰胺环,使其完全失去抗菌活性,又称灭活酶,由染色体和质粒介导。分青霉素型水解青霉素类;头孢菌素型水解头孢类和青霉素类。在 G⁻ 杆菌中有两种:超广谱 β-内酰胺酶和 AmpC β-内酰胺酶。

氨基糖苷类钝化酶:由质粒介导,其机制是通过羟基磷酸化、氨基乙酰化或羧基腺苷酰化作用,将相应的化学基团结合到药物分子上,使药物的分子结构发生改变,失去抗菌作用。

氯霉素乙酰转移酶:由质粒编码产生该酶,使氯霉素乙酰化而失去抗菌活性。

2. 药物作用靶位的结构和数量改变　导致与抗生素结合的有效部位发生变异,影响药物的结合,对抗生素不再敏感,这种改变使抗生素失去作用位点和亲和力降低,但细菌的生理功能却正常。如青霉素结合蛋白改变导致对 β-内酰胺类抗生素亲和力极低导致耐药。

3. 抗菌药物的渗透障碍　细菌细胞壁的障碍和/或外膜通透性的改变将严重影响抗生素进入细菌内部到达作用靶位发挥抗菌效能,耐药屏蔽也是耐药的一种机制。如细菌生物被膜是细菌为适应环境而形成的,可保护细菌逃逸抗菌药物的杀伤作用。又如细胞膜上微孔缺失时,亚胺培南不能进入胞内而失去抗菌作用。铜绿假单胞菌对抗生素的通透性比其他 G⁻ 菌差,这是该菌对多种抗生素固有耐药的主要原因之一。

4. 主动外排机制　已发现数十种细菌外膜上有特殊的药物主动外排系统,药物主动外排使菌体内抗菌药浓度下降,难以发挥抗菌作用导致耐药。主动外排耐药机制与细菌的多重耐药性有关。

5. 改变代谢途径和拮抗剂　细菌可通过改变代谢途径逃避抗菌药物作用,如呈休眠状态的细菌或细菌营养缺陷菌均可出现对多种抗生素耐药。耐磺胺药的细菌自身产生 PABA 或直接利用叶酸转化为二氢叶酸。细菌也可以通过增加生产代谢拮抗剂来抑制抗生素,从而获得耐药性。耐药金黄色葡萄球菌通过增加对氨基苯甲酸产量,从而耐受磺胺类药物的作用。

三、细菌的多重耐药

多重耐药性(multi-drug resistance,MDR)指细菌对临床使用的三类或三类以上抗菌药物同时呈现耐药的。由多重耐药菌引起的感染呈现复杂性、难治性等特点,主要感染类型包括泌尿道感染、外科手术部位感染、医院获得性肺炎、导管相关血流感染等。

通过细菌基因盒-整合子系统传播。基因盒为附着在识别部位的耐药基因组成,数个基因盒可以被包装成一个多基因盒阵列,并依次被整合进入细菌的 DNA,称为整合子。整合子含有一种整合酶基因,可以将基因盒插入整合子的特异部位。这样一个转座子-整合子-多重耐药基因盒阵列的系统允许多重耐药性细菌基因之间有效地进行转移,造成耐药菌特别是对多种抗菌药物都耐药的多重耐药性细菌感染的扩散。

常见多重耐药菌包括耐甲氧西林金黄色葡萄球菌(MRSA)、耐万古霉素肠球菌(VRE)、产超广谱 β-内酰胺酶(ESBLs)细菌、耐碳青霉烯类抗菌药物肠杆菌科细菌(CRE)(如产 I 型新德里金属 β-内酰胺酶[NDM-1]或产碳青霉烯酶[KPC]的肠杆菌科细菌)、耐碳青霉烯类抗菌药物鲍曼不动杆菌(CR-AB)、多重耐药/泛耐药铜绿假单胞菌(MDR/PDR-PA)和多重耐药结核分枝杆菌等。近年来,多重耐药菌已经成为医院感染重要的病原菌。

四、细菌耐药性的控制策略

1. 合理使用抗菌药物 制定抗生素用药常规,教育医务工作者和病人规范化用药,供临床选用抗菌药物参考。严格根据适应证选用药物。病人用药前应尽可能进行病原学检测,并进行药敏试验,作为调整用药的参考。按药物的药动学特性,制定合理的用药方案。用药疗程应尽量缩短,一种抗菌药物可以控制的感染则不任意采用多种药物联合。严格掌握抗菌药物的局部应用、预防应用和联合用药,避免滥用。

2. 严格执行消毒隔离制度 对耐药菌感染的患者应予隔离,防止耐药菌的交叉感染。医务人员应定期检查带菌情况,以免传播医院内感染。

3. 加强药政管理 加强细菌耐药性的检测,建立细菌耐药监测网,掌握本地区、本单位重要致病菌和抗菌药物的耐药性变迁资料,及时为临床提供信息。必须规定抗菌药物凭处方供应。农牧业应尽量避免供临床应用的抗菌药物作为动物生长促进剂或用于牲畜的治疗,以避免对医用抗菌药物产生耐药性。细菌耐药性一旦产生后,在停用有关药物一段时期后敏感性有可能逐步恢复。

4. 研发新抗菌药物 根据细菌耐药性的机制及其与抗菌药物结构的关系,改造化学结构,使其具有耐酶特性或易于透入菌体。寻找和研制具有抗菌活性,尤其对耐药菌有活性的新抗菌药物;同时针对耐药菌产生的钝化酶,寻找有效的酶抑制剂。

5. 破坏耐药基因 随着细菌基因组研究的进展,学者们发现通过破坏耐药基因可使细菌恢复对抗菌药物的敏感性。耐药性质粒在细菌耐药性的产生和传播方面占有重要的地位,可筛选用于人体的质粒消除剂或防止耐药性转移的药物。

ZHI SHI TUO ZHAN

知识拓展

结核病的联合用药问题

治疗结核病的主要药物有六种,异烟肼、利福平、比嗪酰胺、乙胺丁醇、链霉素、氨硫脲。近年来,发现了多重耐药(MDR)结核分枝杆菌株。通常多重耐药菌株的定义是菌株至少对利福平和异烟肼耐药,对其他药物也常耐药。在过去几十年中也随时有 MDR 菌株偶然地被分离出来,并且造成了结核病在局部地区的暴发流行。流行的特点是与 HIV 连系在一起并有惊人高的死亡率。对所有的一线、二线抗结核药物耐药,死亡率常在 80% 以上。因此抗结核药物耐药性,特别是多药耐药,对结核病控制规程构成一个很大的威胁。

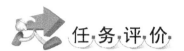 任务评价

一、选择题

　　多重耐药菌引起的感染呈现特点　　　　　　　　　　　　　　　　　　　　　　　（　　）

　　A. 复杂性　　　　B. 难治性　　　　C. 特殊性　　　　D. 反应性　　　　E. 感染性

二、填空题

　　1. 遗传学上把细菌耐药性分为_____和_____两种。

　　2. 多重耐药性指细菌对临床使用的_____以上抗菌药物同时呈现耐药。

三、简答题

　　1. 什么是细菌的耐药性?

　　2. 细菌的耐药机制是什么?

(董海艳)

任务三十一　药物体外抗菌试验技术

 任务描述

　　解释体外抗菌试验、最小抑菌浓度(MIC)和最低杀菌浓度(MBC)的概念,理解药物敏感试验中连续稀释法和纸片扩散法的原理和结果;学会两种体外抑菌试验及结果判断;归纳药物体外抗菌试验操作注意事项。

BEI JING ZHI SHI

背景知识

　　女生小杨的拇指上有一个小黑点很痒,挑破后开始溃烂,父母带她到乡卫生院诊治,医生给予抗生素消炎,症状未有好转。转当地一家医院治疗,再使用抗生素,还是没有效果。接着到了省城,先后在四家大医院治疗,用得最多的还是抗生素,她的手却依然在继续溃烂。三个月后她来到了北京,这时她的右手已经坏死,细菌培养发现其感染菌对十几种抗生素均耐药,不得不做了截肢手术。此案例警示我们,在用抗生素治疗前必须明确,患者是否是细菌感染、是什么细菌感染、应该用哪种抗生素? 药物的体外抗菌试验有助于

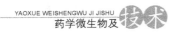

实现这一要求。

药物的体外抗菌试验(antimicrobial test in vitro)是指在体外测定药物抑制或杀灭细菌能力的试验。主要用于筛选抗菌药物、测定药物的抗菌谱或细菌对药物的敏感性等。药物的体外抗菌试验包括用于区别药物是抑菌或杀菌药物的抑菌试验;测定药物杀菌活性的杀菌试验,以及检查两种药物联合作用的联合抗菌试验等。体外抑菌试验常用的方法是纸片琼脂扩散法和试管连续稀释法。纸片琼脂扩散法只能定性,试管连续稀释法可定量测定药物的最低抑菌浓度或最低杀菌浓度。稀释法所测得的某抗菌药物能抑制待测菌肉眼可见生长的最低药物浓度称为最低(或最小)抑菌浓度(minimal inhibitory concentration,MIC)。能杀灭 99.9% 以上测试菌量的最低药物浓度称为最低杀菌浓度(minimal bactericidal concentration,MBC)。

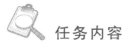 任务内容

一、抗菌试验的影响因素

由于体外抗菌试验结果将直接用于指导生产、科研和临床用药,因此,必须严格控制试验条件,注意影响抗菌试验的众多因素。

(一)体外抗菌试验菌

体外抗菌试验所用的试验菌一般应该用由专门机构提供的标准菌株。(中国药品生物制品检定所菌种保藏中心供应)。在特定条件下需用临床分离的菌株。试验菌应注意菌株的纯度,不得有杂菌污染,使用前应进行必要的纯化及生物学特征鉴定,宜选择对数生长期的细菌进行试验。试验结果的灵敏度一定程度上与试验菌的接种量成反比关系,应选用适宜的接种量。

(二)体外抗菌试验的培养基

应根据试验菌生长的营养需要选择适宜的培养基,对营养要求不高的细菌可使用 Mueller Hinton 培养基(M-H 培养基),营养要求高的细菌,培养基中需添加特殊营养剂。培养基中不能含有干扰药物抗菌作用的成分,应尽量避免有抗菌药物的拮抗物质,含有血清等蛋白质时,可能与某些抗菌药物结合,影响抗菌药物的作用。培养基的酸碱度、电解质、还原性物质等均可影响试验结果,培养基原料、成品的外观和性能均应符合要求。K-B法所用培养基的厚度应为 4mm±1mm。使用前需做无菌检查,合格后方可使用。

(三)抗菌试验的药物

药物的溶解性、稳定性、pH、浓度和总量、稀释方法及含有的其他成分等都直接影响抗菌试验的结果。药物溶解性的高低可以影响试验结果的真实性,供试药物需精确配制。固体药物应配制成溶液或均匀悬液,有些不溶于水的药物需用适宜的少量有机溶剂溶解后再稀释至所需浓度。药液的 pH 值应尽量接近中性,既能保持药物的稳定性又不影响试验菌的生长。有些药物的效价还易受到光照、温度、储存时间等诸多因素的影响而降低,药敏纸片应用标准菌株定期检测是否失效,配好的药物原液应在有效期内使用。

（四）体外抗菌试验的对照

为了确保试验结果的准确可靠,每次实验时均应同时做各种对照,包括试验菌对照、已知药物对照以及溶剂和稀释液对照等。在无抗菌药物的培养基上,试验菌应生长良好。已知抗菌药物对标准敏感菌株应出现预期的抗菌效果。配制抗菌药物所用的溶剂或稀释液应无抗菌作用。

二、体外抑菌试验

体外抑菌试验是最常用的抗菌试验,方法简便、需时短、用药量少、不需要动物和特殊设备,一般在玻璃器皿中进行。常用的方法有连续稀释法(serial dilution test)和琼脂扩散法。

（一）连续稀释法

稀释法是体外定量测定抗菌药物抑制待测细菌生长活性的方法,稀释法所测得的某抗菌药物抑制待测菌生长的最低浓度为最低(或最小)抑菌浓度(MIC)。抗菌药物可在液体或固体培养基中倍比稀释。根据稀释用的培养基不同,分为液体培养基连续稀释法和固体培养基连续稀释法。平板固体培养基连续稀释法可同时测定大批试验菌株的 MIC,且不受药物颜色及混浊度的影响,适于中药制剂。

1. 原理　液体培养基连续稀释法是在一系列试管中,用水解酪蛋白(MH)液体培养基按一定比例稀释抗菌药物,获得药物浓度递减的系列试管,然后在各试管中接种适量待检细菌,经培养一定时间后,肉眼观察试管内试验菌的生长情况,判断抑制试验菌生长的最低药物浓度(MIC),通常用 $\mu g/ml$ 或 U/ml 表示。

2. 材料

(1) 培养基:一般细菌采用 M-H 液体培养基。难于生长的细菌可用含 0.5% 血液的 M-H 液体培养基。

(2) 药物原液制备:配制各种抗菌药物原液的溶剂一般为蒸馏水、磷酸盐缓冲液或乙醇等,稀释剂多为蒸馏水。配制时需用标准粉剂并了解其效价,换算后配成 $1000\mu g/ml$ 或 1000U/ml 原液。过滤除菌、分装保存,4℃下保存不能超过一周。

(3) 接种菌液制备:在已分纯的待测菌平板上挑取 4~5 个菌落接种于 5ml M-H 液体培养基内,35℃培养 4~6h;链球菌属和嗜血杆菌属的细菌需接种于含血液的 M—H 液体培养基内,35℃培养过夜。生长后的细菌用无菌生理盐水校正菌液浓度,使其相当于 0.5 麦氏比浊标准,再用 M-H 液体培养基 1∶200 稀释后备用。稀释后的菌液应在 15min 内接种完毕。

3. 方法与结果

(1) 药液稀释:排列试管 10~20 支,各试管内均加入 1ml M-H 液体培养基,于第 1 管中加入 1ml 一定浓度的药液,混匀后吸取 1ml 至第 2 管,依此类推,将药物进行 2 倍系列稀释,使各管抗菌药物的浓度倍比递减。各种抗菌药物稀释后的终浓度可根据该药物在血清中可能达到的浓度及治疗的有效浓度来考虑,例如可稀释成各管含药量依次为($\mu g/ml$)512、256、128、64、32、16、8、4、2、1、0、0.5、0.25、0.125 等。另设培养液对照,检测菌生长对照和质控菌生长对照管各一支。

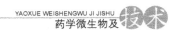

（2）接种试验菌：用微量加样器吸取 0.1ml 已校正浓度的待测菌悬液,依此由低浓度到高浓度加到各含药试管内(图 31－1),摇匀,使试验菌与药液充分接触。

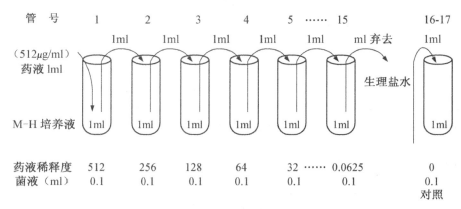

管　号	1	2	3	4	5 …… 15	16-17
	1ml	1ml	1ml	1ml	1ml	ml 弃去	1ml
（512μg/ml）药液 1ml							生理盐水
M-H 培养液	1ml	1ml	1ml	1ml	1ml	1ml	1ml
药液稀释度	512	256	128	64	32 …… 0.0625	0
菌液（ml）	0.1	0.1	0.1	0.1	0.1 0.1	0.1 对照

图 31－1　稀释法示意图

（3）培养：将各试管置 37℃培养 16～24h,特殊试验菌可适当延长培养时间。

（4）结果判读：以药物最高稀释管中无肉眼可见细菌生长者,为该药物对待测菌的最低抑菌浓度（MIC）。

4. 注意事项

（1）加菌液时加样器吸头必须插到管内液面下并避免与管内壁接触。

（2）培养基、抗菌药物的配制,接种菌量、结果观察的时间等因素均影响试验的结果。培养基应先灭菌,试验前再定量分装于各灭菌试管,以避免因灭菌水分蒸发造成各试管培养基的量不准,从而影响各管药液浓度的准确性;抗菌药物应采用标准粉剂。供试液浓度大小的确定,可根据所了解的样品特性估计其抑菌强度,并可根据待测菌的敏感度予以增加 1～3 个稀释度。供试液的浓度过高、过低,接种菌量过多、过少,均有可能使结果无法确定。

（3）一般在培养 16～18h 之间观察结果。培养时间过长,被轻度抑制的部分细菌可重新开始生长。有些抗菌药物不够稳定,培养时间过长可使其抗菌活性降低,甚至消失,从而导致 MIC 值增高。

（二）纸片琼脂扩散法

纸片琼脂扩散法操作简便、成本不高、灵活性强,是目前被广泛采用的药敏试验方法,此法由 Kirby 和 Bauer 所建立,故又称 K－B 法。世界卫生组织推荐 K－B 法作为标准化的药敏试验。特别适用于肠杆菌科细菌等快速生长的致病菌,但不适用于专性厌氧菌及酵母样菌等某些特殊菌种。

1. 原理　在已接种被测细菌的水解酪蛋白琼脂平板上,贴上含有定量抗菌药物的纸片。纸片中所含的抗菌药物很快溶解于培养基内,并向四周扩散,形成递减的梯度药物浓度。在药物浓度高于 MIC 的范围内,检测菌的生长受到抑制,在含药纸片的周围出现无细菌生长区,称为抑菌圈（环）。量取抑菌环的直径,与解释标准进行对比,即可判定测试菌对某种抗菌药物的敏感程度。

2. 材料

（1）培养基：K－B法指定用M－H琼脂为常规培养基，检测某些营养要求较高的细菌时，需在M－H琼脂中加入特殊营养物质。制备M－H琼脂平板，应该用直径9cm的平皿，琼脂厚度为4mm±1mm。制备好的M－H琼脂平板用塑料袋密封后置4℃保存，不超过7d。

（2）抗菌药物纸片：选择直径为6.35mm，吸水量为20μl，纸片的厚度在1mm左右的专用药敏纸片，用逐片加样或浸泡方法使每片含药量达到规定要求。目前各种抗菌药物纸片均有商品供应。

（3）接种菌液：用接种环在已分纯的待测菌平板上挑取4～5个菌落，接种于5ml M－H液体培养基内，35℃培养4～6h，用无菌生理盐水校正菌液浓度至0.5麦氏比浊标准。校正浓度后的菌液应在15min内接种完毕。

（4）其他：镊子、接种环、无菌棉拭、95％乙醇、酒精灯、毫米尺等。

3. 方法与结果

（1）用无菌棉拭蘸取已制备好的菌液，并在管壁上旋转拧压将多余菌液旋转挤去，均匀涂布接种于M—H琼脂表面，涂布三次，每次平板旋转60°，最后沿平板内缘涂抹一周，盖上皿盖，置室温干燥3～5min，使水分被琼脂完全吸收。

（2）用无菌镊子将含药纸片按一定间隔贴于含菌琼脂表面，并轻轻按压贴紧。涂抹菌液后15min内加完药敏纸片，放入35℃恒温箱培养16～18h。

（3）观察纸片周围有无抑菌环，用毫米尺量取包括纸片直径在内的抑菌圈直径，单位为mm。参照相应解释标准按敏感（susceptible，S）、中介（intermediate，I）和耐药（resistant，R）报告结果（图31－2、3）。

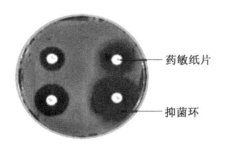

图31－2　药物敏感试验纸片法

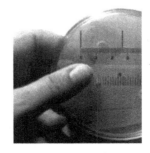

图31－3　测量抑菌环大小

敏感（S）：是指测试菌对抗菌药物敏感，可被测定药物常规剂量给药后所达到的血药浓度所抑制或杀灭。

耐药（R）：表示常规剂量的测定药物在体内达到有效浓度时不能抑制检测菌生长。

中介（I）：表示通过提高测定药物的剂量或在体内该药物浓度较高的部位（如尿液、胆汁等），细菌生长可被抑制。I不是敏感性的度量，这一范围作为"缓冲域"，以防止由微小的技术因素失控导致的结果偏差。如果没有其他可以替代的药物，应重复试验或以稀释法测定最低抑菌浓度。

部分抗生素纸片扩散法解释标准见表32－1。

表 31 - 1　部分抗生素纸片扩散法解释标准

抗生素	纸片含药量（μg/片）	抑菌环直径（mm）		
		S	R	I
青霉素 G	10U	≤28		≥29
头孢克罗	30	≤14	15～17	≥18
头孢他啶	30	≤14	15～17	≥18
诺氟沙星	10	≤12	13～16	≥17
左氧氟沙星	5	≤13	14～16	≥17
环丙沙星	5	≤15	16～20	≥21
阿奇霉素	15	≤13	14～17	≥18
红霉素	15	≤13	14～22	≥23
四环素	30	≤14	15～18	≥19
氯霉素	30	≤12	13～17	≥18
利福平	5	≤16	17～19	≥20

4. 注意事项

（1）自冰箱取出的 M - H 琼脂平板,使用前应置 35℃培养箱孵育 30min,使其表面干燥后方可使用。

（2）抗菌药物纸片应妥善保存,如保存不当可使药物效力降低,致使抑菌圈缩小。保存条件以低温干燥为佳。装药敏纸片的容器使用前应置室温平衡 10min 以上才可打开,避免开启容器时产生冷凝水,使纸片潮解。

（3）接种细菌的量应控制在规定范围内,涂布要密集、均匀。接种的菌量过少时,抑菌圈边缘模糊不清,过多时则抑菌圈变小,影响试验的灵敏度和准确性。

（4）药敏纸片距平板边缘的距离不能小于 15mm,各纸片间距要相等,相邻两药敏纸片中心间距应大于 24mm,以保持纸片周围浓度梯度的相对稳定,避免不同药物相互干扰,防止抑菌圈边缘交叉,影响结果判读。

（5）培养的温度与时间应恒定,培养时间太长,有鞭毛的细菌在培养基上生长时有可能向已经形成的抑菌环方向移动,导致抑菌结果判断的失误。

（三）体外抑菌试验质量控制

体外抑菌试验必须做有效的质量控制,以保证检验结果的可靠性和可重复性。除了要对培养基、药敏纸片及菌液浓度等进行质量控制外,还需使用标准的参考菌株进行全程质控。每周至少 2 次,用与常规实验相同的方法,测定质控菌株的抑菌圈、MIC 等。K - B 法得到的抑菌圈直径应完全符合规定的范围,药敏纸片的片间差,其抑菌圈直径最大和最小之差不大于 1～2mm。表 31 - 2 列出了部分抗菌药物对质控菌株金黄色葡萄球菌

ATCC25923 的抑菌圈允许范围,此范围为 95% 的可信限,即实验室日间质控得到的抑菌圈直径在连续 20 个数值中,仅允许有一个超出这个范围。否则实验结果不可靠,不能发出报告,应寻找造成误差的原因,待复查准确后再行报告。稀释法常用抗菌药物对标准菌株的 MIC 应在预期值范围内。超过或低于预期值范围一个稀释度以上,不能发出报告,应检查出现差错的原因以及标准菌株被污染和变异的可能性。常用的质控菌株有 ATCC25923(金黄色葡萄球菌),ATCC25922(大肠埃希菌)、铜绿假单胞菌 ATCC27853 及粪肠球菌 ATCC29212 或 33186。

表 32-2　金黄色葡萄球菌 ATCC25923 菌株对部分抗菌药物的抑菌环允许范围

药物名称	纸片含药量(μg/片)	抑菌圈直径(mm)
青霉素 G	10U	26~37
氨苄西林	10	27~35
头孢克罗	30	27~31
头孢他啶	30	16~20
链霉素	10	14~22
庆大霉素	10	19~27
诺氟沙星	10	17~28
左氧氟沙星	5	25~30

三、体外联合抗菌试验

联合抗菌试验主要用于测定两种抗菌药物联合应用时的相互影响。两种抗菌药物联合应用时抗菌作用加强的称为协同作用(synergism);抗菌作用减弱的称为拮抗作用(antagonism);相互无影响的称为无关作用(indifference);抗菌作用为两药之和的为累加作用(addition)。常用的联合抗菌试验方法有以下几种。

(一)纸条试验

纸条试验(paper strip test)是在已经接种试验菌的平板表面垂直放置两条浸有不同药液的滤纸条,培养后观察两药形成的抑菌区形状。根据抑菌区的加强、减弱或无影响,来判断两药联合应用时是协同作用、拮抗作用还是无关作用。

(二)梯度平板纸条试验

梯度平板纸条试验(paper strip gradient plate test)是先将无药的琼脂培养基倒入平皿,将平皿斜置待凝固后再放水平。再倒入含抗菌药物的琼脂培养基,这样在重叠的双层琼脂中含有梯度浓度的抗菌药物。然后将试验菌液均匀涂布在平板表面。取纸条浸透另一待检药液,按梯度平板中药物浓度递减的方向置于平板表面,培养后观察,若纸条两端的抑菌区扩大,则说明待检药液对平板中的药物有加强作用。

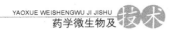

(三) 棋盘格法

棋盘格法(check board test)是常用的定量方法,用以评价两种药物同时用不同浓度进行联合试验时的抗菌活性,能精确测定两种抗菌药物在适当浓度比例下所产生的相互作用。试验时需先分别测得拟联合的抗菌药物对检测菌的 MIC。根据 A 药和 B 药的 MIC 确定药物联合测定的稀释度。一般选择 6～8 个稀释度左右。实验时通常排列 6 排试管,每排 6 管,共 36 管成方阵。两种药物的稀释分别在方阵的纵列和横列中进行,这样在每管中可得到不同浓度组合的两种药物混合液。在各管中均接种 5×10^5 CUF/ml 的检测菌,35℃孵育 18h 后观察结果。用部分抑菌浓度(fractional inhibitory concentration,FIC)及 FIC 指数 (FIC index)来评价。

FIC 指某一抗菌药物在联合前、后所测得的 MIC 比值

FIC(A)＝A 药与 B 药联合试验时 A 药的 MIC/A 药单独试验时的 MIC

FIC(B)＝B 药与 A 药联合试验时 B 药的 MIC/B 药单独试验时的 MIC

FIC 指数　指两药各自的 FIC 之和。FIC 指数愈小,联合抗菌作用愈强。

FIC 指数＝FIC(A)＋FIC(B)

FIC 指数与联合抗菌效力的关系见表 31-3。棋盘格法举例见表 31-4。

表 31-3　FIC 指数与联合抗菌效力的关系

FIC 指数	联合抗菌效力
＜0.5	协同作用
0.5～1	累加作用
1～2	无关作用
＞2	拮抗作用

表 31-4　棋盘格法举例

药物及浓度		A 药(IU/ml)					B 药单药对照
		4	2	1	0.5	0.25	
B 药 (μg/ml)	64	—	—	—	—	—	—
	32	—	—	—	—	—	—
	16	—	—	—	—	—	—
	8	—	—	—	+	+	+
	4	—	—	—	+	+	+
A 药单药对照		—	—	—	+	+	细菌对照

注:—,无细菌生长;+,有细菌生长

FIC 指数 ＝ 1/1＋ 16/16 ＝ 2　则 A 药与 B 药联合抗菌效力为无关

ZHI SHI TUO ZHAN

知识拓展

细菌耐药性检测

细菌耐药性是指致病微生物对于抗菌药物作用的耐受性和对抗性。根据细菌耐药性产生的机制不同,常检测以下几方面:细菌耐药表型检测;β-内酰胺酶检测;耐药基因检测和特殊耐药菌检测等。判断细菌对抗菌药物的耐药性可根据临床和实验室标准协会(clinical and laboratory standards instituet,CLSI)标准,通过测量纸片扩散法、液体稀释法和E试验的抑菌圈直径、MIC值和IC值获得。也可通过耐药筛选试验、折点敏感试验、双纸片协同试验、碘淀粉测定法、硝基头孢噻吩显色法和微生物活性消失法等方法进行检测。

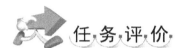

任务评价

一、选择题

1. 体外抑菌试验的常规培养基是 （　　）

A. 营养琼脂　　　　　　B. 普通肉汤　　　　　　C. 血平板

D. M－H培养基　　　　　E. 罗氏培养基

2. 下列哪种方法是世界卫生组织推荐作为标准化的药敏试验 （　　）

A. 纸条试验　　　　　　B. 梯度平板纸条试验　　　C. K－B法

D. 棋盘格法　　　　　　E. 试管纸条试验

3. 下列不属于纸片琼脂扩散法结果报告方式的是 （　　）

A. MBC　　　　B. R　　　　C. S　　　　D. I　　　　E. MIC

二、填空题

抗菌试验的影响因素有_____、_____、_____、_____等。

三、简答题

1. 何谓MIC? 可用什么方法测定? 简述其原理。

2. 体外抗菌试验的影响因素有哪些? 如何保证纸片琼脂扩散法和液体培养基连续稀释法的结果可信?

（黄卫平）

REFERENCES　参考文献

[1] 曹雄伟.最新药品微生物检验方法与操作标准规范及无菌隔离技术实用手册(中卷).北京:中国中医药出版社,2009

［2］中华人民共和国卫生部医政司.全国临床检验操作规程.第3版.南京：东南大学出版社，2006

［3］黄贝贝，陈电容.微生物学与免疫学基础.北京：化学工业出版社，2009

［4］陈代杰.微生物药物学.北京：化学工业出版社，2009

［5］倪语星.抗微生物药物敏感性试验规范.第2版.上海：上海科学技术出版社，2009

［6］俞松林.生物药物检测技术.北京：人民卫生出版社，2009

［7］孙莹.药物分析.北京：人民卫生出版社，2009

［8］弗朗索瓦·耶勒.倪语星译.抗菌药物临床应用：从抗菌谱到临床处方.上海：上海科学技术出版社，2006

［9］李丹.葡萄球菌对消毒剂抗性的研究进展.中国消毒学杂志，2009，26(2)：182-184

［10］张致平.微生物药物学.北京：化学工业出版社，2003

［11］中华人民共和国卫生部.多重耐药菌医院感染预防与控制技术指南(试行)的通知.北京：卫办医政发〔2011〕5号，2011

项目九

微生物技术在药学中的应用

【教学目标】

知识目标

● 掌握微生物对理化因素的敏感性;解释无菌制剂、一次性医疗器械、无菌检查、残存概率法、过度杀灭法、生物指示剂/残存概率、热原检查、参数放行、细菌内毒素检查的概念。

● 认识无菌产品的类型,一次性医疗器械分类,医院病房的分类。

● 了解制药企业洁净区和无菌区的总体要求,无菌产品的灭菌注意事项。

能力目标

● 掌握制药企业空气、水中微生物的限度指标,皮肤和呼吸道中的微生物群落,除去热原的方法和无热原产品的生产要求,对无菌产品进行热原或内毒素检查的方法。

● 以食品为例进行无菌工艺的设计及生物负荷的测定;学会用物理灭菌的方法对医疗器械、药品、食品消毒灭菌;学会用化学消毒剂对医疗器械、工作环境、生活环境的消毒。

● 知道无菌制剂灭菌方法的选择与灭菌注意事项。

素养目标

● 以无菌制剂和一次性医疗器械消毒灭菌方法的选择,培养学生尊重自然规律、实事求是的科学态度,培养团队合作完成任务的协作精神。

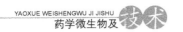

任务三十二　制药工业相关的微生物生态学

 任务描述

　　说出制药工业微生物主要分布状况、药品生产对空气与水的质量要求;归纳制药行业空气、水中微生物的主要种类;皮肤和呼吸道中的微生物群落;人员卫生和防护衣;原材料、包装、建筑、设备的微生物分布及清洗与消毒灭菌。

BEI JING ZHI SHI
背景知识

　　从输液包装材料的发展,看制药工业相关的微生物生态学　　20世纪输液包装容器主要为传统的医药包装材料玻璃瓶,在输液百年的历史上,为人类医疗卫生事业做出了巨大的贡献。玻璃瓶作为第一代输液产品容器,由无机材料经1600℃烧制而成的玻璃制品作为药用容器,具有光洁、易消毒、耐腐蚀、耐磨、良好的化学稳定性、无毒无害等特点。由于玻璃瓶质量重、脆性高、易破损,不便携带和运输,生产时能耗大,成本高,特别在使用过程中易造成二次污染等原因,在20世纪60年代,国际上出现了以塑料容器包装的输液袋,结束了玻璃瓶输液包装一统天下的局面。

　　聚丙烯塑料瓶和聚氯乙烯塑料袋装输液可塑性好,质轻而软,使用时由于外界自然压力及瓶内液体重力,能使输液顺利滴注到病人体内,不用排气管,避免细菌、微粒及空气栓塞的危险,生产成本低,使用方便,它具有无溶出物,不溶性微粒少,成品合格率比玻璃瓶装高,耐撞击,不易破损,质轻,贮存运输方便等优点。我国于1984年首次引进塑料胶瓶包装生产技术。目前,用玻璃瓶作为输液包装正逐步减少,已逐渐被复合膜软袋包装替代。因此,改进输液包装,提高输液质量,降低二次污染,方便临床用药是今后输液生产发展的总趋势。

 任务内容

　　药品可能会通过生产过程中多种渠道和环节被微生物污染,这些微生物生长繁殖,使药品质量受到影响。研究制药工业微生物的生态学、分析各个生产环节可能造成微生物的危害因素,并采取相应的措施可以使微生物的影响降低到最小限度。

一、制药工业空气中的微生物

(一)微生物含量

　　空气由于不含水分和营养并不适合微生物生长繁殖,但是污染物的携带者和传播者,空气中掉落的微生物和微粒却是制药工业最常见的微生物污染途径之一。以抗生素产品为例,生产过程微生物的污染有20%是由空气系统带进的。制药工业空气中的微生物,主要有附着于尘埃上的从地面扬起的球菌属,包括八叠球菌、葡萄球菌、链球菌;形成芽孢的杆菌如:枯草芽孢杆菌、梭状芽孢杆菌;色串孢属等野生酵母菌;青霉、曲霉、毛霉和红酵母等。由于空气中的微生物会污染药物制剂,更为严重的是它们有可能形成芽孢而使其耐热性增大,因此必须控制空气中微生物的含量。

检测空气中微生物含量的方法有两种:

(1)浮游菌监测:用撞击式、离心式和膜过滤(明胶)气体取样仪取一定体积的空气,将空气样品吹到琼脂培养皿上。这种方法对微量微生物检测很有效,要求采集的样本必须有代表性,仪器必须经过校验。

(2)沉降菌监测:将沉降碟暴露在空气中一定的时间,一般为 10~30min,使微生物或黏附微生物的尘埃微粒降沉到培养基表面。经若干时间,在适宜的条件下让微生物在其繁殖形成菌落进行计数,以平板培养皿中的菌落数来判定洁净环境内的活微生物数,以此评定洁净区的洁净度。

(二)制药工业降低空气微生物的方法

洁净空气是生产过程的必要条件。决定空气中微生物含量的因素主要有:生产环境的洁净度、温度、湿度、人员的流动、微生物的生存能力等。减少空气中微生物数量的方法,除采用保持室内清洁、控制温度湿度、减少人员活动等常规措施外,最重要的是对空气进行净化处理。空气洁净技术指除去空气中悬浮的尘埃粒子和微生物等以创造洁净的空气环境,常采用的是纤维过滤技术。当含尘空气通过多孔过滤介质时,粉尘被微孔截留或孔壁吸附,达到与空气分离的目的。对不同等级空气洁净度的空气净化处理,采用初效、中效、高效空气过滤器三级过滤。能除去大于 $0.1\mu m$ 的微粒及微生物,有效控制生物微粒和非生物微粒。

由高效过滤器送出的洁净空气进入洁净室,空气的流向很重要。气流形式有层流和乱流。① 层流是指空气流线呈同向平行状态,亦称平行流。各流线间的尘埃不易相互扩散,遇到人、物等流入气流中的尘埃也很少扩散到全室,随平行流迅速流出,常用于 100 级洁净区。层流分为水平层流和垂直层流。垂直层流以高效过滤器为送风口,布满顶棚,地板全部为回风口,使气流自上而下地流动;水平层流的送风口布满一侧墙面,对应墙面为回风口,气流以水平方向流动。② 乱流是指空气流线呈不规则状态,各流线间的尘埃易相互扩散,亦称紊流。乱流可获得 1000~100000 级的洁净空气。

(三)药品生产对空气质量的要求

1. 空气洁净度级别 药品必须在空气中尘粒数和群落数符合规定的洁净区域内生产,不同的剂型及工序有不同的洁净级别要求,洁净区的设计必须符合相应的洁净度要求,包括达到"静态"和"动态"的标准。2010 版 GMP 分为以下 4 个级别(详见任务三十五)。不同洁净等级之间必须保持一定的静压差,不得小于5Pa,以防止低级别区域空气流入高级级别区域。

2. 洁净区微生物进行动态监测 洁净室(区)应定期消毒、定期检查。按表 32-2 所列的要求对悬浮粒子进行动态监测,评估无菌生产的微生物状况。监测方法有沉降菌法、定量空气浮游菌采样法和表面取样法(如棉签擦拭法和接触碟法)等。动态取样应当避免对洁净区造成不良影响。

对物体表面和操作人员的监测,应当在关键操作完成后进行。在正常的生产操作监测

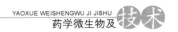

外,可在系统验证、清洁或消毒等操作完成后增加微生物监测。

表 32 - 2   洁净区微生物监测的动态标准

洁净度级别	浮游菌 CFU/m³	沉降菌 （9cm 平板） CFU/4h	表面微生物	
			接触（5.5cm 平板） CFU/碟	5 指手套 CFU/手套
A 级	<1	<1	<1	<1
B 级	10	5	5	5
C 级	100	50	25	—
D 级	200	100	50	—

二、水中的微生物

（一）水中微生物的种类

水是药物生产中用量大、使用广的一种辅料,用于生产过程和药物制剂的制备。水中的微生物种类主要有:假单胞菌属、产碱杆菌属、产黄菌属、产色细菌属和沙雷菌属等。被污染的水中含有大肠杆菌、变形杆菌属、其他肠道菌、粪链球菌和梭状杆菌属,98%都是革兰阴性菌。这类微生物不会形成芽孢,因而不耐热。但由于革兰阴性菌细胞外壁的主要组成为脂多糖,其代谢产物及细胞碎片均属细菌内毒素的污染源,即使通过灭菌手段将革兰阴性菌杀灭,并不能排除细菌内毒素对无菌药品质量的不良影响。因此水的微生物生态学尤其重要。

（二）制药用水的分类、用途

药典收载的制药用水有四种:饮用水、纯化水、注射用水和灭菌注射用水。药品生产工艺中使用的水主要是前三种。

1. 饮用水   通常为自来水公司供应的自来水,其质量必须符合国家标准 GB5749 - 2006《生活饮用水卫生标准》。制药用水至少应当采用饮用水。按 2010 版中国药典规定,饮用水是制药用水的原水,不能直接用作制剂的制备或试验用水,可用作为药材净制时的漂洗、制药用具的粗洗用水。制药用水至少应当采用饮用水。

2. 纯化水   由原水经蒸馏法、离子交换法、反渗透法或其他适宜的方法制得的制药用的水、不含任何附加剂。纯化水可作为配制普通药物制剂的溶剂或试验用水,不得用于注射剂的配制。

3. 注射用水   以纯化水作为原水,经特殊设计的蒸馏器蒸馏冷凝冷却后经膜过滤制备而得的水。注射用水可作为配制注射剂用的溶剂。注射用水可采用 70℃ 以上保温循环。

4. 灭菌注射用水   注射用水依照注射剂生产工艺制备所得的水。可用于灭菌粉末的溶剂或注射液的稀释剂。

（三）制药用水的除菌

1. 化学法   主要用于原水处理。最常用的化学消毒剂是次氯酸钠和氯气。对于制水系统和管道除了次氯酸钠外,还可以用 1% 甲醛。化学处理不能留有"死角",包括仪表、水表等。

2. 物理法

1）微孔滤膜：使用半透膜，孔径约 $10\sim200\text{Å}$ 之间，能排除细菌、病毒、热原及颗粒状物等，但因为膜之孔径较大，对水溶性离子则无法清除。

2）紫外线消毒：高强度富集紫外线脉冲消毒水的一种新方法，选用波长 254nm 紫外线。该方法的优点是不存在化学法残留气味和膜滤法微生物定居的问题。

（四）水中微生物的检测及质量标准

纯化水、注射用水和灭菌注射用水应符合《中华人民共和国药典》的质量标准及相关要求，见表 32-3 所示。纯化水、注射用水的制备、贮存和分配应当能够防止微生物的滋生；对制药用水及原水的水质进行定期监测；水处理设备及其输送系统的设计、安装、运行和维护应当确保制药用水达到设定的质量标准。设定企业内控的警戒水平及纠偏限度，以便及时发现不良趋势，采取措施，防止微生物生长，消除产生热原物质的根源。

如果条件允许，需检测大肠菌群及或假单胞菌群（该菌群可能会导致生物膜的产生）。非肠道用药制剂用水必须检测热原。限度必须小于 0.25EU/ml。为了对水中微生物富集监测可用膜滤法。R2A 琼脂（此种培养基对于水中的微生物的复活提供低养分）在 $30\sim35℃$ 至少培养 5d。

表 32-3 制药用水的质量标准

水的种类	指 标	限 值
生活饮用水	总大肠菌群（MPN/100ml 或 CFU/100ml）	不得检出
	耐热大肠菌群（MPN/100ml 或 CFU/100ml）	不得检出
	大肠埃希氏菌（MPN/100ml 或 CFU/100ml）	不得检出
	菌落总数（CFU/100ml）	100
	贾第鞭毛虫（个/10ml）	<1
	隐孢子虫（个/10ml）	<1
纯化水	菌落总数（CFU/1ml）	100
注射用水	菌落总数（CFU/100ml）	10
	细菌内毒素	0.25EU/ml

三、皮肤和呼吸道中的微生物群落

人是无菌药品生产中主要的污染源，人员操作所致微生物的污染率超过 70%，而目前的无菌防护装置无法避免人员本身带来的污染。

（一）来自操作人员的微生物

微生物学家发现在人类的皮肤上生活着 182 种微生物，在这些微生物中，有一些是人类皮肤的永久居民，如葡萄球菌。另外还有八叠球菌、类白喉菌、不动杆菌、产碱菌、酵母菌、糠秕孢子菌和表皮癣菌、小芽孢癣菌、发癣菌等。呼吸道上的细菌主要有葡萄球菌、类白喉杆菌；鼻咽部主要有草绿色链球菌、流感杆菌等。

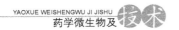

（二）污染途径

制药工业微生物污染途径与人员发菌量有关,如正常皮肤转移、严重的头皮屑、大面积开口的损伤或烧伤、皮炎,湿疹、痤疮、真菌/细菌感染、咳嗽、流鼻涕或者打喷嚏、结膜炎、无菌操作人员的运动或动作过大带来的尘埃、人数过多等(表32-4)。

表32-4　人员的发菌量

状　态	发菌量[个/(min·人)]
洁净室内穿无菌服静止时	10～300
一般活动时	150～1000
快步行走	900～2500
咳嗽一次	70～700
喷嚏一次	4000～60000

（三）对操作人员的要求

要求操作人员健康无传染病,保持良好的卫生习惯,操作前清洗和消毒双手,穿上专用的工作衣帽,操作时减少流动和讲话。减少空气搅动、颗粒物的脱落以及操作过程生物体的带入。

同时形成制药企业工作服四大基本要素:洁净性、静电性、舒适性、耐久性。在制药企业不同区域选用不同的工作服,如净化服、无菌服、隔离服。全套防护衣要求有长袍、裤子、靴子、头罩、面罩和手套。穿戴无菌的防护头套,要将头发和胡子完全包盖,手套要无静电。操作人员要经过培训才能上岗,并且要定期体检。

四、原材料和包装

（一）原材料中的微生物

合成原材料应该没有微生物,而来自大自然的动植物原材料未经处理可能含有各种各样的微生物,加大了生产过程将它们带入药物制剂的可能性。如动物的原料可能含有诸如沙门菌等动物性致病菌;而植物来源的原料可能被多种细菌、霉菌、酵母菌所污染;在提取浓缩等过程中还可能由于富集等原因改变原来的微生物群。因此,要选用微生物含量符合要求的原材料,对原材料进行预处理(挑选、洗涤、切制、干燥、粉碎、灭菌)的同时,注意干燥和一定温度条件的原材料贮存环境。

（二）包装材料中的微生物

药品贮存和使用期间,包装是控制微生物进入、保持药品稳定性的主要影响因素。用于药品包装的容器和材料若带菌,或包装设计、贮存不合理,会对药品造成二次污染。因此,对于可使水分通过的本身易长菌的软木塞及盖内硬纸片,应先用防腐剂处理后用于药品包装,而且由于编织袋、纸片纸垫、软木塞可被细菌和真菌孢子污染,已被不能生物降解的塑料制品取代;不同规格药品的包装应分开,以防交叉感染和混杂;包装后的药品应根据不同的性质,采用合理的方法进行贮存。对注射剂和眼科用药等无菌制剂包装都要消毒处理,以保证无菌、无热原。

五、建筑和设备

(一)建筑

墙壁和天花板最容易滋生霉菌,特别是通风不好且墙壁经过涂料处理的生产车间。常见的有毛霉菌、曲霉菌(特别是黑霉菌、黄曲霉菌)、青霉菌和短梗霉菌。因此墙壁和天花板的表面均应平整光滑、减少凹凸面、阴阳角做成圆角无裂缝、不积聚静电、不起灰、便于除尘,利于反复清洗和消毒。

(二)设备

用来生产和包装药品的每一种设备都有容易滋生微生物的区间。设备的设计、选型、安装、改造和维护必须符合预定用途,所有设备、工具等要求结构简单,尽量无角无缝不能有难于清洗的隐窝处。与药品直接接触的生产设备表面应当平整、光洁、易清洗或消毒、耐腐蚀,不得与药品发生化学反应、吸附药品或向药品中释放物质。应当尽可能降低产生污染、交叉污染、混淆和差错的风险,便于操作、清洁、维护,以及必要时进行的消毒或灭菌。

设备的消毒和灭菌可采用热消毒法和化学消毒法。热消毒可以用高压蒸汽灭菌,最重要的是蒸汽要能到达所有的表面。化学法一般使用游离氯浓度为 $50\sim100$ ppm 的氯酸钠和有机氯消毒剂,70%(体积比)的乙醇和 1% 的甲醛。

(三)管道

管道最常用的材质是不锈钢、玻璃和塑料。管道的内壁要光滑,管道系统中最大直径的流速不能低于 1.5 m/s,加入合适的去污剂就可以通过冲洗去除微生物。搅拌器、管道的出入口和通风口以及阀门和温度、压力仪表等则都要手工清洁和消毒。

六、器具和清洁工具

药品生产器具和清洁工具存在微生物污染的风险。扫帚和拖把会导致环境中微生物数量的增加,拖把的手杆长,内部为空的,有很多塑料件,选用高温灭菌不太可行,消毒剂擦拭和浸泡也不现实,这样易于微生物污染,尤其在潮湿的环境下。短丝易掉毛的抹布一般较厚,这样微生物容易残留其中,不易清洁和灭菌;海绵吸头由于内部小孔很多而且厚度很大,微生物和尘埃特别易于在内残留和滋生,一般情况下海绵不能在高温下灭菌,消毒剂浸泡也不能完全保证海绵吸头的无菌。为了保持拖把和类似的清洗工具的卫生,先要做好清洗、在水中煮沸、消毒剂消毒或高压蒸汽灭菌,放置于干燥处。

ZHI SHI TUO ZHAN

知识拓展

极端环境中的微生物

在自然界中,有些环境是普通生物不能生存的,如高温、低温、高酸、高碱、高盐、高压、高辐射等。20 世纪 90 年代以来,微生物种类的范围不断扩大,特别是在许多以前被认为是生命禁区的地方,陆续发现了一些新的生命形式。这些微生物叫做极端环境微生物或简称为极端微生物。极端环境微生物通常分为:嗜热微生物(thermophiles)、嗜冷微生物(psychrophiles)、嗜盐微生物(halophiles)、嗜碱微生物(alkaliphiles)、嗜酸微生物(acidophiles),也有认为还应包括嗜压微生物(barophiles)和抗毒素微生物(toxic-resistant microbes)。

这些微生物即便在极端环境中,仍然能生存,如嗜冷微生物适应在低于20℃以下的环境中生活,高于20℃即死亡;嗜热菌俗称高温菌,兼性嗜热菌最适宜生长温度在50～65℃,专性嗜热菌最适宜生长温度则在65～70℃;嗜酸菌,如氧化硫硫杆菌在pH值低于0.5的环境中仍能存活;嗜碱微生物中专性嗜碱微生物可在pH 11～12的条件下生长。

极端微生物具有特殊的遗传背景和代谢途径,能够产生各种有特殊功能的酶类及其他的活性物质,在医药食品等领域有着重大的应用潜力。如利用嗜热菌(thermoactinomyces)获得了9种抗生素,其中热红菌素及热绿菌素已工业化,并在医药领域得到应有。目前,极端微生物已成为国际研究的热门领域,日本、美国、欧洲等都启动了极端微生物的研究计划,在揭示极端生命形式的奥秘,并利用其特殊机制与特殊产物方面已形成国际趋势。

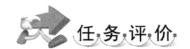

任务评价

一、选择题

1. 减低空气中微生物的方法有多种,最常用的是 （ ）
   A. 过滤　　　　　　　B. 化学消毒　　　　　　　C. 紫外线照射
   D. 干热消毒　　　　　E. 高压蒸汽灭菌法

2. 下面不能用作制药用水的是 （ ）
   A. 天然水　　B. 饮用水　　C. 纯化水　　D. 注射用水　　E. 灭菌注射用水

3. 下面不是用水消毒的方法是 （ ）
   A. 膜过滤　　B. 化学法　　C. 光处理　　D. 热处理　　E. 高压蒸汽灭菌

4. 制药工业车间检测空气中微生物含量的方法有 （ ）
   A. 化学法　　　　　　B. 膜过滤法　　　　　　C. 紫外线灭菌
   D. 沉降菌监测　　　　E. 浮游菌监测

二、填空题

1. 洁净的空气是生产过程的必要条件,生产环境的_____、_____、湿度、人员的流动、微生物的生存能力等。

2. 减少空气中微生物数量的方法,除采用保持室内清洁、_____、减少人员活动等常规措施外,最重要的是对空气要进行_____。

三、简答题

1. 药品生产对空气质量有哪些要求?
2. 为了防止原材料微生物污染影响制剂质量,对原材料有哪些要求?
3. 操作人员污染药品生产的主要途径有哪些?
4. 输液剂为什么要用复合膜软袋包装替代玻璃瓶装?

（殷　红、潘　燕）

任务三十三　制药工业消毒灭菌与灭菌程序

任务描述

解释微生物敏感性、无菌保证、灭菌参数、高压蒸气灭菌器、紫外线灭菌、巴氏消毒、间歇灭菌法、煮沸消毒、紫外线灭菌、钴-60灭菌、过滤除菌的原理；归纳这些灭菌方法的适用范围；认识湿热灭菌的影响因素并比较同一温度下湿热与干热的效果。

BEI JING ZHI SHI

背景知识

验证的引入是 GMP 发展史上的里程碑

1962 年美国诞生世界上第一个 GMP(见任务三十五)。此后 6 年 GMP 的理论和实践遵循"形成、发展和不断完善"的规则向全球发展。1969 年世界卫生组织(WHO)向其成员国推荐采用 GMP 制度。而验证是美国食品和药品管理局(Food and Drug Administration,FDA)在 GMP 实施过程对污染输液所致触目惊心的药难事件调查后采取的重要举措。

20 世纪 50 至 60 年代,污染的输液曾导致过各种败血症病例的发生。1971 年 3 月第一周内,美国 7 个州的 8 所医院发生了 150 起败血症病例;一周后,败血症病例激增至 350 人;至 3 月 27 日止,总数达到 405 个病例。污染菌为欧文菌或阴沟肠杆菌。1972 年,英国德旺波特(Devonport)医院污染的葡萄糖输液导致 6 起败血症死亡病例。美国会计总局(General Accounting Office)的统计:1965 年 7 月 1 日至 1975 年 11 月 10 日期间,从市场撤回大容量注射剂(Large Volume Paremteral,LVP)产品的事件超过 600 起,410 名病人受到伤害,54 人死亡;1972 年至 1986 年的 15 年间,从市场撤回输液产品的事件高达 700 多起,其中 1973 年为 225 起。

对于频频出现的败血症案例及民众的强烈呼声,美国 FDA 成立了政府药品监管官员和特邀微生物专家及工程师参加的特别工作组,对输液生产厂着手进行全面的调查。他们先从美国 4 个主要的输液生产厂查起,之后将调查范围扩大到所有的输液厂及小容量注射剂生产厂。调查的内容涉及:① 水系统;② 厂房及空调净化系统;③ 灭菌柜的设计、结构及运行管理;④ 产品的最终灭菌;⑤ 氮气、压缩空气的生产、分配及使用;⑥ 与产品质量相关的公用设备;⑦ 仪表、仪器及实验室管理;⑧ 注射剂生产作业及质量控制的全过程。

经历了几年时间的调查,结果表明,与败血症案例相关的批次并不是没做无菌检查也没有违反药事法规的条款,而在于无菌检查本身的局限性、设备或系统设计建造的缺陷以及生产过程中的各种偏差及问题。FDA 从调查的事实清楚地看出,输液产品的污染与各种因素有关,如厂房、空调净化系统、水系统、生产设备、工艺等,关键在工艺过程。例如,调查中 FDA 发现箱式灭菌柜设计不合理;安装在灭菌柜上部的压力表及温度显示仪并不能反映出灭菌柜不同部位被灭菌产品的实际温度;产品密封的完好性存在缺陷,以致已灭菌的产品在冷却阶段被再次污染;管理不善,已灭菌及待灭菌的产品发生混淆,操作人员缺乏必要的培训等。FDA将这类问题归结为"过程失控"——企业在投入生产运行时,没有建立明确的控制生产全过程的运行标准,或是在实际生产运行中缺乏必要的监控,以致工艺运行状态出现了危及产品质量的偏差,而企业并没觉察,更谈不上及时采取必要的纠偏措施。

FDA从败血症案例的调查分析中深切地体会到产品需要检验,然而检验并不能确保药品的质量。FDA本着以"验证确立控制生产过程的运行标准,通过对已验证状态的监控,控制整个工艺过程,确保质量"为指导思想,制订了一个新的文件。这就是1976年6月1日发布的"大容量注射剂GMP规程(草案)",它首次将验证以文件的形式载入GMP史册。实践证明,验证使GMP的实施水平跃上了一个新的台阶,是GMP发展史上新的里程碑。

 任务内容

灭菌是指杀死或除去所有微生物的方法,是无菌制剂生产的关键步骤,对于注射剂尤为重要。在药剂生产中选择灭菌方法,不但要达到灭菌的目的,还需要保证药物的稳定性,在实际工作中应根据消毒灭菌的对象和目的要求不同,以及条件的不同,选择不同的灭菌程序。

一、微生物的敏感性

(一)微生物的敏感性

理化因子能对微生物生长起到抑制和杀灭作用,但不同微生物对理化因子作用的敏感性是不同的。微生物包括细菌、真菌、病毒等,繁殖的细菌和真菌以及大型病毒对灭菌处理具有一定的敏感性,而细菌芽孢对灭菌处理的耐受性较强。就是同一种微生物,所处的生长时期不同,待测样品中的微生物数量不同(即浓度高低),对理化因子作用的敏感性也不同。微生物的热敏感性就可以通过比较热致死时间长短来衡量(当微生物的浓度一致时)。热致死时间就是在一定温度下杀死所有某一浓度微生物所需要的时间。此外,理化因子的强度或浓度不同作用效果也不同,究竟是抑菌作用还是杀菌作用没有严格界限,例如有些化学物质低浓度有抑菌作用,高浓度则起杀菌作用,就是同一浓度作用时间长短不同,效果也不一样。

从理论上讲灭菌要了解产品完整的微生物背景。但实际的灭菌工艺可以根据在"最坏情况"条件下的灭菌设计,灭菌效果以灭菌处理后存活的耐热能力较强的细菌芽孢来衡量。

(二)灭菌参数

"无菌"的定义是指物体上没有活的微生物存在。实际上,无法证明绝对没有微生物。无菌保证值为灭菌产品经灭菌后微生物残存概率的负对数值,表示物品被灭菌后的无菌状态。按国际标准,规定湿热灭菌法的无菌保证值不得低于6,即灭菌后微生物存活的概率不得大于百万分之一(10^{-6})也就是无菌保证水平。而产品中还有可能存在的极微量微生物,按现行的无菌检验方法往往难以检出。为了保证产品的无菌,有必要对灭菌方法的可靠性进行验证,以下参数即可作为验证灭菌可靠性的参数。

1. D值 在一定温度下,杀灭90%微生物(或残存率为10%)所需的灭菌时间。这是衡量灭菌效果的指标之一,也称十倍致死时间 (decimal reduction time,D),即在一定的温度条件下,微生物数量十倍减少所需要的时间。温度愈高,十倍致死时间愈短。在一定灭菌条件下,不同微生物具有不同的 D 值;同一微生物在不同灭菌条件下,D 值亦不相同(如含嗜热脂肪芽孢杆菌的 5% 葡萄糖水溶液,121℃ 蒸气灭菌的 D 值为 2.4min,105℃ 的 D 值为 87.8min)。因此,D 值随微生物的种类、环境和灭菌温度变化而异。"D 值"表示了微生物的耐热性即微生物对热的敏感程度。

2. Z 值　表示降低一个 lgD 值所需升高的温度,即灭菌时间减少到原来的 1/10 所需升高的温度,或在相同灭菌时间内杀灭 99% 的微生物所需提高的温度。如 110℃ 灭菌 1min 与 121℃ 灭菌 0.079min 的灭菌效果相当。

D 值只表示微生物在某一特定温度下的耐受性。而 Z 值表达了温度变化对微生物热力耐受性的影响。

3. F 值　在一定灭菌温度(T)下给定的 Z 值所产生的灭菌效果与在参比温度(T_0)下给定的 Z 值所产生的灭菌效果相同时所相当的时间。F 值常用于干热灭菌,以 min 为单位。

4. F_0 值　在一定灭菌温度(T)、Z 值为 10℃ 所产生的灭菌效果,与 121℃、Z 值为 10℃ 所产生的灭菌效果相同时,所相当的时间(min)。F_0 值目前仅限于热压灭菌,将不同灭菌温度计算到相当于 121℃ 热压灭菌时的灭菌效力,以相当于 121℃ 热压灭菌时,杀灭容器中全部微生物所需的时间。121℃ 灭菌 1min,相当于 $F_0=1$。

为了确保灭菌效果,应严格控制原辅料质量和环境条件,尽量减少微生物的污染,计算、设置 F_0 值时,应适当考虑增加安全系数,一般增加理论值的 50%,即规定 F_0 值为 8min,实际操作应控制在 12min。

二、常用药品制剂的消毒灭菌方法

(一)药品制剂的消毒灭菌

药品制剂灭菌方法主要有五种:湿热灭菌法、干热灭菌法、辐射灭菌法、气体灭菌法、过滤除菌法。每种方法有很多可选择的条件,但是一般要服从经验和满足产品稳定性的要求(表 33-1)。

可根据被灭菌制剂的特性尽可能选用最终灭菌法灭菌。若产品不适合采用最终灭菌法,可选用过滤除菌法或无菌生产工艺达到无菌保证要求,或多种方法组合灭菌,只要可能应对非最终灭菌的产品作补充性灭菌处理(如流通蒸汽灭菌)。

表 33-1　药品制剂适用的消毒灭菌方法选择

方　法	原　　　理	特　　点	应　　用
湿热灭菌	在湿热的条件下,微生物可在相对较低的温度下被杀死。	灭菌能力强,最有效,应用也最广。	耐热药品、容器、培养基、无菌衣、胶塞以及其他遇高温和潮湿不发生变化或损坏的物品
干热灭菌	繁殖型细菌在 100℃ 以上干热 1h 即被杀死。耐热性细菌芽孢在在 140℃ 前后则杀菌效率急剧增长。	可去除热原物质。缺点是穿透力弱,温度不易均匀。	玻璃制品、金属容器、纤维制品、固体试药、液状石蜡及玻璃仪器、不允许湿气透过的油脂类(如油性软膏基质、注射用油等)和耐高温的粉末化学药品等。

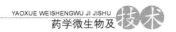

续 表

方 法	原 理	特 点	应 用
辐射灭菌法（最常用^{60}Co-γ射线辐射）	通过射线照射后,破坏细菌细胞中的 DNA 和 RNA,受损的 DNA 和 RNA 分子发生降解,失去合成蛋白质和遗传物质的功能,使细胞死亡。	电离辐射因有较高的能量和穿透力,但辐射灭菌设备费用高,某些药品经辐射后,有可能效力降低或产生毒性物质且溶液不如固体稳定,操作时要控制辐射剂量,有安全防护措施。	医疗器械、容器、生产辅助用品、不耐热不受辐射破坏的原料药及成品如维生素、抗生素、激素、肝素、中药材、中成药、医疗器材等。
气体灭菌法	通过与细胞内的分子起化学反应而破坏和消除蛋白的活性,使微生物死亡,达到灭菌的目的。它具有较强的穿透能力。	具有较强的穿透能力,注意灭菌气体的可燃可爆性、致畸性和残留毒性。	医疗器械、外科手术用具和一次性塑料注射器等的灭菌,不与气体发生化学反应的不稳定的酶制剂、抗生素和其他药物。
过滤除菌法	通过过滤介质吸附或者筛选除去气体或液体中微生物的方法。	在无菌环境下进行过滤操作。相关的设备、包装容器、塞子及其他物品应先采用适当的方法进行灭菌,并防止再污染。	热不稳定药品如血清、抗毒素、抗生素等的无菌原料药及冻干粉针。医院手术室、烧伤病房以及无菌制剂室空气除菌。
组合灭菌	非最终灭菌的产品可选用过滤除菌法或无菌生产工艺达到无菌保证要求,或尽可能作补充性灭菌处理(如流通蒸汽灭菌)。		产品不适合采用最终灭菌法的。

(二) 湿热与干热灭菌效果的比较

在同一温度下,湿热的杀菌效力比干热大,其原因有三:一是湿热中细菌菌体吸收水分,蛋白质较易凝固,因蛋白质含水量增加,所需凝固温度降低(表 33-2);二是湿热的穿透力比干热大(表 33-3);三是湿热的蒸汽有相变潜热存在,每 1 克水在 100℃时,由气态变为液态时可放出 2.25kJ(千焦)的热量。这种潜热,能迅速提高被灭菌物体的温度,从而增加灭菌效力。而干热靠辐射传导,热穿透性差,温度不易均匀,微生物在干燥条件下耐热性较强,必须长时间受高热作用才能达到灭菌的效果。由于灭菌温度过高,不适用于橡胶、塑料及大部分药品。

表 33-2 蛋白质含水量与凝固所需温度的关系

蛋白质含水量(%)	30min 内凝固所需温度(℃)
50	56
25	74～80
18	80～90
6	145
0	160～170

表 33 - 3 干热与湿热穿透力及灭菌效果比较

温度(℃)		时间 (h)	透过布层的温度(℃)			灭菌
			20 层	40 层	100 层	
干热	130～140	4	86	72	70.5	不完全
湿热	105.3	3	101	101	101	完 全

(三)影响湿热灭菌的主要因素

1. 微生物的种类与数量 微生物耐热、压的次序为芽孢＞繁殖体＞衰老体。微生物数量愈多,所需灭菌时间愈长。

2. 蒸汽的性质 蒸汽有饱和蒸汽、湿饱和蒸汽和过热蒸汽。以饱和蒸汽热含量较高,热穿透力较大,灭菌效率高而被热压灭菌采用。

3. 药品性质和灭菌时间 在设计灭菌程序时必须考虑药品的稳定性,即在有效灭菌的前提下,尽可能降低灭菌温度和缩短灭菌时间。

4. 其他因素 介质的 pH 不同微生物的耐热性不同,一般中性＞碱性＞酸性环境。介质中的营养成分愈丰富(如含糖类、蛋白质等),微生物的抗热性愈强,应适当提高灭菌温度和延长灭菌时间。

在使用高压蒸汽灭菌器灭菌时,灭菌器内冷空气的排除是否完全极为重要,因为空气膨胀压大于水蒸汽的膨胀压,所以,当水蒸汽中含有空气时,在同一压力下,含空气蒸汽的温度低于饱和蒸汽的温度。如表 33 - 4 所列,灭菌器内留有不同分量空气时,压力与温度的关系。一般培养基用 $1.05 kg/cm^2$,121.3℃ 15～30min 可达到彻底灭菌的目的。灭菌的温度及维持的时间随灭菌药品的性质和容量等具体情况而有所改变。

表 33 - 4 灭菌锅内留有不同分量空气时,压力与温度的关系

压力数		全部空气 排出时的 温度(℃)	2/3 空气 排出时的 温度(℃)	1/2 空气 排出时的 温度(℃)	1/3 空气 排出时的 温度(℃)	空气全不 排出时的 温度(℃)
千克/厘米² (kg/cm²)	磅/英寸² (1b/in²)					
0.35	5	108.8	100	94	90	72
0.70	10	115.6	109	105	100	90
1.05	15	121.3	115	112	109	100
1.40	20	126.2	121	118	115	109
1.75	25	130.0	126	124	121	115
2.10	30	134.6	130	128	126	121

三、灭菌程序控制和无菌保证

物体的无菌保证水平与灭菌工艺前物品被污染的程度及污染菌的特性有关。因此应根据无菌工艺的特点制定灭菌前的微生物污染水平及污染菌的耐受性限度进行监测,同时在生产的各个环节采取各种措施以减少污染,确保微生物污染在规定的限度内。

（一）灭菌程序控制

1. 生物负荷 是指产品上或包装上存有活微生物的总量。

生物负荷是对产品灭菌前存在的活体微生物总数的评估。灭菌应该认为是除去生物负荷的方法。最终灭菌产品是否能达到无菌保证水平，取决于灭菌程序设计及灭菌前的生物负荷。成功的灭菌过程依赖于产品在灭菌之前具有低的生物负荷，因此在制备过程中要减少微生物污染的概率，严格控制生物负荷，否则污染物会污染产品或成为致热原的来源。必须根据生物负荷设定灭菌条件，达到无菌保证，生物负荷的测定与微生物限度检查方法一致。

2. 灭菌程序设计 所有的被灭菌品均须按规定的要求处理，以获得良好的灭菌效果，灭菌程序的设计应确保灭菌完全。灭菌工艺可以根据在"最坏情况"条件下的灭菌能力设计。而且每种被选中的方法都应该在应用中加以验证，以达到无菌保证的要求。

不同灭菌工艺无菌保证见表 33-5：

表 33-5 不同灭菌工艺无菌保证

类　　别	F_0 值；微生物存活概率	要点说明
过度杀灭法	$F_0 \geqslant 12$；$\leqslant 10^{-6}$	热稳定性好的产品；以杀灭微生物作为实现无菌的手段
残存概率法	$8 < F_0 < 12$；$\leqslant 10^{-6}$	热稳定性较差的产品；工艺过程以防止产品被耐热均污染放在首位，而不是仅依赖最终灭菌去消除污染
流通蒸汽法	不计算 F_0；$\leqslant 10^{-3}$	热不稳定产品以无菌生产工艺（除菌过滤）为基础，加热是除菌过滤的补充手段
除菌过滤法	$LRV > 7$；$\leqslant 10^{-3}$	用于不能加热的产品，过滤器的效率常用过滤对数下降值（Log reduction value，LRV）来表示，LRV 是过滤器上游菌除以下游菌的常用对数值。除菌过滤器的 LRV 值可达到 7，然而由于人员操作及环境影响，产品最终的无菌保证值一般只能达到 10^{-3}，远远低于除菌过滤的水平。

（二）无菌保证的验证

无菌检查为明确灭菌后的物品中是否存在活微生物所进行的试验，是无菌产品质量控制的一个重要指标。但无菌检查是抽样检查，而微生物污染属非均匀污染，由于抽样的概率问题，生产过程中产品灭菌效果不符合要求往往难以用无菌检查结果反映出来，除非是较严重污染的情况。因此，无菌产品的无菌保证不能依据终产品的无菌检查结果，而是取决于生产过程中采取的灭菌工艺、严格的 GMP 管理和良好的无菌保证体系。对任何灭菌设备性能，灭菌工艺效果的验证，可通过得到的物理参数如热分布与热穿透数据，来估测一个灭菌程序对微生物的致死性。因此，任何灭菌工艺在投入使用前必须通过物理检测手段和必要的化学、生物指示剂试验，来验证其对产品的适用性及灭菌效果，即每种被灭菌品的所有部位都达到了设定的灭菌要求。

1. 物理指示剂 对于热力灭菌，将多点温度检测仪的多个热电偶探头分别放于灭菌器各层内、中、外各点，设置的位置应通过验证确定，将导线引出，记录灭菌过程温度上升与持续时间/温度曲线，观察所示温度（曲线）是否到达预置的温度。物理方法是最直接、最可靠的监控灭菌过程方法。物理测量值对于无菌保障来说是十分重要的，化学或生物指示剂不得替代物理测试。

2. 化学指示剂　利用某些化学物质对某一杀菌因子的敏感性,当灭菌工艺达到某种条件时使其发生颜色或形态改变,以指示杀菌因子的强度(或浓度)和/或作用时间是否符合消毒或灭菌处理要求。化学指示剂快捷方便,能及时判定灭菌合格与否,化学监测法有:

1) 化学指示卡(管)监测方法:将既能指示蒸汽温度,又能指示温度持续时间的化学指示管(卡)放入大包和难以消毒部位的物品包中央,经一个灭菌周期后,取出指示管(卡),根据其颜色及性状的改变判断是否达到灭菌条件。

2) 化学指示胶带监测法:将化学指示胶带粘贴于每一待灭菌物品包外,经一个灭菌周期后,观察其颜色的改变,以指示是否经过灭菌处理。

3. 生物指示剂　生物指示剂是一类特殊的活微生物制品,可用于确认灭菌设备的性质、灭菌程序的验证、生产过程灭菌效果的监控等。用于灭菌验证中的生物指示剂一般是有芽孢的细菌(表33-6)。

表33-6　监控灭菌工艺的常用生物指示剂

灭菌方法	生物指示剂	D值
湿热灭菌法(121℃、19min)	嗜热脂肪芽孢杆菌	1.5~3.0
干热灭菌法(160℃、2h)	枯草芽孢杆菌	>1.5
辐射灭菌法(25kGy)	短小芽孢杆菌	3kGy
环氧乙烷灭菌法	枯草芽孢杆菌	>2.5
气态过氧化氢灭菌法	嗜热脂肪芽孢杆菌	
过滤除菌法	缺陷假单孢菌	滤膜孔径0.22μm
过滤除菌法	黏质沙雷菌	滤膜孔径0.45μm

一般将耐热性较强的标准化细菌芽孢制备品装在内层包装中,放在灭菌器的关键部位,如物品中央、管路拐角以及腔室的排水口(干热灭菌的排风口)等。灭菌程序结束后,将生物指示剂取出在无菌条件下培养检查。

生物指示剂已广泛用于药品、食品行业对各种无菌生产工艺、无菌产品、无菌包装材料等无菌效果的评估、验证。

ZHI SHI TUO ZHAN

<h1 align="center">知识拓展</h1>

<h2 align="center">⁶⁰Co-γ辐射灭菌的起源和发展</h2>

^{60}Co-γ辐射灭菌是以放射性同位素^{60}Co-γ射线杀菌的方法。本法系指将灭菌产品置于适宜放射源辐射的γ射线或适宜的电子加速器发生的电子束中进行电离辐射,辐射粒子与某些分子撞击后,可激发这些分子产生离子或其他活性分子和游离基,破坏细菌细胞中的 DNA 和 RNA,受损的 DNA 和 RNA 分子发生降解,失去合成蛋白质和遗传物质的功能,使细胞死亡。或者认为是射线使细菌细胞的水分子产生有活性的自由基,从而破坏细胞体,

杀灭微生物。

^{60}Co-γ辐射灭菌最早是 Mink 在 1896 年提出的,20 世纪三四十年代,辐射灭菌得到广泛应用。70 年代,^{60}Co-γ辐射灭菌技术引进我国,由于^{60}Co-γ辐射灭菌具有穿透力强、不需升高温度(又称冷灭菌)和压力,操作简单的特点,适用于不耐热药物不受辐射破坏的原料药及成品的灭菌,如维生素、抗生素、激素、肝素;医疗器械、高分子材料等均可用本法灭菌。同时也很快被广泛应用于中西药制剂、食品、化妆品的灭菌,并就这一技术进行了大量的研究工作。80 年代,确认了^{60}Co-γ辐射的灭菌效果及应用的可行性,90 年代在辐射的剂量及辐射对药物制剂的质量和药理作用的影响做了量化的研究,《中国药典》已收载本法,使这项技术更好地为医学和工农业生产服务。

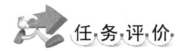

任务评价

一、选择题

1. 下列哪个不属于灭菌参数 （　　）

A. D　　　　　　B. Z　　　　　　C. T　　　　　　D. F　　　　　　E. F_0

2. 广泛使用的灭菌方法是 （　　）

A. 湿热　　　B. 干热　　　C. 化学　　　D. 物理　　　E. 辐射

3. 不同灭菌工艺无菌保证中残存概率法微生物存活概率表示正确的是 （　　）

A. $F_0 \geqslant 12$；$\leqslant 10^{-6}$　　　　B. $\leqslant 10^{-6}$　　　　　　C. $8 < F_0 < 12$

D. LRV > 7　　　　E. 不计算 F_0

4. "D 值"表示微生物的耐热性即 （　　）

A. 微生物对热的敏感程度　　B. 常用于干热灭菌　　　C. 目前仅限于热压灭菌

D. 微生物对热的时间程度　　E. 降低一个 lgD 值所需升高的温度

二、填空题

1. 无菌保证值是否_____的负对数值,表示物品被灭菌后的无菌状态。按国际标准,规定湿热灭菌法的无菌保证值_____,即灭菌后微生物存活的概率不得大于百万分之一(10^{-6})也就是_____水平。

2. "D 值"表示了微生物的耐热性即_____。

三、简答题

1. 湿热灭菌的效果为什么比干热灭菌的好?

2. 影响湿热灭菌的主要因素有哪些?

3. 什么是生物负荷? 测定生物负荷有何意义?

4. 如何设计灭菌程序?

（殷　红、潘　燕）

任务三十四　无菌制剂与一次性医疗器械

任务描述

　　解释无菌制剂、残存概率法、过度杀灭法、生物指示剂/残存概率、参数放行的概念；认识无菌制剂和一次性医疗器械类型及选择无菌制剂与一次性医疗器械灭菌方法,去除热原和无热原产品的生产。

背景知识

注射剂的起源与无菌制剂

　　静脉注射技术大致始于 17 世纪中叶、1852 年前后,用银针和橡胶玦连接在一起,类似近代的玻璃注射器。20 世纪二三十年代,静脉注射技术、药液和容器灭菌方法得到改进。世界上的第一支注射剂出现的时间已无法考证,而我国的第一支注射剂出现的时间是 1941年。它诞生在战火纷飞的太行山山沟里,距今已有 67 年历史。这第一支注射液,是由第十八集团军前总卫生部卫生材料厂研制的,以治疗疟疾及一般的发热疾病。起初取名为"暴泼利尔",后定名为"柴胡注射液",这是我国无菌制剂的起源。

任务内容

一、无菌制剂及无菌产品的类型

　　"无菌"的产品要求在任一指定的物体、介质或环境中没有活体微生物存在。无菌产品包括无菌药品,无菌药品又包括无菌制剂和无菌原料药,其中无菌制剂是指直接注入体内或直接接触创伤面、黏膜等的一类制剂。具有无菌、无热源或细菌内毒素、无不溶性微粒和高纯度的特点。在制药工业生产中可以通过无菌操作和灭菌达到无菌制剂的要求。

　　无菌制剂主要有注射用制剂、眼用制剂、埋植制剂、创面用制剂(溃疡、烧伤及外伤用溶液、软膏剂、气雾剂等)、手术用制剂等。

　　1. 注射剂　系指药物与适宜的溶剂或分散介质制成的供注入体内的溶液、乳浊液或混悬液及供临用前配成溶液或混悬液的粉末或浓缩液的无菌制剂。注射剂可分为注射液、注射用无菌粉末和注射用浓溶液。

　　2. 眼用制剂　系指直接用眼部发挥治疗作用的灭菌制剂。眼用制剂分为眼用液体制剂(滴眼剂、洗眼剂、眼内注射溶液)、眼用半固体制剂(眼膏剂、眼用乳膏剂、眼用凝胶剂)、眼用固体制剂(眼膜剂、眼丸剂、眼内插入剂)等。

3. 植入给药系统（implantable drug delivery systems，IDDS） 系一类经手术植入皮下或针头导入皮下的控制释药制剂，又称皮下植入控释剂型。

4. 创面用制剂 包括用于溃疡、烧伤部位的溶液剂、软膏剂，以及用于保护创伤面、清洁消毒、局部麻醉和止血等局部作用的粉雾剂、气雾剂。

5. 手术用制剂 包括止血海绵、骨蜡等。止血海绵系指亲水性胶体溶液，经冷冻或其他方法处理后可制得质轻、疏松、坚韧而又具有极强的吸湿性能的海绵状固体灭菌制剂。主要用于外伤止血，属于灭菌制剂范畴。骨蜡为骨科止血剂，在将白蜂、麻油、水杨酸无菌状况下密封于玻璃瓶或铁盒中，用于骨科手术及脑手术时骨出血。

二、一次性医疗器械

（一）医疗器械的分类管理

1. 医疗器械的分类 将医疗器械按安全性、有效性的级别不同分为三类，第一类是指通过常规管理足以保证其安全性、有效性的医疗器械。第二类是指对其安全性、有效性应当加以控制的医疗器械。第三类是指植入人体；用于支持、维持生命；对人体具有潜在危险，对其安全性、有效性必须严格控制的医疗器械。

2. 医疗器械的管理 国家对医疗器械实行分类管理，分类管理的依据是医疗器械的预期目的、结构特征、使用方式、使用状态等可能对人体产生的风险。风险程度较低的为第一类医疗器械；风险程度高的为第三类医疗器械；风险程度界于第一类和第三类医疗器械之间的为第二类医疗器械。医疗器械安全等级不同所要求的管理强度不同，类别越高，在管理上要求就越严。其中，国家将对第一类医疗器械实行备案管理，对第二类、第三类医疗器械实行注册管理。

（二）一次性医疗器械

一次性使用无菌医疗器械（以下简称无菌器械）是指无菌、无热原、经检验合格，在有效期内一次性直接使用的医疗器械。一次性医疗器械最大的优点在于，与那些反复消毒后使用的传统医疗器械产品相比，可彻底消除病人之间发生交叉感染的隐患，防止因消毒不严而造成病毒性肝炎或艾滋病等医源性感染事件的发生。

1. 一次性医疗器械的类型 一次性医疗器械的类别有一次性使用无菌注射器、输液器、输血器、滴定管式输液器、静脉输液针、无菌注射针、塑料血袋、采血器、麻醉穿刺包、医用缝合针（线），都属于第三类医疗器械（表 34-1）。

表 34-1 常见一次性使用无菌医疗器械产品

序号	产品名称	产品标准	产品类别
1	一次性使用无菌注射器	GB 15810—1995	三类
2	一次性使用输液器	GB 8368—1998	三类
3	一次性使用输血器	GB 8369—1998	三类
4	一次性使用滴定管式输液器	YY 0286—1996	三类
5	一次性使用无菌注射针	GB 15811—1995	三类

序号	产品名称	产品标准	产品类别
6	一次性使用静脉输液针	YY 0028—90	三类
7	一次性使用塑料血袋	GB 14232—93	三类
8	一次性使用采血器	YY 0115—93	三类

2. 一次性使用无菌医疗用品的监管

（1）储存：一次性使用无菌医疗用品存放于阴凉干燥、通风良好的物架上,距地面≥20cm,距墙壁≥5cm;不得将包装破损、失效、霉变的产品发放至使用科室。使用前应检查小包装有无破损、失效、产品有无不洁净等。

（2）使用后处理：一次性医疗器械使用后要求按照毁形、消毒、浸泡、焚烧、填埋的程序进行无害化处理。

1）毁形：使用后的一次性使用输液器、输血袋、分装袋,用后剪断成 2～3 段即毁形。传染科、检验科、血库等科室使用后的一次性使用医疗用品一律送焚烧炉进行焚烧毁形处理。一次性使用的注射器使用后及时将空针筒和活塞抽出分开浸泡消毒,统一粉碎毁形。一次性使用针头,用后浸泡于消毒液中,回收后送焚化炉毁形处理,并深埋。一次性使用窥阴器用后经浸泡消毒后回收统一毁形。

2）消毒：一次性使用无菌医疗用品使用后,须根据卫生部《医院感染管理规范》进行消毒。消毒处理须就地进行,即就地浸泡于消毒液的容器中。消毒时应按物品的类别分开处理,不许混装。

3）回收：所有一次性无菌医疗用品使用后,必须经消毒、毁形处理,由供应室统一回收,各科不得自行处理。回收物品时,应将物品分类放置,及时运送,防止遗失和污染环境。经毁形或无害化处理的一次性使用医疗用品,统一由卫生系统指定的收购商家回收,不得随意出售。严防一次性使用医疗用品的重复使用和回流市场。

医疗器械经营管理不能参照药品管理的原则进行。器械是按类别管理的,不同类别管理的严格程度是不同的,如二类器械中不同品种的医疗器械管理严格程度大致相当;药品则是按照品种分类来管理的,如中药饮片、抗生素等,不同品种分类管理要求也不同。

三、无菌制剂灭菌方法的选择与灭菌注意事项

（一）灭菌方法的选择与注意事项

1. 无菌制剂　无菌制剂灭菌方法的选择以注射剂为例。一般注射液在灌封后必须尽快进行灭菌,以保证产品的无菌。在灭菌之前先制定灭菌方案。灭菌方法的选择依赖于产品的热稳定性,保证对产品不造成破坏。灭菌与保持药物稳定性是矛盾的两个方面,灭菌温度高、时间长,容易把微生物杀灭,但却不利于药品的稳定,因此选择适宜的灭菌法对保证产品质量甚为重要。注射剂分为最终灭菌的和非最终灭菌。

（1）最终灭菌注射剂：凡可以最终灭菌的产品,必须最终灭菌。最终灭菌产品的无菌保证要求为微生物污染的概率不超过百万分之一（10^{-6}）,而非最终灭菌的无菌产品,一般生产

成本较高,其无菌保证水平则为微生物污染的概率不超过 0.1%,与最终灭菌工艺相比下降了 3 个对数单位。

最终灭菌注射剂应耐热、稳定。对于水溶性的产品,灭菌方式有 3 种:

1)残存概率法,即以生物负荷为基础的方法,用于生产过程中很少检出芽孢,产品稳定性较差,只能适度灭菌的产品。容易分解的产品要减少时间,但一般不能少于 121℃,8min,而灭菌前产品的污染水平及其耐热性是灭菌终点的决定性因素。因此,生产工艺过程应当将防止产品被耐热菌污染放在首位,而不是依赖最终灭菌去消除污染。有时最终灭菌产品在无菌条件下生产和灌装,然后再进行最终灭菌。

2)过度杀灭法,适用于稳定性很好,能经受苛刻灭菌条件的产品。对于水溶性的产品,最简单的灭菌方法就是 121℃,15min。由于产品的热稳定性好,过度杀灭法足以杀灭药液中所有的微生物,包括可能的芽孢,而不必考虑灭菌前产品的微生物污染水平。

3)生物指示剂/残存概率相结合的灭菌工艺。热敏感产品的标准灭菌时间 F_0 可低于 121℃,8min,但应在生产全过程,对产品中污染的微生物严加监控,并采取各种措施防止耐热菌污染及降低微生物污染水平,确保被灭菌产品达到无菌保证要求。如流通蒸汽灭菌的产品,尤其是大容量注射剂产品。

(2)非最终灭菌注射剂:对有热敏性的产品不能进行终端灭菌,采用过滤除菌,并进行无菌操作。如果水溶液不稳定的,可制成注射用无菌粉末又称粉针,需在最终容器中干热灭菌(160℃,2h),临用前溶解在灭菌注射用水中,常见于抗生素,如青霉素。水中不稳定又不耐热的药,可制成冻干粉针,就是将药物的无菌溶液进行冷冻干燥,临用前溶解在灭菌注射用水中,常见于生物制品,如辅酶。

2. 一次性医疗器械 依据一次性医疗器械的物理稳定性选择灭菌方法,表 34-2 为一次性医疗器械常用的灭菌方法。

表 34-2 一次性医疗器械常用的灭菌方法

器械	处理方法	首选方法	注意
一次性使用无菌注射器	γ射线、环氧乙烷	γ射线	
针头	γ射线、环氧乙烷	γ射线	环氧乙烷熏蒸后注射器上可能出现裂纹
其他一次性医疗器械	γ射线、环氧乙烷	γ射线	

(二)参数放行

在我国无菌检验一直是判断最终产品是否无菌的惟一方法。由于无菌检查具有很大的局限性,仅凭无菌检查得出同批产品无菌的结论是不充分的。因而在美国及欧盟输液产品基本执行的是参数放行。参数放行通过科学的方法证明了生产体系的可靠性,通过对生产过程的严格控制,有效地监测生产过程的关键灭菌工艺的无菌效果,从而对产品的无菌保证进行评价,以替代根据产品无菌检查结果的放行系统。

参数放行不以产品最终化验结果放行产品,但并不是简单地取消无菌检验,而是在人员配置、原材料采购、生产环境、生产过程、灭菌工艺、灭菌设备的验证及再验证等方面都有非常严格的要求,加强对原材料、生产环境及生产过程各阶段微生物污染总量的监控,并根据产品的特性制定关键参数(如 F_0 值、灭菌温度、灭菌时间)及参数放行标准。目前,参数放行仅限于采用湿热灭菌法生产的药品。

(三)无菌检查的局限性

无菌检查不可能检查一个批次的所有产品,从统计学角度来看,是一种抽样检查,即从大样本中抽取一定数量的样品。这只表明在该检测条件下该样品中没有发现微生物污染,不能保证所有产品无菌。通过检查样品的无菌情况推测整体的情况,显然样本污染微生物的比例越低,抽样样品未能包含污染产品的概率越高,所以存在明显的局限性。

无菌产品污染率、无菌检查取样量和因未取到污染样品而使受污染批"通过"无菌检查的概率之间的关系可以用数学公式表示为 $p=(1-q)n$(其中 p 为无菌产品污染率,q 为无菌检查通过的概率,n 为无菌检查取样量)。

四、除热原的方法和无热原产品的生产

(一)热原的去除方法

根据热原的特性:耐热性、可滤过性,水溶性及不挥发性,可被强酸、强碱、氧化剂、超声波所破坏,常用的去除热原的方法有:① 高温法:常用注射剂高压灭菌条件不足以破坏热原,需要 $250\,℃$,$30\,min$ 以上。② 酸碱法:重铬酸钾硫酸清洗液或稀氢氧化钠溶液处理,破坏热原。③ 吸附法:采用浓配法配制注射液,加用活性炭处理,一般用量为 $0.1\%\sim0.2\%$,除去原辅料中所含的热原。④ 超滤法:水处理系统通常采用超滤膜去除制药用水中的热原,超滤膜的孔径只有 $0.003\sim0.015\,\mu m$,可以滤除 $1\sim5\,\mu m$ 体积的热原。⑤ 反渗透法:采用三醋酸纤维素膜或聚酰胺膜进行反渗透也是去除制药用水中热原的方法。

(二)无热原产品的生产

注射剂被热原污染的途径较广,注射用水是热原污染的主要来源,其他还有原料制备过程与生产环境、辅料、容器、用具、管道与设备和输液器具等。一旦产品中存在热原,要把它们除去是比较困难的。

大多数污染可以通过如人流和物流的合理设计,清洁工艺的适当规划和应用,综合员工培训,防护服和空气过滤等措施控制在一个可接受水平。保持产品不含热原比从终产品去除热原要容易。不含热原的水用超滤膜来制备,管道和闭合器等用无热原水冲洗。注射用水除热原的最好的方法还是蒸馏法,使用 $75\sim80\,℃$ 的循环水防止微生物生长,产生热原。药瓶等玻璃制品和设备用干热法灭菌。要从生产到使用整个过程层层把关,防范热原的产生。

ZHI SHI TUO ZHAN

知识拓展

参数放行的历史和现状

1987 年,美国 FDA 颁布了第一部《参数放行政策指南》,首次承认在无保证系统中,过程控制优于结果检验。目前,发达国家已普遍接受对根据药典规定的灭菌工艺生产的无菌

制剂,以参数放行替代无菌检验。

中国在 2010 年 3 月 1 日,由国家食品药品监督管理局(State Food and Drug Administration,SFDA)下发了《关于开展药品参数放行试点工作的通知》,率先在无锡华瑞制药有限公司、广州百特医疗用品有限公司开始为期两年的参数放行试点。目前我国处在选择部分具有国际技术及管理背景,同时又有内控参数放行实践经验的企业开始试点参数放行的阶段。"参数放行规定"体现了药品质量控制以生产过程控制为重心的基本思想,给我国企业指明了提高生产技术和管理水平的努力方向。

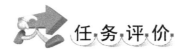 任务评价

一、选择题

1. 以下哪个不属于热原的特性 （ ）
A. 耐热性 B. 滤过性 C. 挥发性
D. 吸附性 E. 不挥发性

2. 下面哪种方法可以去除热原 （ ）
A. 200℃ 30min B. 250℃ 30min C. 100℃ 30min
D. 150℃ 30min E. 250℃ 10min

3. 一次性医疗器械常用的灭菌方法中首选的方法是 （ ）
A. 环氧乙烷 B. γ射线 C. 高压蒸气灭菌
D. 干热灭菌 E. 紫外线灭菌

4. 一次性医疗器械使用后处理要求有下列哪些程序进行无害化处理 （ ）
A. 毁形 B. 消毒 C. 浸泡
D. 焚烧 E. 填埋

二、填空题

1. 无菌制剂主要有_____、_____、_____、_____(溃疡、烧伤及外伤用溶液、软膏剂、气雾剂等)、无菌产品包括_____。

2. 一次性使用无菌器械是指_____、_____,经检验合格,在有效期内一次性直接使用的医疗器械。

三、简答题

1. 什么叫无菌制剂?无菌产品主要包括哪些?
2. 无菌制剂灭菌方法如何选择?目前国际倡导的是哪种灭菌方法?
3. 何为参数放行?为什么要引入参数放行?
4. 热原检查的方法有哪些?

(殷 红、潘 燕)

REFERENCES　参考文献

[1] 国家卫生部.药品生产质量管理规范(2010 年修订)(卫生部令第 79 号).北京：中国医药科技出版社,2010

[2] S. P. 德尼尔,N. A. 霍奇,S. P. 戈尔曼.司书毅,洪斌,余利岩主译.药物微生物学.第 7 版.北京：化学工业出版社,2007

[3] 中国标准出版社第五编辑室.微生物和生物医学实验室常用标准汇编(上).北京：中国标准出版社,2010

[4] 国家药典委员会.中华人民共和国药典(2010 年版).北京：中国医药科技出版社,2010

[5] 薛广波.灭菌·消毒·防腐·保藏.第 2 版.北京：人民卫生出版社,2008

[6] 易滨.现代医院消毒学.第 2 版.北京：中国军医出版社,2008

项目十
制药行业和医疗机构卫生

【教学目标】

知识目标

● 掌握微生物物理化学因素的敏感性;解释无菌制剂、一次性医疗器械、无菌检查、残存概率法、过度杀灭法、生物指示剂/残存概率、热原检查、参数放行、细菌内毒素检查的概念;

● 认识无菌产品的类型,一次性医疗器械分类,医院病房的分类。

● 了解制药企业洁净区和无菌区的总体要求,无菌产品的灭菌注意事项。

能力目标

● 掌握制药行业空气、水中微生物的限度指标,皮肤和呼吸道中的微生物群落,除去热原和无热原产品的生产,对无菌产品进行热原或内毒素检查的方法。

● 以食品为例进行无菌工艺的设计及生物负荷的测定;学会用物理灭菌的方法对医疗器械、药品、食品消毒灭菌;学会用化学消毒剂对医疗器械、工作环境、生活环境的消毒。

● 知道无菌制剂灭菌方法的选择与灭菌注意事项。

素养目标

● 以无菌制剂和一次性医疗器械消毒灭菌方法的选择,培养学生尊重自然规律、实事求是的科学态度,团队合作完成任务的协作精神。

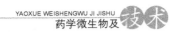
任务三十五　生产经营企业卫生

　任务描述

解释质量管理体系(QMS)、质量保证(QA)、质量控制(QC)、良好操作规范(GMP)、质量控制和记录(SOP)、无菌药品、洁净区(室)、洁净度、最终灭菌药品和非最终灭菌药品的概念;认识进入洁净区的程序、无菌药品生产过程的要求、药品生产过程微生物污染的控制。

BEI JING ZHI SHI
背景知识

GMP(Good Manufacturing Practice)的翻译为"良好操作规范",或是"优良制造标准"。GMP 是一套适用于制药、食品等行业的强制性标准,要求企业从原料、人员、设施设备、生产过程、包装运输、质量控制等方面达到国家有关法规要求。国际卫生组织规定,从 1992 年起,出口药品必须按照 GMP 规定进行生产,药品出口必须初具 GMP 证明文件。GMP 已被世界多数国家的政府、制药企业和医药专家一致公认为制药企业和医院制剂室进行质量管理的优良的、必备的制度。

在我国,卫生部颁布的《药品生产质量管理规范》也即指 GMP,是药品生产企业生产管理和质量控制的自主性管理规范。实施 GMP 的目的在于确保药品生产企业持续、稳定地生产出符合预定用途和注册要求的药品。GMP 作为药品质量管理体系的一部分,是药品生产管理和质量控制的基本要求,也是一套可操作的作业规范。

1963 年,美国国会颁布了世界上第一部药品 GMP。1964 年,美国食品药品管理局(Food and Drug Administration,FDA)开始实施,并取得良好的效果。基于此,1969 年,世界卫生组织(WHO)建议各成员国制定并实施药品 GMP 制度,以保证药药品质量。当前,GMP 已成为国际公认和通行的从事药品生产所必须遵循的基本准则。

我国 GMP 制度始于 1982 年,中国医药工业公司参照一些先进国家的药品 GMP 制订了《药品生产管理规范》(试行稿),并开始在一些制药企业试行,由此拉开了中国药品 GMP 的大幕。1988 年,卫生部颁布了《药品生产质量管理规范》((88)卫药字第 20 号),标志着我国正式实施药品 GMP 管理。1992 年,卫生部进行了第一次修订,以第 27 号卫生部令颁布了《药品生产质量管理规范》(修订版)。1998 年,国家食品药品监督局(State Food and Drug Administration,SFDA)成立后,对《药品生产质量管理规范》再次修订,以第 9 号局长令发布。《药品生产质量管理规范》的最近一次修订是在 2010 年,卫生部令第 79 号公布了《药品生产质量管理规范(2010 年修订)》。

为保证药品 GMP 实施,国家食品药品监督局于 1998 年开始实施 GMP 认证工作。药品 GMP 认证是国家依法对药品生产企业的 GMP 实施状况进行监督检查,并对合格者予以认可的过程。在我国取得 GMP 认证是进入药品生产行业的前提条件,我国采取药品 GMP

认证与生产许可证相结合的办法,只有通过了药品 GMP 认证的制药企业,政府才发给《药品生产企业许可证》,才可以进行药品生产。药品 GMP 认证是相当严格的,首先药品生产企业向省级药品监督管理局提出认证申请,省级药品监督管理局对申请材料进行初审,并将初审意见及申请材料报送国家药品监督管理局安全监管司。之后,国家药品监督管理局药品认证管理中心承办审查,包括资料审查与现场检查审核。最后对审批结果为"合格"的药品生产企业,由国家药品监督管理局颁发《药品 GMP 证书》,并予以公告,有效期 5 年。5 年期满,需要按药品 GMP 认证工作程序重新检查和换证。

 任务内容

一、药品生产操作规范

药品生产企业应当建立药品质量管理体系,最大限度地降低药品生产过程中污染、交叉污染以及混淆、差错等风险,确保持续稳定地生产出符合预定用途和注册要求的药品。

(一)质量管理体系

质量管理体系(Quality Management System,QMS)是为实现质量管理目标,有效开展质量管理活动而建立的,是由组织机构、职责、程序、活动和资源等构成的完整质量管理体系。药品生产企业的质量管理体系应该针对药品生产的全过程,包含药品的研制、生产、流通、不良反应监测、召回等全过程,其最终目的是为了确保患者用药的安全性和有效性。

1. 质量保证 质量保证(Quality Assurance,QA)是质量管理体系的一部分,主要是指药品生产企业提供的一种信任,即药品生产企业采取相关活动,以保证其产品能够满足性能需求和已确立的标准。药品的质量保证包括人员控制系统、公用工程控制系统、设备控制系统、物料控制系统、生产过程控制系统、质量检测控制系统、文件控制系统、验证控制系统、用户抱怨控制系统等。

2. 良好操作规范 良好操作规范(Good Manufacturing Practice,GMP)是质量保证的一部分,其目的是为了确保生产始终如一地符合应用目的的所有要求。GMP 包括硬件、软件和人这三大要素,硬件包括合适的厂房、生产设备、原辅料等,软件包括生产程序、生产记录等。人是主导因素,软件由人制定、执行的,硬件是靠人去设计、使用的。

3. 质量控制 质量控制(Quality Control,QC)是良好操作规范的一部分,是指药品的质量检验,发现问题后的分析及改善、不合格品控制。质量控制活动主要是企业内部的生产现场管理,是为达到和保持质量而进行控制的技术和管理措施方面的活动。质量检验从属于质量控制,而质量控制是质量保证的基础,三者形成一个有明确任务、职能、权限、互相协调、互相促进的有机整体,保证了药品在生产全过程中得到有效的质量管理和控制。

(二)新版药品 GMP

为保证药品的安全、有效和质量可控,生产企业应当建立完善的药品质量管理体系。《药品生产质量管理规范(2010 年修订)》(以下简称新版药品 GMP)作为质量管理体系的一部分,是药品生产管理和质量控制的基本要求。

新版药品 GMP 的指导思想是药品质量在生产过程中形成,而不是检验出来的。质量是生产过程的积累,只有生产过程中做到层层把关、点点控制,才能确保所生产药品的质量。

新版药品 GMP 的三大特点体现在于:一是强化药品生产关键环节的控制和管理,以促进企业质量管理水平的提高;二是全面强化人员素质,特别是培训等方面的要求;三是细化操作规程、生产记录等管理文件,增加其指导性和可操作性。

新版药品 GMP 的三大目标是:第一,将人为差错控制在最低限度,管理方面要求质量管理部门从生产管理部门独立出来,建立相互监督检查制度;第二,防止生产过程药品污染和质量下降;第三,保证高质量产品的质量管理体系。使生产管理部门,质量管理部门独立行使质量管理职责。

(三) GMP 要素

GMP 制药涉及三个方面:一是硬件,包括总体布局、生产环境及设备设施;二是软件,包括完整的一套文件体系;三是人,人是硬件的设计者和使用者,也是软件的制定者和执行者。在组成 GMP 的三大要素中,人是最重要的。

1. 硬件 良好的厂房、设备以及完善的硬件设施是药品生产的基础条件。新版药品 GMP 要求药品生产企业应当有整洁的生产环境;要求企业的生产、行政、生活和辅助区的总体布局应当合理,不得互相妨碍;要求厂区和厂房内的人、物流走向应当合理;要求药品生产企业的设备从设计、选型、安装到改造和维护必须符合预定用途。其目的在于最大限度地避免污染、交叉污染、混淆和差错,便于操作、清洁、维护,以及必要时进行的消毒或灭菌。

2. 软件 企业的软件管理体现在各种技术标准、管理标准、工作标准中,是在长期的生产过程中逐步形成。随着 GMP 实践的不断深入,从中细化出各类具有实用和指导意义的软件——标准操作规程。

标准操作程序(Standard Operation Procedure,SOP),制药企业文件系统的主要组成部分,是实现优良药品生产规范的前提。SOP 就是将某一工作任务的标准操作步骤和要求,以统一的格式描述出来,用来指导和规范日常的工作。所谓标准操作步骤和要求,就是对某一程序中的关键控制点进行细化和量化,形成标准化的操作程序,通过一定的生产实践不断总结出来的可操作、可实施的工作范本。

企业做 SOP 的目的和意义主要在于:第一,SOP 是企业最基本、最有效的管理工具和技术数据资源。对一个企业而言,基本作业程序相对比较稳定,而技术人员的流动性比较大。企业将积累下来的技术、经验,记录在标准文件中,避免人员的变动引起的技术流失,保证工作的连续性和相关知识的积累,形成企业技术财富,也为企业节约管理投入成本。第二,提高制药企业运行效果。工作人员严格按照 SOP 操作,能够减少因人为错误而产生的不良率,降低成本和保证品质制作的均一性。即使出现失误,对照 SOP 也能够很快发现问题,并加以改进。SOP 就是对生产过程中相关操作步骤进行细化、量化和优化,是提高企业的运行效果的保证。第三,树立良好的企业形象,增强客户信赖与满意。

企业 SOP 的关键在于:一是要简单准确地叙述操作程序,确保每个操作人员均能按此操作;二是各个操作程序之间要衔接紧密,确保顺利生产出符合品质要求的产品;三是 SOP 需要按现有的资源定期更新。

SOP 是标准文件,由于企业的特点及文化各有不同、工作任务差异较大,所以编写 SOP 没有完全固定的格式。但 SOP 属于操作性质文件,一般包括页眉标注、主体和脚注三部分内容。其中页眉标注部分包括企业名称、文件名称、文件编号、制定日期、审核日期、批准日期、执行日期、发布部门、页码等;主体部分包括目的、范围、职责、对象、工作流程、时间顺序、如何做、过程的标准要求、关键控制点、监视测量、纠正预防措施、记录及其他相关文件等;脚注部分包括负责者、制定者、审定者、批准者的签名和签署日期。只要让文件的使用人看明白,不产生歧义,产生相同的过程效果就可以。

3. 人员 新版药品 GMP 指出,药品生产企业的关键人员,包括企业负责人、生产管理负责人、质量管理负责人和质量受权人人员,应当为企业的全职人员。

企业应该高度重视人员培训工作,所有与药品生产和质量相关的人员,必须经过岗位培训后才能上岗,培训内容包括新版药品 GMP 的理论和实践的培训,还有相关法规、相应岗位的职责与技能的培训,高风险操作区(如:高活性、高毒性、传染性、高致敏性物料的生产区)的工作人员应当接受专门的培训。培训管理工作由专门的部门或专人负责,培训方案或计划由具有生产管理负责人或质量管理负责人审核或批准,培训记录应当予以保存。

综上所述,良好的硬件设备(施)、实用的软件系统、高素质的人员参与是组成 GMP 体系的重要因素,缺一不可。

二、无菌药品的生产过程

(一)无菌药品的概念

无菌药品是指法定药品标准中列有无菌检查项目的制剂和原料药,包括非经肠道制剂、无菌的软膏剂、眼膏剂、混悬剂、乳剂及滴眼剂等。法定药品标准包括《中华人民共和国药典》、部颁药品标准、《中药饮片炮制规范》以及《药品卫生标准》等。无菌药品的生产过程中应该最大限度降低微生物、各种微粒和热原的污染,达到其质量和预定用途的要求。

(二)无菌药品分类

无菌药品按生产工艺可分为最终灭菌药品和非最终灭菌药品。最终灭菌产品是指采用最终灭菌工艺生产的药品。而非最终灭菌药品是指部分或全部工序采用无菌生产工艺生产的药品。

(三)洁净区

1. 洁净区的概念及级别 洁净区(Clean Zone)是指将空气中微粒子、有害气体、细菌等污染物排除,并将室内温度、室内压力、气流速度与气流分布、噪音振动及照明、静电控制在某一需求范围内的空间范围。《洁净厂房设计规范》(GB50073 - 2001)对洁净区的定义为:空气悬浮粒子浓度受控的限定空间。因此,无论外部空气条件如何变化,洁净区都能维持所设定的洁净度、温湿度及压力等。洁净室(Clean Room)是指气悬浮粒子浓度受控的限定房间。洁净室是指一个受控房间,而洁净区的范围较洁净室大,可以包含多个洁净室。

表 35 - 1　洁净区(室)的洁净级别

洁净度级别	悬浮粒子最大允许数/立方米			
	静态①		动态① ③	
	≥0.5μm	≥5μm②	≥0.5μm	≥5μm
A 级①	3520	20	3520	20
B 级	3520	29	352000	2900
C 级	352000	2900	3520000	29000
D 级	3520000	29000	不作规定	不作规定

注：

①"静态"是指所有生产设备均已安装就绪,但未运行且没有操作人员在场的状态。"动态"是指生产设备按预定的工艺模式运行并有规定数量的操作人员在现场操作的状态。

②"≥5.0μm"是指直径大于等于5.0μm的悬浮粒子。

③空气悬浮粒子检测方法参考 ISO 14644 - 1。

洁净度是指洁净环境中空气含悬浮粒子量多少的程度。通常空气中含尘浓度低则空气洁净度高,含尘浓度高则空气洁净度低。空气洁净度等级是以每立方米空气中的最大允许粒子数来确定的。无菌药品生产所需的洁净区分为 A、B、C、D 4 个级别,见表 35 - 1。A 级,即高风险操作区,如:灌装区、放置胶塞桶、敞口安瓿瓶、敞口西林瓶的区域及无菌装配或连接操作的区域。B 级,即指无菌配制和灌装等高风险操作 A 级区所处的背景区域。C 级和D 级,指生产无菌药品过程中,重要程度较次的洁净操作区。

2. 洁净区的设计要求　洁净区对空气悬浮粒子都有严格的要求,为此洁净区的设计也有特别的要求。洁净区的内表面(包括墙壁、地面、天棚)要平整光滑、无裂缝、接口严密、无颗粒物脱落,避免积尘,便于有效清洁和消毒。洁净区的各种管道、照明设施、风口和其他公用设施的设计和安装要避免出现不易清洁的部位,各种设施的维护尽可能在生产区外部进行。洁净区的排水设施要安装防止倒灌的装置,便于清洁和消毒。

周围环境的空气通过初效、中效、高效三级过滤达到洁净度标准,然后送到洁净区。空气压力在洁净区最大,然后从制备区到缓冲区逐渐降低。在产尘操作区(如干燥物料或产品的取样、称量、混合、包装等)应当在负压环境中进行,或采取专门的措施,防止粉尘扩散、避免交叉污染并便于清洁。洁净区与非洁净区之间、不同级别洁净区之间的压差不低于 10Pa。必要时,相同洁净度级别的不同功能区域之间也可以保持适当的压差梯度。

对于洁净度要求最严格的无菌区和装填区,不仅要求高度洁净的空气,还需要额外的防护措施来保证洁净度,即采用层流超净装置。层流超净装置能控制气流的流通方向,使气流从洁净度高的区域流向洁净度低的区域,以最小流速为每秒 0.45m 的气流,均匀地向同一方向输送,并带走和排出气流中的尘埃颗粒(尘粒)和细菌。目前,层流室分为垂直层流式和水平层流式两种。一般多采用垂直层流式,高效过滤器装在正上方,气流垂直吹送,回风口设在墙面的四角,效果较好。

新版药品 GMP 附录 1 对无菌药品生产的要求更为严格,人员出入与物品出入洁净区必须分开,而且必须通过气闸室,而物料准备、产品加工和灌装等操作必须在洁净区内分区 (室)进行。气闸室是指为保持洁净区(室)内的空气洁净度和正压而设置的缓冲室,其作用 是阻止房间与环境之间的气流贯通。气闸室的空气压力为负压,并且全排。气闸室的两侧, 可以是非洁净区与洁净区,也可以是洁净区与洁净区。

　　自来水先进入车间的原水箱,经过空气过滤、多介质过滤、活性炭过滤和反渗透膜过滤,输 送到中间水箱成为合格的水,再通过圆形水箱进一步净化变成纯净水输送到车间,见图 35-1。 用完回流再净化,循环使用。

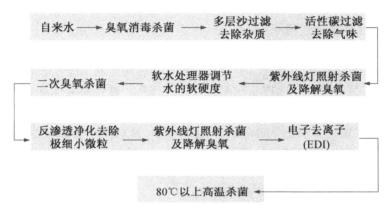

图 35-1　GMP 车间纯净水制备流程图

　　3. 进入洁净区的程序　　进入洁净区的人员以少为总原则,以减少空气的搅动、颗粒物 的脱落及生物体的带入。只有经过批准的人员才能进出洁净区,而且在洁净区工作的人员 都必须接受卫生和微生物方面的基础知识培训。

　　(1)人员卫生的要求　　企业建立完善的人员卫生操作规程。人员卫生操作规程包括与 健康、卫生习惯及人员着装相关的内容,如企业应建立人员健康档案,对直接接触药品的生 产人员上岗前应当接受健康检查,避免体表有伤口、患有传染病或其他可能污染药品疾病的 人员从事直接接触药品的生产。再如进入洁净区必须遵循相应的书面规程进行更衣和洗 手。洁净区内不得佩戴手表和首饰,不得涂抹化妆品,按照规定穿工作服。

　　(2)人流与物流分离　　在药品生产车间,人流、物流、空气、水分别经过不同的渠道逐步 净化后才能进入洁净区。人员或物料自非洁净区进入洁净区,首先通过缓冲区。缓冲区的 气压是自外(非洁净区)向内(洁净区)梯度递增。缓冲区起两个作用,一是防止非洁净区的 气流直接进入洁净区。二是人员或物料自非洁净区进入洁净区时,在缓冲室有一个"搁置" 进行自净的过程(主要是物料),减少对洁净区的污染。

　　进入一般生产区时,员工首先在缓冲区换鞋、洗手、更衣,防止将室外的尘土带入。换鞋 时,坐在横凳上,面对门脱去鞋,再坐着转身 180°,背对门将鞋放入鞋柜,取出并穿上工作鞋。 之后进入更衣间,脱去外套放入衣柜,按照标准程序洗手,再换上工作服,戴上帽子,方可进 入生产区。员工离开一般生产区换鞋更衣程序相反。进入洁净区之前,需要再次洗手换鞋 更衣,穿上不沾尘、防静电的工作服才能进入。如果进入 D 级洁净区需将头发等相关部位遮 盖,穿普通的工作服和合适的鞋子或鞋套。如果进入 C 级区需将头发等相关部位遮盖,戴口罩,穿手腕处可收紧的连体服或衣裤分开的工作服,工作服应不脱落纤维或微粒,穿适当的鞋子或鞋套。如果进入 A/B 级区需用头罩将所有头发以及胡须等相关部位全部遮盖,头罩塞进衣领内并戴防护目镜,戴口罩和经灭菌且无颗粒物(如滑石粉)散发的橡胶或塑料手套,穿经灭菌或消毒的脚套,裤腿应塞进脚套内,袖口塞进手套内,工作服应为灭菌的连体工作服,不脱落纤维或微粒,并能滞留身体散发的微粒。

物品从另一个的缓冲区进来,经过检验后进入物料暂存区,复核数量后送入备料室,最后输送到配料室。任何物品进入 A/B 级洁净区必须经过消毒,并通过传递窗进行传送。

(四)无菌药品的生产过程

无菌药品就是要求药品中没有活体微生物存在。为了达到这个目的,无菌药品在制造过程中需要采取各种方法来去除制品中原有的微生物和防止制品受到微生物的污染。无菌药品按生产工艺可分为最终灭菌药品和非最终灭菌药品。最终灭菌药品和非最终灭菌药品的生产工艺差异很大。最终灭菌药品的生产过程必须在洁净区进行,产品是包装在容器后,再进行灭菌消毒,灭菌可采用化学消毒剂、气化双氧水、臭氧和环氧乙烷等化学方法,也可采湿热或干热灭菌、辐射灭菌和过滤除菌等物理方法。非最终灭菌药品的整个生产过程必须在严格的无菌条件下进行,产品是从经灭菌处理的原辅料开始的,在一系列精制单元操作中一直保持无菌,最后生产出符合无菌要求的药品。

最终灭菌工艺不是在无菌状态下进行的,但是对药品的灌装、密封、包装及环境等都有较高的微生物控制要求。制造过程中微生物控制的主要目的是降低产品的带菌量并确保随后的灭菌的可靠性。最终灭菌药品是在最终容器中进行灭菌处理,其验证过程相对说来比较简单,容易受控。而非最终灭菌药品是在无菌生产工艺条件下进行的,产品、容器和密封零件需分别经过灭菌后再进行灌封,由于产品装入最终容器后不再进行灭菌处理,所以生产过程中每一个步骤、每一个工艺措施都严格要求无菌,并且要求对制造工艺的全过程进行验证,其验证过程相对说来比较复杂,不容易受控。

三、药品生产过程微生物污染的控制

(一)药品生产过程微生物污染来源

微生物可以从原辅料、生产过程,及包装、储存和运输过程进入到药品中。

首先是原辅料。原辅料是指生产过程中所需要的原料和辅助用料的总称。原辅料是生产区域主要微生物污染源。例如动植物等天然材料,带有大量的微生物,必须进行消毒灭菌处理。如果不从生产源头开始控制微生物,药品的质量就得不到保障。

其次是生产过程,药品生产是在生产区内完成的,生产区的环境、生产设备、生产用水、操作人员都是微生物污染源。生产区包括缓冲区和洁净区。生产区的环境主要指空气。空气中的微生物尘埃和颗粒是最广泛的微生物污染途径。工作人员是另一个重要的微生物污染源。人每天脱落的皮屑量可达 1000 万颗,人体表面、衣服沾染的污染物随着人的各种动作也会散发出来,人的言谈和咳嗽等也能将微生物和尘粒人带人工作场所,从而引起污染。

最后是包装、储存和运输过程中的微生物污染。

（二）微生物污染的控制

原辅料消毒灭菌的效果检测，按《药品生产质量管理规范（2010年修订）》附录ⅫC对原辅料进行微生物限度检查法，包括染菌量及控制菌的检查。微生物限度检查不合格的原辅料不能进入生产。药品生产企业应该设立独立的原辅料分发区，避免称量和配料过程中对周围空气和设备的污染。

净化空气采用水洗、电集尘、紫外线照射、药物杀菌和过滤除菌等方法。过滤法是最常用的方法，通常采用高性能的过滤器与层流相结合除菌。按要求可选初效空气过滤器、中效空气过滤器或初、中、高效结合空气过滤器。初、中、高效结合空气过滤器主要用于洁净度要求很高的生产车间的空气净化，例如无菌生产工艺车间。由于化学消毒剂多有刺激性或腐蚀性，且效果较差，所以化学消毒剂的使用受到一些限制。控制区可采用紫外线照射杀灭空气的细菌，但仅限于距紫外光源较近的区域。在任何运行状态下，都应当保证洁净区正压，并维持良好的气流方向，保证有效的净化能力。

单纯的空气过滤不可能完全除去微生物，所以工作区要进行定期消毒。空气消毒的方法有臭氧消毒、紫外线照射、消毒液喷洒。为防止产生耐药菌株，GMP要求消毒剂品种应定期更换，并同时考虑两种消毒方式联合使用，如臭氧消毒联合甲醛消毒。

无菌生产的A/B级洁净区内禁止设置水池和地漏。在其他洁净区内，水池或地漏应当有适当的设计、布局和维护，并安装易于清洁且带有空气阻断功能的装置以防倒灌。同外部排水系统的连接方式应当能够防止微生物的侵入。更衣室采用气锁方式设计，并有足够的换气次数，避免工作服被微生物和微粒污染。

生产设备的设计、选型、安装、改造和维护必须符合预定用途，应当尽可能降低产生污染、交叉污染，便于操作、清洁、维护，以及必要时进行的消毒或灭菌。

生产用水包括自来水、离子交换水、反渗透水、蒸馏水以及注射用水等。非口服药品的生产用水必须是无热原的，这样的水是用特殊的蒸馏器生产出来的，将水温维持在大于65度的条件下，可以抑制微生物的生长。

进入生产区的工作人员不能有传染性疾病和暴露在体表的伤口。进入生产区必须洗手更衣换鞋，必须穿工作服、手套等防护服。凡在洁净区工作的人员（包括清洁工和设备维修工）应当定期培训，培训的内容包括卫生和微生物方面的基础知识。从事动物组织加工处理的人员或者从事与当前生产无关的微生物培养的工作人员，通常不得进入无菌药品生产区，避免外界微生物的引入。

包装具有容器、防止污染和标记的功能。与产品直接接触的包装材料要符合相应的质量标准。药品上直接印字所用油墨要符合食用标准要求。产品经二次包装后，进行储存和运输。最终灭菌药品的包装必须满足终末灭菌程序的要求。非最终灭菌药品的包装过程必须在A级洁净区进行。

三、生产经营企业卫生评价

依照《中华人民共和国药典》2010年版附录中微生物限度检测方法，评估药品生产和经营过程中卫生情况。洁净室（区）性能监测工作按《药品生产质量管理规范》、《医疗机构制剂配制质量管理规范》、《无菌医疗器具生产管理规范》、《药品包装用材料、容器管理办法》（暂

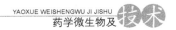

行)、《药物非临床研究质量管理规范》的要求执行。监测方法按国家标准《医药工业洁净室（区）悬浮粒子、浮游菌和沉降菌的测试方法》（GB/T 16292－16294 1996），《洁净厂房设计规范》（GB50073－2001）执行。

ZHI SHI TUO ZHAN

知识拓展

GLP、GSP 和 GCP

GLP(Good Laboratory Practice)翻译为"优良实验室规范"，在我国是指《药物非临床研究质量管理规范》。主要是针对医药、农药、食品添加剂、化妆品、兽药等进行的安全性评价实验而制定的规范。

GSP(Good Supplying Practice) 翻译为"良好的药品供应规范"，在我国是指《药品经营质量管理规范》。《药品经营质量管理规范》是指在药品流通过程中，针对计划采购、购进验收、储存、销售及售后服务等环节而制定的保证药品符合质量标准的一项管理制度，其目的是对药品经营全过程进行质量控制，保证向用户提供优质的药品。

GCP(Good Clinical Practice)翻译为"良好临床试验规范"，在我国是指《药品临床试验管理规范》，是药品临床试验全过程的标准规定，其目的在于保证临床试验过程的规范，结果科学可靠，保护受试者的权益并保障其安全。

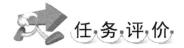 任 务 评 价

一、选择题

1. 药品制造过程中微生物控制的主要目的是 （ ）

A. 降低产品的带菌量　　　　　　　　B. 确保随后的灭菌的可靠性

C. 灌装微生物控制　　　　　　　　　D. 密封微生物控制

E. 包装及环境微生物控制

2. GMP 车间工作区要进行定期消毒，其中空气消毒的方法有 （ ）

A. 臭氧消毒　　　　B. 紫外线照射　　　　C. 消毒液喷洒

D. 消毒剂品种应定期更换　　E. 同时考虑两种消毒方式联合使用

二、填空题

1. GMP 是指"_____"，在我国是指《_____》。

2. 为防止产生耐药菌株，GMP 要求消毒剂品种应定期更换，并同时_____考虑消毒方式。

三、简答题

1. 简述洁净区（室）的洁净级别及要求。

2. 简述最终灭菌药品和非最终灭菌药品的区别。

（杨　珺）

任务三十六　医疗机构卫生

任务描述

解释医疗卫生机构、医疗机构、疾病预防机构、医疗机构制剂;知道我国医疗机构的种类,医疗机构制剂生产卫生要求,医疗机构人员卫生控制与管理,医疗机构消毒灭菌要求,医院感染管理及医疗机构卫生评价。

BEI JING ZHI SHI
背景知识

医疗卫生机构是指依法定程序设立的从事疾病诊断、治疗活动的卫生机构的总称。我国将卫生机构分为医疗机构和疾病预防机构等。医疗机构主要从事疾病诊断、治疗活动,疾病预防机构主要开展卫生防疫、疾病预防和控制活动。

医疗机构必须依据国务院《医疗机构管理条例》及其实施细则的规定进行设置和登记。只有依法取得设置医疗机构批准书,并履行登记手续,领取了《医疗机构执业许可证》的单位或者个人才能开展相应的诊断、治疗活动。我国医疗机构的种类包括医院、妇幼保健院、卫生院、疗养院、门诊部、诊所、卫生所(室)、急救、临床检验中心、防治院(所、站)、护理院(站)等。

任务内容

一、医疗机构制剂

医疗机构制剂是指医疗机构根据本单位临床需要而常规配制、自用的固定处方制剂。医疗机构应取得省、自治区、直辖市药品监督管理局颁发的《医疗机构制剂许可证》,在药剂部门设制剂室、药检室和质量管理组织,并配备具有相应素质及相应数量的专业技术人员后,方可进行自需制剂配制。

表 36-1　医疗机构制剂配制环境空气洁净度级别要求表

剂型及其主要配制工序	洁净度级别
最终灭菌≥50ml 注射剂:灌封灭稀配、过滤浓配、称量	百级、万级、十万级
最终灭菌的<50ml 注射剂:过滤、灌封、称量、配液	万级、十万级
非最终灭菌的无菌制剂:灌封、分装、压塞灌封、灌装前不需除菌过滤的配液、灌装前需除菌过滤的配液	百级、万级、十万级

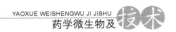

续 表

剂型及其主要配制工序	洁净度级别
供角膜创伤或手术用滴眼剂的配液、灌封	万级
非无菌制剂：非最终灭菌口服液体制剂、深部组织创伤外用制剂和眼用制剂的配液、灌剂除直肠用药外的腔道制剂的配制、分装最终灭菌口服液体制剂、口服固体制剂、表皮外用制剂和直肠用药制剂的配制、分装	万级、十万级、三十万级

制剂室选址要远离各种污染源，各工作间按制剂工序和空气洁净度级别要求合理布局。非洁净区和洁净区分开，生产与包装分开，内服制剂与外用制剂分开，无菌制剂与其他制剂分开。根据制剂工艺要求，划分空气洁净度级别（表 36-1），洁净室（区）内空气的微生物数和尘粒数需符合规定，并定期检测并记录。

二、医疗机构人员卫生

医疗机构是病人聚集的地方，也是病原微生物集中的地方，极容易发生医院感染。医院感染指住院病人在医院内获得的感染，医院工作人员在医院内获得的感染也属医院感染。医疗机构必须采取防护措施预防医务人员的医院感染。医疗机构人员卫生所涉及基本概念如下。

1. 污染 指某种物品（产品）上附着或混入其他物质后，其性质或使用功能等受到不良影响的现象。引起污染的物质叫做污染物，而产生污染物质的根源叫污染源。

2. 预防性消毒 指在未发现传染源的情况下，对有可能被病原微生物传染的器械、场所和人体等进行的消毒。

3. 疫源地消毒 指在有传染源（传染病的患者或带菌者）的情况下所进行的消毒。

4. 随时消毒 指及时杀灭或清除由传染源排出的病原微生物而随时进行的消毒。

5. 终末消毒 指在传染源住院病愈出院或死亡后，对其原居住地点的消毒。

（一）建立医院感染的管理组织

由专职人员负责制定控制感染规划、执行监控制度、定期监测、调查分析和提出改进措施，并加强对医护人员医院感染业务的培训与教育。

（二）严格执行无菌操作

为防止微生物进入机体引起感染，在临床医疗、护理操作中必须严格执行无菌操作。如给病人的伤口换药时，除要防止外界微生物进入伤口引起感染外，还要防止已感染伤口的微生物污染医疗器械、敷料等，以免引起其他病人和医护人员的感染。除了临床医疗、护理工作需要进行无菌操作外，微生物标本的采集和检验也需要严格执行无菌操作。

（三）加强医院环境的净化

引起医院感染的病原菌可存在于病人、医务人员及其他职工，也可存在于医院的环境中，所以要经常对医护人员手部、医院环境的带菌情况进行监测。卫生部规定，医院的各类病房物体表面及医护人员手部，带菌数每平方厘米不得超过 5 个细菌。手术室、婴儿室及产房空气中细菌总数应低于 $200CFU/m^2$。医院的空气净化要通过建筑设计的合理布局、定期清洗、消毒手术室及病房的空气净化过滤器，以及加强医院污水、污物的净化处理和消毒等综合手段，以达到有效防止感染的目的。

（四）强化消毒隔离制度

消毒隔离是防止医院感染的关键。隔离就是将传染病人、可疑传染病人和病原携带者同其他病人隔离分开，进行隔离治疗。病人的血液、体液及被血液、体液污染的物品均视为具有传染性的病源物质，医务人员接触这些物质时，必须戴手套、具有防渗透性能的口罩、防护眼镜，必要时还要穿戴具有防渗透性能的隔离衣或者围裙，操作完毕脱去防护装置立即洗手。病人的标本放置于坚固的带盖的防漏容器运送。

（五）合理使用抗生素

医院根据情况制定抗生素合理使用的规程。合理使用抗生素，加强对细菌耐药性的监控，减少耐药菌的产生与感染，从而降低医院感染率。

三、消毒灭菌及其设备

按照《消毒管理办法》，医疗机构应当严格执行医疗器械、器具的消毒工作。医务人员在操作时必须遵守消毒灭菌原则：进入人体组织、无菌器官的医疗器械器具和物品必须达到灭菌水平；接触皮肤、黏膜的医疗器械器具和物品必须达到消毒水平；各种用于注射、穿刺、采血等有创操作的医疗器具必须一用一灭菌；一次性使用的医疗器械、器具不得重复使用。

消毒灭菌人员处理用过的医疗器材和物品，应先消毒，再去污清洗，最后消毒或灭菌。根据物品的性能选用适合的消毒灭菌方法：耐热、耐湿物品灭菌首选物理灭菌法；手术器具及物品、各种穿刺针、注射器等首选高压蒸汽灭菌；油、粉、膏等首选干热灭菌。不耐热物品如各种导管、精密仪器、人工移植物等可选用化学灭菌法，如内窥镜可选用环氧乙烷灭菌或2％戊二醛浸泡灭菌。

医院机构必须对消毒灭菌效果定期进行监测。消毒和灭菌效果应符合《医院消毒卫生标准》(GB 15982-1995)，其中灭菌合格率必须达到100％。消毒灭菌效果监测方法参照《医院消毒技术规范》进行。

四、医院感染管理制度

为了加强医院感染管理，有效预防和控制医院感染，提高医疗质量，保证医疗安全，卫生部制定《医院感染管理制度》，要求各级医疗机构严格执行。医院必须成立医院感染管理管理委员会(小组)，委员会主任(组长)由主管业务的副院长负责。

医院感染管理科是医院感染管理的二级机构，也是医院感染管理委员会(小组)的办事机构，由专职人员组成，具体负责医院感染各项计划的实施。医院感染管理科主要有五项任务：① 医院感染的监测工作；② 对医院清洁、消毒、灭菌、隔离、无菌操作技术、医疗废物管理等工作进行监督并提供指导；③ 遵守抗菌药物的合理使用原则，做好微生物监测工作；④ 落实各种消毒隔离和感染控制制度；⑤ 对全体工作人员进行医院感染相关法律法规、相关工作规范和标准、专业技术知识的培训。

市(区)卫生局定期对医疗机构的医院感染情况进行检查，包括医院感染管理各级机构的有关文件、培训证书、职称证书等资料；医院感染管理委员会的运作和医院感染管理科的日常工作情况，如会议记录、各项工作记录、医院感染病例监测、消毒隔离监测等资料；医院感染控制的各项制度、年度计划、再教育和培训等工作的文字资料，听取工作汇报，并给予效果评价。

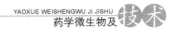

五、医疗机构卫生评价

医疗机构卫生评价包括：空气消毒效果的监测与评价，手消毒效果的监测与评价，物品和环境表面消毒效果的监测与评价，消毒液的监测与评价，血液透析液消毒效果的监测与评价，灭菌效果的监测与评价等。医疗机构中，各类从事医疗活动的环境空气、物体表面、医护人员手、医疗用品、消毒剂、污水、污物处理的卫生标准及监测方法参见《医院消毒卫生标准》(GB 15982－1995)，其中医院各类环境空气、物体表面、医护人员手细菌菌落总数卫生标准见表 36－2。

表 36－2　各类环境空气、物体表面、医护人员手细菌菌落总数卫生标准

环境类别	范围	标准		
		空气 CFU/m³	物体表面 CFU/m²	医护人员手 CFU/m²
Ⅰ类	层流洁净手术室、层流洁净病房	≤10	≤5	≤5
Ⅱ类	普通手术室、产房、婴儿室、早产室、普通保护性隔离室、供应室无菌区、烧伤病房、重症监护病房	≤200	≤5	≤5
Ⅲ类	儿科病房、妇产科检查室、注射室、换药室、治疗室、供应室清洁区、急诊室、化验室、各类普通病房和房间	≤500	≤10	≤10
Ⅳ类	传染病科及病房	—	≤15	≤15

ZHI SHI TUO ZHAN

知识拓展

医务人员的手卫生与医院感染　随着医学的发展、医疗水平的提高，医院感染已成为关系到医疗质量和病人安全的重要因素，也受到卫生行政部门、医院管理者和广大医务人员的高度重视。有数据表明，每年我国都有近 400 万人次（患者）发生医院感染，导致数以百亿计的经济损失，而其中 30％～80％的医院感染都与医务人员的手传播有关。因此，控制医院感染最基本也是最有效的手段，就是做好医务人员的手卫生工作。国家卫生部于 2009 年 4 月 1 日发布的《医务人员手卫生规范》，于同年 12 月 1 日开始实施。《规范》要求，医务人员直接接触病人前后，接触不同病人之间，从同一病人身体的污染部位移动到清洁部位等情况时都应该洗手；各级各类医疗机构应采用流动水洗手；医院的手术室、产房、重症监护室等重点部门应当采用非手触式水龙头开关。

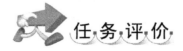　任务评价

一、选择题

1. 下列对医疗机构制剂描述正确的有　　　　　　　　　　　　　　　（　　）

A. 医疗机构根据本单位临床需要而常规配制　　B. 自用的固定处方制剂

　　C. 可进入市场流通　　　　　　　　　　　D. 可在医院间流通

　　E. 可在医疗机构制剂流通

　　2. 在未发现传染源的情况下,对有可能被病原微生物传染的器械、场所和人体等进行的消毒称　　　　　　　　　　　　　　　　　　　　　　　　　　　　　(　)

　　A. 医疗机构人员卫生　　　B. 终末消毒　　　　　C. 随时消毒

　　D. 疫源地消毒　　　　　　E. 预防性消毒

　　3. 医院各类病房物体表面及医护人员手部带菌数不得超过几个细菌/m²　(　)

　　A. 1　　　　　　B. 5　　　　　　C. 10　　　　　　D. 15　　　　　　E. 20

　　4. 手术室、婴儿室及产房空气中细菌总数应低于

　　A. 50CFU/m²　　　　　B. 100CFU/m²　　　　　C. 150CFU/m²

　　D. 200CFU/m²　　　　　E. 250CFU/m²

二、填空题

　　1. 医院必须成立_____,委员会主任(组长)由_____负责,_____是医院感染管理的二级机构。

　　2. 进入人体组织、无菌器官的医疗器械器具和物品必须达到_____;接触皮肤、黏膜的医疗器械器具和物品必须达到_____。

　　3. 卫生部规定,医院的各类病房物体表面及医护人员手部,带菌数不得超过_____细菌/cm²。手术室、婴儿室及产房空气中细菌总数应低于_____细菌/m³。

三、简答题

　　1. 简述医疗机构的概念及种类。

　　2. 简述各类环境空气、物体表面、医护人员手细菌菌落总数卫生标准。

(杨　珺)

任务三十七　药品生产过程微生物控制技术

任务描述

　　解释药品微生物检验、标准品、对照品、洁净室、无菌室的概念;学习GMP车间(仿真)设计、布局、水处理和空气净化的微生物监控;知道进入GMP车间的标准程序及GMP车间清洁的维护;进行人员与药品生产物料进入GMP车间仿真模拟实训;药品微生物检验特点及过程控制;药店(药房)药品仓储过程微生物控制。

BEI JING ZHI SHI

背景知识

　　药品微生物检测是应用微生物学技术检测在药品研制、生产、贮藏过程中是否受微生物

污染,以评价药品的质量和安全性。药品微生物的检验结果受很多因素的影响,如样品中微生物分布、样品采集方法、微生物检验方法等。因此,在药品微生物检验中,为保证检验结果的可靠性,必须依据质量标准和经确认或验证的检验操作规程进行试验。药品微生物检验必须有可追溯的完整的记录,并确保结果与记录一致。药品微生物实验室规范包括人员、培养基、菌种、实验室的布局和运行、设备、文件、实验记录、结果的判断等方面。

国家药品标准品和对照品是指国家药品标准中用于鉴别、检查、含量测定、杂质等的标准物质。标准品(reference material,RM)是指用于生物检定、抗生素或生物药品中含量或效价测定的标准物质,以效价单位(U)表示。测定某药品的含量或效价,首先要建立一种可靠的测定方法。测定方法的可靠性就需要标准品来验证。采用该测定方法对标准品进行测量,如果测量值与提供的"参照值"相吻合,则认为该测定方法是合格的、可靠的;相反,则认为该测定方法是不合格的、不可靠的。对照品与标准品是两个不同的概念,中国药典凡例中,对照品系指用于鉴别、检查、含量测定和校正检定仪器性能的标准物质。

 任务内容

一、GMP 车间仿真模拟实训

GMP 车间就是指符合《药品生产质量管理规范》要求的药品生产车间。GMP 车间的设计、布局、建造、改造和维护必须符合药品生产要求,应当能够最大限度地避免污染、交叉污染、混淆和差错,便于清洁、操作和维护。

(一)GMP 车间的设计

GMP 车间的设计首先要保证人流与物流的分开。车间各级区域分别设置操作人员和物料的出入口通道,且人流、物流入口最好保持相对较远距离。物料附着尘埃粒子和微生物,物料的运送过程会扰动空气产生尘埃粒子,所以,GMP 车间的洁净室需要设置双门联锁结构的物料传递窗,如果车间生产能力很强,原辅料体积很大,则需要设置双门联锁结构的货淋间或缓冲间。洁净车间的微生物和尘埃粒子主要来源于出入的人员,GMP 车间的洁净室需要设置独立的人员净化场所,人员净化场所由雨具存放、换鞋、存外衣、洗手、换工作服、气闸或空气吹淋室等组成。

GMP 车间要达到相应洁净级别、换气次数、温度和湿度,保证室内空气品质。车间净化空调系统采用全空气、定新风、定风量、集中式空调系统,空气经过初、中、高效三级过滤后送入室内。送风口在正上方顶棚,回风口在侧墙下部。为了降低空调系统噪音,控制空调送风主风管风速小于 9m/s,回风主风管风速小于 7m/s,同时在主回风管上加消声器。车间空调系统采用臭氧消毒方式。为满足 GMP 要求,洁净区内产尘、产热、产湿较大的房间换气次数为 25 次/h,其他房间换气次数为 20 次/h。一般洁净区与非洁净区之间、不同级别洁净区之间的压差应当不低于 10Pa。必要时,相同洁净度级别的不同功能区域(操作间)之间也应当保持适当的压差梯度。根据工艺需要,洗烘瓶室、化验室、配制间设排风,为防止室外空气倒灌设计,选用中效排风过滤机组将室内的空气排出室外。GMP 车间洁净区的全部管线均沿墙、顶、地暗敷。电气管线管口和各种电气设备与墙体接缝处做密封隔离。洁净区内灯具采用不易积尘的吸顶式净化荧光灯,灯具与顶棚接缝处做密封隔离。

　　GMP 车间内墙壁和顶棚的表面,要满足平整、光滑、不起灰、避免眩光、便于除尘等要求。GMP 车间的地面,要满足平整、耐磨、易除尘清洗、不易积聚静电、避免眩光等要求。洁净室和人员净化室采用双层玻璃金属外窗,并具有良好的气密性。洁净室内的密闭门朝空气洁净度较高的房间开启。无窗洁净室的密闭门上应设置观察窗。GMP 车间供水管置于技术夹层内,沿墙壁或壁板引至室内用水设备或卫生器具,水嘴均采用不锈钢水嘴。内排水管采用符合卫生标准的硬聚氯乙烯(PVC - U)塑料排水管。一般区内排水管采用暗装,洗涤盆、洗手盆等卫生器具采用陶瓷制品,地漏采用硬聚氯乙烯地漏。洁净区内排水管采用暗装,洁净区内洗涤盆、洗手盆等卫生器具采用不锈钢制品,地漏采用洁净室专用的不锈钢地漏。

(二) GMP 车间的布局

　　GMP 车间设置人员净化室和物料净化室。人员净化室包括存外衣室、洁净工作服室、盥洗室。存外衣室包括雨具存放处、外衣存衣柜、鞋柜和换鞋凳等。盥洗室设洗手和烘干设备,水龙头保证每 10 人一个。洁净工作服室设洁净工作服柜。洁净区人员入口处设置空气吹淋室,进入 A/B 级洁净区时,设置气闸室。物料传递窗作为洁净室的一种辅助设备,主要用于洁净区与洁净区、非洁净区与洁净区之间的物料的传递。物料通过传递窗从非洁净区进出洁净区。传递窗有两扇门,分别开向两个洁净度不同的工作区,两侧门设有机械互锁或电子互锁装置,确保两侧门不能同时处于开启状态。传递窗工作台面采用不锈钢板,平整光洁耐磨。风淋式传递窗在传递物料时,顶部吹出高速、洁净气流,吹除货物表面的尘粒。互锁式传递窗内有紫外线灯,对污染物品进行离开洁净区前的消毒。在传递货物时,传递窗能起到阻断室内外气流贯通的作用,以防止污染空气进入较洁净区域和产生交叉污染,同时传递窗方便物品传递,减少实验人员进出实验室的次数。

　　洁净区设有多功能微电脑控制仪,包括温湿度调节及显示、送排风机的起停、照明开关、紫外灯控制等。洁净室内,采用吸顶式洁净密闭灯照明,实验室内无强烈反光,根据房间的大小设置紫外灯,便于工作前后的物理消毒。

　　无菌区(室)解释有两种,一是《药品生产质量管理规范实施指南》的定义为:环境空气悬浮物和微生物量按无菌要求控制管理,满足无菌生产要求的洁净室。二是《医药工业洁净厂房设计规范》的定义为:对空气中的悬浮微生物按无菌要求管理的洁净室。无菌区(室)由 1～2 个缓冲间和操作间组成,操作间和缓冲间之间设置具备灭菌功能的样品传递窗。在缓冲间内设有洗手盆、毛巾、无菌衣裤放置柜及挂钩、拖鞋等,不能放置培养箱和其他杂物。操作间和缓冲间的门不应直对,所有的门均向压力大的方向开启。无菌区设置带锁的红外感应自动门。无菌区(室)六面光滑平整,能耐受清洗消毒。墙壁与地面、天花板连接处应呈凹弧形,无缝隙,不留死角。无菌区(室)内不应安装下水道。无菌区(室)要求采光良好,避免潮湿,远离污染区。面积一般不超过 $10m^2$,不小于 $5m^2$;高度不超过 2.4m。室内温度控制 18～26℃,相对湿度 45％～65％。无菌区(室)内的照明灯应嵌装在天花板内,室内光照应分布均匀,光照度不低于 300lx。缓冲间和操作间所设置的紫外线杀菌灯,要定期检查辐射强度,不符合要求的紫外杀菌灯应及时更换。无菌区(室)的气压要高于其他区(室),具有空气除菌过滤的单向流空气装置。在远离行走区的位置设有Ⅱ级生物安全柜,并且避开门

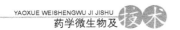

和通风系统的交叉气流;应该有净化污染废弃物的高压灭菌器;所有的操作台面要求用不锈钢材料。

(三) 进出 GMP 车间的程序

进出 GMP 车间的人流或物流,必须按照标准操作程序(SOP)进行,保证洁净区的洁净环境,最终是为了保证药品的安全和质量。

进出洁净厂房的操作人员要经常洗澡、要勤洗工作服。人员有以下情况的禁止入内:皮肤有外伤、炎症、搔痒症及皮肤病、传染病的;严重咳嗽、打喷嚏、鼻子排出物过多的;涂抹化妆品、指甲油、香水的;未按规定穿好洁净工作服的;食物未咀嚼完的;携带有其他未经批准的物品的。

进出洁净区的人员必须遵守规定的净化路线和程序。首先,开门进入换鞋室间,关门,换鞋,将换下的鞋按照要求放入鞋柜,跨过鞋柜穿上洁净工作鞋。之后,开门进入一更衣室,关门,脱掉夕衣、摘掉手表、手链、戒指等饰物,放入指定的衣橱。在盥洗室区进行洗手消毒。洗手程序要求依次掌心对掌心搓擦、手指交错掌心对手背搓擦、手指交错掌心对掌心搓擦、两手互握互搓指背、拇指在掌中转动搓擦、指尖在掌心中搓擦;整个搓揉时间不少于 30s,用流动自来水冲刷干净后烘干;重复洗三遍。接着,开门进入二更衣室,关门,穿洁净服,戴洁净帽、无菌口罩、鞋套。洁净服要求穿整齐,洁净服里面的衣领不得高于洁净服衣领;洁净帽戴端正,洁净帽将头发全部包裹在里面;戴无菌口罩后,鼻孔不得外露。然后,开门进入人流通道后,关门,通过通道,开门进入工作间,关门后进行操作。工作人员进入无菌室前,必须再次用肥皂或消毒液洗手消毒,然后在缓冲间更换专用工作服、鞋、帽子、口罩和手套,方可进入无菌室进行操作。操作结束后,按进入时逆向程序,离开洁净区。

进出洁净区的物品也必须按照规定的净化路线和程序。所有物料由生产车间的物流通道进入,进入洁净区前,在制定地点脱去外皮或对外包装进行清洁,经清洁处理后递至车间物料通道缓冲间,再分别通过内包装和原辅料传递窗进入洁净区。所有原辅料用 75%酒精擦拭包装外部后,再传入配料间;安瓿瓶、输液瓶经粗洗后传入精洗间;记录本、打火机、酒精灯、记录笔、维修工具等用 75%酒精擦拭后,由传递窗进入洁净区;一切个人物品,包括手表、手帕、笔记本、食品及装饰品等不得进入洁净区。严格执行传递窗传递规定,不允许内外侧门同时打开。物料运出车间时,半成品需从内暂存间经传递窗进入外暂存间;包装后成品在洁净室内验收合格密封后,经传递窗口传入外包装间进行包装,然后入库;生产后的废弃物,集中装桶,盖上桶盖,经专用传递窗进入非洁净区,送规定废弃物堆放处。

无菌室使用前必须打开紫外灯辐照灭菌 30min 以上,同时打开超净台进行吹风。操作完毕,及时清理再用紫外灯辐照灭菌 20min。洁净区每周开启空调臭氧 30min。物料进出结束后,及时清理缓冲间或中间站的现场,关闭传递窗的内外通道口,做好清洁消毒工作。传递窗内不能存放任何物料,操作结束后将传递窗的内部各表面搽拭干净,并打开紫外灯灭菌 30min。

(四) GMP 车间的清洁

洁净区的清洁分两种情况:一是每天生产结束后清洁;二是停产三天后再生产前清洁。每天工作结束后 1h 内,应该清除废物,用洗洁精和纯化水擦洗废物容器、配电箱、水池、门把手、墙面、门、窗、地面。清洁之后,配电箱、水池、门把手、墙面、门、窗用75%酒精进行消毒处理,而废物容器、地面、地漏等交替使用0.5%~1%次氯酸钠溶液或0.1%新洁而灭溶液进行消毒处理。

二、药品微生物检验特点及过程控制

(一)药品微生物检验特点

药品微生物学检验具有以下特点:一是检查对象的未知性。药品的微生物检查与药品数理化检测不同,检查对象往往都是未知的,不知到检查对象是否有微生物、有何种微生物、微生物的数量多少,全凭检查结果判断,难度大。二是检查对象分布的不均匀性。在同一批号药品中,可能有的药品被微生物污染,有的药品则没有被微生物污染,分布不匀;同是被污染的药品,有的数量可能极多,有的数量较少,数量不均;同是被污染的药品,有的微生物种类很多,有的微生物种类较单一,种类也不均。这种不均匀性源于污染源的复杂性,包括原辅料污染、工艺污染、空间污染和操作人员污染等。

1. 药品因素 由于有些药品本身的抑菌性或药品中防腐剂的抑菌性,会淹盖药品已受污染的事实或出现低于实际污染水平的检测结果。这些药品中微生物可能受到损伤,但未死亡,进入人体后,有些微生物会复苏并繁殖,危及人体健康。进行药品微生物检查时,首先应进行检查方法的验证,确认药品在该试验条件下无抑菌活性或抑菌活性可以忽略不计,然后按该验证方法进行微生物检查。

实际工作中为消除药品中抑菌因素的影响,经常采用的方法有:

(1)培养基稀释法,即1ml供试品分别注入几个平皿(≤10个平皿)中,以降低抑菌浓度或减少供试品的色泽,计数试验采用此法;

(2)薄膜过滤法,利用微孔滤膜截留细菌,滤除可溶性成分;

(3)中和法,采用中和剂中和供试品的抑菌成分,中和剂的选择应考虑对微生物无毒性,并且与抑菌性成分结合后的产物对微生物也无毒性,或有毒性但不能影响待检菌的检出。如β-内酰胺酶较易破坏青霉素和第一代头孢菌素;

(4)离心法,利用供试品的抑菌成分与细菌的密度和溶解度差异,采用离心方法,离心后,难溶性抑菌成分位于顶层,弃掉顶层溶液,即达到除去抑菌成分的目的。

2. 环境影响 药品微生物学检验的关键在于防止第二次污染。无菌检查和微生物限度检查工作应有单独的无菌室,每次操作前用消毒液擦拭操作台及可能污染的死角,同时用紫外杀菌灯照射30min,然后启动层流净化装置。药检人员进入无菌室后,不要频繁走动,在操作中通过传递窗传递物品,不要频繁出入无菌室,以减少污染机会。微生物检验所用的器皿应灭菌处理。各种检验仪器定期检定。无菌室每周用0.1%新洁尔灭或0.5%~1%次氯酸钠溶液或其他适宜消毒液,清洁超净台、无菌室内表面、顶面、地板、传递窗、门把手。清洁消毒程序从内向外,从高洁净区到低洁净区。逐步向外退出洁净区域。然后开启无菌空气过滤器及紫外灯杀菌1~2h,以杀灭存留微生物。在每次操作完毕,同样用上述消毒溶液擦拭工作台面,除去室内湿气,用紫外灯杀菌30min。

无菌室在消毒处理后、无菌试验前及操作过程中都要检查空气中菌落数,检查无菌室的洁净度是否合格。无菌室的洁净度检查通常采用沉降菌法和浮游菌法。沉降菌检测方法:

以无菌操作将 3 个营养琼脂平板带入无菌操作室,在操作区台面左、中、右各放 1 个,打开平板盖,在空气中暴露 30min 后,将平板盖好,置于(32.5±2.5)℃培养,48h 后取出检查。沉降菌检测标准为 3 个平板上生长的菌落数平均小于 1 个。浮游菌检测方法:采用撞击式采样器,经消毒剂灭菌后带入无菌操作室,按照标准设置采样时间,采样结束后,将 3 个平板置(32.5±2.5)℃培养,48h 后取出检查。标准为 3 个平板上生长的落数平均不得超过每平方米 5 个。

微生物培养条件是影响供试品菌计数准确与否的重要因素。培养基质量的好坏、稳定与否,对检验结果有极为重要的影响。培养基只能进行一次高压蒸汽灭菌,灭菌后的培养基放置时间不宜过长,在 2~25℃下保存,应在 3 周内用毕,以免水分散失及染菌。已熔化的培养基一次用完,剩余培养基不宜再用。选择有助于检品中所有微生物生长的培养基。培养条件(温度、湿度、含氧量)及检测环境符合检测标准。

3. 培养观察 在规定的培养条件下,严格遵守培养时间进行微生物的培养。菌落生长呈蔓延趋势者,细菌计数需 24h。霉菌计数需在 48h 进行初步点计。最终结果细菌以培养 48h 的菌落数报告,霉菌、酵母菌以培养 72h 的菌落数报告。微生物限度检查法中,细菌培养温度为 30~35℃,霉菌、酵母菌培养温度为 23~28℃,控制菌培养温度为 35~37℃。

当细菌生长小而密集时,不容易准确计数,必要时借助放大镜或低倍显微镜直接观察或挑取可疑物涂片镜检,也可以适当延长培养时间进一步观察。菌落蔓延生长成片或发生重叠也会影响计数,药典规定菌落蔓延生长成片的平板不宜记数,防止菌落蔓延的方法有 0.001% TTC 营养琼脂法、开盖干燥法或换陶瓦盖法。

4. 抽样检查 药品按批号随机抽样,抽样量为检验用量的 3 倍。抽样时,首先选取有异常或可疑的样品。凡能从药品、瓶口外观看出长螨、发霉、虫蛀及变质的药品可直接判为不合格品,无须再抽样检验。供试品在检验之前,保持原包装状态,严禁开启,并保存在阴凉干燥处,勿冷藏或冷冻。

(二)药品微生物检验过程控制

1. 微生物检查内容 《中国药典》2010 年版附录ⅩⅢ规定了四项微生物检查内容,分别是热原检查法、无菌检查法、微生物限度检查法和内毒素检查法。

热原检查法是将一定剂量的供试品,耳静脉分别注入 3 只适用的家兔体内,每隔 30min 测量一次家兔体温,共测 6 次,以 6 次体温中最高的一次减去正常体温,即为该兔体温的升高温度。3 只家兔中,体温升高 0.6℃或以上的家兔超过 1 只,则判断该供试品的热原检查不符合规定。

无菌检查法是检查药典要求无菌的药品、医疗器具、原料、辅料及其他品种是否无菌的一种方法。无菌检查之前,必须对所采用的检查方法进行验证,证明该方法适合于产品的无菌检查。供试品的无菌检查方法包括薄膜过滤法和直接接种法两种。

微生物限度检查法是检查非规定灭菌制剂及其原料、辅料受微生物污染程度的方法,检查项目包括细菌数、霉菌数、酵母菌数及控制菌检查。控制菌检查包括肠杆菌科及其他革兰阴性菌检查、大肠埃希菌检查、沙门菌检查、志贺菌检查、金黄色葡萄球菌检查、铜绿假单胞菌检查、梭菌检查等。

内毒素检查法是利用鲎试剂来检测或量化由革兰阴性菌产生的细菌内毒素,以判断供试品中细菌内毒素的限量是否符合规定的一种方法,包括凝胶法和光度测定法两种方法。

2. 药品微生物检验设施

(1)实验室系统:药品微生物检测室一般包括更衣区、缓冲区、核心操作区(室)等,核心操作区(室)又分无菌检测室、微生物限度检测室和阳性对照室,均为洁净室。无菌检测室是专供药品无菌检查,其洁净度要求为万级背景下的百级层流,有条件的企业可采用隔离操作系统,保证环境条件优于或等于生产环境。微生物限度检测室是专供药品微生物限度检验,其洁净度要求为万级背景下的百级层流,使用超净工作台。阳性对照室是专供药品菌检时阳性对照实验及微生物鉴别、毒、菌种传代等用,其洁净度要求为万级背景下的百级层流,要求回风经过处理后直排,有条件的企业最好使用生物安全柜,避免致病菌的扩散。无菌检测室、微生物限度检测室和阳性对照室必须是三个独立的房间,不能共用。药品微生物检测室的布局参见图 37-1。

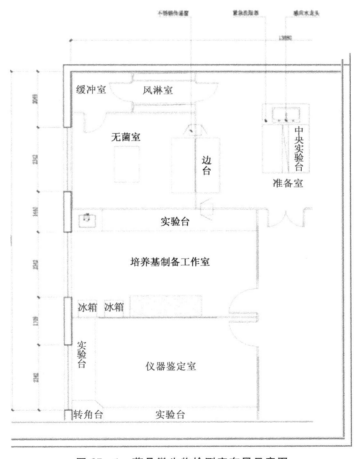

图 37-1 药品微生物检测室布局示意图

(2)操作环境:洁净室使用前 1h 启动风机系统(空调系统),开启空气消毒装置,消毒至少半小时后关闭,观察并确保正压房间的压力(高于相邻房间 5Pa 以上),以及负压房间的压力(低于相邻房间5Pa以上)。物品经物流通道进入洁净室。人员正确着装后,经人流通道进入洁净室。无菌检查的洁净室里主要仪器设备有超净工作台、生物安全柜、高压蒸汽灭菌器、隔水式恒温培养箱、集菌器、生化培养箱、立式冷藏柜和光学显微镜等。超净工作台和生物安全柜应定期进行洁净度和微生物数的测定,生物安全柜还应进行气流流型和压差测定。洁净室采用不锈钢材质的操作台和凳子。

洁净室使用完毕,用消毒液清洁工作台面。实验人员在更衣室换下无菌工作衣后,离开洁净工作室。开启空气消毒装置,消毒至少半小时。无菌检测室的净化空调系统新风口和初效空气过滤器每月清洗一次,净化空调系统的中效过滤器每季度更换一次,单向流区域的高效空气过滤器每年更换一次。

ZHI SHI TUO ZHAN
知识拓展

药品仓储须按照《药品经营质量管理规范》(2000年)规定。药品经营企业必须配备与经营规模相适应的仓库,要求药品经营企业对药品的购进、储运和销售等环节进行质量管理。库区地面平整,无积水和杂草,无污染源,并做到药品储存作业区、辅助作业区、办公生活区分开。库房内墙壁、顶棚和地面光洁、平整,门窗结构严密。药品储存按温、湿度要求专库存放。药品与非药品、内用药与外用药、处方药与非处方药分类存放。易串味的药品、中药材、中药饮片以及危险品等应与其他药品分开存放。麻醉药品、一类精神药品、医疗用毒性药品、放射性药品应当专库或专柜存放,双人双锁保管,专帐记录。药品与仓间地面、墙、顶、散热器之间应有相应的间距或隔离措施。药品需要定期养护,目的是保证药品储存质量。养护工作首先要对仓储条件进行检测和控制,包括仓库的温湿度、避光防鼠等;其次,定期对库存药品的质量状况进行检查,包括包装情况和外观性状,对易变质药品应按照规定检查。

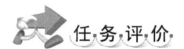 任务评价

一、选择题

1. 下列符合无菌区(室)要求的是 （ ）
A. 采光良好,避免潮湿,远离污染区　　B. 10m²≥面积＞5m²;高度≤2.4m
C. 温度控制在18～26℃　　D. 相对湿度45%～65%
E. 以上均是

2. 以下符合GMP车间人员洗手程序要求的是 （ ）
A. 手掌背指尖相互搓擦　B. 搓揉时间不少于30s　C. 流动自来水冲
D. 重复洗三遍　　E. 以上均是

3. 无菌室使用前必须打开紫外灯辐照灭菌多少分钟以上 （ ）
A. 5　　B. 10　　C. 15　　D. 20　　E. 30

4. 无菌室的洁净度检查通常 （ ）

A. 采用沉降菌法   B. 撞击式采样器   C. 热原检查法

D. 无菌检查法   E. 微生物限度检查法

二、填空题

1. 为消除药品中抑菌因素的影响,经常采用的方法有_____、_____、_____、_____。

2.《中国药典》2010 年版附录 XⅢ 规定了四项微生物检查内容,分别是_____、_____、_____、_____。

3. 药品微生物检测室的核心操作区(室)又分_____、_____、_____。

4. 凡能从药品、瓶口外观看出_____、_____、_____及_____的药品可直接判为不合格品,无须再抽样检验。

三、简答题

1. 简述标准品和对照品的区别。

2. 简述进出 GMP 车间的程序。

3. 简述无菌室的概念及组成。

(杨 珺)

REFERENCES 参考文献

[1] 国家卫生部.药品生产质量管理规范(2010 年修订)(卫生部令第 79 号).北京,2010

[2] 国家药典委员会.中华人民共和国药典.2010 年版.北京:中国医药科技出版社,2010

[3] 易滨.现代医院消毒学.第 2 版.北京:中国军医出版社,2008

[4] 中国化学制药工业协会.药品生产质量管理规范实施指南.北京:化学工业出版社,2010

[5] 中华人民共和国住房和城乡建设部.医药工业洁净厂房设计规范(GB50457 - 2008).北京:中国计划出版社,2008

[6] 国家质量监督检验检疫总局,国家建设部.洁净厂房设计规范(GB50073 - 2001).2001

[7] 国务院.《医疗机构管理条例》(国务院令第 149 号),1994

[8] 国家药品监督管理局.《医疗机构制剂配制质量管理规范》(局令第 27 号),2000

[9] 卫生部.《医院感染管理规范》卫医发(2000)431 号,2000

[10] 上海市消毒品协会.医院消毒技术规范.上海:中国标准出版社.2008

[11] 卫生部.《医院消毒卫生标准》(GB15982 - 1995),1995

[12] 卫生部.《消毒管理办法》(中华人民共和国卫生部令,第 27 号),2001

项目十一

药品食品微生物检测技术

【教学目标】

知识目标

● 掌握药品无菌检查、限制性检查的基本内容。

● 认识微生物菌种保藏的原理、意义和常用方法;对几种常用菌种保藏方法进行比较。

● 了解药品微生物检查的基本原则与方法,以及操作注意事项。

能力目标

● 掌握药典规定需要进行无菌检查和微生物限度检查制剂的范围、方法、检验量,及检验材料的质控要求,检测的方法、结果判断与报告。

● 学会甲硝唑注射液无菌检查,双黄连口服液细菌总数检查,双黄连口服液中霉菌、酵母菌总数检查,双黄连口服液中大肠埃希菌检查,药品中活螨、活螨卵检查和热原检定。

● 知道药品微生物检查实验室质量控制的重要性。

素养目标

以典型工作任务进行开放式设计性实训:

● 确定实验方案(课余时间)。每组学生根据兴趣,在教师的指导下,结合实验室条件,查阅相关文献,设计一个与药品微生物检查有关的实验方案。

● 学生利用课余时间在微生物学实验室完成实验。

● 书写小论文、汇报答辩。实验完成后每组写出实验报告,内容包括:题目、作者姓名、指导教师、中文摘要、英文摘要、关键词、材料和方法、结果与分析、参考文献;同时,制作PPT进行汇报与答辩。

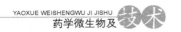

任务三十八　药品微生物检验的质量保证

任务描述

　　解释无菌检查、微生物限度检查的概念；归纳无菌检查的基本原则与方法；知道微生物菌种保藏的意义；微生物菌种保藏原理、常用菌种保藏方法，比较几种常用菌种保藏方法；认识药品微生物实验室检查质量的重要性。

BEI JING ZHI SHI
背景知识

　　《中华人民共和国药典》中着重强调了输液中不溶性微粒含量的检查以及微生物的检查项目，在《中华人民共和国药典》（2010 年版一部）中规定了各种不溶性微粒的含量极限，此外还规定输液中不得含有任何微生物。但《中华人民共和国药典》中仅规定了输液在制备过程及最后流通环节的有关质量要求，并不涉及在临床使用中的有关问题。事实上，临床应用过程中的环境条件对输液质量的影响已经引起了人们的高度重视．因为输液在配制过程中的污染所涉及的问题可能会引起更为严重的后果，被微生物污染的液体进人患者体内可引起比热原反应更为严重的急性细菌性感染，如严重的菌血症或败血症等；水溶性微粒经静脉输注人体内后，由于其不能在体内代谢，因而较大的微粒可造成局部微小血管堵塞、供血不足或组织缺氧，产生静脉炎或水肿、肉芽肿等，甚至可引起肿瘤，超出患者个体耐受的超量微粒还可引起过变态反应和热原样反应。因此药品质量涉及生产、流通等方方面面。

任务内容

一、药品无菌检查

（一）药品无菌检查法概述

　　1. 无菌检查的概念　　无菌检查法是用于检查药典要求无菌的药品、生物制品、医疗器具、原料、辅料及其他品种是否无菌的一种方法。是作为上述无菌产品放行检验或监管部门对无菌产品质量监督中的一个重要项目。它是根据用于试验的培养基中是否有微生物生长来判断样品的无菌性，液体培养基浑浊一般表明样品受微生物的污染。由于无菌试验样本数的局限性，从理论上讲，污染菌的检出率要比实际产品的污染率低得多。也就是说，药典的无菌检查法无法设计成可确定整批产品是否无菌或已彻底灭菌。若供试品符合无菌检查的规定，仅表明供试品在该检验条件下未发现微生物污染。因此，无菌试验并不能用于保证整批产品的无菌性，但是它可用于确定产品不符合无菌要求。可从表 38 - 1 中看到由于污染的输液导致败血症甚至死亡等惨痛的药难事件，使人们认识到对这类制剂无菌检查的重要性。无论哪种无菌制剂污染了微生物,对患者的安全都可能构成威胁。因此人们较早地认识到应对此类制剂进行无菌检查的必要性。

表 38 - 1　输液制剂污染事件

年　　份	事　　件
1965 至 1975	美国会计总局统计:市场撤回大输液事件超过 600 起
1972 至 1986	美国会计总局统计:市场撤回大输液事件超过 700 起
1972	英国普拉姆总医院因使用污染的葡萄糖输液导致 6 人死亡
1991 至 1993	我国人血白蛋白污染,输注后 46 例感染

2. 无菌检查制剂　需要进行无菌检查的制剂包括药典要求无菌的药品、生物制品、医疗器具、原料、辅料及其他要求无菌的品种,主要有以下几类:

(1) 品种项下规定无菌检查的制剂;

(2) 制剂通则项下规定无菌检查的制剂,化学药品包括注射剂、植入剂、冲洗剂、眼内注射溶液、眼内插入剂,及供手术、伤口、角膜穿通伤用的眼用制剂,用于烧伤或严重创伤的软膏剂、乳膏剂,用于烧伤、创伤或溃疡的气雾剂和喷雾剂,用于手术或创伤的局部用散剂,中药注射剂等;

(3) 标签标示无菌的制剂;

(4) 未在品种项下及制剂通则项下规定的手术、烧伤及严重操作的局部给药制剂;

(5) 用于止血并可被组织吸收的制剂;

(6) 要求无菌的医疗器械,包括外科用敷料、器材;

(7) 药品包装材料等。

按无菌检查法规定,上述制剂均不得检出需气菌、厌氧菌及真菌等任何活菌。从微生物角度来看,即不得检出细菌、放线菌、酵母菌及霉菌等活菌。

(二)无菌试验环境与设备

无菌检查是一个非常严格的检查程序,整个检查过程必须在有效控制的无菌条件下进行,严格遵守无菌操作,试验用的设备、环境、器材等应符合无菌试验的要求,这些都是保证无菌试验结果正确判断的先决条件。因此,检查环境必须达到无菌检查法要求,中国药典 2010 年版(一部附录 XIII B)规定无菌检查应在环境洁净度为 10000 级下的局部洁净度 100 级的单向流空气区域内或隔离系统中,工作台面及环境应定期按《医药工业洁净室(区)悬浮粒子、浮游菌和沉降菌的测试方法》的现行国家标准进行洁净度验证。其全过程应严格遵守无菌操作,防止微生物污染,防止污染的措施应避免影响供试品中微生物的检出。

除另有规定外,稀释液、冲洗液、培养基、实验器具等灭菌时,采用验证合格的程序灭菌。各种生物制品的无菌检查,均应照本法进行。当供试品为新的产品或供试品的生产工艺改变时,应进行方法验证,以确认供试品在该试验条件下无抑菌活性或抑菌活性忽略不计。

(三)无菌检查的基本原理

无菌检查是利用无菌操作的方法,将被检查的药品分别加入适合需气菌、厌氧菌和真菌生长的液体培养基中置于适宜温度下培养一定时间后,观察有无微生物生长,以判断药品是否合格。由于无菌检查是通过观察培养基中是否有微生物生长来判断样品的无菌性,从理论上讲,污染菌的检出率要比实际产品的污染率要低得多,因此,当供试品符合无菌检查法的规定,只表明供试品在该检验条件下未发现微生物污染(详见任务三十九)。

二、微生物限度检查

(一)微生物限度检查概述

微生物限度检查的意义 ① 药品污染是引起药源性感染事件发生的直接原因;② 药品污染还可以使其霉变、酸败等理化性质改变造成药品失效、变质、甚至产生毒素,危害使用者的健康;③ 微生物限度检查同时是对药品生产工艺、生产环境、质量管理及人员素质的综合评价依据之一。

(二)微生物限度检查的内容

制定不同药品微生物限度检查标准须按其使用要求、制剂类型、原料性质以及生产条件等综合考虑。对品种繁多的药品来说,各国药典均规定了相关的微生物限度检查标准。① 对于规定灭菌的药物,包括注射剂、用于体腔、严重烧伤、溃疡及眼科用药等。必须严格无菌,即在规定检验量的供检样品中不得检出活微生物。② 对于非规定灭菌的药物,包括常用的口服制剂及局部外用制剂等,允许在规定量的样品中,检出一定限量的微生物,但不得检出某些控制菌。通常药品微生物限度检查的检验对象多为此类药物。③ 辅料、包装材料以及生产环境的监测和医用材料、医疗器械等也都制定了相应的微生物限度标准,采用微生物限度检查法检查。

我国微生物限度检查的内容包括:

1. 染菌量检查 测定单位重量(体积或面积)药品中的细菌数、真菌数(霉菌和酵母菌数)。

2. 控制菌检查 测定单位重量(体积或面积)药品中粪便污染指示菌和某些特定菌,如大肠埃希菌、大肠菌群、沙门菌、金黄色葡萄球菌、铜绿假单胞菌、梭菌、螨等规定量的样品中不得检出或不超过某限度。

(三)药品微生物限度检查的特殊性

(1)药品微生物限度检查是以活体细胞为对象。因污染菌在药品中处于不稳定状态,可随药品存放时间延长而死亡,也可在适宜条件下大量繁殖。药品本身性质,存放温度、湿度,暴露空气状态不一,污染微生物检出结果的差异可出现动态性变化。

(2)药品中微生物特别是生产后期污染通常有局部、非均一性,同一批产品中不同部位、人员、包装方式不同常常出现检测结果差异。

(3)药品污染微生物在生产过程中受到原料处理、加工、包装以及药物本身的影响,受损的菌细胞在常规的直接培养中,往往不能及时复苏,进入繁殖周期,所得检验结果常是"阴性"或计数偏低而"符合规定"。

(4)由于药品种类繁多、剂型多,污染菌的生态环境多样而复杂。

(四)微生物限度检查的基本条件

污染微生物在药品中的不稳定性等诸多影响因素,不能真实反映药品的污染情况,除采用准确可靠的方法和对检验结果的正确判断外,还须注意以下几项微生物限度检查基本条件：① 保持待检药品污染微生物原有状态；② 严格无菌操作技术；③ 按规定抽检样本；④ 正确制备供试液；⑤ 验证试验与对照试验保证试验结果的可靠性。

（五）药品微生物限度标准

各国进行药品微生物限度规定的作用，是为药品生产提供一个标准或指导，以确保药品使用的安全。各国药典标准分为强制性的和非强制性的可达到的限度标准，这些指标正确、有效地规范了药品生产、检定和监督的程序。但与国外药典比较，如控制菌的种类和限量，品种项下规定微生物限度等方面，还存在明显的差距。

我国非无菌药品的微生物限度是基于药品的给药途径及对患者健康潜在的危害而制定的。药品的生产、贮存、销售过程中的检验，原料及辅料的检验，新药标准制订，进口药品标准复核，考察药品质量及仲裁等，除另外有规定外，其微生物限度均以药典标准为准（详见2010版药典一部，附录ⅩⅢ C）。

三、药品微生物实验室菌种处理与保存

（一）药品微生物实验室菌种保藏与管理概述

1. 菌种保藏的意义与目的 菌种保藏对微生物学就如同资料保存一样，但它还必须以活的状态保藏菌种的形态结构、培养特性以及各种微生物的代谢产物（如抗生素、维生素、酶及氨基酸等）。在长期从事生产、科研和医疗机构防病治病的实践活动中，人们获得了很多宝贵菌种，如诊断制剂的制备、菌苗的生产、微生物致病性的研究、药物的抑菌试验及药品微生物检验等。对病原菌保藏目的是要求保藏菌株生物学、免疫学各种性状，特别是致病性，要采用不使毒素和抗原性降低或消失的保藏方法。对生产菌株的保藏，要求在保藏中不使分类上的鉴别特性发生变化，同时在工业上保持抗生素、酶、维生素及其他生理活性物质的生产及发酵特性。经诱变筛选、分离、纯培养得到的目的菌株，能使其稳定地保存、保持原有的特性、不死亡、不污染，这就是菌种保藏的任务。菌种保藏是应用研究微生物工作者的一个必须掌握的应用性技术，它涉及多种学科，如微生物生理学、生物化学、生态学、遗传学、形态学、分子生物学以及微生物种群的分类。它是微生物学基础工作中的重要内容。菌种保藏也是食品药品微生物检验工作的常用技术。如食品、药品中的控制菌检查使用的阳性对照菌，须防止因多次传代而使其典型生物学特性发生变化及菌株死亡；抗菌实验研究中，防止菌种发生耐药性；食品药品微生物学检验过程中检出的可疑菌的妥善保藏，以达到进一步鉴定的目的，保证食品、药品的安全性。

2. 菌种保藏机构

我国菌种保藏机构 中国菌种保藏管理委员会下设 7 个全国性菌种保藏管理中心：
（1）普通微生物菌种保藏管理中心（CCGMC）；
（2）农业微生物菌种保藏管理中心（ACCC）；
（3）工业微生物菌种保藏管理中心（CICC）；
（4）医学微生物菌种各藏管理中心（CMCC）；
（5）抗菌素菌种保藏管理中心（CACC）；
（6）兽医微生物菌种保藏管理中心（CVCC）；
（7）林业微生物菌种保藏管理中心（CFCC）；

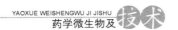

(8) 专利微生物菌种保藏管理中心。

(二)微生物菌种保藏技术

1. 微生物菌种保藏原理 微生物生长,除了受本身因素控制外,还受微生物生长的诸多因素的影响。菌种的保藏原则就是根据微生物菌种生理、生化特性,人为地创造合适的环境条件,尽量降低微生物细胞的代谢强度,使微生物的代谢处于不活泼、生长繁殖受抑制的休眠状态,但又不至于死亡,以减低菌种的变异率。这些人工环境主要包括低温、干燥、缺氧缺乏营养等方面。

2. 常用菌种保藏方法 低温、干燥、真空是用于菌种保藏的重要手段。好的菌种保存方法,首先应能长期保持菌种原有的特性不变,主要是指保存菌种活性、避免污染,同时没有基因型和表性特征的改变,并考虑到方法本身的简便,便于推广使用。菌种保藏的方法很多,不同的微生物选用的保藏方法不同,应按微生物的种类特点选择保藏方法。

菌种保藏分四个阶段:① 挑选特征典型的纯菌落;② 确定保藏合适菌体形态,如孢子、芽孢等;③ 选择最适宜的保藏方法;④ 定期对保藏菌种检查、移种。

菌种保藏按照保藏时间长短可分为短期保藏和长期保藏的方法。短期保藏方法包括直接传代保藏、油浸法,一20℃保藏、干燥和蒸馏水保藏法。长期保藏法包括超低温保藏法和冻干保藏法。具体方法详见表38-2几种常用菌种保藏方法比较及表38-3直接传代各类微生物保藏条件与时限。

表38-2 几种常用菌种保藏方法比较

方　法	主要原理	适用微生物	保藏时间	特　点
琼脂斜面低温保藏法	低温(4℃)	广泛	1～6个月	简便
液体石腊保藏法	低温、缺氧	广泛	1年以上	简便
干燥(沙土)保藏法	干燥、无营养	产孢微生物	1～10年	简便有效
冷冻真空干燥法	干燥、缺氧、低温	广泛	5～10年以上	复杂但有效
液氮超保藏法	超低温	广泛	数十年	复杂但有效

表38-3 直接传代各类微生物保藏条件与时限

菌　种	培养基	保存温度	传种时间
细菌	营养琼脂或根据菌种规定选用培养基	4～6℃	芽孢杆菌3～6个月,其他细菌1～2个月
放线菌	高氏合成Ⅰ号培养基,PDA琼脂或根据需要选用培养基	4～6℃	每3个月移种一次
酵母菌	麦芽汁琼脂或麦芽汁酵母膏琼脂	4～6℃	4～6个月
丝状真菌	PDA琼脂、察氏琼脂或麦芽汁琼脂	4～6℃(20℃)	2～4个月移种一次

四、药品微生物实验室的质量保证

药品微生物的检验结果受很多因素的影响,如样品中微生物可能分布不均匀、微生物检验方法的误差较大等。因此,在药品微生物检验中,为保证检验结果的可靠性,必须严格按照药品微生物实验室规范要求进行试验。

1. 影响检查结果质量的各种因素　实验室检测技术过程中影响检验结果准确性并需要进一步规范的因素有:人员、设备与环境、检验标准和方法、测量的溯源性、抽样、样品处置、实验结果准确性的控制、检验报告等方面。

2. 微生物实验室的人员　人是质量管理和质量控制的主体,从事药品微生物试验工作的人员应具备微生物学或相近专业知识的教育背景。实验人员应依据所在岗位和职责接受相应的培训,确认他们可以承担某一工作所必需的设备操作、微生物检验技术和实验室生物安全等方面的培训,经考核合格后方可上岗。检验人员必须熟悉相关检测方法、程序、检测目的和结果评价。实验室应通过参加内部质量控制、能力验证或使用标准菌株等方法客观评估检验人员的能力,必要时对其进行再培训并重新评估。当使用一种非经常使用的方法或技术时,有必要在检测前确认微生物检测人员的操作技能。所有人员的培训、考核内容和结果均应记录归档。

3. 药品微生物实验室环境条件和设施

(1) 药品微生物实验室环境洁净度设施和要求:实验室应具有进行微生物检测所需的适宜、充分的设施条件。实验室的布局与设计应充分考虑到微生物实验室操作规范和实验室安全的要求。实验室布局设计的基本原则是既要最大可能防止微生物的污染,又要防止检验过程对环境和人员造成危害。通常,实验室应划分成洁净或无菌区域和活菌操作区域。一般情况下,药品微生物检验的实验室应符合无菌检查法(附录ⅩⅢB)和微生物限度检查法(附录ⅩⅢC)要求的、用于具有开展无菌检查、微生物限度检查、无菌采样等检测活动的、独立设置的洁净室(区)或隔离系统,并为上述检验配备相应的细菌(真菌)等实验室、培养室、培养基及实验用具准备(包括灭菌)区、样品接收和储藏区、标准菌株储藏区、污染物处理区和文档处理区等辅助区域,同时,应对上述区域明确标识。

实验室应对进出洁净区域的人和物建立控制程序和标准操作规程(如更衣程序等),应按相关国家标准建立洁净室(区)和隔离系统的验证、使用和清洁维护标准操作规程,对可能影响检测结果的工作(如洁净度验证及监测、消毒、清洁维护等)能够有效地控制、监测并记录。实验室对所用的消毒剂种类应定期更换,使用的消毒剂应无菌。

(2) 保证微生物检验的基本设施及布局要求:为保证检验质量,药品微生物实验室按其检验项目需要合理布局:① 能开展无菌检查、微生物限度检查、无菌采样等项目,区域严格分开,环境洁净度为10000级、局部100单向流空气区、超净工作台或隔离系统。② 开展验证试验、细菌阳性对照、菌种转种传代处理及鉴定操作的局部100级细菌实验室。③ 防止霉菌孢子、气溶胶污染,具有与细菌分开的霉菌阳性对照、实验观察传代实验室,局部100级或2级生物安全实验室。④ 抗生素检定、体外抗菌测定等实验室。⑤ 单独细菌培养室、霉菌培养室。⑥ 试剂与培养基配制室。⑦ 消毒灭菌室。⑧ 温湿度控制储藏室。⑨ 温湿度控制样品保管室。⑩ 实验准备操作室、实验器皿洗涤、烘干、储藏室及人员办公室。

(3) 确保药品质量检验方法和方法的确认:检验方法是检验活动的重要技术依据,必须严格执行国家法律法规,现行有效的国家标准、行业标准、产品注册标准和经批准的企业标准进行检验。对非标准微生物学的检验应做到：① 选择正确的微生物学检验方法；② 检验方法的确认；③ 建立标准操作规范（SOP）；④ 测量不确定度的评定：不确定度的来源包括方法、设备、环境条件、对照菌种、样品的抑菌性能以及人员因素；⑤ 检验数据的控制。

（4）检验设备是检验工作的物质基础之一：① 实验室应配备与检验能力和工作量相适应的仪器设备，其类型、测量范围和准确度等级应满足检验所采用标准的要求，设备的安装和布局应便于操作，易于维护、清洁和校准。② 实验室在仪器设备完成相应的检定、校准、验证、确认其性能，并形成相应的操作、维护和保养的标准操作规程后，方可正式使用。微生物实验室所用的仪器应根据日常使用的情况进行定期的校准，并记录。③ 对试验需用的无菌器具应实施正确的清洗、灭菌措施，并形成相应的标准操作规程，无菌器具应有明确标识并与非无菌器具加以区别。④ 实验室原始记录至少应包括以下内容：实验日期、检品名称、实验人员姓名、标准操作规程编号或方法、实验结果、偏差（存在时）、实验参数（所使用的设备、菌种、培养基和批号以及培养温度等）、主管/复核人签名。

（5）测量溯源性：量值的溯源和传递是通过比较链使实验室的测量与有关的国家基准相联系，从而保证检验结果的准确、可靠与有效，并能按需要评定其不确定度。微生物实验室应对所有与检验结果的准确性或有效性有显著影响的设备，尤其是测量设备进行量值溯源的检定和满足试验需要的对照用菌种或参照用标本的溯源。

ZHI SHI TUO ZHAN

知识拓展

数据溯源性

1. 检定或校准的计量器具，实验室应按照"三级三要素"的原则，绘制符合国家计量检定系统表规定的量值溯源图，清楚简明地表明其量值的溯源情况。

2. 在没有检定系统和规程情况下，可自行校验。对于自校的设备，必须有相应的合格的校验用计量标准器和其他可以溯源的计量器具，由仪器设备使用部门根据仪器设备自校方法开展自校工作。

3. 对没有国家计量检定/校准规程，无法溯源到国家计量基准的仪器设备，可利用有证标准物质，进行同类仪器实验室间测试结果比对，不同原理仪器设备测试结果比对（一般为三台仪器），参加能力验证并获得满意结果，追溯到有关各方接受的方法/公认标准或制造厂的技术条件进行咬验（同种仪器少于三台时）等方式来提供溯源的证据。

4. 其他应注意的事项　为确保实验室检测结果量值的可溯源性，除做好以上测量设备的检定、校准、验证或检查外，还应做好以下管理工作：对新购入的仪器设备（包括参考标准、标准物质、玻璃器具等）在投入使用前必须经检定或校准，合格后方可使用。综合检测用仪器，可通过对其基本参数的校验来进行。仪器本身带自校程序的用其自校程序进行自校。实验室应制定设备检定/校准计划和程序，对在用的设备应按计划检定/校准，确保实验室进行的测量可追溯到国际单位制（SI）。所有用于检定、校准、检测服务的测量设备，必须处于正常工作状态，并具有效期内的证书。

对于在检定或校准有效期内损坏的测量设备,经修复并重新进行计量检定合格,取得有效证书后,才能投入使用。经检定/校准不合格的仪器设备贴停用证后,设备维修人员根据不同原因予以修复(直至检定/校准合格)或报废。凡停用的仪器设备不准用于检测,停用后须启用的仪器设备要向设备管理部门提出申请,经检定/校准合格贴合格证或准用证后方可进行检测工作。设备管理人员根据检定/校准、自校、验证以及检查结果,对于每台仪器设备按设备管理程序粘贴合格证、准用证、停用证状态标志,以示区别。组合式仪器设备,其中的计量仪表,以计量器具的状态分别进行标识。对于暂时不用的设备可以封存,加贴停用标识,按期维护保养,并做好相关记录。对那些不太稳定、容易产生漂移的,或因出现过载可能造成损坏的,或单纯靠周期检定/校准尚不能保证其在检定/校准有效期内能维持正确可靠的仪器设备或标准物质,按期间核查程序实施期间核查,定期核查其可靠性,以保持对其检定/校准状态的可信度。

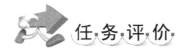

任务评价

一、选择题

1. 无菌检查中菌液制备常用的方法有　　　　　　　　　　　　　　　（　　）

A. 灵敏度检查　　　　　　B. 直接稀释法　　　　　　C. 细菌标准浓度比浊法

D. 直接检查法　　　　　　E. 膜过滤法

2. 需要进行无菌检查的制剂有　　　　　　　　　　　　　　　　　（　　）

A. 规定无菌检查的制剂　　B. 注射剂　　　　　　　　C. 烧佐或严重创伤的软膏剂

D. 中药口服液　　　　　　E. 以上均是

二、填空题

1. 我国微生物限度检查的内容包括:染菌量检查,测定单位重量(体积或面积)药品中的_____、_____。控制菌检查是测定单位重量(体积或面积)药品中粪便污染指示菌和某些特定菌,如_____、大肠菌群、沙门菌、_____、铜绿假单胞菌、梭菌、螨等规定量的样品中不得检出或不超过某限度。

2. 菌种保藏分四个阶段:① 挑选特征典型的纯_____;② 确定保藏合适菌体形态,如孢子、芽孢等;③ 选择最适宜的_____;④ 定期对保藏菌种_____、移种。

三、问答题

1. 解释无菌检查、微生物限度检查、培养基适用性检查、无菌性检查、灵敏度检查在药品质量中的意义。

2. 举例说明常用菌种保藏方法,并对几种常用菌种保藏方法进行比较。

3. 简述药品微生物实验室质量是药品质量保证的重要性。

(周海鸥)

任务三十九 注射剂无菌检查技术

 任务描述

进行甲硝唑注射液无菌检查技术实训,列出药典需要进行无菌检查制剂的范围、方法、检验量及检验材料的质控要求;归纳无菌检查的基本原则、方法学;学会对注射液无菌检查结果的分析和判断;归纳其操作注意事项。

BEI JING ZHI SHI
背景知识

无菌检查法系用于检查药典要求无菌的药品、生物制品、医疗器具、原料、辅料及其他品种是否无菌的一种方法,是作为批无菌产品放行的检验或监管部门对无菌产品质量监督中的一个重要项目。

无菌检查法作为药品微生物检验的要求,早在 20 世纪 20 年代就被列为必检项目。新中国第一部药典(1953 年版)就收载了无菌检查法,并在每一版药典的修订过程中,无菌检查的范围、方法、检验量及检验材料的质控内容等也在不断地修订,使无菌检查结果更能反映无菌产品的质量。同样地,各国药典的无菌检查法,每一版也都有不同程度的改进和提高。

中国药典 2010 年版一、二、三部中的无菌检查法,分别用于中药、化学药品和生物制品的无菌检查。中药、化学药品的无菌检查法其内容基本是一致的。由于生物制品的特殊性,所以其无菌检查法的内容与中药、化学药品的内容有很大的差异。

美国、欧洲和日本三方(ICH)无菌检查法的协调案已有定论,并已被 USP32 和 EP 第 5 版正式收载。

需要进行无菌检查的品种包括药典要求无菌的药品、生物制品、医疗器具、原料、辅料及其他要求无菌的品种,上述各类制剂均不得检出需气菌、厌气菌及真菌等任何类型的活菌。从微生物类型的角度看,即不得检出细菌、放线菌、酵母菌及霉菌等活菌。

无菌检查应在环境洁净度 10000 级下的局部洁净度 100 级的单向流空气区域内或隔离系统中进行,其全过程应严格遵守无菌操作,防止微生物污染,防止污染的措施不得影响供试品中微生物的检出。单向流空气区、工作台面及环境应定期按《医药工业洁净室(区)悬浮粒子、浮游菌和沉降菌的测试方法》的现行国家标准进行洁净度验证。隔离系统应按相关的要求进行验证,其内部环境的洁净度须符合无菌检查的要求。日常检验还需对试验环境进行监控。

无菌检查人员必须具备微生物专业知识,并经过无菌技术的培训。

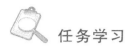 任务学习

一、无菌检查法原理

无菌检查是根据用于试验的培养基中是否有微生物生长来判断样品的无菌性,液体培养基变浑浊一般表明样品受微生物的污染。由于无菌试验检验样本数的局限性,从理论上讲,污染的检出率要比实际产品的污染率低得多;也就是说,药典的无菌检查法无法设计成可确定整批产品是否无菌或已彻底灭菌。若供试品符合无菌检查法的规定,仅表明了供试品在该检验条件下未发现微生物污染。因此,无菌试验并不能用于保证整批产品的无菌性,但是它可用于确定批产品不符合无菌要求。

集菌仪是一次性使用全封闭集菌培养器的配套使用设施,供试品通过集菌仪的定向蠕动加压作用,实施正压过滤并在滤器内进行培养,以检验供试品是否含菌。供试品通过进样管道连续被注入集菌培养器中,利用集菌培养器内形成的下压,通过微孔滤摸过滤,供试品中可能存在的微生物被截留收集在滤膜上,通过冲洗滤膜除去供试品的抑菌成分。然后把所需培养基通过进样管道直接注入集菌培养器中,放置规定的温度培养,观察是否有长菌现象。

二、实验材料

(一) 供试药品

1. 检验药品的名称　甲硝唑注射液(____公司,规格:100ml:0.5g,批号:____)。

2. 检验药品的来源　市场购买或送检样品。

3. 检验药品的规格批号包装及数量　根据药品包装确定,并记录有关情况。

(二)设备、仪器、试药

1. 设备　无菌室、超净工作台、冰箱、电热恒温干燥箱(250℃)、显微镜(1500×)、电热手提式压力蒸汽灭菌器、电热恒温培养箱(30～35℃)、生化培养箱(23～25℃)、恒温水浴。HTY-2000型智能集菌仪及一次性全封闭集菌器(____公司生产)。微孔滤膜:直径50mm,孔径$0.45\mu m$,应符合规定。

2. 仪器　烧杯、量筒、试管、锥形瓶、培养皿($\phi 90mm$)、刻度吸管(1、5、10ml)、注射器(5、10、20、30ml)、针头(9、11、12、16号)漏头、接种环、电热套、试管架、手术剪、手术镊、砂轮、注射器盒、搪瓷托盘、双碟、75%酒精棉球、无菌工作服(衣、裤、帽、口罩、鞋罩等)。

3. 试药　需气菌、厌气菌培养基(硫乙醇酸盐流体培养基)和真菌培养基(改良马丁培养基)来自中国药品生物制品检定所;稀释液及冲洗液:含0.2%聚山梨酯80的0.1%无菌蛋白胨水溶液。

4. 试验用菌株　生孢梭菌(*Clostridium sporogenes*)〔CMCC(B)64941〕来自中国药品生物制品检定所。

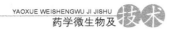
三、方法步骤

无菌检查工作流程图：

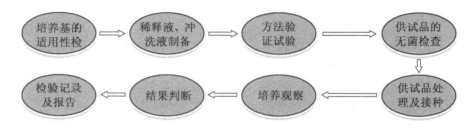

（一）培养基的适用性检查

无菌检查用的硫乙醇酸盐流体培养基及改良马丁培养基等应符合培养基的无菌性检查及灵敏度检查的要求。本检查可在供试品的无菌检查前或与供试品的无菌检查同时进行。

1. 无菌性检查 每批培养基随机取不少于 5 支（瓶），培养 14d，应无菌生长。

2. 灵敏度检查

（1）菌种培养基灵敏度检查所用的菌株传代次数不得超过 5 代（从菌种保存中心获得的冷冻干燥菌种为第 0 代），试验用菌种应采用适宜的菌种保存技术进行保存，以保证试验菌株的生物学特性。

（2）菌液制备：接种金黄色葡萄球菌、铜绿假单胞菌、枯草芽孢杆菌的新鲜培养物至营养肉汤培养基或营养琼脂培养基，接种生孢梭菌的新鲜培养物至硫乙醇酸盐流体培养基中，30～35℃培养 18～24h；接种白色念珠菌的新鲜培养物至改良马丁培养基或改良马丁琼脂培养基，23～28℃培养 24～48h。上述培养物用 0.9％无菌氯化钠溶液制成每 1ml 含菌数小于 100CFU（菌落形成单位）的菌悬液。

接种黑曲霉的新鲜培养物至改良马丁琼脂斜面培养基上，23～28℃培养 5～7d，加入 3～5ml 含 0.05％（v/v）聚山梨酯 80 的 0.9％无菌氯化钠溶液，将孢子洗脱。然后，用适宜的方法吸出孢子悬液至无菌试管内，用含 0.05％（v/v）聚山梨酯 80 的 0.9％无菌氯化钠溶液制成每 1ml 含孢子数小于 100CFU 的孢子悬液。

菌悬液在室温下放置应在 2h 内使用，若保存在 2～8℃可在 24h 内使用。

黑曲霉孢子悬液可保存在 2～8℃，在验证过的贮存期内使用。

（3）培养基接种：取每管装量为 12ml 的硫乙醇酸盐液体培养基 9 支，分别接种小于 100CFU 的金黄色葡萄球菌、铜绿假单胞菌、枯草芽孢杆菌、生孢梭菌各 2 支，另 1 支不接种作为空白对照，培养 3d；取每管装量为 9ml 的改良马丁培养基 5 支，分别接种小于 100CFU 的白色念珠菌、黑曲霉各 2 支，另 1 支不接种作为空白对照，培养 5d。逐日观察结果。

（4）结果判定：空白对照管应无菌生长，若加菌的培养基管均生长良好，判该培养基的灵敏度检查符合规定。

（二）稀释液、冲洗液及其制备方法

稀释液、冲洗液配制后应采用验证合格的灭菌程序灭菌。

1. 0.1％蛋白胨水溶液 取蛋白胨 1.0g，加水 1000ml，微温溶解，滤清，调节 pH 值至

7.1±0.2,分装,灭菌。

2. pH7.0 氯化钠-蛋白胨缓冲液 取磷酸二氢钾 3.56g,磷酸氢二钠 7.23g,氯化钠 4.30g,蛋白胨 1.0g,加水 1000ml,微温溶解,滤清,分装,灭菌。

根据供试品的特性,可选用其他经验证过的适宜的溶液作为稀释液、冲洗液。

如需要,可在上述稀释液或冲洗液的灭菌前或灭菌后加入表面活性剂或中和剂等,本试验中每升加 2.0g 聚山梨酯 80。

(三)方法验证试验

当建立产品的无菌检查法时,应进行方法的验证,以证明所采用的方法适合于该产品的无菌检查。若该产品的组分或原检验条件发生改变时,检查方法应重新验证。

验证时,按"供试品的无菌检查"的规定及下列要求进行操作。对每一试验菌应逐一进行验证。

菌种及菌液制备 除大肠埃希菌(*Escherichia coli*)〔CMCC(B) 4 4102〕外,金黄色葡萄球菌、枯草芽孢杆菌、生孢梭菌、白色念珠菌、黑曲霉同培养基灵敏度检查。

大肠埃希菌的菌液制备同金黄色葡萄球菌。

薄膜过滤法 取每种培养基规定接种的供试品总量按薄膜过滤法过滤,冲洗,在最后一次的冲洗液中加入小于 100CFU 的试验菌,过滤。取出滤膜接种至硫乙醇酸盐流体培养基或改良马丁培养基中,或将培养基加至滤筒内。另取一装有同体积培养基的容器,加入等量试验菌,作为对照。置规定温度培养 3～5d,各试验菌同法操作。

方法验证试验也可与供试品的无菌检查同时进行。

(四)供试品的无菌检查

1. 检验量 按上市产品监督检验数量的相关规定,取 6 瓶甲硝唑注射液用于本实验。

2. 阳性对照 应根据供试品特性选择阳性对照菌:抗厌氧菌的供试品,以生孢梭菌为对照菌;阳性对照试验的菌液制备同方法验证试验,加菌量小于 100CFU,供试品用量同供试品无菌检查每份培养基接种的样品量。阳性对照管培养 48～72h 应生长良好。

3. 阴性对照 供试品无菌检查时,应取相应溶剂和稀释液、冲洗液同法操作,作为阴性对照。阴性对照不得有菌生长。

无菌试验过程中,若需使用表面活性剂、灭活剂、中和剂等试剂,应证明其有效性,且对微生物无毒性。

无菌检查法包括薄膜过滤法和直接接种法。只要供试品性状允许,应采用薄膜过滤法。供试品无菌检查所采用的检查方法和检验条件应与验证的方法相同。

操作时,用适宜的消毒液对供试品容器表面进行彻底消毒,如果供试品容器内有一定的真空度,可用适宜的无菌器材(如带有除菌过滤器的针头)向容器内导入无菌空气,再按无菌操作起开容器取出内容物。

(五)供试品处理及接种培养基

取一次性全封闭集菌器(三联筒),将同批次的甲硝唑注射液 9 瓶全部过滤,以含 0.2% 聚山梨酯 80 的 0.1%蛋白胨水溶液 500ml/筒分 5 次冲洗,每次 100ml/膜。冲洗后,向两个集菌器中加入硫乙醇酸盐流体培养基,向另一个集菌器中加入改良马丁培养基。其中一个加入硫乙醇酸盐流体培养基的集菌器中加入生孢梭菌的稀释菌液(10～100CFU)。所有集菌器分别置规定的温度培养。3 批样品均同法平行操作。

取实验用到的培养基、冲洗液、稀释液,完成阴性对照实验。

(六)培养及观察

上述含培养基的容器按规定的温度培养 14d。培养期间应逐日观察并记录是否有菌生长。如在加入供试品后、或在培养过程中,培养基出现浑浊,培养 14d 后,不能从外观上判断有无微生物生长,可取该培养液适量转种至同种新鲜培养基中,细菌培养 2d、真菌培养 3d,观察接种的同种新鲜培养基是否再出现浑浊;或取培养液涂片,染色,镜检,判断是否有菌。

四、结果判断

(一)方法验证试验结果判断

与对照管比较,如含供试品各容器中的试验菌均生长良好,则说明供试品的该检验量在该检验条件下无抑菌作用或其抑菌作用可以忽略不计,照此检查方法和检查条件进行供试品的无菌检查。如含供试品的任一容器中的试验菌生长微弱、缓慢或不生长,则说明供试品的该检验量在该检验条件下有抑菌作用,可采用增加冲洗量、增加培养基的用量、使用中和剂或灭活剂、更换滤膜品种等方法,消除供试品的抑菌作用,并重新进行方法验证试验。

(二)供试品无菌检查结果判断

阳性对照管应生长良好,阴性对照管不得有菌生长。否则,试验无效。

若供试品管均澄清,或虽显浑浊但经确证无菌生长,判供试品符合规定;若供试品管中任何一管显浑浊并确证有菌生长,判供试品不符合规定,除非能充分证明试验结果无效,即生长的微生物非供试品所含。当符合下列至少一个条件时方可判试验结果无效:

1. 无菌检查试验所用的设备及环境的微生物监控结果不符合无菌检查法的要求。

2. 回顾无菌试验过程,发现有可能引起微生物污染的因素。

3. 供试品管中生长的微生物经鉴定后,确证是因无菌试验中所使用的物品和(或)无菌操作技术不当引起的。

试验若经确认无效,应重试。重试时,重新取同量供试品,依法检查,若无菌生长,判供试品符合规定;若有菌生长,判供试品不符合规定。

ZHI SHI TUO ZHAN

知识拓展

一、直接接种法

除薄膜过滤法外,还有直接接种法:取符合直接接种法培养基用量要求的硫乙醇酸盐流体培养基 8 管,分别接入小于 100CFU 的金黄色葡萄球菌、大肠埃希菌、枯草芽孢杆菌、生孢梭菌各 2 管,取符合直接接种法培养基用量要求的改良马丁培养基 4 管,分别接入小于 100CFU 的白色念珠菌、黑曲霉各 2 管。其中 1 管接入每支培养基规定量的供试品量,另 1 管作为对照,按置规定的温度培养 3～5d。

二、供试品的无菌检查检验数量规定

检验数量是指一次试验所用供试品最小包装容器的数量。除另有规定外,出厂产品按表 39 - 1 规定;上市产品监督检验按表 39 - 2、表 39 - 3 规定。表 39 - 1、表 39 - 2、表 39 - 3 中最少检验数量不包括阳性对照试验的供试品用量。一般情况下,供试品无菌检查若采用薄膜过滤法,应增加 1/2 的最小检验数量作阳性对照用;若采用直接接种法,应增加供试品 1 支(或瓶)作阳性对照用。

表 39 - 1　批出厂产品最少检验数量

供试品	批产量 N(个)	接种每种培养基所需的最少检验数量
注射剂	≤100	10%或 4 个(取较多者)
	100<N≤500	10 个
	>500	2%或 20 个(取较少者)
大体积注射剂(>100ml)		2%或 10 个(取较少者)
眼用及其他非注射产品	≤200	5%或 2 个(取较多者)
	>200	10 个
桶装无菌固体原料	≤4	每个容器
	4<N≤50	20%或 4 个容器(取较多者)
	>50	2%或 10 个容器(取较多者)
抗生素固体原料药(≥5g)		6 个容器
医疗器具	≤100	10%或 4 件(取较多者)
	100<N≤500	10 件
	>500	2%或 20 件(取较少者)

注:若供试品每个容器内的装量不够接种两种培养基,那么表中的最少检验数量加倍。

表 39 - 2　液体制剂最少检验量及上市抽验样品的最少检验数量

供试品装量 V(ml)	每支供试品接入每种培养基的最少量	供试品最少检验数量(瓶或支)
≤1	全量	10[①]
1<V<5	半量	10
5≤V<20	2ml	10
20≤V<50	5ml	10
50≤V<100	10ml	10
50≤V<100(静脉给药)	半量	10
100≤V≤500	半量	6
V>500	500ml	5[①]

注:① 若供试品每个容器内的装量不够接种两种培养基,那么表中的最少检验数量加倍。

表 39 - 3　固体制剂最少检验量及上市抽验样品的最少检验数量

供试品装量　*m*/支或瓶	每支供试品接入每种培养基的最少量	供试品最少检验数量（瓶或支）
m <50mg	全量	10[①]
50mg≤*m*<300mg	半量	10
300mg≤*m*<5g	150mg	10
m≥5g	500mg	10[②]
外科用敷料棉花及纱布	取 100mg 或 1cm×3cm	10
缝合线、一次性医用材料	整个材料[③]	10[①]
带导管的一次性医疗器具（如输液袋）	—	10
其他医疗器具	整个器具[③]（切碎或拆散开）	10[①]

注：① 若供试品每个容器内的装量不够接种两种培养基，那么表中的最少检验数量加倍。

② 抗生素粉针剂（<5g）及抗生素原料药（≥5g）的最少检验数量为 6 瓶（或支）。桶装固体原料的最少检验数量为 4 个包装。

③ 如果医用器械体积过大，培养基用量可在 2000ml 以上，将其完全浸没。

检验量　是指一次试验所用的供试品总量（g 或 ml）。除另有规定外，每份培养基接种的供试品量按表 39-2、表 39-3 规定。若每支（瓶）供试品的装量按规定足够接种两份培养基，则应分别接种硫乙醇酸盐流体培养基和改良马丁培养基。采用薄膜过滤法时，检验量应不少于直接接种法的总接种量，只要供试品特性允许，应将所有容器内的全部内容物过滤。

三、供试品的处理方法

除另有规定外，按下列方法进行。

（一）薄膜过滤法

薄膜过滤法应优先采用封闭式薄膜过滤器，也可使用一般薄膜过滤器。无菌检查用的滤膜孔径应不大于 0.45μm。直径约为 50mm。根据供试品及其溶剂的特性选择滤膜材质。抗生素供试品应选择低吸附的滤器及滤膜。滤器及滤膜使用前应采用适宜的方法灭菌。使用时，应保证滤膜在过滤前后的完整性。

水溶性供试液过滤前先将少量的冲洗液过滤以润湿滤膜。油类供试品，其滤膜和过滤器在使用前应充分干燥。为发挥滤膜的最大过滤效率，应注意保持供试品溶液及冲洗液覆盖整个滤膜表面。供试液经薄膜过滤后，若需要用冲洗液冲洗滤膜，每张滤膜每次冲洗量一般为 100ml，总冲洗量不得超过 1000ml，以避免滤膜上的微生物受损伤。

1. 水溶液供试品　取规定量，直接过滤，或混合至含适量稀释液的无菌容器内，混匀，立即过滤。如供试品具有抑菌作用或含防腐剂，须用冲洗液冲洗滤膜，冲洗次数一般不少于 3 次，所用的冲洗量、冲洗方法同方法验证试验。冲洗后，如用封闭式薄膜过滤器，分别将 100ml 硫乙醇酸盐流体培养基及改良马丁培养基加入相应的滤筒内。

如采用一般薄膜过滤器，取出滤膜，将其分成 3 等份，分别置于含 50ml 硫乙醇酸盐流体培养基及改良马丁培养基容器中，其中一份做阳性对照用。

2. 可溶于水的固体制剂供试品　取规定量,加适宜的稀释液溶解或按标签说明复溶,然后照水溶液供试品项下的方法操作。

3. β-内酰胺类抗生素供试品　取规定量,按水溶液或固体制剂供试品的处理方法处理,立即过滤,用适宜的冲洗液冲洗滤膜。再用含适量 β-内酰胺酶的冲洗液清除残留在滤筒、滤膜上的抗生素后接种培养基,必要时培养基中可加少量的 β-内酰胺酶;或将滤膜直接接种至含适量 β-内酰胺酶的培养基中。接种培养基照水溶液供试品项下的方法操作。

4. 非水溶性制剂供试品　取规定量,直接过滤;或混合溶于含聚山梨酯 80 或其他适宜乳化剂的稀释液中,充分混合,立即过滤。用含 0.1%～1% 聚山梨酯 80 的冲洗液冲洗滤膜至少 3 次。滤膜于含或不含聚山梨酯 80 的培养基中培养。接种培养基照水溶液供试品项下的方法操作。

5. 可溶于十四烷酸异丙酯的膏剂和黏性油剂供试品　取规定量,混合至适量的无菌十四烷酸异丙酯(采用薄膜过滤法过滤除菌。选用孔径为 0.22μm 的脂溶性滤膜,在 140℃干热灭菌 2h)中,剧烈振摇,使供试品充分溶解,如果需要可适当加热,但温度不得超过 44℃,趁热迅速过滤。对仍然无法过滤的供试品,于含有适量的无菌十四烷酸异丙酯中的供试液中加入不少于 100ml 的稀释液,充分振摇萃取,静置,取下层水相作为供试液过滤。过滤后滤膜冲洗及接种培养基照非水溶性制剂供试品项下的方法操作。

6. 无菌气(喷)雾剂供试品　取规定量,将各容器置至少 -20℃ 的冰室冷冻约 1h。以无菌操作迅速在容器上端钻一小孔,释放抛射剂后再无菌开启容器,并将供试液转移至无菌容器中,然后照水溶液或非水溶性制剂供试品项下的方法操作。

7. 装有药物的注射器供试品　取规定量,排出注射器中的内容物,若需要可吸入稀释液或标签所示的溶剂溶解,直接过滤,或混合至含适量稀释液的无菌容器内,混匀,立即过滤。然后按水溶性供试品项下方法操作。同时应采用直接接种法进行包装中所配带的无菌针头的无菌检查。

8. 具有导管的医疗器具(输血、输液袋等)供试品　取规定量,每个最小包装用 50～100ml 冲洗液分别冲洗内壁,收集冲洗液于无菌容器中,然后照水溶液供试品项下方法操作。同时应采用直接接种法进行包装中所配带的针头的无菌检查。

(二)直接接种法

直接接种法即取规定量供试品分别接种至各含硫乙醇酸盐流体培养基和改良马丁培养基的容器中。除另有规定外,每个容器中培养基的用量应符合接种的供试品体积不得大于培养基体积的 10%,同时,硫乙醇酸盐流体培养基每管装量不少于 15ml,改良马丁培养基每管装量不少于 10ml。培养基的用量和高度同方法验证试验。

1. 混悬液等非澄清水溶液供试品　取规定量,接种至各管培养基中。

2. 固体制剂供试品　取规定量直接接种至各管培养基中。或加入适宜的溶剂溶解,或按标签说明复溶后,取规定量接种至各管培养基中。

3. 非水溶性制剂供试品　取规定量,混合,加入适量的聚山梨酯 80 或其他适宜的乳化剂及稀释剂使其乳化,接种至各管培养基中。或直接接种至含聚山梨酯 80 或其他适宜乳化剂的各管培养基中。

4. 敷料供试品　取规定数量,以无菌操作拆开每个包装,于不同部位剪取约 100mg 或

1cm×3cm 的供试品,接种于足以浸没供试品的适量培养基中。

5. 肠线、缝合线等供试品 肠线、缝合线及其他一次性使用的医用材料按规定量取最小包装,无菌拆开包装,接种于各管足以浸没供试品的适量培养基中。

6. 灭菌医用器具供试品 取规定量,必要时应将其拆散或切成小碎段,接种于足以浸没供试品的适量培养基中。

7. 放射性药品 取供试品 1 瓶(支),接种于装量为 7.5ml 的培养基中。每管接种量为 0.2ml。

8. 无菌检查培养基的制备及培养条件

培养基可按以下处方制备,亦可使用按该处方生产的符合规定的脱水培养基。配制后应采用验证合格的灭菌程序灭菌。制备好的培养基应保存在 2～25℃避光的环境,若保存于非密闭容器中,一般在 3 周内使用;若保存于密闭容器中,一般可在 1 年内使用。

四、无菌检查的临床意义

由于污染的输液导致患者败血症甚至死亡等惨痛的药难事件,使人们认识到对这类制剂进行无菌检查的重要性。20 世纪 50 至 60 年代,污染的输液曾导致各种败血症病例的发生;1972 年英国普拉姆斯总医院因使用污染的葡萄糖输液导致 6 个患者死亡。据美国会计总局统计:1965 年 7 月 1 日至 1975 月 11 月 10 日期间,从市场撤回大输液产品的事件超过 600 起,410 名病人受到伤害,54 人死亡;1972 年至 1986 年的 15 年间,从市场撤回输液产品的事件高达 700 多起,其中 1973 年为 225 起。我国也有类似情况发生。1991—1993 年人血白蛋白污染,输注后发生 46 例感染,死亡 8 例。无论哪种无菌制品污染了微生物,对患者的安全都可能构成威胁,因此人们较早地认识到应对此类制剂进行无菌检查地必要性。由于无菌或灭菌制剂在医疗、防疫中的广泛应用,所以对其进行无菌检查,在保证患者用药安全方面有着十分重要的意义。

五、甲硝唑注射液说明

通用名	甲硝唑注射液
曾用名	
英文名	METRONIDAZOLE INJECTION
拼音名	JIAXIAOZUO ZHUSHEYE
药品类别	抗阿米巴病药及抗滴虫病药
性状	本品为无色或几乎无色的澄明液体。
药理毒理	甲硝唑对大多数厌氧菌具有强大的抗菌作用,但对需氧菌和兼性厌氧菌无作用,抗菌谱包括脆弱拟杆菌,和其他拟杆菌、梭形杆菌、产气梭状芽孢杆菌、真杆菌、韦容球菌、消化球菌和消化链球菌等,放线菌属、乳酸杆菌属、丙酸杆菌属对本品耐药。其杀浓度稍高于抑菌浓度。本品还可以抑制阿米巴原虫氧化还原反应,使原虫氮链发生断裂。体外试验证明,药物质量浓度为 1～2mg/L 时,溶组织阿米巴于 6～20h 即可发生形态改变,24h 内全部被杀灭,质量浓度为 0.2mg/L,72h 内可杀死溶组织阿米巴。本品有强大的杀灭滴虫的作用,其机理未明。对某些动物有致癌作用。

通用名	甲硝唑注射液
药代动力学	静脉给药后 20min 达峰值。蛋白结合率<5％,吸收后广泛分布于各组织和体液中,且能通过血脑屏障,药物有效浓度能够出现在唾液、胎盘、胆汁、乳汁、兰水、精液、尿液、脓液和脑脊液中。有报道,药物在胎盘、乳汁、胆汁的浓度与血药浓度相似。健康人脑脊液中血药浓度为同期血药浓度的 43％。有效浓度能维持 12h。本品经肾排出 60％～80％,约 20％的原形药从尿中排出,其余以代谢产物(25％为葡萄糖醛酸结合物。14％为其他代谢结合物)形式由尿排出。10％ 随粪便排出。14％从皮肤排泄。
适应证	本品主要用于厌氧菌感染的治疗。
用法用量	静脉滴注① 成人常用量 厌氧菌感染,静脉给药首次按体重 15mg/kg(70kg 成人为 1g),维持量按体重 7.5mg/kg,每 6～8h 静脉滴注一次。② 小儿常用量 厌氧菌感染的注射剂量同成人。
不良反应	15％～30％病例出现不良反应,以消化道反应最为常见,包括恶心、呕吐、食欲不振、腹部绞痛,一般不影响治疗;神经系统症状有头痛、眩晕,偶有感觉异常、肢体麻木、共济失调、多发性神经炎等,大剂量可致抽搐。少数病例发生荨麻疹、潮红、瘙痒、膀胱炎、排尿困难、口中金属味及白细胞减少等,均属可逆性,停药后自行恢复。
禁忌证	有活动性中枢神经系统疾患和血液病者禁用。
注意事项	(1) 对诊断的干扰:本品的代谢产物可使尿液呈深红色。(2) 原有肝脏疾患者,剂量应减少。出现运动失调或其他中枢神经系统症状时应停药。重复一个疗程之前,应做白细胞计数。厌氧菌感染合并肾功能衰竭者,给药间隔时间应由 8h 延长至 12h。(3) 本品可抑制酒精代谢,用药期间应戒酒,饮酒后可能出现腹痛、呕吐、头痛等症状。
孕妇及哺乳期妇女用药	孕妇及哺乳期妇女禁用。
儿童用药	
老年患者用药	由于老年人肝功能减退,应用本品时药动学有所改变,严监测血药浓度。
药物相互作用	(1) 本品能抑制华法林和其他口服抗凝药的代谢,加强它们的作用,引起凝血酶原时间延长。(2) 同时应用苯妥英钠、苯巴妥等诱导肝微粒体酶的药物,可加强本品代谢,使血药浓度下降,而苯妥英钠排泄减慢。(3) 同时应用西咪替丁等抑制肝微粒体酶活性的药物,可减缓本品在肝内的代谢及其排泄,延长本品的血清半衰期,应根据血药浓度测定的结果调整剂量。(4) 本品干扰双硫化代谢,两者合用患者饮酒后可出现精神症状,故 2 周内应用双硫仑者不宜再用本品。(5) 本品可干扰氨基转移酶和 LDH 测定结果,可使胆固醇、甘油三酯水平下降。
药物过量	大剂量可致抽搐。
贮藏	遮光,密闭保存。
包装	(1) 10ml:50mg　 (2) 20ml:100mg　 (3) 100ml:500mg　 (4) 250ml:500mg (5) 250ml:1.25g
有效期	

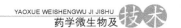
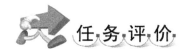

任务评价

一、选择题

1. 除特殊说明外,无菌检查中最常用检查方法是 （　　）

A. 直接接种法　　　　　B. 薄膜过滤法　　　　　C. 目视比色法

D. 间接接种法　　　　　E. 直接添加法

2. 无菌检查用的培养基应符合的要求有 （　　）

A. 硫乙醇酸盐流体培养基　B. 改良马丁培养基　　　C. 无菌性检查

D. 灵敏度检查　　　　　E. 以上均是

二、填空题

1. 无菌检查中最常用检查方法有_____和_____两种。

2. 无菌检查培养基灵敏度所用的菌株传代次数不得超过_____,试验用菌种应采用适宜的菌种保存技术进行保存,以保证试验菌株的生物学特性。

三、简答题

1. 有抗菌作用的青霉素粉针剂如何检验是否无菌?

2. 固体制剂最少检验量及上市抽验样品的最少检验数量分别是如何规定的?

3. 请说出薄膜过滤法中对各种供试品的具体处理方法。

（邢旺兴、王知坚）

任务四十　口服液中细菌总数检测技术

 任务描述

进行双黄连口服液细菌总数检查技术实训,列出药典要求进行微生物限度检查的内容;说出细菌总数检测的原理;学会双黄连口服液细菌总数检测的方法、结果判断与报告;归纳其操作注意事项。

BEI JING ZHI SHI
背景知识

药品细菌数测定是微生物的定量检查,是用来判断药品被细菌污染程度和卫生质量评价的重要指标,也是检测药品质量的重要指标之一。细菌计数是指在一定条件下(如需氧情况、营养条件、pH 值、培养温度和时间等)每 1g、1ml、10cm² 供试品经培养后所生长的菌落数。所谓一定条件是按我国药典规定,在需氧条件下,30～35℃,一般培养 48h,在营养琼脂培养基平板上生长的细菌菌落数。细菌数的测定方法有多种;中国药典收载了平板法和薄膜过滤法,英美药典收载了平板法、薄膜过滤法、涂抹法和试管法(MPN)。

当建立细菌计数方法时应进行方法验证,以确认所采用的方法适合于该药品的细菌计数测定。

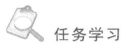
任务学习

一、药品细菌总数检测原理

药品细菌数测定是活菌计数,最常用的平板法是以平板菌落计数为依据,即每个菌落代表一个菌细胞,但有的菌落也可能是多个菌细胞形成,如双球菌、四联球菌、八叠球菌、葡萄球菌等,很可能是多个菌细胞在一起。故准确地说,细菌数测定值实际上是菌落形成单位数(colony forming units,CFU)。

平板法菌落计数受一定条件的限制:如供试液是否均质,供试液中的细菌是否充分分散;培养基的质量、培养温度及培养时间的影响;有繁殖能力的菌细胞才能形成菌落,死菌及某些受损伤的细菌或营养要求苛刻的细菌在规定的培养基上不能生长,因而不被计数。在试验操作中应考虑到这些问题。

二、实验材料

(一)供试药品

1. 检验药品的名称　双黄连口服液(____公司,规格:10ml/支,批号:____)。

2. 检验药品的来源　市场购买或送检样品。

3. 检验药品的规格批号包装及数量　根据药品包装确定,并记录有关情况。

(二)设备、仪器、试药

1. 设施　细菌数测定全过程应严格遵守无菌操作,在环境洁净度10000级和局部洁净度100级单向流空气区域内进行,以防止再污染。

2. 设备　无菌室、超净工作台、冰箱、电热恒温干燥箱(250℃)、显微镜(1500×)、微波炉、匀浆仪(4000~10000r/min)、康氏振荡器、电热手提式压力蒸汽灭菌器(使用时要进行灭菌效果验证并应定期请有关部门检定)、电热恒温培养箱(30~35℃)、恒温水浴、菌落计数器、电子天平(感量0.1g)、pH计。

3. 仪器　烧杯、量筒(100ml)、试管(18mm×180mm)、锥形瓶(250~300ml)、培养皿(ϕ90mm)、刻度吸管(1、5、10ml)、载玻片、玻璃或搪瓷、不锈钢消毒缸(带盖)。

大、小橡皮乳头(置干净带盖的容器中并应定期用5%来苏尔溶液浸泡)、无菌衣、帽、口罩、手套(洗净后用布袋或牛皮纸包严)灭菌,备用。也可使用一次性无菌衣、帽、口罩。接种环(白依金或镍铬合金)、乙醇(酒精)灯、乙醇棉球或碘伏棉球、试管架、手术剪、手术镊、砂轮、搪瓷托盘、双碟、不锈钢药匙、试管架、火柴、记号笔等。

玻璃器皿用前应洗涤干净,无残留抗菌物质。距吸管上端0.5cm处塞入约2cm左右的疏松棉花,装入吸管筒内或牛皮纸口袋中。锥形瓶、量筒、试管塞等玻璃器具口应采用硅氟塑料塞封口,再用牛皮纸包扎。使用的器皿应采用经验证合格的方法进行灭菌。

4.试药 除另有规定外一般使用营养琼脂培养基,可按处方配制亦可采用干燥脱水培养基。

主要稀释剂有 pH7.0 无菌氯化钠-蛋白胨缓冲液(供试品稀释用),0.9% 无菌氯化钠溶液(对照菌液稀释用)。

三、方法步骤

平板菌落计数法是国内外细菌数测定中最常用的方法。使用一定培养基在规定条件下培养后在固体平板上呈现可见菌落,按规定方法计数,报告。

细菌总数检查工作流程图:

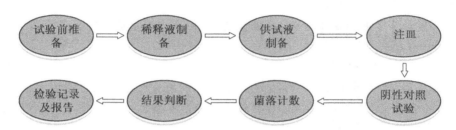

(一)试验前的准备

1.将试验用灭菌的器皿、稀释剂及供试品外包装去掉,内包装消毒后移至无菌室内。每次试验所用物品必须事先计划周密,准备足够用量,避免操作中出入操作间。

2.开启无菌室紫外线杀菌灯和空气过滤装置并使其工作 30min 以上。人员进入无菌室操作时,应关闭紫外线灯。

3.操作人员用肥皂洗手,进入缓冲间,换工作鞋。再用消毒液洗手,穿戴无菌衣、帽、口罩、手套。

4.用碘伏棉球或乙醇棉球擦拭供试品瓶、盒、袋等的开口处周围,待干后,用灭菌的手术剪刀将供试品启封。

(二)供试液的制备

根据供试品的理化特性与生物学特性,采取适宜的方法制备供试液。供试液从制备至加入检验用培养基不得超过 1h。

取供试品 10ml,加 pH7.0 无菌氯化钠-蛋白胨缓冲液至 100ml,混匀,作为 1:10 的供试液。根据药品微生物限度要求或对供试品污染程度的估计,10 倍递增稀释法制备适宜的、连续 2～3 个稀释度的供试液。

用 1ml 灭菌吸管吸取 1:10 供试液 1ml,沿管壁徐徐注入装有 9ml 稀释液的试管中,(注意吸管尖不要触及管内稀释液),摇匀,制备成 1:100 的供试液,另取 1 支吸管同法操作制备 1:1000 的供试液。

(三)注皿

分别用 1ml 灭菌吸管吸取不同稀释度供试液各 1ml,注入平皿中,每个稀释度做 2～3 个平皿,每皿加入 15～20ml 已溶化并保温至 45℃ 的营养琼脂培养基,快速转动平皿,使供试液与培养基混匀,放置,待凝,倒置培养。除另有规定外,一般在 30～35℃培养 48h。若污染细菌生长缓慢可延长培养时间。

(四)阴性对照试验

为确定试验全过程的无菌性(包括稀释剂、玻璃器皿等)应做阴性对照试验。

试验方法:取试验用的稀释剂 1ml,置无菌平皿中,每次试验做 2 个平皿,按上述细菌计数方法进行操作。阴性对照平板不得有菌生长。

(五)菌落计数

从平板的背面直接以肉眼用标记笔点计,以透视光衬以暗色背景仔细观察,计数。必要时借助于放大镜观察。点计菌落数后,计算稀释度的平均菌落数,若相同释度的两个平板的菌落数平均数不小于 15,则两平板菌落数不能相差 1 倍以上。

细菌菌落形态特征:常为白色、灰白色或灰色,亦有淡褐色、淡黄色、红色(如培养基中加入 0.1%TTC 试剂)。

菌落边缘整齐或不整齐,有放射状、树枝状、锯齿状、卷发状。菌落表面有光滑、粗糙、皱折、突起或扁平。

菌落大小差别很大,同一平板上可出现针尖大小至大于 10mm 菌落。外观多样,小而突起或大而扁平,或云雾状,不规则。

四、结果判断

(一)菌落报告规则

宜选取细菌平均菌落数小于 300CFU,作为菌数报告(取两位有效数字)的依据。以最高的平均菌落数乘以稀释倍数的值报告 1g、1ml 或 10cm² 供试品中所含的菌数。如各稀释度的平板均无菌落生长,或仅最低稀释度的平板有菌落生长,但平均菌落数小于 1 时,以小于 1 乘以最低稀释倍数的值报告菌数。

(二)结果判断

1. 一般营养琼脂培养基用于细菌计数;玫瑰红钠琼脂培养基用于霉菌及酵母菌数;酵母浸出粉-胨-葡萄糖琼脂培养基用于酵母菌计数。在特殊情况下,若营养琼脂培养基上生长有霉菌和酵母菌,其数量多于玫瑰红钠琼脂培养基上生长的霉菌和酵母菌,或玫瑰红钠琼脂培养基生长的细菌菌落数多于营养琼脂培养基上细菌数。以菌数多的培养基上的菌数报告结果。

2. 在进行菌落计数时,应仔细观察。勿漏计细小的、琼脂内和平皿边缘生长的菌落,同时应注意细菌菌落与供试品中颗粒、沉淀物、气泡等的鉴别。必要时用放大镜或低倍显微镜直接观察或挑取可疑物涂片镜检。如仍难区别,可延长培养时间 5～7d,细菌菌落常会生长增大而加以鉴别。

3. 如同一稀释度二个平板菌落数超出一倍以上,不应计数,菌落蔓延成片也不应计数。

4. 如平板上生长的细菌菌数落在 15 个以下时,按菌落计数的 Poisson 分布均数的 95% 可信限计。两个平板最大差值分别在 0～4,1～7,2～9,3～10,4～12,5～14,6～15,以上各数分别为菌落平均值 1.5、3.5、5、6.5、7.5、9、10 的上限及下限,超出以上限度,视为操作误差。

5. 供试品如为微生物制剂,应将有效微生物菌落排除,不可计在菌数内。排除的方法需按该制剂微生物品种而定,必要时用显微镜鉴别。

6. 供试品测定。其菌数结果超过标准限度规定时,应从同一批样品中随机取样,独立复试两次,以 3 次测定结果的平均值报告结果。

五、注意事项

1. 在培养中一些生长鞭毛的细菌具有动力,可因培养基湿度过高给动力菌造成泳动的条件,促使一些菌落蔓延生长,干扰细菌计数。

可在培养基中加入 0.001% TTC(Triphenytetrazolium chloride,氯化三苯四氮唑),抑制菌落蔓延生长或将已凝固的琼脂平板开盖,置 100 级层流下 1～2h 或置换经干热灭菌的陶瓦盖替代原平皿盖,可降低培养皿内水分,减少菌落蔓延生长。

2. 供试液中常会有不溶性颗粒或沉淀物存在,有时很难与菌落区分,必要时可使用放大镜或显微镜进行观察,如仍难区分,可延长培养时间或在未加 TTC 的营养琼脂培养基平板上加入 0.001% TTC 5～10ml,30min 后菌落即染成深红色,可与其他有形物进行鉴别。

3. 供试品检验全过程必须符合无菌技术要求。使用酒精灯时,切勿在火焰正上方操作,以免将供试品内细菌杀死。

4. 在做 10 倍递增稀释时,每一稀释度应换 1 支吸管,吸管插入稀释液内不低于 2.5cm,反复冲洗数次,吸液高于吸管上部刻度少许,然后提起吸管贴于容器内壁吸取 1ml。靠近液面管壁(但勿接触液面),缓慢地吹出全部供试液至第二个容器中(第一级稀释液所用吸管勿接触第二级稀释液)。将吸管放入消毒筒内。

5. 注皿时培养基应在约 45℃,用水浴保温效果较好。

6. 从供试液制备至倾注培养基,全部操作应在 1h 内完成。避免由于时间过长造成人为的污染,细菌繁殖或死亡。稀释液加至培养皿后,长时间未倾注培养基,稀释液边缘干涸,倾注的培养基不能与稀释液混均匀,影响菌落计数。

ZHI SHI TUO ZHAN

知识拓展

一、细菌计数的其他方法

(一)薄膜过滤法

USP、BP、JP 均已收载此法,供试液通过滤膜,将细菌截留在滤膜上,然后将滤膜贴在营养基质上(如营养琼脂平板),微生物从滤膜孔隙中吸收营养物质,生长,形成菌落。

1. 试验前的准备 根据供试品和溶剂的理化性质选择滤膜材质,应保证供试品及其溶剂不影响微生物的充分被截留,滤膜的孔径不大于 0.45μm,直径约为 50mm,有些样品含菌数较多,为更好计数,可采用其他直径的滤膜,但冲洗液量应进行相应调整:抑菌性供试品采用具有疏水性边缘及低吸附的滤膜,水溶性供试品用前先用稀释剂少许过滤,将滤膜湿润。油类供试品使用前应充分干燥。使用时应检查滤膜的完整性。容器及滤膜使用前应采用经验证的方法灭菌。

2. 检查方法　取相当于1g或1ml供试品的供试液,加至适量的稀释剂中,混匀,过滤(供试品1g或1ml所含的菌数较多时,可取适宜稀释度的供试液过滤),用pH7.0无菌氯化钠-蛋白胨缓冲溶液或其他适宜的冲洗液冲洗滤膜,冲洗方法和冲洗量同计数方法的验证。试验冲洗时应注意保持供试品溶剂及冲洗液覆盖整个滤膜表面,以充分发挥滤膜效率。冲洗量不宜过大,避免滤膜上的微生物受损。每张滤膜每次冲洗量约为100ml,一般冲洗3次,取出滤膜,菌面朝上贴于营养琼脂培养基上。

3. 阴性对照试验　取试验用的稀释剂1ml按上述薄膜过滤法操作,作为阴性对照。阴性对照不得有菌生长。

4. 培养和计数　同平板法。

5. 菌数报告规则　以相当1ml或1g的供试品的菌落数报告之。若滤膜上无菌生长以<1报告菌数(每张滤膜过滤1g、1ml供试品),若过滤供试品不足1g或1ml则需换算成1g或1ml报告结果。

6. 结果判断　同平板法。

7. 注意事项　① 每片滤膜上的菌落数不宜过多,菌落过多,易堆积在一起,不宜计数。一般不应超过100个。② 滤膜取出后菌面(接触供试品面)向上反面贴于培养基上。试验证明菌落生长大、清晰,可计数。

(二)试管法(Most probable number method,MPN法)

将供试液加入试管中,在规定条件下培养后根据阳性管数得出污染菌数,是一种经常采用的定量检查法。

1. 检验方法　取原液、1:10、1:100的相当于供试品1g(ml)、0.1g(ml)、0.01g(ml)的均匀供试液(亦可采用1:10、1:100、1:1000供试液)各1ml;分别接人装有10ml培养基的试管中。每级各接种3支试管,摇匀,按规定的温度时间培养,根据培养后的阳性管数从检索表(表40-1)查出细菌最可能数(Most probable number,MPN)。

表 40-1　细菌最大可能数 MPN 检索表

阳性管数			MPN 100ml(g)				95%可信限	
1ml(g) * 3	0.1ml(g) * 3	0.01ml(g) * 3					上限	下限
0 0 0 0	0 0 0 0	0 1 2 3	<30	30	60	90	<5	90
0 0 0 0	1 1 1 1	0 1 2 3	30	60	90	120	<5	130
0 0 0 0	2 2 2 2	0 1 2 3	60	90	120	160		
0 0 0 0	3 3 3 3	0 1 2 3	90	120	160	190		
1 1 1 1	0 0 0 0	0 1 2 3	40	70	110	150	<5 10	200 210
1 1 1 1	1 1 1 1	0 1 2 3	70	110	150	190	10 30	230 260
1 1 1 1	2 2 2 2	0 1 2 3	110	150	200	240	30	360
1 1 1 1	3 3 3 3	0 1 2 3	160	200	240	290		
2 2 2 2	0 0 0 0	0 1 2 3	90	140	200	260	10 30	360 370
2 2 2 2	1 1 1 1	0 1 2 3	150	200	270	340	30 70	440 890

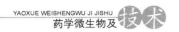
阳性管数			MPN 100ml(g)	95%可信限	
1ml(g)*3	0.1ml(g)*3	0.01ml(g)*3		上限	下限
2　2　2　2	2　2　2　2	0　1　2　3	210　280　350　420	40　100	470　1500
2　2　2　2	3　3　3　3	0　1　2　3	290　360　440　530		
3　3　3　3	0　0　0　0	0　1　2　3	230　390　640　950	40　70　150	1200　130　3　800
3　3　3　3	1　1　1　1	0　1　2　3	430　750　1200　1600	70　140　300	2100　2300　3800
3　3　3　3	2　2　2　2	0　1　2　3	930　1500　2100　2900	150　300　350	3800　4400　4700
3　3　3　3	3　3　3　3	0　1　2　3	2400　4600　11000　$\geqslant$24000	360　710　1500	13000　24000　48000

2. 阴性对照试验　另取 1ml 稀释液加入培养基管中,按检验方法操作。阴性对照试验应无菌生长。

3. 注意事项　① 若试验管加入样品浑浊不易判断,取试验管中的培养物适量转种至另一支装有同种培养基试管中;或在平板上划线,进一步分离培养,必要时染色、镜检进行判断。② MPN 是建立在以下条件为基础的统计数值,即细菌不互相凝集、不相互排斥,随机分散在被检液体中;所用培养基应保证每个菌细胞皆可生长并在操作中不受污染;试管中的细胞分布符合 Poisson 分布。③ 经培养全部试管均为阳性或阴性时,两种情况均不能获得具体的 MPN 值。此时应分析原因,或适当提高或降低稀释级,并防止污染。

（三）平板涂抹法（Surface-spread method）

将供试液均匀涂布在琼脂平板的表面,经培养后计数菌落数。本法细菌不经受溶化琼脂热力的影响,且易于好氧菌生长,因此平板涂布法所测得的结果可能比浇碟法高。菌落易于观察,但由于接种量较小(0.05～0.2ml),L 棒涂抹时带走细菌,计数不够准确。

1. 操作方法　按平板菌落计数法制备供试液,可根据供试品染菌情况确定稀释级的选择。取适量供试液加至已凝固的营养琼脂表面,立即用灭菌的 L 棒在表面均匀涂布,按规定培养,根据供试液的稀释倍数和接种供试液量计算菌落数。

2. 注意事项　① 涂抹时勿划破琼脂,以免影响计数结果。② 每一个平板分别用 1 支 L 棒。③ 制备好的平板在加入供试液前应放置培养箱至少 30min,使其表面干燥,避免因培养基过湿,菌落生长成片不易计数。

（四）滴种平板法

在较干的营养琼脂平板表面,定量滴种菌液并培养、计数。用 1 滴相当于 0.02ml 的标准吸管,吸取样品稀释液,距平板 2cm 高度,自然滴液,每滴液自然扩散为直径 1.5～2.0cm 的斑点,10min 左右滴液被吸干,置 30～35℃培养 18～24h,计数每个液滴斑的菌落数。

也可用 0.1ml 的吸管滴液,每 1 稀释度滴 4 滴(0.08ml),或用 1ml 的吸管(20 滴),分滴于 3 个平板上,经培养后,计数每个液斑内的菌落数。此法测得的活菌数,其活菌率最高。用移液管取样,每 1 稀释度取 10μl 样液,滴液,培养,计数液斑内的菌落数。方法简便,效率高。

（五）计数板法

本法采用血球计数板或其他计数板进行细菌计数。适用于染菌量大的供试品计数,我国多采用改良纽氏计数板;改良的纽氏计数板是一长方形厚载玻片。中央部位前后各有一个计数池,上有刻线。每池为9大方格,共为9mm²,每一大格其面积为1mm²,深度为0.1mm,中央的大方格分成400个小方格,在纵横第1、5、9、13、21行列中各加一条划线,使成双线。这样将大方格分成25个中方格,每一中方格中有16个小方格,总计400个小方格。

1. 取含菌量适宜的供试液以毛细滴管将供试液谨慎地从计数池侧面渗入清洁计计数池内(切勿使池内存留气泡),稍待片刻,使菌体沉降再以高倍物镜进行计数。计数方法有两种:

实数法:计数全部400个小方格内的菌体细胞数,400个小方格细菌总和乘以10⁴,为供试液含菌量(ml)。

2. 定点计数法　计数方格的四角及中央5个中方格,共计80个小格中的菌数,80小方格菌数总和,再乘以10⁴为供试液含菌量(ml)。计数时应按一定顺序进行,对于压线菌细胞,可按计数上与左,不计数右与下的原则,以免重复计数。

计数板法是计算总数(包括"死菌"和"活菌")的方法,是按形态特征计数,也可用1‰美蓝乙醇溶液染色法区分"死菌"与"活菌",加以计数。但染色活菌不一定是具繁殖力的菌细胞。因此,染色活菌与平板法、MPN法的活菌是不能等同的。

本法因操作技术的原因可引起计数的误差;如滴加样方法、供试液的均匀程度、观察液层焦点视野厚度不一以及细菌运动等,均可造成误差。

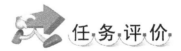

任务评价

简答题

1. 用什么方法来确定菌液的浓度?
2. 简述细菌总数测定的意义。

（邢旺兴、王知坚）

任务四十一　口服液中霉菌和酵母菌总数检测技术

任务描述

进行双黄连口服液中霉菌、酵母菌总数检查技术实训,学会双黄连口服液霉菌、酵母菌总数检测的方法及结果判断与报告;归纳操作注意事项。

背景知识

　　霉菌及酵母菌在分类学上均属于真菌；除药品生产用的某些菌种外，它们也是药品原料、辅料及成品的污染菌。药品中常见的污染霉菌有根霉（*Rhizopus*）、毛霉（*Mucor*）、犁头霉（*Absidia*）、曲霉（*Aspergillus*）、青霉（*Penicillium*）、拟青霉（*Paecilomyces*）、头孢霉（*Cephalosporium*）、地霉（*Geotrichum*）、交链孢霉（*Alternaria*）、枝孢霉（*Cladosporium*）、脉孢霉（*Neurospora*）、毛壳霉（*Chaetomium*）、镰刀霉（*Fusarium*）等属。常见的酵母菌有酵母（*Saccharomyces*）、裂殖酵母（*Schizosaccharomyces*）、汉逊酵母（*Hansenula*）、德巴利酵母（*Debaryomyces*）、假丝酵母（*Candida*）、红酵母（*Rhodotorula*）等属。受到污染的药品，不仅可能导致变质，还可能因其产生的代谢物以及各种真菌毒素，而使服用药品的患者产生急性或慢性的中毒病症，有的真菌毒素，甚至可导致或诱发癌症。所以有必要对药品中霉菌及酵母菌的污染限度进行规定。药品中污染霉菌和酵母菌的数量，是判定药品受到污染程度的标志之一，也是对药品原料、生产工艺、生产环境以及操作人员卫生状况进行卫生学综合评价的依据之一。

任务学习

一、药品霉菌、酵母菌总数检测原则

　　霉菌及酵母菌数测定的方法很多，各国药典规定的霉菌及酵母菌计数方法，主要有平板菌落计数法和薄膜过滤法。

　　平板菌落计数法是取系列稀释的供试液接种在适宜的琼脂平板培养基上，以适宜的温度进行培养，肉眼观察点计观察肉眼可见的霉菌及酵母菌菌落数，并以此为计数的依据。各国药典收载的霉菌及酵母菌数测定用培养基配方不尽相同，但均能确保多数常见的霉菌和酵母菌能适宜生长。但是由于霉菌和酵母菌种类繁多，各菌种的生长条件不完全相同，因而用一种培养基和培养条件不可能使所有的霉菌和酵母菌都得以生长。因此，各国药典所规定的培养基和培养条件，都只能反映规定条件下测得的结果。同一供试品用不同的方法和条件，所测得的结果可能出现不一致的情况。但是国家药典所规定使用的培养基及其操作、培养条件，必须遵照执行。任何疏漏或非标准化的操作条件，均可能导致测定结果的误差。

　　同细菌平板计数法一样，霉菌及酵母菌数测定也是活菌计数，是以平板菌落计数为依据的，一个菌落可以是一个霉菌孢子（或菌丝片断）或一个酵母细胞，也可以由多个孢子、多个酵母细胞形成，所以测定结果仍是菌落形成单位数（CFU）。

　　与一般细菌生理特性相比较，霉菌和酵母菌培养有如下特性：

　　1. 真菌细胞的渗透压比一般细菌细胞的渗透压高 2～5 倍，故真菌培养基一般多含有较高浓度的糖或盐，以保持高渗透压环境。

　　2. 真菌生长的 pH 值范围较细菌广，但多数真菌适于 pH 值 5.0～6.5 范围内生长。

　　3. 除少数真菌外，多数霉菌和酵母菌最适生长温度为 20～30℃，多数菌种在 35℃以上

不能生长。35℃以上生长者,多为致病真菌。

4. 真菌繁殖力强,但生长速度较慢,一般需要培养72h至一周,有的还需要更长时间。

5. 真菌为需氧菌,营养要求不高,简单的糖类和无机盐便可满足其营养需要。葡萄糖为真菌生长最好的碳源,有机含氮化合物作为氮源,对无机元素的需要以磷、钾、硫、镁为多,其他微量元素在培养基的试剂和所用器皿的杂质中已足够需要。

二、实验材料

(一)供试药品

1. 检验药品的名称　双黄连口服液(＿＿＿公司,规格:10ml/支,批号:＿＿＿)。

2. 检验药品的来源　市场购买或送检样品。

3. 检验药品的规格批号包装及数量　根据药品包装确定,并记录有关情况。

(二)设备、仪器及用具

1. 设施　测定全过程应严格遵守无菌操作,在环境洁净度10000级和局部洁净度100级单向流空气区域内进行,以防止再污染。

2. 设备　无菌室、超净工作台、冰箱、电热恒温干燥箱(250℃)、显微镜(1500×)、微波炉、匀浆仪(4000~10000r/min)、康氏振荡器、电热手提式压力蒸汽灭菌器(使用时要进行灭菌效果验证并应定期请有关部门检定)、生化培养箱(23~25℃)、恒温水浴、菌落计数器、电子天平(感量0.1g)、pH计。

3. 仪器　烧杯、量筒(10ml和100ml)、试管(18mm×180mm)、锥形瓶(250~300ml)、培养皿(φ90mm)、刻度吸管(1、5、10ml)、载玻片、玻璃或搪瓷盘、不锈钢消毒缸(带盖)。

大、小橡皮乳头(置干净带盖的容器中并应定期用5%来苏尔溶液浸泡)、无菌衣、帽、口罩、手套(洗净后用布袋或牛皮纸包严)灭菌,备用。也可使用一次性无菌衣、帽、口罩。接种环(白依金或镍铬合金)、酒精灯、酒精棉球或碘伏棉球、试管架、手术剪、手术镊、砂轮、搪瓷托盘、双碟、不锈钢药匙、试管架、火柴、记号笔等。

玻璃器皿用前应洗涤干净,无残留抗菌物质。距吸管上端0.5cm处塞入约2cm左右的疏松棉花,装入吸管筒内或牛皮纸口袋中。锥形瓶、量筒、试管塞等玻璃器具口应采用硅氟塑料塞封口,再用牛皮纸包扎。使用的器皿应采用经验证合格的方法进行灭菌。

4. 培养基及稀释剂　霉菌及酵母菌计数用培养基为玫瑰红钠琼脂培养基和酵母浸出粉胨葡萄糖(YPD)琼脂培养基。2010年版中国药典规定采用玫瑰红钠琼脂培养基进行各种制剂的霉菌和酵母菌计数测定,当制剂中含有蜂蜜和王浆时,应单独采用酵母浸出粉胨葡萄糖(YPD)琼脂培养基进行酵母菌计数测定。

可购买干燥商品培养基按说明书配制培养基,亦可按培养基处方自行配制。不论采用何种方法配制的培养基在使用前均应进行培养基质量验证,确保对霉菌和酵母菌的检测灵敏度。

各国药典收载的用于霉菌及酵母菌计数的培养基其配方大同小异,成分中均含有动物蛋白胨、葡萄糖、琼脂等。美国药典收载的是沙氏葡萄糖琼脂、大豆酪胨琼脂培养基、马铃薯葡萄糖琼脂培养基。英国药典收载的是含抗生素的沙氏葡萄糖琼脂、大豆酪胨琼脂或马铃薯葡萄糖琼脂培养基;日本药典收载的有三种含抗生素的葡萄糖琼脂、马铃薯葡萄糖琼脂培养基,使用的抗生素有苄星青霉素,四环素等,用以抑制细菌生长,以免干扰霉菌生长及计数。培养基的 pH 值一般保持在 5.4~5.8 之间。培养的温度为 25~28℃,时间为 72h。

稀释剂:常用的稀释剂为 pH7.0 氯化钠蛋白胨缓冲液和 0.1% 蛋白胨溶液。

三、方法步骤

霉菌及酵母菌计数一般与细菌计数同时进行,平板菌落计数法是国内外霉菌及酵母菌测定中最常用的方法。使用一定培养基在规定条件下培养后在固体平板上呈现可见菌落,按规定方法计数,报告。

霉菌及酵母菌计数工作流程图:

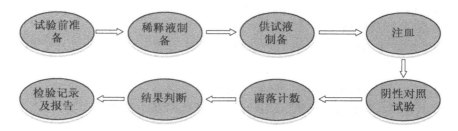

(一)试验前的准备

1. 将试验用灭菌的器皿、稀释剂及供试品外包装去掉,内包装消毒后移至无菌室内。每次试验所用物品必须事先计划周密,准备足够用量,避免操作中出入操作间。

2. 开启无菌室紫外线杀菌灯和空气过滤装置并使其工作 30min 以上。人员进入无菌室操作时,应关闭紫外线灯。

3. 操作人员用肥皂洗手,进入缓冲间,换工作鞋。再用消毒液洗手,穿戴无菌衣、帽、口罩、手套。

4. 用碘伏棉球或乙醇棉球擦拭供试品瓶、盒、袋等的开口处周围,待干后,用灭菌的手术剪刀将供试品启封。

(二)供试液的制备

按规定取两个以上最小包装的供试品,并根据供试品的污染程度制备适宜稀释度的供试液(通常为 1∶10、1∶100 和 1∶1000 三个稀释度),合剂等液体制剂亦可取原液作为供试液。

用 1ml 灭菌吸管吸取 1∶10 供试液 1ml,沿管壁徐徐注入装有 9ml 稀释液的试管中,(注意吸管尖不要触及管内稀释液),摇匀,制备成 1∶100 的供试液,另取 1 支吸管同法操作制备 1∶1000 的供试液。

(三)注皿

取各制备妥的供试液 1ml,分别注入培养皿中,每个稀释级做 2~3 个培养皿,每皿加入 15~20ml 已溶化并保温至 45℃ 的玫瑰红钠琼脂培养基,对含蜂蜜、王浆的制剂其备妥的供试液则需另做一套培养皿,倾注 YPD 琼脂培养基。趁热立即摇匀,待培养基凝固后倒置于规定温度的培养箱中,培养规定的时间。对于菌落微小点计困难的平板,可延续培养到 4~

5d 再进行观察计数。

霉菌及酵母菌的培养时间,中国药典、美国药典、英国药典和日本药局方都要求至少培养 5d 或 5~7d,对于那些生长缓慢的霉菌更为合适。

(四) 阴性对照试验

为确定试验全过程的无菌性(包括稀释剂、玻璃器皿等)应做阴性对照试验。

试验方法:取试验用的稀释剂 1ml,置无菌平皿中,每次试验做 2 个平皿,按上述计数方法进行操作。阴性对照平板不得有菌生长。

(五) 菌落计数

从平板的背面直接以肉眼用标记笔点计,以透视光衬以暗色背景,仔细观察,计数。必要时借助于放大镜观察。一般情况下,玫瑰红钠琼脂培养基点计霉菌或酵母菌数,若营养琼脂培养基上有真菌菌落出现,则也应该予以点计,并与玫瑰红钠琼脂培养基上的真菌菌落比较,以菌数高的值作为真菌的报告依据。

含蜂蜜或王浆的制剂,应以玫瑰红钠琼脂培养基上的霉菌菌落数和 YPD 琼脂培养基上的酵母菌菌落数之和,作为供试品的霉菌及酵母菌总数。

四、结果判断

1. 霉菌宜选取平均菌落数小于 100CFU 的稀释级,作为菌数报告(取两位有效数字)的依据。以最高的平均菌落数乘以稀释倍数的值报告 1g、1ml 或 $10cm^2$ 供试品中所含的菌数。如各稀释级的平板均无菌落生长,或仅最低稀释级的平板有菌落生长,但平均菌落数小于 1 时,以小于 1 乘以最低稀释倍数的值报告菌数。

若采用薄膜过滤法,则应根据过滤的供试品量计算菌数。若过滤的供试品达到 1g 或 1ml,则薄膜上点计的菌落数即为供试品的报告菌数;若过滤的量未达到上述值,则应将薄膜上的点计菌落数乘以稀释倍数作为供试品的报告菌数。

固体供试品的报告单位为每 1g,液体供试品的报告单位为每 1ml,膜剂的报告单位为每 $10cm^2$。

2. 不得按计数规则报告的情况有　① 空白对照平板有菌生长,表明培养基已被污染;② 各稀释度平板上生长的菌落数不符合 10 倍递增稀释规律,菌数显示混乱;③ 同一稀释度的两个平板上生长的菌落数均在 15 个以上,但菌数相差一倍以上;④ 菌落蔓延生长覆盖整个培养皿无法计数。

出现以上情况,该次实验数据不得计数报告。

3. 复试　供试品若出现霉菌及酵母菌数超过规定的限度值时,应从同一批样品中随机取样,独立复试两次,以 3 次测定数据的平均值报告。

五、注意事项

1. 细菌与酵母菌菌落的区别

细菌和酵母菌都是单细胞的微生物,有的嗜酸性细菌可在玫瑰红钠琼脂培养基及 YPD 琼脂培养基上生长,由于两者菌落形态具有类似的特征,如较湿润、光滑、易挑起,菌落正、反面及边缘、中心的颜色较一致,质地均匀等。但酵母菌菌落单个者一般较大,生长在琼脂表面者凸起较高,无光泽,呈边缘整齐的正圆形,乳酪状,菌落表面培养物极易被挑起。生长在琼脂内的菌落有旳呈铁饼形、三角形。酵母产生的色素较单一,通常为白色或奶油色,少数为红色或黑色。产生假菌丝的种类,细胞易向外围蔓延,边缘粗糙不齐。直观不能判别的可借助显微镜检查,根据细胞大小,细胞群体中的出芽生殖情况及形成假菌丝的形态,便可以加以识别。

2. 注意酵母菌形成的假菌丝与霉菌菌丝的区别

酵母菌的假菌丝实际上是酵母菌在进行无性繁殖时产生的特征形态,即芽孢子长到正常大小时不与母细胞分离而是再继续发生出芽生殖所形成的。假菌丝中子细胞与母细胞之间仅以极狭窄面积相连,两细胞之间呈现藕节一样的细腰。而霉菌的菌丝有隔,菌丝的横隔处两细胞宽度是一致的。

3. 玫瑰红钠琼脂培养基对酵母菌的生长并不很理想,曾发现过在检查某液体制剂时在玫瑰红钠琼脂培养基上仅有少量的酵母菌生长,后改用酵母浸出粉陈葡萄糖(YPD)琼脂培养基,则培养出大量的酵母菌,故在含王浆和蜂蜜的液体制剂检查时,同时增加 YPD 琼脂培养基来检查酵母菌是必要的,并可考虑用于液体制剂。

4. 在发生爆瓶的口服液体制剂中检查肇事微生物,不能仅考虑检查酵母菌,细菌中有的产气性厌氧菌亦能引起安瓿爆瓶。由于爆瓶的样品通常贮存时间较长,微生物代谢过程中 pH 值下降、有毒物质产生可能已使肇事菌死亡。故有时经反复培养并无菌落生长,这种情况可取可疑样品直接离心集菌后镜检,即可知肇事微生物的大致情况。

5. 霉菌菌落计数时,平板不宜反复翻动,以防止霉菌孢子在翻动时散落并长成新的菌落而影响计数结果。

6. 注意识别玫瑰红钠琼脂培养基上形成药物的结晶体。有的药物在玫瑰红钠琼脂培养基上能形成似霉菌菌落样形体,如双氯芬酸钠缓释片,在玫瑰红钠琼脂培养基上可形成梅花状结晶体,从背面观察似有放射状菌丝的"霉菌菌落"。在 1∶10 稀释级平板上大量出现,而在 1∶100 稀释级以上的平板上则不产生,此为药物浓度降低所致,将该疑似菌落置低倍显微镜下直接观察,则不难鉴别。

ZHI SHI TUO ZHAN

知识拓展

霉菌及酵母菌计数的其他方法

(一)薄膜过滤计数法

取孔径不大于 $0.45\mu m$ 的微孔滤膜作为微生物的截留介质,将供试液中的微生物截留在薄膜上并通过适宜的培养技术使其生长为肉眼可见的菌落,这是薄膜过滤技术在微生物检验领域应用的主要原理。在进行计数实验前,一般用可拆卸的滤器,如塑料筒的可拆卸的滤器(滤筒和底座另灭菌,备有灭菌滤膜)、或玻璃筒不锈钢架可拆卸的薄膜滤器,置入滤膜并灭菌备用。取供试液,并根据供试品的污染情况选择合适的浓度,过滤供试液的体积一般为 10ml,原液 1ml,并应控制在滤膜上生长的菌落数在 100 个以内。当供试品具有抑菌作用时,可考虑采用薄膜过滤法进行菌落计数。供试液过滤后,应选择合适的冲洗液冲洗滤膜,以去除抑菌作用或将滤筒上吸附的供试液冲洗净。冲洗完毕后,轻轻地取下滤膜,菌面朝上贴在玫瑰红钠琼脂培养基表面,置规定温度、时间培养。

(二)平板涂抹法

本法适用于污染比较严重的供试品。

该法需用的设备和材料与平板法基本相同,还需要一支涂布器,即"L"棒。供试品的稀释与平板法相同。分别取供试液 0.1ml(最多取 0.5ml),注入一个平板中,一个稀释度做 2~3 个平板,用无菌"L"棒均匀地涂布于平板表面,待培养基充分干燥后(约需 15min)置规定温度和时间培养。计数及报告规则与平板菌落计数法相同,但涂抹法对于霉菌计数更能显示较好的效果。

(三)计数板法

该法可用血球计数板或其他的计数板进行酵母菌计数。操作方法:(1)制备合适含菌量的供试液,记录稀释倍数。(2)清洁计数池,盖上与其配套的盖玻片,用吸管吸取供试液慢慢地渗入计数池(注意不能有气泡)至刚好充满池面,静置数分钟后开始计数,如用实数法可直接计数 400 个小格(0.1mm³)内的所有酵母菌,乘以稀释倍数再换算成每 ml 供试液中的酵母菌数。也可定点计数,即计数大方格中四角及中央的五个中方格中 80 个小格(0.02mm³)中的酵母菌数,乘以稀释倍数再换算成每 ml 供试液中的酵母菌数。(3)采用该法测定酵母菌数,应将供试液剧烈摇匀或加灭菌玻璃珠振摇,以分散酵母菌的细胞团。出芽生殖的酵母菌细胞应作为一个细胞计数。该法实为一个细胞计数法,不能识别活细胞与死细胞是其缺点。也有报道可用一种染色剂来帮助鉴别。仅染色处理后再观察计数,死细胞能着色,而活细胞可借体内的生化活动,使染上的颜色褪去,但误差较大。

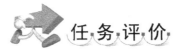

简答题

1. 霉菌和酵母菌培养有何种特性?
2. 简述细菌与酵母菌菌落的区别。
3. 请简要说说霉菌及酵母菌计数平板计数法外的其他方法。

(邢旺兴、王知坚)

任务四十二　口服液中大肠埃希菌检测技术

 任务描述

进行双黄连口服液中大肠埃希菌检查技术实训,列出检测要求进行生化反应的内容;

说出大肠埃希菌 IMVC 试验正确的结果，归纳口服液中大肠埃希菌检查的基本原则与方法；学会对口服液中大肠埃希菌检查结果的正确分析和判断；归纳其操作过程的注意事项。

BEI JING ZHI SHI

背景知识

粪便污染指示菌是指供试品是否受粪便污染而存在的具指标性的细菌。因此，通过对指示菌（indicative bacteria）的检查可了解供试品是否受粪便污染；如有粪便污染，则有可能带来肠道致病菌或寄生虫卵等病原体。以此评价药品的卫生质量，保证用药的微生物安全性。

作为粪便污染的指示菌，应具备以下基本条件：

1. 该指示菌在肠道内大量存在，比其他病原微生物的数量都多，对人、畜一般无致病性。

2. 受人、畜粪便污染的供试品易检出该指示菌，未受污染的供试品应无该指示菌。

3. 该指示菌在自然界存活的时间与其他病原微生物的存活时间相当。

4. 该指示菌的性状稳定，检查方法简便、快速、准确。

一种指示菌要完全符合上述条件是不可能的，只能选择较为理想的细菌作指示菌。从目前情况看，各国药典分别收载有大肠埃希菌（*Escherichia coli*）或典型大肠埃希菌、大肠菌群（Coliform）、肠道菌（Enterobacterial）、肠杆菌科（Enterobacteriaceae）作为药品受粪便污染的指示菌。中国药典以大肠埃希菌和大肠菌群，美国药典以大肠埃希菌、大肠菌群、肠道菌和肠杆菌科为药品粪便污染的指示菌，英国及欧州药典则以典型大肠埃希菌和肠杆菌科为药品受粪便污染的指示菌。由此看出，各国在选择卫生指示菌时的考虑有所不同。

任务学习

一、药品中大肠埃希菌检测原则

早在 20 世纪初，已将大肠埃希菌作为粪便污染的指示菌，它是肠杆菌科各族细菌中，从各种温血动物的肠道中检出率最高的菌种。大肠埃希菌最早由埃希氏（Escherich）1895 年在粪便中发现而命名，因此又称大肠埃希菌（*Escherichia coli*）。该类菌除寄居在温血动物肠道的下部外，两栖类、鱼类和昆虫的肠道下部也有发现。大肠埃希菌从新生儿开始就终生存在，大肠埃希菌与人体是共栖关系，人体供给这类栖生菌以生长条件。这类菌的代谢产物能抑制肠道内其他分解蛋白质的细菌的生长，同时也就减少蛋白质分解产物对机体的危害，并能合成维生素 B、K，供人体吸收利用。当宿主免疫力下降或细菌侵入肠外组织、器官，可引起肠外感染。如肾炎、胆囊炎、胆结石、膀胱炎、肺炎等。侵入血液，可引起败血症。现已了解到大肠埃希菌某些致病株在世界许多地区还是儿童和成人腹泻的重要病原菌。大肠埃希菌大量存在于人和温血动物的肠道中，繁殖速度比在实验条件下慢得多，成倍增长的时间约为 1d。随粪便排出体外，污染环境。在土壤和水中未被裂解能存活数天，在沃土表层则可存活更长时间。有可能污染水、食品、药品等,因而检查药品、食品、饮水、环境水中有无大肠埃希菌及数量多少,则可判断药品、食品、环境等是否被粪便污染及污染的程度。如果检出大肠埃希菌,表明被粪便污染,有可能污染肠道病原菌,如伤寒、痢疾或其他肠道致病菌。人们饮用或吃了这样的制品则可能引起消化道传染病。

大肠埃希菌属于肠杆菌科(Enterobacteriaceae)埃希菌属(*Escherichia*),是本属的代表菌种。埃希菌属现已记载 6 种,它们是:① 大肠埃希菌(*E. coli*);② 低活性埃希菌(*E. coli inactive*);③ 弗格森埃希菌(*E. fergusonii*);④ 伤口埃希菌(*E. vulneris*);⑤ 赫尔曼埃希菌(*E. hermanii*);⑥ 蟑螂埃希菌(*E. blattae*)。

二、实验材料

(一)供试药品

1. 检验药品的名称　双黄连口服液(____公司,规格:10ml/支,批号:____)。

2. 检验药品的来源　市场购买或送检样品。

3. 检验药品的规格批号包装及数量　根据药品包装确定,并记录有关情况。

(二)设备、仪器及用具

1. 设施　实验全过程应严格遵守无菌操作,在环境洁净度 10000 级和局部洁净度 100 级单向流空气区域内进行,以防止再污染。

2. 设备　无菌室、超净工作台、生物安全柜、冰箱、电热恒温干燥箱(250℃)、显微镜(1500×)、微波炉、匀浆仪(4000~10000r/min)、康氏振荡器、电热手提式压力蒸汽灭菌器(使用时要进行灭菌效果验证并应定期请有关部门检定)、电热恒温培养箱(35~38℃)、恒温水浴、电子天平(感量 0.1g)、pH 计。

3. 仪器　烧杯、量筒(10ml 和 100ml)、试管(18mm×180mm)、锥形瓶(250~300ml)、培养皿(φ 90mm)、刻度吸管(1、5、10ml)、载玻片、玻璃或搪瓷盘、不锈钢消毒缸(带盖)。

大、小橡皮乳头(置干净带盖的容器中并应定期用 5% 来苏尔溶液浸泡)、无菌衣、帽、口罩、手套(洗净后用布袋或牛皮纸包严)灭菌,备用。也可使用一次性无菌衣、帽、口罩。接种环(白依金或镍铬合金)、乙醇(酒精)灯、乙醇棉球或碘伏棉球、试管架、手术剪、手术镊、砂轮、搪瓷托盘、双碟、不锈钢药匙、试管架、火柴、记号笔等。

玻璃器皿用前应洗涤干净,无残留抗菌物质。锥形瓶、量筒、试管塞等玻璃器具口应采用硅氟塑料塞封口,再用牛皮纸包扎。使用的器皿应采用经验证合格的方法进行灭菌。

4. 培养基及稀释剂　胆盐乳糖培养基、4-甲基伞形酮葡糖苷酸培养基、曙红亚甲蓝琼脂培养基或麦康凯琼脂培养基、营养琼脂和营养肉汤培养基,pH7.0 无菌氯化钠-蛋白胨缓冲液、0.9% 无菌氯化钠溶液

5. 对照菌　大肠埃希菌[CMCC(B)44102]。

三、方法步骤

大肠埃希菌检验时,应采用已验证的方法,大肠埃希菌检查法是用一定培养基在规定条件下培养后,在分离鉴定平板上呈现特征菌落,再进行适宜的鉴定实验来最终确定。检查工作流程见图 42-1:

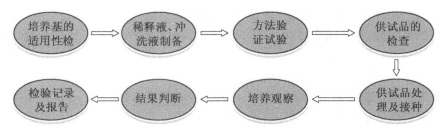

图 42-1 大肠埃希菌检查工作流程图

（一）试验前的准备

1. 将试验用灭菌的器皿、稀释剂及供试品外包装去掉，内包装消毒后移至无菌室内。每次试验所用物品必须事先计划周密，准备足够用量，避免操作中出入操作间。

2. 开启无菌室紫外线杀菌灯和空气过滤装置并使其工作 30min 以上。人员进入无菌室操作时，应关闭紫外线灯。

3. 操作人员用肥皂洗手，进入缓冲间，换工作鞋。再用消毒液洗手，穿戴无菌衣、帽、口罩、手套。

4. 用碘伏棉球或乙醇棉球擦拭供试品瓶、盒、袋等的开口处周围，待干后，用灭菌的手术剪刀将供试品启封。

（二）对照菌液制备

取大肠埃希菌[CMCC(B)44102]的营养琼脂斜面培养物少许，接种至 9ml 营养肉汤培养基，培养 18～24h 后，用 0.9% 无菌氯化钠溶液稀释至 1：10^6，使对照菌液加入量含菌 10～100CFU（一般为 0.1ml），同时作营养琼脂平板计数确定。

（三）供试液的制备

取规定量的供试液（一般为 10ml，下同）接种至适量（不少于 100ml）的胆盐乳糖培养基中，培养 18～24h，必要时可延长至 48h。一般培养基量不超过 1000ml。

（四）阴性对照试验

为确定试验全过程的无菌性（包括稀释剂、玻璃器皿等）应做阴性对照试验。

取稀释液 10ml，按照供试液的制备项下的方法检查，作为阴性对照。阴性对照应无菌生长。

（五）阳性对照

采用供试液的制备项下的方法检查，向接种有供试液的胆盐乳糖培养基中接种对照菌，加入量为 10～100CFU。阳性对照应检出相应的控制菌。

（六）大肠埃希菌检查-IMViC 试验

IMViC 试验是鉴定大肠埃希菌常用的一种方法。药品、食品中大肠埃希菌检查都曾采用这一方法。

1. 检验程序图解

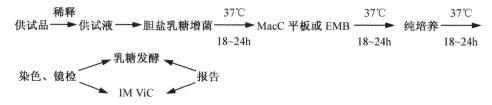

2. 增菌培养　取胆盐乳糖培养基3份,每份各100ml。2份分别加入规定量的供试液,其中1份加入对照菌10～100个作阳性对照,第3份加入与供试液等量的稀释液作阴性对照。培养18～24h(必要时可延至48h)。阴性对照应无菌生长。

3. 分离培养　将上述增菌培养液及供试液阳性对照培养液轻轻摇动,以接种环沾取1～2环培养物划线接种于曙红亚甲蓝琼脂平板或麦康凯琼脂平板,培养18～24h,当阳性对照的平板呈典型菌落生长时,供试品的平板无菌落生长,或有菌落但不同于表42-1所列特征,可判为未检出大肠埃希菌。

表42-1　大肠埃希菌菌落形态特征

培养基	菌落形态
曙红亚甲蓝琼脂	呈紫黑色,有金属光泽为典型菌落;浅紫色、蓝紫色或粉红色,菌落中心深紫色或无明显暗色中心,圆形,稍凸起,边缘整齐,表面光滑,湿润,常有金属光泽
麦康凯琼脂	鲜桃红色为典型菌落;微红色,菌落中心深鲜桃红色,圆形,扁平,边缘整齐,表面光滑,湿润为非典型菌落

当阳性菌对照平板未生长或生长菌落经检查不是大肠埃希菌,应研究原因,重新试验或重新制备供试液,以消除供试品抑菌成分的影响。

4. 纯培养　如生长菌落与表42-1所列特征相符或疑似者,以接种针轻轻接触单个疑似菌落的中心,沾取培养物,应挑选2～3个疑似菌落,分别接种营养琼脂斜面。如平板上无单个可疑菌落,但有可疑菌团,应沾取可疑菌团少许,重新划线于EMB琼脂平板,培养18h,再挑选单个疑似菌落,做以下检查。

5. 革兰染色、镜检　取上述疑似菌落的营养琼脂斜面新鲜培养物做革兰染色、镜检。大肠埃希菌为革兰阴性短杆菌,或近似于球形的球杆菌,少有长杆菌状者。

6. 生化试验

(1)乳糖发酵试验:取上述斜面培养物,接种于乳糖发酵管,培养24～48h,观察产酸,如培养基变红色(Andrade指示剂)或黄色(BTB指示剂),产气(小倒管为有气泡,气泡无论大小)。

为避免迟缓发酵乳糖产生假阴性,亦可接种5%乳糖发酵管。绝大多数迟缓发酵乳糖的细菌,可于24h出现阳性,或适当延长培养时间。

(2)靛基质试验(I):取上述斜面培养物,接种于胨水培养基,培养24～48h,沿管壁加入柯凡克试剂数滴,液面呈玫瑰红色为阳性,呈试剂本色为阴性。98%的大肠埃希菌靛基质试验为阳性。一般24h即可做靛基质试验。

(3)甲基红试验(M):取上述斜面培养物,接种于磷酸盐葡萄糖胨水培养基中培养(48±2)h,于培养液中加入甲基红指示液5～6滴,轻微摇动,立即观察,呈鲜红色或桔红色为阳性,呈黄色为阴性。

(4)乙酰甲基甲醇生成试验(V-P):取上述斜面培养物,接种于磷酸盐葡萄糖胨水培养基中,培养(48±2)h,于2ml培养液中加入α-萘酚乙醇试液1ml,混匀,再加40%氢氧化钾试液0.4ml,充分振摇,在4h内,出现红色应判为阳性,无红色反应为阴性。

(5)枸橼酸盐利用试验(C):取上述斜面培养物,接种于枸橼酸盐培养基的斜面上,培养

2～4d,培养基斜面有菌苔生长,培养基由绿色变为蓝色时为阳性,培养基颜色无改变、无菌苔生长为阴性。

四、结果判断

若平板上无菌落生长或生长的菌落与表 42-1 所列的菌落形态特征不符,判供试品未检出大肠埃希菌。若平板上生长的菌落与表 42-1 所列的菌落形态特征相符或疑似,应进行分离、纯化、染色、镜检和适宜的鉴定试验,确认:① 革兰阴性无芽孢杆菌;② 乳糖发酵产酸产气或产酸不产气;③ IMViC 试验为＋＋－－或－＋－－,判为 1g 或 1ml 供试品检出大肠埃希菌。

五、注意事项

1. 供试品溶液应为中性,如供试品溶液 pH 值在 6.0 以下或 pH 值在 8.0 以上,均可影响大肠埃希菌的生长和检出。

2. 药品中污染的大肠埃希菌,易受生产工艺及药物的影响。在曙红亚甲蓝琼脂或麦康凯琼脂平板上的菌落形态时有变化,挑取可疑菌落往往凭经验,主观性较大,务必挑选 2～3 个菌落分别做 IMViC 试验鉴别,挑选菌落越多,检出阳性菌的机率越高。如仅挑选一个菌落做 IMViC 试验鉴别,则易漏检。

3. 在 IMViC 试验中,以灭菌接种针沾取菌苔,首先接种于枸橼酸盐琼脂斜面上,然后接种 1 蛋白胨水培养基、磷酸盐葡萄糖胨水培养基中,切勿将培养基带入枸橼酸盐琼脂斜面上,以免产生假阳性结果。

枸橼酸盐利用试验培养时间,原定为 2d,根据试验资料,两次发现培养 3d 后,枸橼酸盐利用试验产生阳性。故将枸橼酸盐利用试验培养时间改为 2～4d。

4. 大肠埃希菌($E.coli$)是大肠埃希菌属中一种细菌,已知大肠埃希菌属有 6 种,其 IMViC 试验模式为＋＋－－或－＋－－。故仅以 IMViC 试验判断结果与 BP 1998 的 $E.coli$检查法比较,判断检出或未检出大肠埃希菌($E.coli$),有其局限性。

5. 阳性对照试验是检查供试品是否有抑菌作用及培养条件是否适宜。阳性对照菌液的制备及计数;阳性对照菌液加入含供试品的培养基中作阳性对照时,不能在检测供试品的无菌室或净化台上操作,必须在单独的隔离间或生物安全柜上操作,以免污染供试品及操作环境。

6. 在各类供试品中检测大肠埃希菌,按一次检出结果为准,不再抽样复验。检出的大肠埃希菌菌株须保留、备查。

知识拓展

一、大肠埃希菌检查时对含抑菌成分供试品的处理方法

含抑菌成分或防腐剂的供试品影响控制菌的检验时,按以下方法之一或两种以上方法联合处理后,依法检查。

1. 稀释法　取规定量的供试液(一般为 10ml,下同)种入较大体积的培养基中,使该供试液稀释至不具抑菌作用的浓度。一般培养基量不超过 1000ml。

2. 离心沉淀集菌法　取规定量的供试液于灭菌的刻度离心管中,3000r/min 离心 30min,移去上清液,留底部集菌液约 2ml,并稀释该供试液至原规定量。如有不溶性药渣,可先以 500r/min 离心 5min,取全部上层液,再行集菌处理。

3. 薄膜过滤法　取规定量的供试液于稀释剂 100ml 中,摇匀,以无菌操作加入装有滤膜直径约 50mm、孔径不大于(0.45±0.02)μm 的薄膜过滤器内,加压或减压抽干后,用稀释剂冲洗滤膜,每次不少于 100ml,将培养基加入滤器或取出滤膜加入增菌培养基中。同时应做阴性对照。

4. 中和法　取规定量的供试品,含磺胺类药物如三磺软膏、消炎眼药水、斑马眼药水等供试品,于 100ml 增菌液(含 1% 对氨基苯甲酸 1ml;含砷、汞类如磺胺嘧啶银软膏等供试品,于硫乙醇酸盐培养基 100ml 中;含洗必泰如洗必泰含片、洗必泰栓、霉滴栓等供试品,于含适量聚山梨酸 80 等表面活性剂的 100ml 增菌液中。中和剂用量应预试,用量过大有抑菌作用。除上述外的含抑菌成分的供试品,选择经验证适宜的中和剂。

5. 沉降法　取规定量供试液,自然沉降 5min,取上层液于 100ml 增菌液中。本法适用于微溶于水的抗菌制剂。

二、大肠埃希菌检查–MUG–Indole 法

1. 概况　中国药典 1995 年版收载的大肠埃希菌检查法,是从混合菌中分离单个菌落,做一系列生化试验(即 IMViC 试验)来鉴别,一般 5～7d 出检验结果,方法繁杂,技术要求高,且检验周期长。以 IMViC 试验来判断大肠埃希菌属中的大肠埃希菌是含混的。如 IMViC 试验为＋＋－－者,除大肠埃希菌外,还有非活跃大肠埃希菌(*E. coli inactive*)、弗格森埃希菌(*E. fergusonii*)、赫尔曼埃希菌(*E. hermanii*);IMViC 试验为－＋－－者,除大肠埃希菌外,还有伤口埃希菌(*E. vulneris*)蟑螂埃希菌(*E. blattae*)。近年来有文献报道,在中成药中多次检查到肠杆菌科的莱克勒菌属(*Leclercia*)中的非脱羧莱克勒菌(*L. adecarboxylata*)亦称非脱羧埃希菌,其 IMViC 试验反应为＋＋－－,乳糖发酵试验阴性,MUG 试验阴性,如仅以 IMViC 试验结果为判断大肠埃希菌的依据,常将非脱羧莱克勒菌误判为大肠埃希菌。

快速检验大肠埃希菌的方法虽有报道,但由于方法的特异性不强,或试剂靠进口,故难以推广。

中国药典 2010 年版和 2005 年版均收载了 MUG–Indole 大肠埃希菌检查法。现将该法的有关情况简介如下:

Kilion 和 Bulow 于 1976 年报道了 97% 的大肠埃希菌和部分志贺菌含有 β-葡糖苷酸酶(β-glucuronidase,GUD),约 10% 的沙门菌属中一些菌种也含有此酶。并建议用测定 GUD 来鉴定 *E. coli*。自该报告以来的 10 多年间,有许多来自医院临床、食品、污水、饮水、海水及各种外环境的大肠埃希菌鉴定此酶的敏感性和特异性的研究报道。E. W Kice 等人对鉴定 *E. coli* 用限定酶底物的技术测定 GUD,即利用 4-甲基伞形酮 β-D-葡糖苷酸(4-Methylumbelliferyl-β-D-Glucuronide,MUG)被 β-GUD 分解,其分解产物产生荧光。

由于荧光反应的敏感度较颜色反应强千万倍,易被观察,因而 MUG 鉴定 *E.coli* 的新技术已被广泛应用。

2. 原理　利用目标菌的限定酶作用的底物的分解产物产生颜色或荧光作为指示系统来鉴定目标菌。

MUG 鉴定 *E.coli* 是一项新技术,其专一性强,试验证明 94% 的大肠埃希菌 MUG 阳性,且在大肠埃希菌属中,除 *E.coli* 以外,其他 5 种大肠埃希菌 MUG 皆为阴性,上述的非脱羧莱克勒菌其 MUG 试验为阴性,均可排除。可是用单一的 MUG 鉴别 *E.coli* 其漏检率达6%,这不符合药典检查方法的准确度要求。鉴于 98% 的大肠埃希菌靛基质(Indole)试验为阳性,经反复试验研究,将 MUG 与 Indole 试验结合,用 EMB 琼脂平板分离,辅以 IMViC 试验,这一改进,在理论上使 *E.coli* 的检出率达到 99%。本法的绝大部分样本是从混合菌中检查 *E.coli*,无需分离、纯化,检验周期短,一般在 28～48h 可报告结果。

3. 检验程序

(1) 检验程序图解

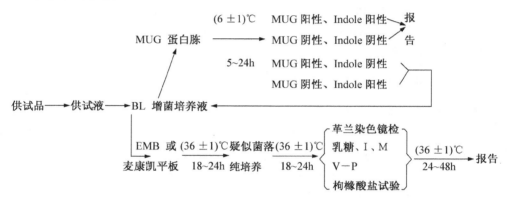

(2) 增菌培养:取胆盐乳糖(BL)培养基 3 瓶,每瓶各 100ml。2 瓶分别加入规定量的供试液,其中 1 瓶加入对照菌 50～100 个作阳性对照,第 3 瓶加入与供试液等量的稀释液作阴性对照。37℃培养比 18～24h 必要时可延至 48h。阴性对照应无菌生长。

摇匀上述 BL 增菌培养液,以灭菌吸管取供试品胆盐乳糖增菌培养液、供试品阳性对照培养液、阴性对照培养液各 0.2ml,分别加入 MUG 培芥基管,37℃培养 4h、24h 后,将各管置 366nm 紫外灯观察有无蓝白色荧光,然后加欧-波试液 4～5 滴于上述 MUG 管内,观察液面颜色。MUG 阳性(有荧光)、Indole 阳性(攻瑰红色)报告检出大肠埃希菌;MUG 阴性(无荧光)、Indole 阴性(无色)报告未检出大肠埃希菌。

如 MUG 阳性、Indole 阴性或 MUG 阴性、Indole 阳性时,均以接种环沾取 1～2 环 BL增菌培养液划线于 EMB 或麦康凯琼脂平板上,培养 24h、观察 EMB 或麦康凯琼脂平板有无可疑大肠埃希菌菌落生长。有疑似菌落生长者,挑取可疑菌落做革兰染色、镜检和适宜的鉴定试验,确认是否为大肠埃希菌。

4. 结果判断　当空白对照试验呈阴性,阳性对照试验 MUG 呈阳性,供试品 MUG 阳性、Indole 阳性,报告 1g 或 1ml 供试品检出大肠埃希菌;MUG 阴性、Indole 阴性,报告 1g 或1ml 供试品未检出大肠埃希菌。MUG 阳性、Indole 阳性、IMViC 试验为－＋－－、革兰阴性杆菌,乳糖发酵报告 1g 或 1ml 供试品检出大肠埃希菌;MUG 阴性、Indole 阴性,判供试品未检出大肠埃希菌;如 MUG 阳性、Indole 阴性,或 MUG 阴性、Indole 阳性,则应取胆盐乳糖培养基的培养物划线接种于曙红亚甲蓝琼脂培养基或麦康凯培养基的平板上,培养 18～24h。

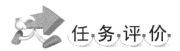

任务评价

简答题

1. 请说说大肠埃希菌在常用培养基上的菌落形态特征。
2. 简述大肠埃希菌检查时对含抑菌成分供试品的处理方法。

（邢旺兴、王知坚）

任务四十三　药品中活螨检查

任务描述

学会药品中活螨、活螨卵检查的常用方法及结果判断;认识螨的生物学特性及药品中活螨检查的重要性。

BEI JING ZHI SHI

背景知识

人体寄生虫是危害人类健康的病原体之一,可分为:医学原虫、医学蠕虫、医学节肢动物。

医学节肢动物是指危害人健康的节肢动物。包括蛛形纲（Arachnida）、昆虫纲（Inasecta）、甲壳纲（Crustacea）、唇足纲（Chilopoda）和倍足纲（Diplopoda）。它们不仅通过骚扰、吸血、螯刺、寄生等方式损害人体,还可携带病原体,传播多种疾病。

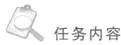

任务内容

一、药品染螨的检查

药品可因其原料、生产过程或包装、运输、贮存、流通等环节管理不善,受到一些生物如微生物、医学节肢动物等的污染,尤其是螨虫,螨可蛀蚀损坏药品,使药品变质失效,并可直接危害人体健康或传播疾病。如引起皮炎、消化系统、泌尿系统、呼吸系统等的疾病。药品特别是中成药,必须进行活螨检查。

二、药品活螨、活螨卵检查方法

(一)实验器材

(1) 显微镜、实体显微镜、放大镜(5～10 倍)。

(2) 解剖针、发丝针、小毛笔。

解剖针(或用一段长约 10cm、直径约为 0.1cm 金属棒,将其一端磨尖)的尖端宜粗糙,否则不易挑取体表光滑的螨虫。

发丝针由一根长约 10cm 的小金属棒,将其一磨成尖细,另取长约 1.5cm 的头发一根,以其长度的一半紧贴在金属尖端,用细线将其缠紧,然后粘上加拿大树胶或油漆,晾干,即得。适用于挑取体表刚毛较多的螨虫。

小毛笔即绘画毛笔,适用于挑取活动较快的螨类,笔尖宜尖细,以免螨虫夹在笔毛之间。

(3) 载玻片、盖玻片。

(4) 酒精灯。

(5) 培养皿(内衬有黑色纸片)。

(6) 30％甘油溶液。

(7) 饱和盐水,食盐或氯化钠配制约 36％的水溶液,煮沸,过滤,备用。

(8) 封固液。

(二)活螨(卵)的一般检查

1. 活螨检查法一般分为直检法、漂浮法和分离法三种

(1) 直检法:取供试品先用肉眼观察,有无疑似活螨的白点或其他颜色的点状物,再用 5～10 倍放大镜或双筒实体显微镜检视,有可疑为螨者,用解剖针或发丝针或小毛笔挑取活螨放在滴有 1 滴甘油水的载玻片上,置显微镜下观察。

(2) 漂浮法:将供试品放在盛有饱和食盐水的锥形瓶、扁称瓶或适宜的容器内搅拌均匀,继续加饱和盐水至瓶中(为防止溢出,下部宜放一培养皿),用载玻片蘸取水面上的漂浮物,置显微镜下检查。

(3) 分离法:分离法也叫烤螨法。将供试品放在特制的分离或者普通漏斗里,利用活螨避光、怕热的习性,在漏斗的光口上面放一个 60～100W 的灯泡,距离药品约 6cm 照射 1～2h,活螨可沿着漏斗内的底部细颈内部向下爬,可用小烧杯内装半杯甘油水于细颈出口处,收集爬出来的活螨,置显微镜下检查。

2. 活螨卵(如腐食酪螨卵)的检查

螨卵极小,一般在 0.1mm 以下,呈乳白色,锥圆形或卵圆形。需用 10～20 倍放大镜或显微镜观察,可查见螨卵,常见于活螨的周围,但在未检出活螨的样品中,亦有可能检出螨卵。一般在供试品中已经检出活螨的,不再进行螨卵的检查,对可疑供试品,未检出活螨时,可注意是否检出活螨卵。

采用直接法或漂浮法检查。凡用上述两种方法检查,发现有可疑螨卵时,用发丝针小心挑取。取一块凹形载玻片,在凹窝中央滴入 2 滴甘油水,将挑取物放入甘油中,置显微镜下检查,为确证挑取物是否为活螨卵,可将上述载玻片置培养皿中,加盖,于 22～30℃培养 3～8d,每天上、下午定时用低倍显微镜观察,如甘油水液中孵出幼螨,则判断为检出活螨卵。

（三）检验结果报告

凡供试品按上述有关剂型规定检查，发现活螨，应作检出活螨报告，即在供试品中检出活螨。但检出活螨卵时，可按检出活螨处理。

为保留阳性结果备查，可将检出的螨按以下方法处理保存：将活螨挑放在预先滴有 1 滴 75%乳酸溶液的载玻片上，加上盖玻片。手持载玻片，在酒精灯小火焰上来回移动，缓缓加热片刻，使其适当透化，即可镜检，鉴定后的螨体，可取下放入 70%酒精中保存，或适当处理。

三、活螨检查注意事项

（一）螨的生物学特性

螨是一类小动物，属于节肢动物门、蜘蛛纲、螨目。其种类繁多，分布广；体型微小，虫体呈圆形或椭圆形，大多在 0.3～5.0mm 之间，身体分头胸和腹两部分，有的头胸腹三部分合并为一整体，幼螨足 3 对，成螨足 4 对，足由 5～7 节组成。口器向前方突出形似头状，整肢常呈镜状，带有齿。须肢 5 节或少于 5 节，一般呈爪或钳状，偶尔为长形。眼有或无，一般位于躯体两侧对称，表面被有坚硬的几丁质，保护其内部器官和支持肌肉固定，躯体上有刚毛，它的形状、数目以及彼此间长短比例和排列部位因种类而异，故在分类上有重要意义（表 43-1）。螨类形态见图 43-1。

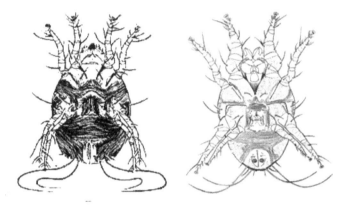

图 43-1　活螨成虫腹面

螨的生活习性各有不同，为自由生活或寄生生活，常在土壤、农作物·储藏食品和药品中繁殖生长。发育过程包括：卵→6 足幼螨→8 足若螨→成虫几个阶段，为半变态医学节肢动物。

表 43-1　螨、蜘蛛与昆虫纲形态鉴别

特征	成螨（腐食酪螨）	蜘蛛	昆虫
分类	蛛形纲、蜱螨目	蛛形纲、蜘蛛目	昆虫纲、啮虫目
足	4 对	4 对	3 对
触角	无	无	1 对
体段	头、胸、腹无界限	分头胸部和腹部	分头、胸、腹三部分

（二）药品活螨检查标准

螨可蛀蚀损坏药品，使药品失效变质，并可直接危害人体健康或者传播疾病。例如，中药蜜丸中发现的腐蚀食酪螨，对人体具有致病作用，一是引起皮炎，二是引起消化系统、泌尿系统及呼吸系统的疾病。药品中活螨检查,在 2010 版药典中属于限制性检查内容,不是每种制剂都规定要检查,根据螨的生活特性,对一些含糖的药物剂型,如密丸、糖浆、合剂等中药制剂应重点检查活螨。螨不列在剂型项内而以说明提出,即不作为常规检查,如有检出,以作不合格处理的依据。

(三)各剂型中药制品的活螨检查

1. 大蜜丸 将药丸外壳(或蜡壳)置酒精灯小火焰上转动,适当烧灼(杀死外壳可能污染的活螨),小心打开,以免外壳污染的活螨漏检。

(1)表面完好的药丸,可用消毒的解剖针刺入药丸,手持解剖针,在放大镜下仔细检查。同时注意检查丸壳的内壁或包丸的油纸有无活螨。

(2)有虫粉现象的药丸,可用放大镜直接观察或用漂浮法检查,仔细检查。

2. 小蜜丸、水丸或片剂 先用直接法观察供试品的瓶口包装及内盖,然后检查药品。可将药品放在预先衬有洁净黑纸的培养皿或小陶瓷盘中,用直接法直接检查。如未查出螨时,可再用漂浮法和烤螨法检查。

3. 散剂、冲服剂和胶囊等 先直接检查药瓶内盖及塑料薄膜袋的内侧有无活螨后,将药品放在衬有洁净黑纸小陶瓷盘里,推成薄层,直接检查。必要时可再用漂浮法检查。

4. 块状冲剂 直接检查供试品的包装蜡纸、玻璃纸或塑料薄膜袋及药块表面有无活螨。有虫粉现象者,除用直接法外,再用漂浮法检查。

5. 液体制剂及半固体膏剂 先用 75% 酒精将药瓶的外壳螺口周围消毒后小心旋开外盖,用直接法检查药瓶外盖的内侧及药品内外周围与内壁有无活螨。

知识拓展

螨虫过敏 潜藏在衣物、凉席、空调、地毯里面的螨虫引起的过敏反应。在我国与健康及生活有关的螨虫有数百种,可分尘螨、粉螨、蒲螨、甜食螨、革螨及蠕形螨等。尘螨主要分布在室内;蒲螨大多寄生于农作物上;革螨多在鸡、鸽子、猫及狗身上;粉螨孳生于粮食及食品中;甜食螨则喜欢在白糖、麦芽糖等甜食中生活。室内的螨虫是过敏症患者的主要致病原因之一。这些用肉眼看不到的微小医学节肢动物,在人们生活的地方却无处不在。

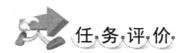 任务评价

一、选择题
活螨检查法一般分为 ( )
A. 间接法 B. 压片法 C. 直检法 D. 漂浮法 E. 分离法

二、填空题
根据螨的生活特性,对一些含糖的药物剂型,如_____、_____、合剂等应重点检查活螨。

三、简答题

1. 对一中药丸剂进行活螨检查时,用哪种方法可将螨从药品中彻底检出,以防漏检?
2. 药品中如已检出活螨卵,是否还要做活螨的检查?

(叶丹玲、周海鸥)

任务四十四　热原质检测

任务描述

能用家兔升温法进行生物制品中热原检定,并对检定结果进行正确分析判断;学会家兔的正确捉拿及给药;认识热原检定的注意事项。

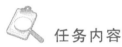

BEI JING ZHI SHI

背景知识

卫生部、国家食品药品监督管理局 2006 年 8 月 4 日前后连续发出通知,要求安徽省食品药品监督管理局继续加大对安徽华源生物药业有限公司回收克林霉素磷酸酯葡萄糖注射液(欣弗)的监督力度,督促企业在 2006 年 8 月 31 日前收回全部未使用的 2006 年 6 月以来生产的“欣弗”。据调查收回原因是安徽华源违反规定,2006 年 6—7 月生产的欣弗没有按批准的工艺参数灭菌,引发药品不良事件发生。

任务内容

一、生物制品热原检测

在注射给药过程中,偶尔会出现发热、寒战、头痛、恶心、呕吐等症状,严重甚至昏迷、死亡。临床将这种药物引起的不良反应称之为热原反应,能引起热原反应的物质被称为热原(pyrogen)。热原指由微生物产生的能引起恒温动物发热反应的物质。它包括细菌性热原、内源性高分子和低分子热原及化学热原等。目前人们普遍认为革兰阴性菌的内毒素是引发热原反应的主要物质之一。

按《中国药典》2010 版三部规定,检查生物制品中热原质采用的是家兔热原检测。

家兔热原检测的基本原理　将一定量的供试品,从静脉注入家兔的体内,在规定的时间内观察家兔体温升高的情况,以判断供试品中所含热原的限度是否符合规定。

二、任务操作流程

1. 挑选供试用家兔　供试用的家兔至少应为普通级动物,体重 1.7～3.0kg,雌兔应无孕。预测体温前 7 日即应用同一饲料饲养,在此期间内,体重应不减轻,精神、食欲、排泄等不得有异常现象。未经使用于热原检查的家兔,应在检查供试品前 3~7d 内预测体温,进行挑选。挑选试验的条件与检查供试品时相同,仅不注射药液,每隔 30min 测量体温 1 次,共测 8 次,8 次体温均在 38.0~39.6℃ 的范围内,且最高与最低体温的差不超过 0.4℃ 的家兔,方可供热原检查用。用于热原检查后的家兔,如供试品判定为符合规定,至少应休息 2d 方可供第 2 次检查用。对血液制品、抗毒素和其他同一过敏原的供试品在 5 天内可重复使用 1 次。如供试品判定为不符合规定,则组内全部家兔不再使用。

2. 检测前的准备 在做热原检查前 1~2d,供试用家兔应尽可能处于同一温度的环境中(如图 44-1 家兔饲养室),实验室和饲养室的温度相差不得大于 3℃,且应控制在 17~25℃,在试验全部过程中,实验室温度变化不得大于 3℃,避免噪音干扰,保持安静,避免强光照射等引起动物骚动。家兔在试验前至少 1h 开始停止给食并置于适宜的装置中,直至试验完毕。家兔体温应使用精密度为 ±0.1℃ 的肛温计,或其他同样精确的测温装置。肛温计插入肛门的深度

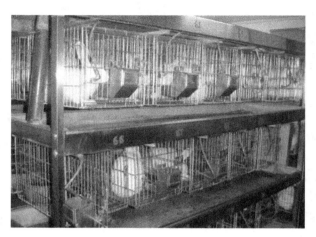

图 44-1 家兔饲养室

和时间各兔应相同,深度一般约 6cm,时间不得少于 1.5min,每隔 30min 测量体温 1 次,一般测量 2 次,两次体温之差不得超过 0.2℃,以此两次体温的平均值作为该兔的正常体温。当日使用的家兔,正常体温应在 38.0~39.6℃ 的范围内,且各兔间正常体温之差不得超过 1℃。

与供试品接触的试验用器皿应无菌、无热原。去除热原通常采用干热灭菌法(250℃,30min 以上),也可用其他适宜的方法除去热原。

3. 检查过程 供试品或稀释供试品的无热原稀释液,在注射前应预热至 38℃,供试品的注射为注射剂量按各品种的规定,但家兔每 1kg 体重注射体积不得少于 0.5ml,不得大于 10ml。

取适用的家兔 3 只,测定其正常体温后 15min 以内,自家兔耳静脉缓缓注入规定剂量并温热至约 38℃ 的供试品溶液(图 44-2),然后每隔 30min 按前法测量其体温 1 次,共测 6 次,以 6 次体温中最高的一次减去正常体温,即为该兔体温的升高的温度(℃)。如 3 只家兔中有 1 只体温升高 0.6℃ 或高于

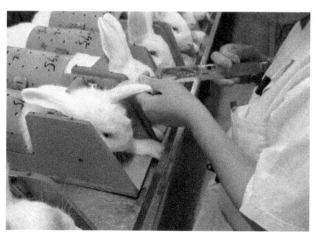

图 44-2 供试品溶液耳静脉给药

0.6℃,或 3 只家兔升温升高均低于 0.6,但体温升高总和达 1.4℃或高于 1.4℃,应另取 5 只家兔复试,检查方法同上。

4. 结果判断 在初试 3 只家兔中,体温升高均低于 0.6℃,并且 3 只家兔体温升高总和低于 1.4℃;或在复试的 5 只家兔中,体温升高 0.6℃或高于 0.6℃的兔数仅有 1 只,并且初试、复试合并 8 只家兔的体温升高总和为 3.5℃或低于 3.5℃,均判定供试品的热原检查符合规定。

在初试 3 只家兔中,体温升高 0.6℃或高于 0.6℃的家兔超过 1 只;或在复试的 5 只家兔中,体温升高 0.6℃或高于 0.6℃的家兔超过 1 只;或在初试、复试合并 8 只家兔的体温升高总和超过 3.5℃,均判定供试品的热原检查不符合规定。

当家兔升温为负值时,均以 0℃计。

三、热原检测注意事项

1. 家兔的选择 用于热原试验的家兔必须健康并成年。国内外使用较为广泛的品系是 Albino 种,其中我国常用日本大耳兔,其特点是食量大,体重增长也快。美国常用新西兰白兔(New Zealand White),而欧洲和加拿大则常用比利时白兔(Belgian White)。

《中国药典》对家兔没有明确规定成年限制,只规定健康合格(普通级动物),英国和美国药典均规定动物应成年。《中国药典》对家兔体重有明确的要求,体重 1.7~3.0kg,《英国药典》只规定动物体重的下限,不得少于 1.5kg。《美国药典》则没有明确规定。新西兰白兔的最佳体重范围可能在 2~4kg。

《中国药典》明确规定,用于热原检查后的家兔,如供试品判为符合规定,至少应休息 2d 方可供第 2 次检查用。如供试品判为不符合规定,则组内全部家兔不再使用。《美国药典》27 版仅仅规定了实验家兔的使用频率,并没有规定年龄的限制和重复使用的次数,使用的频率规定不得超过每 2 天一次,若在热原试验中最大升温 0.6℃或更高,以及热原试验结果为阳性时,间隔时间不得小于 2 周。

2. 降温问题 《中国药典》规定:当家兔升温为负值时,均以 0℃计。USP、BP 和欧洲药典亦有相同的规定。除个别药品如注射用乳糖酸红霉素外,一般药品不常有降温情况。在检验中,室温过低或大幅度波动往往是引起降温的首要因素。《中国药典》规定室温应在 17~25℃,一次实验中室温变化不得超过 3℃,严格控制室温后降温情况将会减少。家兔营养不良、体质较差,容易引起降温。家兔正常体温波动较大,也常易出现降温现象。

3. 注射体积和注射速度 除非在品种项下有特殊的规定,通常的给药剂量是 10ml/kg 体重,并应在 10min 内完成注射。一般情况下,注射的速度和体积并不影响发热反应的高度,大部分受试溶液可以在 1 或 2min 内顺利的注射完成,但部分受试产品具有明显和迅速的药理作用,可影响或干扰发热反应,此时,需要缓慢的进行注射,如:硫酸庆大霉素,由于具有明显的心脏作用,注射速度快时,会引起动物死亡。此外,高酸性、高碱性、非生理量的一些阳离子,如 Ca^{2+}、Mg^{2+}、K^+,或明显的高渗或低渗溶液的快速输入,均可引起严重的反应,甚至可以导致死亡。

4. 影响实验的其他因素 受试药物的理化特性和药理作用是十分重要的因素。可以导致发热的药物明显不适合家兔热原试验,如:解热镇痛药物、催眠药物、局麻药物、吩噻嗪衍生物等。磷酸缓冲液和其他特异的缓冲液,即使不含有细菌内毒素,静脉输入足量的离子也可引起家兔热原样反应。同样,甾体激素和抗生素在许多哺乳动物可引起发热。此外,有些药物可引起家兔毒性反应。

动物固定的程度也会影响家兔的体温,由于测温探头在实验的全过程中都要固定在家兔的肛门内,所以需要将家兔固定。固定可引起家兔体温降低,固定的程度越大,下降的程度越重。

ZHI SHI TUO ZHAN
知识拓展

21世纪是生命科学的世纪,在生命科学研究中,动物实验早已成为主要科学研究的手段。无论生物学、医学、药学、农牧学还是环境科学,都需要运用实验动物学的理论和技术。随着生命科学的进步和现代生物医药高新技术产业的发展,实验动物学作为一门独立的综合性新兴边缘学科,其作用越来越重要,成为生命科学研究不可缺少的支撑体系。

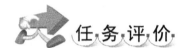

任务评价

一、选择题

1. 热原试验家兔选择条件有 （　　）

A. 必须健康　　　　　　B. 体重 1.7kg 以上　　　　C. 雌兔应无孕

D. 成年　　　　　　　　E. 幼兔

2. 可以导致发热的药物不适合家兔热原试验有 （　　）

A. 解热镇痛药物　　　　B. 催眠药物　　　　　　　C. 局麻药物

D. 吩噻嗪衍生物　　　　E. 以上均是

二、填空题

1. 当日使用的家兔,正常体温应在_____℃的范围内,且各兔间正常体温之差不得超过 1℃。

2. 在做热原检查前 1~2 日,供试用家兔应尽可能处于同一温度的环境中,实验室和饲养室的温度相差不得大于_____,且应控制在_____,在试验全部过程中,实验室温度变化不得大于_____,避免噪音干扰。

三、简答题

1. 可以采用哪些方法消除药品中的热原?
2. 为何选择家兔作为热原检查的实验动物,可否有其他动物替代?
3. 采用家兔升温法进行注射液热原检查,影响因素有哪些?
4. 试分析家兔升温法的优缺点。

（叶丹玲、周海鸥）

REFERENCES　参考文献

［1］马绪荣,苏德模.药品微生物学检验手册.北京：科学出版社,2000

［2］国家药典委员会.中华人民共和国药典.2010年版.二部,附录Ⅺ H,北京：中国医药科技出版社,2010

［3］S. P.德尼尔,N. A.霍奇,S. P.戈尔曼.司书毅,洪斌,余利岩主译.药物微生物学（第7版）.北京：化学工业出版社,2007

［4］中国中医药编委.最新药品微生物检验方法与操作标准规范及无菌隔离技术.北京：中国中医药出版社,2009

［5］曹雄伟.最新药品微生物检验方法与操作标准规范及无菌隔离技术实用手册.中国中医药出版社,2009

［6］李云龙.中国药品检验标准操作规范.北京：中国医药科学技术出版社,2010

［7］李榆梅.药学微生物实用技术.北京：中国医药科技出版社,2008

［8］杜敏.药学微生物实用技术.北京：中国医药科技出版社,2009

［9］刘兴胜.谈对测量溯源性的认识.计量与测试技术,2010.37(2)：3-6

［10］史宏俊.如何保证实验室测试量值的可溯源性.计量与测试技术,2010.37(6)：81-84

［11］王莺,陈子春.环境因素对输液制剂中微粒和微生物污染的影响.医药导报,2005,24(12)：1162-1163

项目十二

药物霉变防治与监控

【教学目标】

知识目标

- 掌握药品仓储中控制微生物的设备与条件;分析影响药品腐败变质的因素及对健康的危害。
- 认识微生物污染对药品质量的影响,中药霉变对人类健康的危害性,药品质量保证和微生物污染风险的控制。
- 了解药源性感染的微生物因素。

能力目标

- 掌握对微生物污染程度的判断和控制。
- 学会常见中药霉变的控制,中药防霉技术中控制空气中氧含量的方法和控制中药本身含水量及环境、温度、湿度的方法。
- 知道引起中药霉变常见的微生物种类,辨别药物变质失效的表现。

素养目标

- 以假日课堂药品仓储过程中微生物监控的典型工作任务进行实训,培养学生匠队、合作、自主、综合的实践能力和岗位技能。

任务四十五 微生物腐败、感染危险与预防控制

任务描述

解释药品变质、水活度（Aw）、微生物污染、药源性感染的概念；归纳微生物污染对药品质量的影响；分析影响药品腐败变质的因素及对健康的危害；学会对微生物污染程度的判断和控制；认识药品质量保证和微生物污染风险的控制。

BEI JING ZHI SHI

背景知识

药源性疾病，亦称为药物诱发性疾病（Drug-induced Diseases），是使用药物相互作用成为致病因子，引起组织器官功能性改变或器质性损害，表现出典型的临床症状和相应的临床疾病，称药源性疾病，常常认为是选药不当或滥用、误服等不合理用药的结果。药物是导致药源性疾病的主要方面，可因药物固有的毒性未被充分认可，在应用中逐渐发现，也有的是生产和调配过程中要求不严，混进不该有的微生物或毒性物质。如药物变质、污染、混淆、过期失效、仓贮条件不符合或久存分解产物等，也是导致药源性疾病的因素。

任务内容

药品化学和物理性质的改变为药品变质。最常见的药品变质的原因是微生物污染。首先，药品可能会因微生物污染而使其化学和理化性质受到破坏而不宜使用。变质造成药物的报废通常给生产商带来很大的经济损失；更重要的是这些污染的药品无意中被使用，可能对患者的健康存在潜在的危害，甚至还会导致药品带来的感染，造成疾病的传播。如是条件致病菌严重污染的药品导致缺乏免疫力病人的医源性感染，在很大程度上引起人们极大的关注。

一、微生物引起的药品变质

药品的微生物学质量，受到外界环境和原料质量的影响，在药物的原料以及药物制剂的生产过程中均可存在微生物污染的可能性。微生物是自然界中生物物质循环过程的重要成员。它们具有强大的降解能力，药品成分可以被看作特殊的微环境，药品中一些天然成分特别易于被降解。那些污染的微生物如果遇到适宜的环境就能生长繁殖，一方面可使药品变质，影响药品的质量；另一方面对病人可引起不良反应，或污染药物的病原微生物引起感染，甚至危及生命。因此在药物生产中应予以重视，同时在药物质量管理中必须严格进行微生物监控，必须符合微生物学的标准，也就是说如果不是无菌，就是所含微生物数量不得高于规定的最小限度，以保证药物制剂的质量。

1. 微生物污染药物的认定 根据药物的不同类型，如出现下列情况之一，即可认定药

物已被微生物污染。

（1）规定灭菌（无菌制剂）药物（如注射剂、输液剂、眼科手术制剂及其他无菌制剂）中有被发现微生物存在的现象，并在药物标本中分离出病原微生物。

（2）非规定灭菌（口服及外用）药物中的微生物总数超过了规定的限量。

（3）药物中发现有病原微生物或某些不得检出的特定菌种存在。

（4）药物中有微生物毒性代谢产物（如热原质等）存在。

（5）药物中发现可被觉察的物理或化学变化。

对于规定灭菌的药物制剂如注射剂、输液剂必须保证绝对不含任何微生物，并且不能含有热原，否则注入机体内将会发生严重后果。

对于非规定灭菌药物只要控制微生物的数量在规定允许的范围内，并保证没有致病微生物存在，一般不会引起药品变质。若污染药物的微生物超过了规定的范围，数量较大，甚至有致病菌存在，则药物质量将受到严重影响。存在于药物中的微生物，如遇适宜的环境就能生长繁殖，可引起药品变质、失效。

2. 药物被微生物污染后理化性质的改变　微生物污染引起药品变质，主要取决于被污染药物自身的特点，如化学结构、物理性质以及微生物污染的种类、数量，微生物降解能力等。几乎所有的有机物在一定的条件下，都可能被微生物作用而发生化学变化。在微生物的繁殖达到可以观察到的明显损害之前，它们通常需要侵袭药品中的组分而产生可以提供自身生物合成和能量的物质。这种繁殖和侵袭可能被限定在潮湿的膜表面，或者不均匀地分布在像乳剂这样的黏稠剂中。早期损害的特征通常是感官的，如果微生物分解糖、蛋白质等后，产生一些酸、硫化氢、酮类、胺类或其他代谢产物，则会有特殊气味，即降解会伴随着令人不愉快的气味和味道的代谢物的产生，比如酸味的脂肪酸、鱼腥味的铵、臭鸡蛋味、苦味、土味或者让人恶心的味道和气味。液体药物表面出现膜状物，固体药物表面出现斑点或丝状物等，药品会因为不同色度的微生物色素而变得黯然失色。像黄芪、阿拉伯树胶和羟甲基纤维这些浓缩剂和悬浮剂可以被解聚从而导致粘性丧失和悬浮组分和沉淀出现。

（1）物理性质的改变：药物的物理性状包括外观、颜色、气味、硬度、黏度和澄清度。

（2）化学性质的改变：微生物污染药物后，通过微生物对药物化学成分的降解作用引起药物化学性质的改变，微生物的降解能力具有多样性。药物的有效成分常常由于微生物的降解作用而遭到破坏，从而导致药物的治疗效果降低甚至失效。

（3）微生物污染的类别和接种量：成功抵制微生物污染的药物基于对可能的污染的预测。对药品使用地点、用药方式以及药品必须面对的挑战等问题的了解，使药剂师配方时可以尽可能地采取措施，保护药品免受微生物的侵袭，同时增强对微生物生态知识和污染物的鉴定。少量的微生物污染不会产生可见的变质；但是不可预测的微生物污染量的剧增可能会对已经设计好的剂型提出挑战。这种污染可能会因为以下情况而产生：原料被告污染；车间清洁方案疏忽；供料管道内生物膜脱落；或者是给药过程出现失误。污染量并不是衡量污染可能性的惟一可靠的指标，在保护性较弱的溶液中少量的侵袭性假单胞菌比药片中大量的真菌和孢子危险得多。

3. 严重污染或微生物大量繁殖引起药品变质现象　主要有：① 异味，药品变质后有些药物可产生特殊气体及味道；② 变色，细菌代谢产生色素可使药物变色；③ 糖浆制剂可形成聚合性的黏稠丝状物,液体药品变质有时可见液体表面有膜状物或棉絮状沉淀物;④ 累积的代谢产物改变药物的 pH;⑤ 变质的乳剂有团块或沙粒感;⑥ 代谢产生的气体泡沫在黏稠的成品中积累引起塑料包装彭膨胀。

4. 影响药品变质的因素 微生物污染导致药品变质其影响因素主要有二。

(1) 药物本身 ① 营养因素:许多药物配方中常含有微生物生长所需的碳源、氮源和无机盐等营养物质,微生物污染药物后,能利用其营养进行生长繁殖,影响药物的稳定性,引起药品变质,甚至去离子水都可支持微生物的生长。② 药物的含水量:又称水活度(Aw),药物中的水分为微生物的生长提供了条件,对微生物生长繁殖影响较大。通过测量药品水活度,可以很好的估计其中支持微生物生长的非复合的水,公式:Aw＝药品中的水蒸气压/相似条件下的水蒸气压。溶质越大水活度越低。除了嗜盐菌,绝大多数微生物在稀溶液中生长最好(高 Aw),随着溶质尝试上升(降低 Aw),生长速率减小直至达到最低生长抑制 Aw。限制生长的 Aw 按顺序如下:革兰阴性杆菌,0.95;葡萄球菌、微球菌和乳酸杆菌,0.9;绝大多数酵母菌,0.88。糖发酵的耐渗透压酵母在 0.73 的低水活度下就可以污染药品,而一些丝状真菌如灰绿曲霉在水活度 0.61 仍可以生长繁殖。相对于固体制剂中水分含量较少,口服固体制剂水分超过 10%～15%如遇合适的温度、酸碱度,微生物就可大量生长繁殖。因此各种药物尽量减少含水量,保持干燥,或在药物中加入盐或糖造成一种生理上的干燥,以减少微生物可利用的水量。③ 污染菌的数量,污染菌量越大对药物质量影响就越大,尽管微生物尚未繁殖也能引起药物分解。因此药品生产及包装过程,有效控制微生物数量的最低限度,有利于防止药品变质。④ 药物中加入防腐剂或抗菌剂可有效地抑制微生物的生长,减少药物中微生物的污染数量。⑤ 酸碱度:酸碱度影响着微生物的生长,通常碱性条件不利于细菌、霉菌及酵母菌的生长;中性条件下有利于细菌的生长,而酸性条件有利于霉菌及酵母菌的生长。

(2) 环境因素:① 包装设计:使用单剂量包装或小包装可有效地避免或减少微生物对药物的污染。② 储藏温度、湿度:大多数细菌生长温度在 37℃ 左右,药物的贮存一般应在低温干燥的条件中为宜,储藏于阴冷、干燥处。

防止药物中微生物污染及生长繁殖,应考虑这些影响因素,安排合理有效的生产过程控制微生物的污染。

二、药品变质对健康的影响

1. 药物中微生物造成的人体危害 微生物污染而引起的药品变质,其结果大致如下。① 变质药物引起感染:无菌制剂(如注射液)不合格或使用时受到污染,可导致感染或菌血症、败血症。如铜绿假单胞菌污染滴眼液在医治眼部感染时,可使病情加重,甚至失明;阴道洗液被污染可导致阴道病原体混合感染,加重病情,给治疗增加难度;被污染的软膏和乳剂能引起皮肤感染和烧伤病人伤口感染;消毒不彻底的洗剂能引起尿路感染(表 45 - 1);② 药物理化性质改变后导致药物失效:许多药物可被微生物降解失去疗效,如阿司匹林被降解成为有刺激性的水杨酸;青霉素、氯霉素可能产生钝化酶,形成无活性的产物,失去药理作用。因此,药物受到微生物污染,不但使药品变质失效,导致药物报废,造成经济损失,而且更为严重的是变质的药物若被人使用,由于微生物及其代谢产物的存在,药物化学性质的改变,可以引起药源性疾病,对人体健康造成危害。

表 45 - 1　1970—1986 年药品中发现的污染菌

年度	产　品	污染菌	年度	产　品	污染菌
1970	洗必泰消毒剂	洋葱假单胞菌	1982	碘伏	铜绿假单胞菌
1972	静脉注射液	假单胞菌、欧文菌和肠杆菌属亚种	1983	水性肥皂	斯氏假单胞菌
1972	胰消化素粉剂	阿哥纳沙门菌	1984	麝香草芬酚漱口剂	铜绿假单胞菌
1977	隐性眼镜护理液	黏质沙雷菌和肠道细菌属亚种	1986	消毒漱口液	大肠杆菌
1981	外科敷料	梭菌属亚种			

2. 微生物代谢产物造成人体危害　药物中有易受微生物污染的组分,如:表面活性剂、湿润剂、混悬剂、甜味剂、香味剂等均是微生物易作用的底物,易被降解产生毒性代谢产物,对人体产生毒性作用。如无菌制剂,被革兰阴性菌污染可产生热原质,导致输液病人出现发热反应或休克,死亡。

三、微生物污染的来源和控制

(一)药物微生物污染的来源

药品是人类健康的特殊产品,在生产过程中有着极为严格的管理要求。从原材料、生产过程、设备、软件到人员操作都必须有明确的操作规范。药品生产过程微生物主要来源详见任务三十二。

(二)防止微生物污染药物的措施

在药品生产或储藏过程中应按规定对所储存药物进行各项微生物学检验,如对灭菌制剂进行无菌检验、对非灭菌试剂进行细菌及霉菌总数检查、病原菌限制性检查、注射剂热原测定,以此判断药物是否污染及污染的程度(详见项目十一)。

微生物的污染及其控制是药物生产和保藏中的重要问题。因此,防止药物在生产过程中受微生物污染,可采取以下十大措施进行预防:① 所用原辅料必须符合卫生学规定;② 使用的工具、容器应清洁无异物;③ 定期进行室内消毒灭菌操作;④ 对进入操作室的人和物必须进行净化处理;⑤ 操作人员应按规定穿戴好工作服、帽、卫生手套,不得用手直接接触药物;⑥ 生产前用含有乙醇的布擦拭搅拌机、胶囊填充机等机械接触药物的表面;⑦ 制作好的粉末(颗粒),填充好的胶囊,经验收合格后,盛装于干净的容器内,密封好加盖保存;⑧ 每次工作完毕,清洁室内及设备卫生,做到无尘、无污物、无积水,物具堆放整齐;⑨ 操作室的换气次数、尘粒数、活微生物数应符合 GMP 要求;⑩ 凡有传染病者,不得参与药品生产工作。其次,对药品仓储必须按规定分区、分批合理储存药物:药品储存不当极易导致微生物污染,合格药品也是如此,对生产的药品根据药物的剂型、性质采取合理的储存方法,如:阴凉处,系指不超过 20℃;凉暗处,系指避光并不超过 20℃;冷处,系指 2~10℃;常温,系指10~30℃;凡贮藏项未规定贮存温度的系指常温。

ZHI SHI TUO ZHAN

知识拓展

洁净环境中微生物学警告水平和行动水平的建立 制药企业对洁净环境微生物污染监督参数使用两个水平：一个是警告水平（alert level），一个是行动水平（action level）。警告水平特指在标准操作过程，当超过此标准时，应当调查以确定进程是否仍然处于控制范围内。警告水平对于给定的设备是特定的，且是以环境的检测程序下制定的基线为根据建立的。这些警告标准可依赖检测程序中的趋势分析而修改。警告标准总是低于行动标准。警告水平是依据从各个净化厂房或生产步骤得到的经验和资料，意义是生产中净化厂房和生产步骤情况发生变化，但还未造成直接影响时发出警告。超过警告水平限度要及时监督调查，找出微生物数量增加原因，但不必进行校正工作。许多厂商制定的警告水平可分为两级，并且不同设备的警告水平也可不同。行动水平系控制环境中的微生物学标准，特指在标准操作过程，当超过此标准时，应当启动调查并基于此调查进行改善。在这两个水平条件下进行无菌生产的药品，其微生物学质量能够得到控制，如果超过这两个规定的水平，就要判定是否会造成什么影响。两个水平是依据经验资料积累形成的。

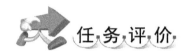

任务评价

一、选择题

1. 下列操作会造成药品污染的是 （ ）

A. 实验剩余药品放回原瓶

B. 用胶头滴管取用盐酸后直接取用氢氧化钠溶液

C. 取下瓶塞，正放在桌上

D. 滴瓶上的滴管用完后直接放回原瓶

E. 以上均是

2. 下列符合药品中微生物污染特殊性的有 （ ）

A. 是能繁殖的活细胞生物　　　　　　B. 数量少而分布不均匀

C. 多数处于受损伤状态　　　　　　　D. 生存环境多样性及复杂性

E. 以上均是

3. 下列符合凉暗处的条件 （ ）

A. 指不超过20℃　　　　　　　　　　B. 指避光并不超过20℃

C. 指2～10℃　　　　　　　　　　　　D. 指10～30℃

E. 指10～20℃

二、填空题

1. 微生物的_____及其_____是药物生产和保藏中的重要问题。

2. 药品生产过程微生物主要来源于_____、_____、_____到人员等，在生产操作过程都必须有明确的操作规范，以避免微生物的污染。

三、问答题

1. 简述药品生产过程及流通领域微生物污染的多样性。
2. 什么是药品生产过程微生物污染的控制？如何控制？
3. 固体制剂药品变质现象有哪些？
4. 请就做过的一项实验制定其 SOP 文件。

（周海鸥）

任务四十六　中药霉变的危害及其防霉技术

任务描述

归纳引起中药霉变常见的微生物种类，辨别中药霉变现象；认识中药霉变对人类健康的危害性；学会中药防霉技术中控制空气氧含量的方法和控制中药本身含水量及环境、温度、湿度的方法，掌握常见中药霉变的控制技术。

BEI JING ZHI SHI

背景知识

研究结果证实，有 14 种霉菌素有致癌作用，而黄曲霉素更是罪魁祸首。许多国家的食品药品管理机构制定了食品中黄曲霉素限量指标为 5～20mg/kg，黄曲霉素在鲜乳和乳制品中的限量指标是 <0.5mg/kg。研究人员发现中药霉变亦会产生黄曲霉素，90 种中药材最易霉变。其中大多数是常用药材，主要有：牛膝、天冬、玉竹、黄精、当归、甘草、百部、白术、天花粉、葛根、山药、知母、麦冬、苍术、五味子、党参、蜈蚣、桑白皮等。中成药也因包装不严，会发生霉变。而这种霉变往往不能以肉眼明显辨别。因此，在中药材种植、运输、生产、加工等过程中，应切实做好药材的防霉工作，一旦发现药材呈点状霉变，应及时处置或销毁。另外，家庭存放各类中药材亦常发生霉变，如人参、白花蛇、鹿鞭、狗肾、蛤蚧等。一经发现霉变中药后，应停止使用。轻者可用淘洗法、沸水喷洗法、醋洗法和油擦法，去霉后再用；霉变严重者，不论价格多高，数量多大，应一律作报废处置，以防霉变引发疾病。

任务内容

中药广泛来源于植物、动物和矿物质，大都含有淀粉、糖类、蛋白质、脂肪、纤维素、鞣质等，成分复杂。这些成分均可作为微生物的营养物质，而使其大量生长繁殖造成中药霉变。

一、引起中药霉变的微生物

霉菌（mould, mold）是丝状真菌（filamentous fungi）的一个通俗名称，意即"发霉的真菌"，通常指那些菌丝体比较发达而又不产生大型子实体的真菌。霉菌有在中药表面或内部的滋生现象。常寄生于有机体或腐生于粮食、食品、中药或其他产品上使之发霉变质，有的霉菌还可产生毒素，危害人与动物的健康。如黄曲霉素、杂色曲霉素、黄绿青霉素、灰黄霉素等。导致中药霉变的微生物主要有霉菌、酵母菌和细菌，常见的霉菌有黑酵母菌、云白菌、绿霉菌、蓝霉菌、毛霉菌等。中药表面附着的霉菌在适宜温度（20～35℃）、湿度（相对湿度75％以上或中药含水量超过15％）和足够的营养条件下生长繁殖，生成许多代谢产物，分泌酶，溶蚀药材组织结构，使中药有效成分发生变化而失效，影响中药使用的药效与质量。

二、中药霉变的危害性

近年来，中药受到越来越多人们的关注，但因发霉使用不当也是造成中药产生不良后果的原因之一。

（一）中药霉变失效现象

中药也容易变质，最常见的是霉变。剂型不同变质表现各异，可按下述方法判断中药是否变质。注射剂：颜色或澄明度有显著变化，有沉淀析出加温不溶解，混悬液振摇后分层较快，不能恢复为均匀的悬浮状，长霉等。片剂、丸剂、胶囊剂和散剂：发霉，显著变色（白色的变黄、黑、红），或出现霉点、斑点，气味或味道显著变化。片剂或丸剂松散，散剂结块，糖衣片破裂，出现异色斑块或斑点，自溶、变黑、发霉或粘连。胶囊剂软化、破裂或表面严重粘连甚至整瓶胶囊粘在一起；冲剂、颗粒剂类药品发黏、结块。液体制剂：包括酊剂、浸膏剂、溶液、合剂、糖浆剂、乳剂、滴眼剂等。发霉，明显变色，絮状物、沉淀物，出现不应有的臭味或异味，发生分层、固结、沉淀，振摇后不再成为均匀状态。

（二）产生有毒致癌物质

真菌毒素（Mycotoxin）是真菌次生性的代谢产物，至今仍是全世界关注的领域之一。在目前发现的300多种真菌毒素中，与人类健康相关的真菌毒素主要包括黄曲霉毒素（Aflatoxins），赭曲霉毒素（Ochrotoxins），伏马菌素（Fumonisins），脱氧雪腐镰刀烯醇（Deoxynivalenol），雪腐镰刀烯醇（Nivalenol），玉米霉赤烯酮（Zerolaenone），T-2毒素（T-2 toxin）和展青霉素（Patulin）等，其主要的毒性包括致癌作用、遗传毒性、致畸作用、肝细胞毒性、中毒性肾损害、生殖毒性和免疫抑制。研究发现，我国食管癌和胃癌高发区的河北磁县均与真菌毒素污染有关。许多药用植物从田间生长被采集，如不及时干燥或贮存不当或在制备和加工过程中处理不善，都有可能污染各种真菌并产生真菌毒素。

黄曲霉毒素（Aflatoxinns，AFT），主要是由黄曲霉（A. flavus）、寄生曲霉（A. parasiticus）和集蜂曲霉（A. nonius）产生。黄曲霉毒素是一种毒性很强的肝毒素，同时已被证实具有致癌、致畸、致细胞突变作用，可引起原发性肝癌，严重危害人类健康。目前已发现的黄曲霉毒素有20种左右，常见且危害比较大的有B1、B2、G1、G2四种，其中以黄曲霉毒素B1毒性最强，被公认为是目前致癌能力最强的天然物质，对热稳定，在268～269℃时才分解。1993年黄曲霉毒素被世界卫生组织（WHO）的癌症研究机构划定为Ⅰ类致癌物。

总之，在中药的生产、运输、储存过程中要选择适当而有效的方法防止中药霉变。否则，不仅在经济上会造成损失，而且使中药疗效降低，甚至完全丧失药用价值，更严重的是霉变引起人类疾病。

三、中药防霉技术

中药品质的好坏,除与采收加工得当与否有密切的关系外,贮藏保管对其品质亦有直接的影响。如果贮藏不当,药材容易发生虫蛀、霉变及其他变质现象,其中尤其以霉变和虫蛀对药材的危害性最大。因此,必须根据中药的品种、存量、季节及设备条件等,因地制宜地采用各种科学的保管方法。现代中药防霉养护以无残毒、无污染为原则,除常用的控制空气与水的方法外,还有对抗同贮防霉、气调防霉、远红外防霉、微波防霉、气幕及除氧保鲜防霉等方法。

(一)控制空气中氧含量的方法

利用控制空气中氧含量的方法杀虫保质降低空气中氧浓度,可以阻断生物代谢过程,导致生物体繁殖抑制死亡。同时也抑制了药材细胞自身的呼吸作用及某些成分的氧化作用,保证了药材原有品质的稳定性。

1. 除氧剂封贮技术　除氧剂具有抗氧化及抑制微生物的作用。它是由无毒材料制成的复合物,能直接吸收空气中的氧,在密封塑料袋中可以实现中药饮片的除氧封存,从而有效地防止中药饮片的发霉、虫蛀、氧化变质等。

2. 气调贮藏技术　指在相对密闭的条件下,人为调整密闭环境中的空气组成,利用控制影响药材变异的空气中氧的浓度,造成低氧能抑制微生物的生长繁殖及药材自身的氧化反应,以保持中药品质进行中药贮藏的一种有效方法。目前中药贮藏采用的气调方法有3种。

(1)充氮降氧法:充入氮降低氧浓度。一般氧浓度在8%以下能防虫,2%以下能使害虫窒息死亡,1%以下能加快害虫死亡速度,0.5%以下可以杀虫和抑菌。

(2)充二氧化碳法:充入二氧化碳降低氧浓度。实验证明,二氧化碳浓度达到20%以上可用于防虫。二氧化碳浓度在35%以上,能有效地杀死幼虫。二氧化碳浓度达到40~50%时,霉菌就会受到抑制难以生长繁殖,害虫就会很快死亡,中药呼吸强度也会显著降低。

(3)自然降氧法:在密闭的条件下,利用中药本身、微生物、害虫等呼吸作用,使含氧量下降。如用六面帐密封药材堆垛以后,先抽气使薄膜紧贴堆垛,使其自然降氧杀虫,抑制霉菌生长。

(二)控制中药本身含水量及环境、温度、湿度的方法

中药的霉变与其本身含水量有关,含水量越高,库房温度越高,相对湿度越大,则中药易于霉变。因此合理的控制中药含水量及库房温湿度,是防止中药霉变的关键。

1. 干燥防霉技术　控制中药的水分是中药防止霉变最主要的措施,在中药生产过程将中药的含水量控制在一定的限度内(10%~15%),提供比较干燥的环境有利于防止中药霉变。一方面可以通过中药采集时干燥处理;另一方面可在中药加工处理时干燥。同时也要注意中药贮存过程水分的控制,并保证环境的洁净,避免中药贮存过程发生霉变,常用的干燥方法有晒、凉、烘等。是确保中药质量所采取的一种天然、有效、常用的干燥方法。通过曝晒可以达到防霉、治霉,防虫、治虫的双重目的。既可利用日光中的紫外线杀灭微生物,又可利用其干燥降低中药中的水分。如枣仁、知母、柏子仁、苦杏仁、火麻仁等药材,不宜曝晒,

可放于日光不太强处或通风阴凉处加以摊晾,以免走油降低质量。

2. 冷藏防霉技术　害虫与霉菌的生命活动与温度有直接关系。降低温度至 10℃ 以下,能明显抑制其生长繁殖,因而利用冷藏技术贮藏中药能防蛀、防霉、又不影响其品质。特别是一些贵重且性质脆弱的药材于 0～10℃ 贮藏,不会走油、变色、霉败、虫蛀。如银耳发霉易粘连,曝晒易变色,风吹后易失去光泽,用冷藏技术较为适宜。

3. 用微波干燥技术　由微波能转变为热能。药材中的极性分子,能强烈地吸收微波。在交流电场中,因电场时间的变化,使极性分子发生振动旋转,导致分子间互相摩擦生热,从而达到干燥灭菌的作用。微波干燥具有速度快、加热均匀、热效率高等优点。

4. 远红外加热干燥技术　由电能转变为辐射出的远红外线,被干燥物体的分子吸收后产生共振,引起分子、原子的振动和转动,导致物体变热,经过热扩散、蒸发现象或化学变化,最终达到干燥的目的。

(三)对抗同贮防霉方法

利用不同品种药材所散发的特殊气味、吸潮性能或特有驱虫去霉化学成分来防止另一种药材发生虫、霉变质等现象的一种贮藏养护方法。

方法是在中药贮存中将异质对抗的中药以混入同贮法、层积共藏法、垫底覆盖包围法、拌入密闭贮藏法和喷雾撒粉法等防止霉变。如:泽泻、山药与丹皮同贮防虫保色;藏红花防冬虫夏草生虫霉变;毕澄茄驱除黄曲霉素等。

(四)化学防霉技术

化学防霉就是利用化学药物抑制霉菌生长繁殖,用于抑制霉菌生长繁殖的化学药物称为防腐剂。防腐剂一般并不具有选择性毒性,它们对微生物和组织细胞都有影响,其作用原理是非特异性的。在药品、化妆品、食品和物品中,添加防腐剂抑制微生物的生长繁殖,从而防止产品的腐败和致病性。

1. 防腐剂作用机制　防腐剂对霉菌的杀灭作用,是通过其孢子的细胞膜进入细胞内,消灭孢子或阻止其发芽以达到防止霉菌生长的目的。防腐剂在霉菌孢子细胞内的毒杀作用有如以下几种方式:

(1)抑制酵素系统的活性。因为酵素系统与霉菌孢子的细胞内的各种代谢作用有密切的关系;

(2)破坏能量释放体系;

(3)与酵素的—NH_2 和—SH 反应,从而抑制酶的机能(如有机汞化物,有机砷及醌类);

(4)促进磷酸氧化-还原体系,从而破坏细胞的机能;

(5)抑制细胞发芽时所进行的核糖核酸(RNA)合成,从而阻止其孢子发芽;

(6)抑制电子传递体系或转氨酶体系。

2. 常用的防腐剂　使用合适的防腐剂与抑菌剂,在药物生产过程中加入防腐剂,其目的是抑制药品中微生物的生长繁殖,减少微生物对药物的破坏作用。理想的防腐剂应具备:① 对机体没有毒性及刺激性;② 对进入药物制剂的各种微生物有良好的抗菌作用;③ 不受药物配方成分的影响;④ 在药物的生产过程中和有效期内有足够的稳定性。事实上,目前常用的防腐剂并不能达到以上要求,国内常用的防腐剂有苯甲酸、柳硫汞、山梨醇、乙醇、季铵盐等。近年来,一些食品、中药材中使用的防腐剂向着安全、营养、无公害的方向发展,诸如葡萄糖氧化酶、鱼精蛋白壳聚糖、果胶分解物等新型防腐剂已经入市,并被国家批准使用。

3. 应用复方防腐剂的意义　各种防腐剂都有一定的应用浓度,有时使用单一的防腐剂达不到理想效果,又易产生耐药性。不同种微生物对各种防腐剂有不同的敏感度,即使同一种细菌的不同菌株对防腐剂的敏感性也不同。对防腐剂比较敏感的菌株,应用普通浓度的单一防腐剂即可达到抑制细菌生长,但也有的菌株对防腐剂不敏感,需要较高的抑菌浓度,甚至用较高的浓度也不能达到抑菌作用。加大防腐剂的浓度可以克服某些细菌的耐药以及由于某些药剂成分复杂引起效能降低的现象,但一般不采用。应用复方防腐剂可以克服上述问题。合理的配伍达到增强防腐剂效能等目的。

(五)其他方法

1. 气幕防潮技术　利用气幕装在库房门上,防止库内冷空气排出库外,库外热空气浸入库内的一种装置。仓库湿度的管理是控制环境条件,防止药品霉变的重要措施。

2. 蒸气加热技术　中成药中含有一定数量的杂菌,药材中含有较多霉菌、虫卵,如遇到适宜条件,则大量繁殖,可采用蒸气加热技术灭菌杀虫。

3. 多种中药的挥发油熏蒸防毒技术　中药挥发油有一定程度的抑菌和灭菌效果。丁香挥发油效果最佳,它能迅速地破坏霉菌结构,使霉菌孢子脱落、分解,从而起到杀灭霉菌并抑制其繁殖的作用。对药材表面、色泽、气味均无明显变化。

4. 气体灭菌技术　环氧乙烷是一种气体灭菌杀虫剂。有较强的扩散性和穿透力,对各种细菌、霉菌、昆虫、虫卵都具有杀灭作用。又如混合气体也可防毒,具有灭菌效果可靠、安全、操作简便等优点。

5. 离子辐射灭菌　利用 ^{60} Co 对中药材、成药等进行处理有良好的防腐和保存效果,如防风、降香、野菊花、石菖蒲及清脑丸等经 10kGy(辐射吸收剂量单位)处理含量不降低。^{60} Co 在保证杀菌效果的前提下,尽可能使用较小剂量,以减少化学成分或活性物质的破坏。一般散剂、冲剂所需辐射剂量较低,约 5kGy 以下,而丸剂则较高,在 5~10kGy 之间。中成药经辐射处理后明显增加了保存时间。

ZHI SHI TUO ZHAN

知识拓展

霉变中毒

霉变中毒是指中药生霉、腐败、腐烂等现象的统称。

霉变甘蔗中毒:指食用了保存不当而霉变的甘蔗引起的急性食物中毒。甘蔗有滋补清热作用,含有丰富营养成分。卫生监督所提醒,春季吃甘蔗时,应当心因甘蔗霉变而中毒。这些甘蔗储存了一个冬季。储存条件好的,甘蔗还保存了原来的水分和口味。但由于甘蔗味比较容易受到霉菌污染,储存条件不好加上甘蔗本身糖分较大,极易发霉变质。发霉变质的甘蔗一定不要食用。霉变甘蔗外观光泽差,手按硬度差没弹性,尖端和断面有白色絮状或绒毛霉菌菌丝体,而且气味难闻,有酸馊霉味或酒糟味。食用霉变甘蔗后可对人体的神经系统、消化系统、呼吸系统产生危害。食用后在 2~8h 可产生头晕、视力模糊、腹痛、腹泻、眩晕、呕吐等症状,严重的因中枢神经系统损伤昏迷,出现呼吸衰竭而死亡。

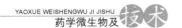

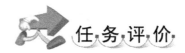任 务 评 价

一、选择题

1. 中药霉变比较好的防治方法有 （ ）

   A. 干燥防霉法   B. 冷藏防霉法   C. 熏蒸防霉法

   D. 二氧化硫防霉法   E. 化学防霉技术

2. 关于对抗同贮原理以下说法正确的是 （ ）

   A. 土鳖虫有毒，可以使同贮的大蒜不生虫。

   B. 对抗同贮是利用某些药材挥发性气味，防止同处存放的药材被虫蛀。

   C. 对抗同贮的原理是某些药材有毒，可以防止同贮的药材生虫。

   D. 泽泻和牡丹皮同贮可以使泽泻不生虫，而牡丹皮不变色。

   E. 是一种化学防霉技术

3. 目前主要采用的气调降氧技术为 （ ）

   A. 充氮降氧   B. 自然降氧   C. 充氢降氧

   D. 充二氧化碳降氧   E. 离子辐射灭菌

二、填空题

1. 引起霉变的微生物有_____、_____、_____。

2. 引发肝癌的霉菌主要是_____。

3. 常见中药霉变的危害性主要有_____和_____。

三、问答题

预防中药霉变的措施有哪几个方面？

REFERENCES   参考文献

[1] 薛广波. 灭菌、消毒、防腐、保藏. 北京：人民卫生出版社，2008

[2] 易中华，张建云. 霉菌毒素的毒害作用及其互作效应. 饲料工业，2008.29（9）：60-64

[3] 张西玲. 中药养护学（供中草药栽培与鉴定专业用新世纪全国高等中医药院校创新教材）. 北京：中国中医药出版社，2006

[4] 刘爱玲，蒲新春，王志辉. 浅谈应用新技术贮藏中药的方法. 陕西中医，2004，25（3）：266-267

[5] 王利国，潘超美，贺红. 中药材霉变的生物防治研究进展. 时珍国医国药，2007，18（9）：2173-2174

[6] 徐明辉，秦雪. 黄曲霉毒素致肝癌机制研究进展. 国际检验医学杂志，2009，30（6）：

574－578

[7] 傅喆曒,张鸣.中药饮片霉变的原因及对策,临床合理用药杂志,2009,2(8)：84

[8] 中国标准出版社第五编辑室.微生物和生物医学实验室常用标准汇编（下）,北京：中国标准出版社,2010

[9] 国家卫生部.《药品生产质量管理规范》(2010 年修订).北京：2010

[10] 国家药典委员会.《中华人民共和国药典》(2010 年版).北京：中国医药科技出版社,2010

[11] S. P. 德尼尔,N. A. 霍奇,S. P. 戈尔曼.司书毅,洪斌,余利岩主译.药物微生物学（第 7 版）.北京：化学工业出版社,2007

[12] 李云龙,中国药品检验标准操作规范,北京：中国医药科学技术出版社,2010

（周海鸥）

附　　录

附录一　常用染色液的配制

1. 吕氏美蓝染色液

A 液：美蓝乙醇饱和溶液（亚甲蓝 2g,95％乙醇 100ml）　　　　30ml

B 液：10％KOH　　　　　　　　　　　　　　　　　　　　0.1ml

C 液：蒸馏水　　　　　　　　　　　　　　　　　　　　　100ml

将 A、B、C 三者混合即可。

2. 石炭酸复红染色液

A 液：

碱性复红（basic fuchsin）　　　　　　　　　　　　　　　3g

95％酒精　　　　　　　　　　　　　　　　　　　　　　100ml

B 液：5％石炭酸溶液

将碱性复红在研钵中研磨后,逐渐加入 95％酒精,继续研磨使其溶解,配成 A 液。取 A 液 10ml、B 液 90ml 混合即成石炭酸复红染色液,稀释 10 倍即为稀释复红,稀释复红易变质失效,一次不宜多配。

3. 革兰（gram）染色液

（1）结晶紫染液

A 液：

结晶紫　　　　　　　　　　　　　　　　　　　　　　　2g

95％乙醇　　　　　　　　　　　　　　　　　　　　　　20ml

B 液：

草酸铵　　　　　　　　　　　　　　　　　　　　　　　0.8g

蒸馏水　　　　　　　　　　　　　　　　　　　　　　　80ml

取 A 液、B 液混合,静置 48h 后过滤备用。

（2）卢戈碘液

碘片　　　　　　　　　　　　　　　　　　　　　　　　1g

碘化钾　　　　　　　　　　　　　　　　　　　　　　　2g

蒸馏水　　　　　　　　　　　　　　　　　　　　　　　300ml

先将碘化钾溶解在少量水中,再将碘片溶解在碘化钾溶液中,待碘全部溶解后,加水至 300ml。

（3）脱色液：95％乙醇

（4）沙黄（蕃红）复染液或稀释复红溶液：

① 沙黄复染液

沙黄　　　　　　　　　　　　　　　　　　　　　　　　2.5g

95％乙醇　　　　　　　　　　　　　　　　　　　　　　100ml

使用时取此液 10ml 与 90ml 蒸馏水混匀即成。

② 稀释复红溶液：石炭酸复红溶液,用前 10 倍稀释即成。

4. 鞭毛染色液(改良 RUY 法)

A 液：

5％石炭酸复红	10ml
鞣酸	2g
饱和硫酸铝钾液	10ml

B 液：结晶紫酒精饱和液

运用液：将 A 液 10 份、B 液 1 份,混合,室温存放。

在干净载玻片上滴加蒸馏水 2 滴,用接种针取菌落少许,点在蒸馏水顶部,允许少量细菌进入即可,室温静置水平桌面,待其自行扩散成薄膜自然干燥,避免搅动,在此过程中,细菌因低渗,菌体和鞭毛都能膨胀,有利观察。加染液染色 10—15min 后,轻轻水洗,自然干燥镜检。

5. 芽孢染色液

（1）石碳酸复红

（2）95％乙醇。

（3）吕氏美蓝染色液

将有芽孢菌制成涂片,自然干燥固定后,滴加石炭酸复红,弱火加热,使染料冒蒸气 5min,冷后水洗,用 95％乙醇脱色 2min,水洗,吕氏美蓝染色液复染 0.5min,干后镜检。菌体蓝色,芽孢红色。

6. 荚膜染色液

5％黑色素：将黑色素在蒸馏水中煮沸 5min,配成 5％溶液,然后加入福尔马林(40％甲醛)0.5％(V/V)作防腐剂。

用 5％黑色素(或印度墨汁)一滴与标本混合,加上盖玻片,轻压变薄,镜下观察。

7. 冯泰那镀银染色液

（1）固定液

冰醋酸	1ml
甲醛	2ml
蒸馏水	100ml

（2）媒染液

鞣酸	5g
石炭酸	1g
蒸馏水	100ml

（3）银溶液

硝酸银	5g
蒸馏水	100ml

临用前取银溶液 20ml,逐滴加入 100g/L 氢氧化铵液,至产生棕色沉淀,轻摇又能重新完全溶解,微现乳白色为宜。

标本涂片宜薄,自然干燥,不用火焰固定。

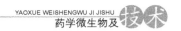

先滴加固定液,作用 1～2min 后用无水酒精洗涤;滴加媒染液 2～3 滴,加温至冒蒸汽,染 30s,水洗;滴加经氨液处理的银溶液,加温至冒蒸汽,染 30s,水洗,待干。用中性树胶封片,镜检。(如不加盖玻片,香柏油可使深棕色的螺旋体褪色)。

8. Albert 氏异染颗粒染色液

A 液:

甲苯胺蓝	0.15g
孔雀绿	0.2g
95%酒精	2ml
冰醋酸	1ml
蒸馏水	100ml

先将甲苯胺蓝及孔雀绿溶解于酒精中,再加蒸馏水及冰醋酸,放置 24h,以滤纸过滤即可。

B 液:

碘片	2g
碘化钾	3g
蒸馏水	300ml

先将碘化钾 3g 溶于 10ml 蒸馏水中,再加碘片 2g,待溶解后,加蒸馏水至 300ml。

染色时,涂片经火焰固定,加 A 液染色 3～5min,水洗,加 B 液染色 1min,水洗,干燥镜检,菌体绿色,异染颗粒呈蓝黑色。

9. 瑞氏染液

(1)瑞氏染液

瑞氏染料	0.1g
甲醇	60.0ml

将瑞氏染液放入干燥清洁研钵中,加入少量甲醇,充分研磨,使染料溶解,将已溶解的染料倒入棕色瓶中,再加甲醇入研钵,直至染料全部溶解甲醇全部用完为止。放室温一周后可用,时间越久越好。加入 2～3ml 中性甘油,可防甲醇挥发,使细胞着色更清晰。

(2)pH6.8 磷酸盐缓冲液

磷酸二氢钾(KH_2PO_4)	0.3g
磷酸氢二钾(K_2HPO_4)	0.2g

染色时,先将血涂片两端用蜡笔画线,平放染色架上,加瑞氏染液数滴,覆盖涂片,固定 1min;滴加约等量的缓冲液与染液混合,染色 5～10min,水洗,干燥后镜检。

附录二　常用培养基

一、糖、醇发酵培养基

1. 成分　蛋白胨 10g,氯化钠 5g,糖、醇 0.5%,蒸馏水 1000ml,1.6%溴甲酚紫 1ml。

2. 制法 取蛋白胨、氯化钠加入蒸馏水中,微温使溶解,调节 pH 至 7.6,加入溴甲酚紫指示剂,混匀。配制各种单糖溶液,将单糖溶液加入到蛋白胨水溶液中,使培养基中最终含糖或醇的浓度为 0.5%。然后分装于含杜氏小管的试管中,121℃高压蒸汽灭菌 20min 备用。

二、蛋白胨水培养基

1. 成分 蛋白胨 10g,氯化钠 5g,蒸馏水 1000ml。

2. 制法 取上述成分混合,加热溶化,调节至 pH7.6,分装,121℃高压蒸汽灭菌 20min 后备用。

三、磷酸盐葡萄糖蛋白胨水培养基

1. 成分 蛋白胨 7g,葡萄糖 5g,磷酸氢二钾 3.8g,蒸馏水 1000ml。

2. 制法 取上述成分混合,微温使溶解,调节 pH 至 7.4,分装于小试管,121℃高压蒸汽灭菌 20min 后备用。

四、克氏双糖铁琼脂(KIA 肠杆菌科初步鉴定用)

1. 成分 蛋白胨 20g,牛肉膏 3g,酵母膏 3g,乳糖 10g,葡萄糖 1g,枸橼酸铁铵 0.5g,硫代硫酸钠 0.5g,氯化钠 5g,酚红 0.025g,琼脂 12.0～14.0g,蒸馏水 1000ml

2. 制法 除酚红、糖类、琼脂外,将其余成分加入水中溶解,加入琼脂,加热溶解,滤过,再加入其他成分,调节 pH 值使灭菌后为 7.4,分装,每支 4～5ml;灭菌,趁热制成斜面高层,冰箱保存备用。

五、枸橼酸盐培养基

(一)配方一(Simmons 培养基)

1. 成分 枸橼酸钠 5g,K_2HPO_4 1g,硫酸镁 0.2g,氯化钠 5g,琼脂(洗过)20g,$NH_4H_2PO_4$ 1g,1%溴麝香草酚蓝乙醇溶液 10ml,蒸馏水 1000ml。

2. 制法 将除溴麝香草酚蓝以外的成分加热溶解,校正 pH 至 7.0,以绒布过滤,再加入溴麝香草酚蓝混匀,121.3℃高压蒸汽灭菌 15min,分装试管制成斜面。

注:所用琼脂应不含游离糖,用前需加水浸泡冲洗,晾干备用。

(二)配方二

1. 成分 枸橼酸钠 2g,氯化钠 5g,硫酸镁 0.2g,磷酸氢二钾 0.8g,磷酸二氢铵 1g,0.5%溴麝香草酚蓝液 20ml,琼脂 15～20g,蒸馏水 1000ml。

2. 制法 除溴麝香草酚蓝和琼脂外,将上述成分溶解于蒸馏水中,调节 pH 至 6.8,加入琼脂和指示剂,混匀,分装于小试管中,121℃高压蒸汽灭菌 15min 后置成斜面。

六、淀粉琼脂培养基(培养放线菌用)

1. 成分 可溶性淀粉 20g,氯化钠 0.5g,磷酸氢二钾 0.5g,硫酸亚铁 0.01g,硫酸镁 0.5g,硝酸钾 1g,琼脂 20g,蒸馏水 1000ml。

2. 制法 先将可溶性淀粉调成糊状,与上述其他成分一起加入至蒸馏水中,加热使其溶解,调整 pH 至 7.4,分装后置 121℃高压蒸汽灭菌 20min 后备用。

七、沙保琼脂培养基(培养真菌用)

1. 成分 蛋白胨 10g,葡萄糖(或麦芽糖)40g,琼脂 20g,蒸馏水 1000ml。

2. 制法 将上述成分微温溶化,分装后 115℃高压蒸汽灭菌 20min,即成。

八、需氧菌、厌氧菌培养基(硫乙醇酸盐液体培养基)

1. 成分 酪胨(胰酶水解)15g,氯化钠 2.5g,葡萄糖 5g,新鲜配制的 0.1%刃天青溶液 1ml(或新配制 0.2%亚甲蓝溶液 0.5ml),L-胱氨酸 0.5g,硫乙醇酸钠 0.5g(或硫乙醇酸 0.3ml),酵母浸出粉 5g,琼脂 0.5~0.7g,蒸馏水 1000ml。

2. 制备 除葡萄糖和刃天青溶液外,取上述成分加入蒸馏水内,微温溶解后,调节 pH 为弱碱性,煮沸冷却后滤清,按量加入葡萄糖和刃天青溶液,摇匀,调酸碱度使灭菌之后为 pH (7.1±0.2),分装,115℃高压蒸汽灭菌 30min,即得。

九、改良马丁培养基(真菌检查用)

1. 成分 胨 5g,硫酸镁 0.5g,酵母浸出粉 2g,葡萄糖 20g,磷酸二氢钾 1g,蒸馏水 1000ml。

2. 制备 除葡萄糖外,取上述成分加入蒸馏水内,微温溶解后,煮沸,加葡萄糖溶解后,摇匀,滤清,调节 pH 使灭菌后为 6.8,分装,115℃高压蒸汽灭菌 30min,即成。

十、改良马丁琼脂培养基(真菌计数用)

按改良马丁培养基配方及制法,加入 14g 琼脂,调节 pH 值使灭菌后为(6.4±0.2),分装,115℃高压蒸汽灭菌 30min,趁热斜放凝固成斜面。

十一、玫瑰红钠琼脂培养基

1. 成分 蛋白胨 5g,硫酸镁 0.5g,葡萄糖 10g,琼脂 15~20g,磷酸二氢钾 1g,玫瑰红钠(四氯四碘荧光素)0.0133g,(或 0.133%玫瑰红钠溶液,10ml),蒸馏水 1000ml。

2. 制法 将蛋白胨、磷酸二氢钾、硫酸镁、琼脂混合加入蒸馏水,加热使琼脂熔化后加入葡萄糖溶解,过滤后加入玫瑰红钠水溶液,分装,115℃高压蒸汽灭菌 30min。

十二、TTC 肉汤琼脂培养基(0.001%2,3,5-氯化三苯基四氮唑肉汤琼脂培养基)

1. 成分 牛肉膏 3g,氯化钠 5g,琼脂 18~20g,蛋白胨 10g,蒸馏水 1000ml。

2. 制法 取牛肉膏、蛋白胨、氯化钠加入蒸馏水,微温使其溶化,调节 pH 为 7.4~7.6,加琼脂,煮沸熔化,过滤分装,121℃20min 灭菌。用前将其熔化,冷至 60℃左右,加入灭菌的 1%2,3,5-氯化三苯基四氮唑(简称 TTC 或称红四氮唑)水溶液 1ml,摇匀,倾注平皿,用此培养基可防止细菌成片生长。

十三、胆盐乳糖培养基(B.L)

1. 成分　蛋白胨 20g,氯化钠 5g,磷酸氢二钾 4g,磷酸二氢钾 1.3g,牛胆盐 1.3g(或去氧胆酸钠 0.25g),乳糖 5g,蒸馏水 1000ml。

2. 制法　除乳糖、牛胆盐外,将上述其他成分混合后微热溶解,调节 pH 至 7.2～7.4,煮沸过滤,加乳糖、牛胆盐溶解后摇匀,分装,115℃高压蒸汽灭菌 30min。

十四、麦康凯琼脂培养基(MacC)

1. 成分　蛋白胨 20g,乳糖 10g,氯化钠 5g,牛胆盐 5g,琼脂 15～20g,1%中性红溶液 2.5ml,蒸馏水 1000ml。

2. 制法　除乳糖、中性红及牛胆盐外,加热溶解上述成分,调节 pH 至 7.0～7.2,煮沸过滤,加入乳糖、中性红、牛胆盐,摇匀,分装,115℃高压蒸汽灭菌 30min。

十五、伊红美蓝琼脂培养基(EMB)

1. 成分　营养琼脂培养基(pH7.6)100ml,20%乳糖溶液 5ml,2%伊红水溶液 2ml,0.5%美蓝水溶液 1.3～1.6ml。

2. 制法　将灭菌后营养琼脂培养基加热熔化,冷至 60℃左右,将灭菌的上述三种溶液按配方量以无菌操作方式加入,摇匀后倾倒平皿,制成平板备用。

十六、卵黄高盐琼脂培养基

1. 成分　蛋白胨 6g,氯化钠 30g,牛肉膏 1.8g,琼脂 23g,蒸馏水 650ml,10%氯化钠卵黄液 100ml。

2. 制法　取新鲜鸡蛋一个,无菌操作取出卵黄,放入已灭菌的 10%NaCl 溶液 100ml 中,充分振摇,制成 10%氯化钠卵黄液。称取蛋白胨、牛肉膏和氯化钠加入蒸馏水中,微热溶解调节 pH7.6,煮沸过滤,加入琼脂,经 121℃高压蒸汽灭菌 20min,待冷却至 60℃后,以无菌操作加入 10%氯化钠卵黄液,充分摇匀,倾注平板。

十七、血琼脂培养基

1. 成分　肉汤琼脂培养基 100ml,无菌脱纤维羊血(或兔血)5～10ml。

2. 制法　将肉汤琼脂培养基加热熔化,待冷至 50℃左右时,以无菌操作方式吸取无菌脱纤维羊血或兔血加入其中,充分摇匀,倾注平板。

十八、Mueller‐Hinton(M‐H)肉汤培养基(用于 MIC 测定)

1. 成分　肉浸液(或牛肉浸粉 6g)100ml,可溶性淀粉 1.5g,酪蛋白胨 17.5g。

2. 制法　将上述各成分加入肉浸液内,摇匀,调 pH(7.4±0.1),115℃高压蒸汽灭菌 30min。

十九、Mueller‐Hinton 琼脂(MHA)培养基(用于药敏试验琼脂扩散法)

1. 成分　M‐H 肉汤培养基 1000ml,琼脂 17g。

2. 制法 将琼脂加入 M–H 肉汤培养基,加热溶解,分装,115℃高压蒸汽灭菌 30min。

二十、TMP 高盐琼脂培养基

1. 成分 蛋白胨 20g,酵母浸膏 5g,氯化钠 40g,磷酸氢二钾 5g,琼脂 20g,甘露醇 5g,1％酚红水溶液 2.5ml,1％亚碲酸钾(钠)15ml,蒸馏水 1000ml。

2. 制法 除甘露醇、酚红和亚碲酸钾(钠)外,将其他成分加入蒸馏水中混合,煮沸溶解,调 pH 至 7.6。加入甘露醇和酚红,115℃高压蒸汽灭菌 20min 后备用。临用前以无菌操作加入新鲜配制的 1％亚碲酸钾(钠)溶液 15ml,混匀后倾注平板。

二十一、十六烷三甲基溴化铵琼脂培养基。

1. 成分 牛肉膏 3g,蛋白胨 10g,氯化钠 5g,十六烷三甲基溴化铵 0.3g,琼脂 15～20g,蒸馏水 1000ml。

2. 制法 除琼脂外,将上述成分混合加热溶解,调 pH 至 7.4 左右,加入琼脂融化,121℃高压蒸汽灭菌 20min,冷至 50℃左右后制成平板。

二十二、绿脓色素测定用培养基(PDP 琼脂)

1. 成分 蛋白胨 20g,氯化镁 1.4g,硫酸钾 10g,琼脂 20g,甘油 10ml,蒸馏水 1000ml。

2. 制法 称取蛋白胨、氯化镁、硫酸钾加入水中微热溶解,调 pH 至 7.6,煮沸过滤后,趁热加入甘油、琼脂,121℃高压蒸汽灭菌 20min,制成斜面。

二十三、硝酸盐胨水培养基

1. 成分 蛋白胨 10g,酵母膏 3g,硝酸钾 2g,亚硝酸钠 0.5g,蒸馏水 1000ml。

2. 制法 称取蛋白胨、酵母膏、硝酸钾和亚硝酸钠,微热溶解,混匀。调 pH 至 7.2～7.4。分装于含杜氏小管的试管中,115℃高压蒸汽灭菌 30min。

二十四、明胶培养基

1. 成分 牛肉膏 3g,蛋白胨 5g,明胶 120g,蒸馏水 1000ml。

2. 制法 称取各成分加至蒸馏水中,浸泡约 20min,随时搅拌,加热溶解后,调 pH 至 7.4,分装试管,115℃高压蒸汽灭菌 30min。

二十五、醋酸铅培养基

1. 成分 pH7.4 的牛肉膏蛋白胨琼脂 100ml,硫代硫酸钠 0.25g,10％醋酸铅水溶液 1ml。

2. 制法 将牛肉膏蛋白胨琼脂培养基 100ml 加热溶解,待冷至 60℃时加入硫代硫酸钠 0.25g,调至 pH7.2,分装于三角瓶中,115℃高压蒸汽灭菌后,冷却到 50℃,加入灭菌的醋酸铅水溶液,分装到试管或平板中。

二十六、M9 培养基

1. 成分 20％葡萄糖 2ml,5 倍浓缩 M9 盐溶液 20ml

2. 制法　将上述成分混合,加蒸馏水至 100ml,121℃高压蒸汽灭菌 20min。

二十七、玉米粉蔗糖培养基

1. 成分　玉米粉 80g,磷酸二氢钾 3g,维生素 B$_1$ 100mg,蔗糖 10g,硫酸镁 1.5g,水 1000ml。

2. 制法　121℃高压蒸汽灭菌 20min。

二十八、玉米综合培养基

1. 成分　玉米粉 5g,磷酸二氢钾 0.3g,酵母浸膏 0.3g,葡萄糖 1g,硫酸镁 0.15g,蒸馏水 1000ml

2. 制法　将玉米粉加入蒸馏水中,文火加热煮沸 1h,搅拌均匀,过滤,加入琼脂和其他成分,溶解,分装,121℃高压蒸汽灭菌 30min。

二十九、石蕊牛奶培养基

1. 成分　牛奶粉 100ml,石蕊乙醇液 2.5ml。

2. 制法　取上述成分摇匀,分装试管每管 5～10ml,将上述成分溶解,调节 pH 6.8,115℃高压蒸汽灭菌 20min(石蕊乙醇液配置:取石磊 20g,研磨后置于锥形瓶中,加 40%乙醇 150ml,煮沸 1min,收集上清液,再加入 40%乙醇溶液 150ml,煮沸 1min,取上清液与第一次的上清液混合,添加 40%乙醇溶液到 300ml,滴加 1mol/L 盐酸溶液,边加边摇至溶液变色为紫色为止,pH 值应该为 6.0～6.8)。

三十、MIU 培养基

1. 成分　氯化钠 5.0g,胰酪蛋白胨 10.0g,磷酸氢二钾 2.0g,琼脂 4.0g,酚红 0.012g,葡萄糖 1.0g。

2. 制法　称取上述混合成分 2.2g,加热煮沸溶解于 95ml 蒸馏水中,调节 pH 值(7.0±0.1),121℃高压蒸汽灭菌 15min,冷至 50℃左右时,无菌加入 40%的尿素溶液 5ml,混匀,分装试管备用。

三十一、R2A 琼脂

1. 成分　酵母粉 0.5g,胰蛋白胨 0.25g,蛋白胨 0.75g,葡萄糖 0.5g,淀粉 0.5g,磷酸氢二钾 0.3g,硫酸镁 0.024g,丙酮酸钠 0.3g,琼脂 15.0g。

2. 制法　称取上述混合成分 18.1g,加 1000ml 蒸馏水,加热搅拌至完全溶解,调节 pH 至 7.2±0.2,高压蒸汽灭菌 121℃灭菌 15min,备用。

特点:本培养基用于水的菌落计数,它可以修复被氯气损伤的细菌,支持耐受氯气微生物的生长。培养要求,低温(20～30℃)长时间培养(5～7 天)这样得到的菌落数比常规菌落总数检测的菌落数更符合实际。

附录三　微生物实验室常用仪器使用操作规范

一、光学显微镜的使用操作规范

1　工作原理

显微镜是利用凸透镜的放大成像原理,将人眼不能分辨的微小物体放大到人眼能分辨的尺寸,它主要是增大近处微小物体对眼睛的张角(视角大的物体在视网膜上成像大),用角放大率 M 表示它们的放大能力。因同一件物体对眼睛的张角与物体离眼睛的距离有关,所以一般规定像离眼睛距离为 25cm(明视距离)处的放大率为仪器的放大率。显微镜观察物体时通常视角甚小,因此视角之比可用其正切之比代替。

2　主要技术参数

光学显微镜的主要技术参数为数值孔径、分辨率、放大率、焦深、视场宽度、覆盖差、工作距离等。不同品牌、型号的显微镜技术参数差别较大。

3　操作程序

3.1　正置显微镜

3.1.1　移动与安放　右手握住镜臂,左手托住镜座,使镜体保持直立,桌面要清洁、平稳,要选择临窗或光线充足的地方,单筒的一般放在左侧,距离桌边 3～4cm 处。

3.1.2　安装标本　将玻片放在载物台上,注意有盖玻片的一面一定朝上,用弹簧夹将玻片固定,转动平台移动器的旋钮,使要观察的材料对准通光孔中央。

3.1.3　对光　镜筒升至距载物台 1～2cm 处,低倍镜对准通光孔,调节光圈和反光镜,光线强时用平面镜,光线弱时用凹面镜,反光镜要用双手转动。若使用的为带有光源的显微镜,可省去此步骤,但需要调节光亮度的旋钮。

光强的调节:一般情况下,染色标本光线宜强,无色或未染色标本光线宜弱;低倍镜观察光线宜弱,高倍镜观察光线宜强。除调节反光镜或光源灯以外,虹彩光圈的调节也十分重要。

3.1.4　调焦　先旋转粗调焦旋钮慢慢降低镜筒,并从侧面仔细观察,直到物镜贴近玻片标本,然后左眼自目镜观察,左手旋转粗调焦旋钮抬升镜筒,直到看清标本物像时停止,再用细调焦旋钮回调清晰。

3.1.5　观察　若使用单筒显微镜,两眼自然张开,左眼观察标本,右眼观察记录及绘图,同时左手调节焦距,使物象清晰并移动标本视野,右手记录、绘图。镜检时应将标本按一定方向移动视野,直至整个标本观察完毕,以便不漏检,不重复。

低倍镜观察:观察任何标本时,都必须先使用低倍镜,因为其视野大,易发现目标和确定要观察的部位。

高倍镜观察:从低倍镜转至高倍时,只需略微调动细调焦旋钮即可使物像清晰。使用高倍镜时切勿使用粗调焦旋钮,否则易压碎盖玻片并损伤镜头,转动物镜转换器时,不可用手指直接推转物镜,这样容易使物镜的光轴发生偏斜,转换器螺纹受力不均匀而破坏,最后导致转换器就会报废。

油镜的观察：先用低倍镜及高倍镜将被检物体移至视野中央后,再换油镜观察。油镜观察前,应将显微镜亮度调整至最亮,光圈完全打开。使用油镜时,先在盖玻片上滴加一滴香柏油(镜油),然后降低镜筒并从侧面仔细观察,直到油镜浸入香柏油并贴近玻片标本,然后用目镜观察,并用细调焦旋钮抬升镜筒,直到看清标本的焦段时停止并调节清晰。香柏油滴加要适量,油镜使用完毕后一定要用擦镜纸沾取二甲苯擦去香柏油,并再用干的擦镜纸擦去多余二甲苯。

3.1.6　结束操作观察后,移去样品,扭转转换器,使镜头 V 字型偏于两旁,反光镜要竖立,降下镜筒,擦抹干净,并套上镜套。若使用的是带有光源的显微镜,则需要调节亮度旋钮将光亮度调至最暗,再关闭电源按钮,以防止下次开机时瞬间过强电流烧坏光源灯。

3.2　实体显微镜　实体显微镜又称体视显微镜或解剖显微镜。操作步骤基本和双筒正置显微镜类似：取用解剖镜时,移动需用双手,保持稳重。若需连镜箱搬动,则应将镜箱锁好,同时镜箱的钥匙必须拔除,镜管上若有防尘罩,应取下并换上目镜及眼罩,将样品置于玻片上或蜡盘中再放到载物盘上待观察,拧开锁紧螺丝,把镜体先上升到一定高度,然后锁紧镜体。观察前可先转动目镜管以适合眼间距,双眼视度差异可用视觉圈调节。对焦时,转动升降螺丝不能太快或强行扭转,谨防损坏齿轮。如需放大观察,再转动倍率盘直到所需放大倍率。物像越大,光线越暗,必须调好光源选择好背景物。用毕后,先将载物盘上的东西拿走,松开锁紧螺丝将镜体放下并锁紧．取出目镜并换上防尘罩,将元件全部放回,注意不要与其他镜头互换,用布把镜身擦干净,放入镜箱内,锁紧镜箱。

3.3　倒置显微镜　倒置显微镜与正置显微镜的主要区别在于物镜位于载物台下方,这样有利于观察时在上方对样品进行一些实时操作。

倒置显微镜操作过程基本与双筒的正置显微镜相似,需注意以下几点：观察时可调节铰链式双目目镜至舒适的位置,组织培养液或水溅到载物台上、物镜上或显微镜镜架上可能会损伤设备,如果溅上后,应该立即从墙上插座拔下电源线,擦去溅出液或水,一定要轻柔转动光强调节钮,不要试图将旋钮转过终点位置,使用后一定要先将灯的强度调至最小再关电源,使用后要旋转三孔转换器,使物镜镜片置于载物台下侧,防止灰尘的沉降。

4　维护与保养

4.1　日常维护保养　主要做到防尘、防潮、防热、防腐蚀,用后及时清洗擦拭干净,并定期在有关部位加注中性润滑油脂,对于一些结构复杂,装配精密的零部件,如果没有一定的专业知识、没有一定的技能和专用工具,则不能擅自拆装,以免损坏零部件。

4.2　必须熟练掌握并严格执行使用规程。

5　运行环境

清洁、干燥、无震动、无腐蚀性气体存在。

6　其他事项

6.1　为了保持性能的稳定,应作定期检查和保养。

6.2　其他注意事项：认真阅读使用说明书。

二、高压蒸汽灭菌器使用操作规范

1 工作原理

高压蒸汽灭菌器是目前应用最广泛、灭菌效果最好的灭菌器具,其种类有手提式、直立式、横卧式等。其原理为水在大气中 100℃ 左右沸腾,水蒸汽压力增加,沸腾时温度将随之增加,因此,在密闭的高压蒸汽灭菌器内,当压力表指示蒸汽压力增加到 15 磅(1.05kg/cm²)时,温度则相当于 121.3℃,在此温度下 20min 即可完全杀死细菌的繁殖体及芽孢。可用于耐高温、高压及不怕潮湿的物品,如普通培养基、生理盐水、纱布、敷料、手术器械、玻璃器材、隔离衣等的灭菌。

2 主要技术参数

2.1 引用标准 YY 0646—2008《小型蒸汽灭菌器 自动控制型》、GB8599—2008《大型蒸汽灭菌器技术要求——自动控制型》、GB15981—1995《消毒与灭菌效果的评价方法与标准》。

2.2 灭菌工作温度 105～138℃ 可调。

2.3 其他技术参数如培养基融解温度及时间、保温温度、保温时间、灭菌时间、自动开关机、安全装置(压力安全阀、过温限制器、抗干烧限制器、双重内门锁、过压限制器等),随灭菌器品牌和型号不同具有较大的差异,参照相关的说明予以设定。

3 操作程序

不同品牌、不同规格的高压蒸汽灭菌器,工作程序有所不同,应认真阅读、理解使用说明书。

3.1 使用前的准备 灭菌器内清洗干净,检查进气阀及排气阀是否灵活有效,并加入适量水(最好选择去离子水等纯净水)。

3.2 装放灭菌物 将待灭菌的物品放入灭菌器内,注意不要放得太挤以免影响蒸汽的流通和灭菌效果但灭菌物品也不应太少以避免发生小装量效应影响处理效果。然后加盖旋紧螺旋,密封。全自动设备设定好各项灭菌及保温等参数。

3.3 预热及排气 如属非全自动型灭菌器,加热升温使水沸腾,并由小至大打开排气管(排气阀),排除冷空气,继续加热升温,再关闭排气管(阀)。全自动的设备则无需此项操作。

3.4 升压保温 温度随蒸汽压力增高而上升待压力逐渐上升,待蒸汽压力升至所需压力(一般为 103.43kPa,温度则相当于 121.3℃)时,控制热源,维持所需时间,持续 15～20min 即可达到灭菌目的。

3.5 降压开盖取物 保压到规定时间之后,停止加热,待其压力下降至零时,方可开盖取物。全自动设备在温度、压力降至规定值之前,一般不能开启灭菌器。

4 维护和保养

4.1 灭菌器的外表及灭菌室内要保持清洁干燥。

4.2 探头、水位计要定期清洗。

4.3 门框、胶圈无损坏,进汽口不可堵塞。最好每天使用完后在胶条上涂滑石粉,以延长胶条寿命。

4.4 门的联锁装置要灵活可靠,开启自如。

4.5 疏水阀每月清洗一次,以利于排冷气,保持灭菌器工作温度准确。

4.6　正常使用一年后,需由具备相关资质的检测部门做全面系统的检查,包括筒体、门、管路系统、电器系统等。安全阀、温度表、压力表要定期校验,以确保设备的安全、正常使用。每年至少进行一次生物灭菌效果的检定,每次灭菌应以化学指示器材做灭菌过程和灭菌效果的监测。

5　运行环境

温度:5~40℃;

相对湿度:≤85%;

大气压强:70~106kPa;

无腐蚀性气体存在。

6　其他事项

6.1　灭菌器应由经过培训合格的人员操作,整个灭菌过程应由专人看管。

6.2　使用时必须彻底排除灭菌器内冷空气,以确保灭菌效果;不能完全依靠自动水位保护,应经常观察水位,以免烧坏电热管。灭菌过程中如果出现断电或其他原因导致的低于灭菌温度时,应从温度再次达到灭菌温度时重新开始计时。

6.3　降压一般通过自行冷却,确有需要时,稍开排气阀降压,但排气阀不能开得太大,排气不能过急,否则灭菌器内骤然降压,灭菌物内的液体会突然沸腾,将棉塞冲湿,甚至外流;降温过快,空气中杂菌有可能进入灭菌物使其污染,导致灭菌失败。

6.4　如长期停放,灭菌器应置于通风、干燥处,不得被雨淋,必要时应有遮盖物。应排干蒸汽发生器内的水,并把门处于打开状态,存放环境要保持清洁干燥。

6.5　每天连续使用时间应小于8h。

6.6　其他注意事项:认真阅读使用说明书。

三、超净工作台使用操作规范

1　工作原理

空气通过过滤系统时,其中的悬浮微粒被一定孔径的过滤网捕获,洁净空气进入工作区,使得工作区内达到相对无菌的标准。

2　主要技术参数

2.1　引用标准:JG/T19—1999《层流洁净工作台检验标准》

2.2　洁净度:≤35粒/L(对于粒径≥0.5μm的尘埃)

2.3　噪声:≤65dB(A)

2.4　振动:≤5μm(XYZ方向)

2.5　平均风速:0.30~0.60m/s

2.6　照度:≥300lx

3　操作程序

3.1　新安装或长期未使用的工作台,使用前必须用超净真空吸尘器或不产生纤维的物品认真进行清洁工作。

3.2　接通电源,使用前应提前15~30min同时开启紫外灯和风机组工作。

3.3 当需要调节风机风速时,用工作台操作面板上的风速调节钮进行调节。风机、照明均由指示灯指示其工作状态。

3.4 工作台面上禁止存放不必要的物品,以保持工作区的气流不受干扰,尽量避免使用酒精灯等有明火的设备。

3.5 禁止在工作台面上记录书写,工作时应尽量避免作明显扰动气流的动作;禁止在预过滤进风口部位放置物品,以免挡住进风口造成进风量减少,降低净化能力。

3.6 使用结束后,用消毒液清理工作台面后打开紫外灯,15~30min 后关闭紫外灯,关闭净化台电源。

3.7 长期不使用的工作台应拨下电源插头。

4 维护和保养程序

4.1 根据环境洁净程度,定期将预过滤器中的滤料拆下清洗,一般间隔时间为 3~6 个月。

4.2 每次使用超净工作台后,均需对台面、边壁等进行清洁。

4.3 定期(一般每半年 1 次)测试工作区风速,如发现不符合技术参数要求,则可调大风机供电电压。当风机组电压调到最大时,工作区风速仍达不到 0.3m/s,则必须更换高效空气过滤器(由厂家或单位仪器维修人员进行);定期(一般每年 1 次)测试工作区域洁净度,如发现不符合技术参数要求,应立即查找原因并予以维修或更换高效过滤器。

4.4 做好使用和维护记录。

5 运行环境

温度:10~30℃;

相对湿度:≤75%;

无腐蚀性气体存在。

6 其他事项

6.1 使用人员应经过必要的培训和指导。

6.2 顶部通风口不能被任何东西覆盖以保证排气通畅。

6.3 其他注意事项:认真阅读使用说明书。

四、Ⅱ级生物安全柜使用操作规范

1 工作原理

生物安全柜是由特殊气流组织结构、高效空气过滤器、风机压力系统和必需的在线监测仪表组成的箱形负压装置,用于生物安全实验室和其他实验室的生物安全防护,可以防止操作者和环境暴露于实验过程中产生的生物气溶胶;对操作人员、样品及样品间交叉污染和环境提供安全保护。其中Ⅱ级生物安全柜气溶胶排到大气前经 HEPA 过滤,用以保护人员、受试样本及环境为目的的场合,适用于生物危险度等级为 1、2、3 的病源体的操作。包含 A1、A2、B1 和 B2 型。

2 主要技术参数

2.1 引用标准　JG170—2005《生物安全柜》、YY0569—2005《生物安全柜》、

GB50346—2004《生物安全实验室建筑技术规范》

2.2　主要技术要求

参数	技术要求			
	A1	A2	B1	B2
洁净度	5级(≥0.5/μm 颗粒≤3.5 粒/L)			
垂直气流平均风速(m/s)	0.25～0.40			
工作窗口平均风速(m/s)	≥0.4	≥0.5	≥0.5	≥0.5
噪声,dB(A)	≤67			
照度(lx)	≥650			
振动幅度(μm)	≤4	≤5	≤5	≤5
气流流向—垂直气流	应为垂直气流线,不得有死角和回流			
气流流向—观察窗隔离效果	应为垂直气流线,不得有死角和回流,无烟雾从柜内泄漏出来			
气流流向—工作窗开口边缘隔离效果	烟雾进入柜内后无外逸,无穿越工作区气流			
气流流向—工作窗开口气流密封效果	无烟雾从柜内泄漏出来			

3　操作程序

3.1　安装　不应安装于人员活动、物品流动以及可能会扰乱气流的地方。在安全柜的后方以及每一个侧面要尽可能留有 30cm 的空间,以利于对安全柜的维护。在安全柜的上面应留有 30～35cm 的空间,以便准确测量空气通过排风过滤器的速度,并便于排风过滤器的更换。

3.2　开机　按使用说明书要求开启仪器,并开启风机和照明,如为密封外排连接模式,需预先开启外排风机,至少空载运行 5min 以确保自净效果。

3.2　工作窗升降操作　开启工作窗(手动或电动开启)至规定的高度区间,如超过规定高度,安全柜报警装置应启动工作,工作时尽量避免使用酒精灯等有明火的设备。

3.3　关机　试验结束时,系紧用过的生物废物袋,对生物安全柜里的所有物品(内壁、后壁、工作台面、去水盘表面及前窗内侧等)都应清除表面污染,并移出安全柜,关机前继续运行 5min 以净化内部的气体。

4　维护和保养程序

4.1　日常维护　可用 70% 的乙醇,或其他中性洗涤剂将生物安全柜的内、外部进行彻底的擦拭,清洁时先断电,防止消毒剂引起电器导电;定期检查生物安全柜的硬件设备是否有损坏故障产生;在生物安全柜工作时,通常打开工作窗检查报警系统是否正常;检查日光灯和紫外线灯管,确定能正常工作。日光灯和紫外线灯管在长时间使用后,可以用酒精擦洗灯管表面的污渍,注意先断电,以防触电。紫外线灯应每年或使用时间超过 1000h 更换一次,以保持最佳的消毒效果。

4.2　新安装的生物安全柜及生物安全柜被移动位置、检修、更换高效过滤器后,应对垂直气流平均风速、工作窗口气流平均风速、气流流向、洁净度、噪声、照度等六项指标进行测试,其中垂直气流平均风速、工作窗口气流平均风速、气流流向、洁净度有一项不符合要求者不得使用;正常使用者,每年至少一次对上述六项指标进行测试,如发现不符合技术参数要求,应立即查找原因并予以维修或更换元器件。

4.3 做好使用和维护记录。

5 运行环境

温度:15~30℃;

相对湿度:≤70%;

无腐蚀性气体存在。

6 其他事项

6.1 日常维护由使用人员进行,性能认证和维护检测应由具备资格的认证技术人员进行。

6.2 使用人员应经过必要的培训和指导。

6.3 顶部通风口不能被任何东西覆盖以保证排气通畅,使用时不要在工作区内排放过多的物品,不要阻塞前台或后壁附近的进气格栅,实验操作尽可能靠近安全柜内部进行,操作时尽量减少手臂的移动、移动时要缓慢,防止干扰柜内气流。

6.4 其他注意事项:认真阅读使用说明书。

五、普通离心机使用操作规范

1 工作原理

离心是利用离心机转子高速旋转产生的强大的离心力,加快液体中颗粒的沉降速度,把样品中不同沉降系数和浮力密度的物质分离开。

2 主要技术参数

不同品牌、不同规格的离心机技术参数有所不同,技术参数一般包括最大转速、最大离心力、最大容量、调速范围(转速设置范围)、温度控制范围、工作电压、电源功率等。普通离心机一般的离心转速为 1000~4000r/min 可调,定时范围 0~120min 可调;最大相对离心力 1430 倍左右,最大容量 15ml×12,电源 220±22V 50Hz,工作温度范围 5~35℃(常温),相对湿度≤80%。

3 操作程序

3.1 开机前应先将内腔及转头擦拭干净。

3.2 把需要分离的物质定量(5ml 为宜)放入离心管;每支离心管所加物质重量基本相等,也可称量各试管以使质量基本一致。

3.3 把离心管均匀分布插入离心头孔中,合上盖板。

3.4 根据需要选择合适的离心速度和时间,调速开关指到"1"时,离心速度大约是 1000r/min,指到"2"时,离心速度大约是 2000r/min,余"3""4"时类推。具数显功能的仪器,则可将控制面板上的相关参数设定至所需要的值。

3.5 接通电源,电源开关拨到"开"一边,电源指示灯亮,电机开始旋转,样品开始离心分离,直到定时时间到,离心机分离结束。

3.6 关闭电源,取下电源插头,打开离心机上盖,取出离心管,必须将调速旋钮置于最小位置,定时器置零,关掉电源开关,切断电源。

3.7　擦拭内腔及转头,关闭离心机盖

4　维护和保养

4.1　离心机的维护　使用水或柔和的清洁剂清洗转子室及转子,不应使用碱性溶液或对材料有磨蚀的溶剂,用抹布或镊子移出转子室内的赃物碎片,离心机未使用时打开顶盖,保持转子室干燥,以避免电机轴承磨损。离心有毒、放射性、污染样品时必须有特殊的安全保护措施。

4.2　附件的维护

如离心管显示颜色变化、变形、泄露等情况必须停止使用。对离心管进行高温高压灭菌时不要拧上管帽,避免管子变形。

离心机和转子不得用高强度紫外线辐射或长时间受热。清洗时应用中性洗涤剂。

如需要,转子可更换。重新安装后,上紧转头螺钉。

5　运行环境

安装在水平坚实的台面上,操作间整齐清洁,干燥并通风良好;两侧及后面离墙壁、其他用电设备应有适当空隙,以满足设备散热对空气流通的要求;附近无产生较大热源的和较强震动源的实验设备。

工作环境要求:温度 10～35℃,相对湿度≤85%。

6　其他事项

6.1　工作前应均匀放入空离心管,将机器以最高转速运行 1～2min,发现无异常才可工作,不要接触正在运转的转头。

6.2　严禁在运转的情况下转动机器,运转时,一定要盖好离心机孔盖,以防物体进入,损坏机器。

6.3　其他注意事项:认真阅读使用说明书。

六、高速冷冻离心机使用操作规范

1　工作原理

利用高速冷冻离心机转子高速旋转产生的强大的离心力,加快液体中颗粒的沉降速度,把样品中不同沉降系数和浮力密度的物质分离开。

2　主要技术参数

不同品牌、不同规格的离心机技术参数有所不同,技术参数一般包括最大转速、最大离心力、最大容量、调速范围(转速设置范围)、温度控制范围、工作电压、电源功率等。常见的高速冷冻离心机一般最高离心转速为 14000～30000r/min,定时范围 0～120min 可调;最大相对离心力 17890～64410 倍,最大容量 250ml×4 或 85ml×6,电源(220±22)V 50Hz 或(380±38)V 50Hz,工作温度范围 -20～40℃,相对湿度≤80%。

3　操作程序

不同品牌、不同型号的设备工作程序有所不同,应认真阅读、理解使用说明书。

3.1　开机前准备

3.1.1　选择合适的转头、离心管或离心瓶;样品仔细倾入离心管或离心瓶中,带盖平衡。

3.1.2 平衡好的两个待离心的样品管（或瓶），对称地安放入转头的孔中；转头盖旋紧。

3.2 开机

3.2.1 打开电源，开盖，把转头在离心机的驱动轴上安放好。

3.2.2 设置离心机的操作参数：

3.2.2.1 核查显示板上显示的速度、时间、温度、加速、减速等参数。一般上部为运行状态，下部为参数设置值；

3.2.2.2 按键移光标到所需改变参数处，使参数，如速度（speed）变亮，按光标键，将光标移到所需改变参数数值的位置；

3.2.2.3 用数字键获取所需数值；

3.2.2.4 按 Enter 键。

3.3 运行 （按 Start 键）

3.4 关机

3.4.1 离心机运转到设置的时间，或按 Stop 键。

3.4.2 离心机完全停止运转后，开盖，取出样品；用软布擦干净离心室和转头；安放好转头和盖；离心机门关好，关闭电源。

3.4.3 在记录本上记录使用情况。

4 维护和保养

4.1 仪器较长时间不使用或者维修时应将主电源插头取下。否则仪器会带电，特别是维修时易发生安全事故。

4.2 离心室的清洁 为了避免样本等残留物的污染，应经常对离心机外壳和离心室进行清洁处理。对离心室清洁，应先打开离心机盖，拨掉电源线，用专用设备将离心机转子旋下，再用中性去污剂（70%的异丙醇/水混合物或乙醇去污染）清洁离心室；离心室内的橡胶密封圈经去污剂处理后，用水冲洗，再用甘油润滑。

4.3 转子的清洁 转子会被样本残留物污染，也可能会被某些化学试剂腐蚀，因此应对转子每月进行清洁维护。每月用中性的清洁剂清洁转子一次，并在仪器维护记录本上作好记录，以延长转子的寿命。

4.4 附件的维护

4.4.1 如离心管出现颜色变化、变形、泄露等情况必须停止使用。

4.4.2 对离心管进行高温高压灭菌时不要拧上管帽，避免管子变形。

4.4.3 离心机和转子不得用高强度紫外线辐射或长时间受热。清洗时应用中性洗涤剂。

4.4.4 如需要，转子可更换。重新安装后，上紧转头螺钉。

5 运行环境

5.1 离心机应放置在水平坚固的地板或平台上，周围最好能留出 30cm 的距离，并力求使仪器处于水平位置以免离心时造成仪器振荡。

5.2 房间内应避免阳光直射，保持良好通风，不应同时存放挥发性物品。

5.3 使用环境最佳为 5～25℃。

6 其他事项

6.1 为了保护制冷压缩机，仪器断电与通电间隔时间必须大于 3min，否则损伤压缩机。

6.2　转子不用时应从离心腔内取出,及时用中性洗涤液清洁擦干,防止化学腐蚀,存放在干燥通风处。不允许用非中性清洁剂擦洗转子,不允许用电热风吹(烘)干转子。转子中心孔内应涂少许润滑脂保护。

6.3　转子使用时一定要确认设置的转子号正确无误。若转子号设置错误。会造成转子超速使用或达不到所需的离心效果。特别是超速使用可能发生转子炸裂的恶性事故,不可疏忽大意。

6.4　为保证冷冻效果,当环境温度高于30℃时,应对转子和离心腔预冷,转子还应降低转速15%运转。

6.5　离心管应定期更新,严禁使用濒临破裂的离心管。

6.6　聚丙烯(PP)离心管(瓶)不能与浓硝酸(95%)、王水、甲苯、苯、汽油、煤油、乙醚等接触使用。聚碳酸酯(PC)离心管(瓶)不能与氢氟酸、盐酸(30%、50%)、硫酸(10%)、硝酸硝酸(95%)、王水、氢氧化钾、氢氧化镁、氢氧化氨、氟化铝、硫化铵、醋酸铵、碳酸铵、硝酸钠、铬酸(50%)、甲苯、苯、汽油、乙醛、丙酮、乙醇、异丁醇、乙醚、甲酚等接触使用。聚乙烯(PE)离心管(瓶)不能与硫酸(50%、75%)、苯、汽油、煤油、乙醚等接触使用。

6.7　每次使用前应注意检查转子有无腐蚀点和细微裂纹,禁止使用已腐蚀或有裂纹的转子,严禁使用超过保质期的转子,以保障人身安全。

6.8　离心完毕后要擦干离心腔内水分,每星期对电机主轴的锥面上涂少许中性润滑油脂保护,防止转轴锈蚀。较长时间不用离心机应将转子取出,擦干净放置在干燥的地方,防止锈蚀。

6.9　离心有毒、放射性、污染样品时必须有特殊的安全保护措施。

6.10　其他注意事项:认真阅读使用说明书。

七、医用低温冰箱使用操作规范

1　工作原理

低温冰箱一般采用二级制冷,第一个制冷系统的蒸发器部分为第二个制冷系统的冷凝器提供冷量,第二个制冷系统用的是低温制冷剂,其冷凝温度很低。感温探头为热敏电阻,根据阻值的大小(即温度的高低)在面板上显示不同的温度。当冰箱内部温度达到设定温度后,感温探头电阻把信息传出,控制继电器失电断开,两级制冷系统全部停止工作。当冰箱内温度再次升高,超出设定的温度时,冰箱再次重复上述运作过程,从而使冰箱内温度始终保持在设定的温度。主要用于科学研究、医疗用品的保存、生物制品、远洋制品、电子元件、化工材料等特殊材料的低温实验及储存。

2　主要技术参数

常见的低温冰箱一般分为-40℃、-86℃、-105℃、-135℃、-153℃等,生物实验室以-40℃、-86℃为常用。

技术参数因品牌、规格不同而不同,可根据工作需要选用。

3　操作程序

3.1　电源插头插入电源插座

3.2 调节设置按钮,将温度设定至所需的温度。

4 维护和保养

4.1 每天检查系统中仪器各部分的基本状态及清洁仪器表面的灰尘。每月清洁一次,以保证其清洁度。清洁时用软布清除冰箱内外部和配件上的尘埃,如果冰箱太脏则使用中性洗涤剂擦拭,清除洗涤剂残留,不可在冰箱内部和上部冲水,否则会损坏绝缘材料并导致故障;清洁压缩机后部的风扇应小心避免对其损伤。清洁完毕后进行安全检查,确保冰箱插头插好,确保无异常热度;确保冰箱背部的电源电线和分配电线无破裂和刻痕。

4.2 警报器启动报警 如遇到警报器启动报警时,检查电源是否有问题或插头是否被拉出插座;检查内部温度计是否超出合适的范围,在此情况下,物品置入会使冰箱升温,并触发警报器;检查是否一次性置入物品过多;检查工作环境温度是否过高。

4.3 冰箱噪音过大 检查底板是否坚固;冰箱是否稳固;如不稳,调好活动螺丝以使四角稳固地支撑在底板上;是否有物件接触到冰箱背部。

4.4 每天实验开始之前,记录冰箱温度于《冰箱温度登记本》上。

5 运行环境

一般要求温度 5~32℃、相对湿度≤80%。不同品牌、规格的低温冰箱对运行环境有不同的要求,参照相关的使用说明书确定运行环境的温度、湿度等要求,并配置相应的设备以满足低温冰箱使用要求。

6 其他事项

6.1 安装要求 距离地面>10cm,海拔 2000m 以下,落地四脚平稳,水平。

6.2 强酸及腐蚀性的样品不宜冷冻。

6.3 经常检查外门的封闭胶条。

6.4 其他注意事项:认真阅读使用说明书。

八、酸度计使用操作规程

1 工作原理

酸度计是利用玻璃电极、参比电极或 pH 复合电极将被测溶液中氢离子浓度产生的不同直流电位,通过前置放大器输入到转换器,最后由数字显示 pH 值,以达到测量的目。

2 主要技术参数

2.1 引用标准:JJG119—2005《实验室 pH(酸度)计检定规程》。

2.2 pH 测量范围:0.00~14.00pH;精度:±0.01pH。

3 操作程序

操作程序依品牌、型号不同而不同,目前以复合电极为常用。

3.1 电源接通后,预热 30min。

3.2 测试前仪器的标定(仪器若连续使用时,每天需标定一次)。

3.2.1 接上复合电极;

3.2.2 选择 pH 档;

3.2.3　调节温度补偿旋钮,为待测溶液温度值;

3.2.4　把斜率调节旋钮,顺时针旋到底;

3.2.5　用蒸馏水冲洗电极,用滤纸条吸干表面的水珠;

3.2.6　把电极插入已知 pH 值的标准缓冲溶液中,摇匀,调节定位旋钮,使仪器读数与该标准缓冲溶液的 pH 值相一致(全自动的仪器含有内置自校功能,无调节旋钮不需调节);

3.2.7　取出电极,用蒸馏水清洗后备用。

3.3　测量

3.3.1　将电极用蒸馏水冲洗,用滤纸吸干电极表面的水珠后,即可测试被测溶液的 pH 值。

3.3.2　若被测溶液是一组不同浓度的同一种溶液,则按从稀到浓的顺序依次测量,待仪器读数稳定后读数。

4　维护和保养

4.1　清洁　每次使用完毕,立即清洁仪器,及时填写仪器使用记录。使用结束后,把电极取下在蒸馏水中冲洗干净、并晾干。

4.2　复合电极的维护　复合电极不用时,可充分浸泡在 3mol/L 氯化钾溶液中,切忌用洗涤液或其他吸水性试剂浸洗;使用前,检查玻璃电极前端的球泡。正常情况下,酸度计/pH 计电极应该透明而无裂纹;球泡内要充满溶液,不能有气泡存在。

4.3　检定　应按计量部门规定定期检定,并有专人保管,负责维护保养。

5　运行环境

环境温度:0~40℃;

相对湿度:≤85%;

存放环境应清洁、无腐蚀性气体。

6　其他事项

6.1　仪器的输入端必须保持干燥清洁。仪器不用时,将短路插头插入插孔,以防灰尘及水汽进入。

6.2　测量时,电极的引入导线应保持静止,否则会引起测量不稳定。

6.3　用缓冲溶液标定仪器时,要保证缓冲溶液的可靠性,勿重复使用校正缓冲液。

6.4　清洗酸度计/pH 计电极后,不要用滤纸擦拭玻璃膜,而应用滤纸吸干,避免损坏玻璃薄膜、防止交叉污染,影响测量精度。

6.5　酸度计/pH 计电极不能用于强酸、强碱或其他腐蚀性溶液的测试,严禁在脱水性介质如无水乙醇、重铬酸钾等中使用。

6.6　其他注意事项:认真阅读使用说明书。

九、纯化水制备机(反渗透)使用操作规范

1　工作原理

目前实验室以"反渗透"为原理的纯化水制备机较为常用。其原理为,在一种压力驱动

下,借助于半透膜的选择截留作用将溶液中的溶质与溶剂分开、分离,主要由增压泵、膜壳、反渗透膜、控制电路等组成。

2 主要技术参数

2.1 引用标准 GB/T 19249—2003《反渗透水处理设备》、GB/T6682—2008《中国国家实验室分析用水标准》。

2.2 制备机脱盐率 设备的脱盐率≥95％。

2.3 原水回收率 ≥30％(小型设备)、≥50％(中型设备)、≥70％(大型设备)。

2.4 纯化水电导率 ≤5μS/cm、pH 值 5.0～7.5(国家实验室分析用水三级用水标准)。

3 操作程序

不同品牌、不同规格的反渗透装置的工作程序有所不同,应认真阅读、理解使用说明书。一般可划分为四个阶段:启动、运行、停机和低压冲洗。开机前应查看生产环境、设备、工具是否清洁干净,确认设备电源连接完好,各电源线紧固无脱落,确认各压力表、流量计及在线仪表能正常使用。

3.1 启动 反渗透装置由停机状态向正常运行状态的过渡,是对反渗透系统的冲洗过程,将装置充满水,排除空气,排放不合格的纯化水,冲洗时间一般为 60s 左右。

3.2 运行 当冲洗至淡水质量达到要求后,停止排放淡水,向纯水箱或后续系统供应纯化水,是反渗透系统生产纯化水的过程。

3.3 停机 装置由正常运行状态转入停止运行状态的过程,高压泵停止运转。

3.4 低压冲洗 即停机冲洗。用纯化水置换浓水的过程,即用纯化水冲洗反渗透装置,直至浓水侧排水水质与与纯化水水质基本相同为止,时间通常约需 10min。

3.5 关机、停机

3.5.1 正常情况下,设备自动运行,不需要关机。

3.5.2 若长期关机,将纯水泵出水阀关闭,将原水灌存水排尽。

3.5.3 停机。停机期间,需每天开机冲洗,冬天不少于 0.5h,夏天不少于 1h。

4 维护和保养

4.1 滤芯等的更换 一般情况下,当机器进出水压差大于 0.03MPa 时应考虑更换内部的砂过滤器、软化器、滤芯、保安过滤器、活性炭过滤器等元器件。

4.2 反渗透膜的清洗 在长期运行过程中,膜上会积累水中存在的各种污染物,从而使装置性能(脱盐率和产水量)下降,组件进、出口压力升高,因此需定期进行化学清洗。出现以下之一的情况时,应予以清洗①装置的产水量比初期投运时或上一次清洗后降低5％～10％时;②装置的脱盐率比初期投运时或上一次清洗后降低2.5％～5％;③装置各段的压力差值为初期投运时或上一次清洗后的1～2倍时;④装置需要长期停用前。

4.3 高压泵 一般情况下,应每天监听是否有异常响声,每月对水泵润滑处加注润滑剂。

4.4 纯水箱、管道 一般情况下,每3～6个月进行一次检查,必要时对水箱、管道进行清洗。

5 运行要求

5.1 环境要求 正常使用温度为 5～45℃,最佳 24～27℃,进水温度每升 1℃或降低

1℃,产水将增加或减少,因此冬季的出水应适当调节进水压力,以稳定其产水量。

5.2　安装要求　设备安装时,在装卸膜元件的一侧,应留有不小于膜元件长度1.2倍距离的空间,以满足换膜、检修的要求。设备不能安置在多尘、高温、振动的地方,一般应安装于室内,避免阳光直射,环境温度低于4℃时,必须采取防冻措施。

5.3　原水(进水)要求

5.3.1　淤塞指数 SDI15<5;

5.3.2　游离余氯:聚酰胺复合膜<0.1m g/L;乙酸纤维素膜0.2m~1.0mg/L;

5.3.3　浊度:<1.0NTU;

5.3.4　根据反渗透膜元件要求合理控制进水的 pH 值、铁离子、微生物、难溶盐等参数。

6　其他事项

6.1　按照设备的设计产水量运行,并及时更换滤器等元器件。

6.2　按要求做好设备的定期维护工作。

6.3　及时记录各项在线显示的参数,不符合设备出厂要求时,应及时查找原因并予以相应的处理。

6.4　其他注意事项:认真阅读使用说明书。

十、电导率仪使用操作规程

1　工作原理

电导率是物体传导电流的能力,即电阻的倒数,通常用它来表示水的纯净度。电导率测量仪的测量原理是将两块平行的极板,放到被测溶液中,在极板的两端加上一定的电势(通常为正弦波电压),然后测量极板间流过的电流。根据欧姆定律,电导率(G)—电阻(R)的倒数,是由电压和电流决定的。电导率仪适用于测量蒸馏水、去离子水、饮用水、锅炉水、工业废水及一般液体的电导率,还可以用于电子、化工、制药及电厂检测高纯水的纯度。

2　主要技术参数

2.1　引用标准　GB/T11007—2008《电导率仪试验方法》。

2.2　电导率仪的电导率测量范围、分辨率、精度、温度补偿、终点判定、电导校准点等参数,因不同的品牌、规格而有较大差异,一般要求测量范围为 0.01μS/cm 至 1000mS/cm,分辨率为 0.01μS/cm 至 1mS/cm 可变,精度达到±0.5%量程。

3　操作程序

操作程序依品牌、型号不同而不同。

3.1　开机预热,用蒸馏水清洗电导率电极。

3.2　校正　将电极擦净后放入根据待测溶液的电导值选定的电导率对照液中,输入对照液电导率值,予以校正。

3.3　测量　校正完成后,用蒸馏水清洗电导率电极,放入待测试溶液中,读取电导率结果。

3.4　结束工作　测量完毕,用去离子水清洗电极后,将电极浸入装有去离子水的烧杯中,填写使用记录。

4 维护和保养

4.1 清洁 每次使用完毕应立即清洁仪器,及时填写仪器使用记录。使用结束后,把电极取下在蒸馏水中冲洗干净、晾干。

4.2 检定 应按计量部门规定定期校正,并有专人保管,负责维护保养。

4.3 电极的维护 对镀铂黑的电极,使用前可浸在蒸馏水内,以防止铂黑的惰化,若发现镀铂黑的电极失灵,可浸入10%硝酸或盐酸中2min以上,然后用蒸馏水清洗再测量。如情况并无改善,则铂黑必须重新电镀或更换电极,不要用研磨剂清理电极。

4.4 电导池的维护 用清水多次反复润洗电导池,不能擦洗电导池壁,否则,油膜很容易脱落并被冲出电导池,即使是活性很高的化学物质使电极变色也不要进行擦洗,因为这并不影响其测试的准确性。

4.5 每月进行一次仪器的维护检查,并填写维护记录。

5 运行环境

环境温度:0~40℃;

相对湿度:5%~80%;

存放环境应清洁、无腐蚀性气体。

6 其他事项

6.1 电极的引线不能受潮,否则将影响测量工作的准确性。

6.2 测定高纯水时,被测溶液应流过密封电导池。否则其电导率将很快升高,这是因为空气中的 CO_2 溶入高纯水后,就变成了具有导电性能的碳酸根离子 CO_3^{2-} 而影响测量值。

6.3 盛放被测溶液的容器必须清洁,无离子沾污。

6.4 其他注意事项:认真阅读使用说明书。

十一、细菌鉴定/药敏分析仪(Vitek-32型)使用操作规程

1 工作原理

Vitek测试卡的反应池内含有各种风干生化反应底物或抗菌药物,加入标准浓度菌液后,放入测试架槽内,采用比色法/比浊法,应用动态学方法原理,读数器每小时光扫描测试卡,以获取卡片内样本在培养介质内生长变化值,自动检测每张卡片的反应情况,与数据库中的数据进行比较分析,达到系统预设的阈值时,自动报告检测结果。

2 主要技术参数

可鉴定由环境、原料及产品分离培养出的微生物。

主要鉴定菌种包括:肠杆菌科、非发酵G(一)杆菌、葡萄球菌

链球菌、酵母菌、厌氧菌、奈瑟氏菌及嗜血杆菌、芽孢菌。

鉴定结果准确性>97%、鉴定沙门氏、大肠埃希氏及其他肠杆菌准确性>99%。

3 操作程序

3.1 开机 插上电源,待UPS亮灯稳定、打印机和显示器启动,再打开读数箱2个开关,打开Vitek,点击reader status,点击process on,点击go,查看温度。

3.2　菌液配制及接种试卡

3.2.1　打开生物安全柜,使其正常运行。

3.2.2　准备 12mm×75mm 无菌试管、充液试管架及 Vitek 比浊仪。

3.2.3　准备测试鉴定卡及药敏卡,在卡上标记位置标记标本号(Vitek ID)及测试卡外部试验标记。

3.2.4　无菌试管加入 1.8ml 无菌 0.45％ NaCl 溶液,放入比浊仪调零。

3.2.5　用无菌接种环挑取已纯化菌落(菌龄为 18～24h)数个加入已加 1.8ml 0.45％ NaCl 溶液的试管,调制菌悬液,用 Vitek 比浊仪比浊调制菌悬液浓度至规定浓度。

3.2.6　若需做药物敏感试验,则从已调制好的待测菌菌悬液用无菌吸液器吸取一定量菌液加入到 1.8ml 0.45％ NaCl 溶液的无菌试管稀释,不同细菌药敏试验稀释倍比不同。

3.2.7　将测试卡放置在充液试管架已调制好待检菌菌悬液试管的相对应位置,用无菌带弯吸管把测试卡与试管相连接。

3.2.8　打开 Vitek-32 仪器真空充液泵门,将充液试管架放入充液泵内,关上充液泵门,按压 ON 钮,充液泵上 READY 批示灯亮,再按压 FILL 钮,READY 批示灯熄灭,开始充液,当听到嘀鸣声并且 READY 批示灯亮,即说明已充液完毕,按压 OFF 钮,打开充液泵门,取出充液试管架。取下测试卡充液吸管,用无菌塑制塞头封闭测试卡充液孔口。

3.2.9　点击 Vitek-32 电脑屏幕 bioLIAISON 主菜单上 Vitek 键,进入 Vitek Status(读数器状态)窗口菜单,点击 Reader 键,打开读数器状态窗口,查看读数器读数时间,若一个读数时间间隔 5min 以上,则可打开 Vitek-32 全自动微生物分析系统读数器/恒温箱门,将测试卡正确放入读数器架内,关闭读数器/恒温箱门。

3.2.10　当测试卡放入 Vitek-32 全自动微生物分析系统读数器/恒温箱内,读数器每隔 1h 读数一次,最后得到细菌鉴定结果;药敏测试卡内设有阳性对照孔,当其对照孔达到阈值,同时细菌鉴定结果一旦获得,细菌药敏试验结果即可完成。

3.3　关机　点击 system,再点击 system maintenance,选择 stop the system 并运行 0min,按顺序关闭显示器、读数箱、打印机、UPS,最后拔除电源。

4　维护与保养

4.1　每天上班开始工作前和下班离开前要检查仪器的工作状态是否正常。

4.2　每天用中性的清洁液将仪器表面擦拭干净。

4.3　购买的新批号的试剂都必须先做质控,质控合格后才能用于临床检测。

4.4　仪器每一个月做一次彻底的清洁保养,包括清洁外壳、卡片架、滤网等。

4.5　每年请相关部门对仪器进行一次检定工作。

5　运行环境

温度:18～28℃;

相对湿度:≤85％;

无腐蚀性气体存在。

6　其他事项

6.1　菌落要纯且新鲜(培养不超过48h)。

6.2 混悬液浓度要符合要求(按 Vitek 技术指南操作)。

6.3 卡里不能混有气泡。

6.4 在打开读数箱时,一定要查看荧屏上 reader status。

6.5 充液完成后 20min 内,将卡片放进读数箱(YBC、NHI、ANI 除外),否则会影响读数效果。

6.6 其他注意事项:认真阅读使用说明书。

(魏兰芬)

十二、电子分析天平使用操作规范

1 工作原理

电子分析天平有别于以机械杠杆原理设计的电光分析天平,多采用电磁平衡方式,称出的是重量,需要校准来消除重力加速度的影响。

2 主要技术参数

2.1 引用标准 JJG 1036—2008《电子天平检定规程》。

2.2 主要技术参数 天平的可读性、称重范围、重复性、线性等参数,依不同的品牌、规格而有较大差异,普通药学实验室常用的电子天平以可读值 0.01g、0.001g、0.0001g 为常见,称量范围一般为 0~220g。

3 操作程序

操作程序依品牌、规格不同而不同,现以常用的万分之一电子分析天平为例,介绍如下。

3.1 接通电源,打开电源开关和天平开关,预热至少 30min 以上。也可于上班时预热至下班前关断电源,使天平处于稳定的预热状态。

3.2 在使用前观察水准器,如水泡偏移,调节水平调节脚,使水泡位于水准器中心。

3.3 天平自检 电子天平设有自检功能,进行自检时,天平显示"CAL……"稍待片刻,依品牌不同闪显不同的字样或符号,此时应将天平自身配备的 100g 或 200g 标准砝码置入载物盘,天平即开始自校,片刻后显示 100.0000 或 200.0000,继后显"0",此时应将标准砝码取回,片刻后天平显示 0.0000,自检完毕,即可称量。

3.4 放入被称物 将被称物预先放置使与天平室的温度一致(过冷、过热物品均不能放在天平内称量),开启天平侧门,将被称物置于天平载物盘中央,放入被称物时应戴手套或用带橡皮套的镊子镊取,不应直接用手接触,须轻拿轻放。

3.5 读数 天平自动显示被测物质的重量,等稳定后(显示屏左侧亮点消失)即可读数并记录。

3.6 关闭天平,进行使用登记。

4 维护和保养

4.1 分析天平应按计量部门规定定期校正,并有专人保管,负责维护保养。

4.2 保持天平内部清洁,必要时用软毛刷或绸布抹净或用无水乙醇擦净。

4.3 天平内应放置干燥剂,常用变色硅胶,并应定期更换。

4.4 称量不得超过天平的最大载荷。

5　运行环境

环境温度：Ⅰ级天平为 20℃±2.5℃，其温度波动不大于 1℃/h；Ⅱ级天平为 20℃±7.5℃，其温度波动不大于 5℃/h；

相对湿度：Ⅰ级天平 50%～75%；　Ⅱ级天平 50%～80%；

存放环境应清洁、无腐蚀性气体、放置台具有防振动功能、无明显气流。

6　其他事项

6.1　不要放置在空调器下以免气流产生干扰，搬移过的电子分析天平必须重新调整好水平，并对天平的计量性能作全面检查无误后才可使用。

6.2　称取吸湿性、挥发性或腐蚀性物品时，应用称量瓶盖紧后称量，且尽量快速，注意不要将被称物（特别腐蚀性物品）洒落在称盘或底板上；称量完毕，被称物及时移出天平，并做好称量室的清洁工作。

6.3　同一个实验应使用同一台天平进行称量，以免因称量而产生误差。

6.4　其他注意事项：认真阅读使用说明书。

（魏兰芬）

附录四　病原微生物实验室生物安全性

一、病原微生物危害程度类别

国家根据病原微生物的传染性、感染后对个体或者群体的危害程度，将病原微生物分为四类。

一类病原微生物：能够引起人类或者动物非常严重疾病的微生物，以及我国尚未发现或者已经宣布消灭的微生物。

二类病原微生物：能够引起人类或者动物严重疾病，比较容易直接或者间接在人与人、动物与人、动物与动物之间传播的微生物。

三类病原微生物：能够引起人类或者动物疾病，但一般情况下对人、动物或者环境不构成严重危害，传播风险有限，实验室感染后很少引起严重疾病，并且具备有效治疗和预防措施的微生物。

四类病原微生物：在通常情况不会引起人类或者动物疾病的微生物。

二、病原微生物危害程度评估的主要依据

1. 病原微生物的致病性和感染数量：病原微生物的致病性越强，导致的疾病越严重，其危害程度的等级越高，反之亦然。高致病性病原微生物低感染剂量就可导致发病，同一微生物感染数量越大，其暴露的潜在后果也越严重。

2. 病原微生物的传播方式和宿主范围：病原微生物的危害程度可能会受当地人群已有的免疫水平，宿主群体的密度和流动，适宜媒介的存在以及环境卫生水平等因素的影响。

3. 现有具备的有效治疗措施和预防：是否有效的抗生素、抗病毒药物、化学药物和抗血清等治疗药物和其他与该病有效的治疗措施；是否有针对该传染病的疫苗；同时应考虑该

疾病是否有典型的体征和可靠的诊断试剂,以用于疾病监测,在查出可能感染时能及时进行有效的隔离与预防。还应考虑当地是否有条件进行上述有效的预防或治疗。

4. 病原微生物在环境中的稳定性:病原微生物的稳定性是指其抵抗外界环境的存活能力。不同的微生物的稳定性不同。对病原微生物的稳定性评估除考虑其在自然界中的稳定性外,还应考虑其对物理因素与化学消毒剂的敏感性。

三、病原微生物实验室的分级

病原微生物实验室是指从事与病原微生物菌(毒)种、样本有关的,及从事研究、教学、检测、诊断等活动的实验室。

国家根据实验室对病原微生物的生物安全防护水平,并依照实验室生物安全国家标准的规定,将实验室分为一级、二级、三级、四级病原微生物实验室。具体要求如下:

实验室级别	病原微生物危害程度类别	设备内容
一级	四类	普通微生物学实验室
二级	三类	实验材料要在Ⅰ级或者Ⅱ级生物安全柜内操作 污染物品必须经高压蒸气灭菌 限制人员进出
三级	二类	实验材料要在Ⅱ级或Ⅲ级生物安全柜内操作,安全柜送风可选用循环式 实验室通过缓冲门与外界隔离,不能同时打开两道门 实验室内保持负压,以保证气流方向从外向内 排风需经 HEPA (high efficiency particulate air filter)高效过滤器除菌 取出实验室的物品需经高压灭菌或化学消毒剂进行消毒
四级	一类	实验室操作要在Ⅱ级或Ⅲ级生物安全柜内进行 实验室应为独立的建筑,或在同一建筑内与其他区域严格隔离 实验室内的建筑材料要具有防水和气密性 形成逐级的压差设计,保证气流方向从外部到半污染区到主实验室到生物安全柜内流动 不得同时开启两道门,实验室门要采取气密性结构 进入实验室要完全更衣 实验室送风要经一级 HEPA 高效过滤器;排风要经两级 HEPA 高效过滤器;送、排风均为独立系统 主实验室与半污染区之间,半污染区和清洁区之间各设一防污型高压过道 排水要经 121℃(实验物件涉及 Prion 时需 134℃)加热灭菌

四、病原生物学实验室工作人员生物安全行为规范要点

1. 实验室工作区内绝对禁止吸烟

2. 实验工作区内不得有食物、饮料等“手-口”接触可能的其他物质,冰箱禁止存放食物。

3. 实验工作区内禁止使用化妆品进行化妆,但允许并建议经常洗手的实验人员使用护

手霜。

4．处理腐蚀性或毒性物质时,需使用安全镜、面罩或其他保护眼睛和面部的防护用品。在实验室的危险区内不要佩戴隐形眼镜,除非同时使用护目镜或面罩。

5．应穿着符合实验室工作需要的服装,工作服应干净、整洁。有时还需要佩戴其他防护装备如:手套、护目镜等。个人防护服应定期更换以保持清洁,若遇被危险物品严重污染则应立即更换。

6．在工作区内,应穿舒适、防滑、并能保护整个脚面的鞋。在有可能发生液体溅溢的可能时,可加套一次性防渗漏鞋套。

7．留长发的工作人员应将头发盘在脑后,以防止头发接触到被污染物和避免人体脱屑落入工作区。

8．实验室工作人员在脱下手套后,离开实验室前,以及在进食或吸烟前都应该洗手。接触菌种后,应立即洗手。

9．所有实验室操作禁止用口移液,应使用助吸器具。

10．谨慎处理针头和碎玻璃等锐利物品,避免扎到手部。

11．被指定为"污染区"的区域,所有这些物品的表面都认为是不洁净的。在做完实验后应立即彻底洗手。污染区的实验台至少每天清洁、消毒一次,有必要可多次。

12．冰箱、培养箱、水浴和离心机应定期清洗和消毒,在发生严重污染后应立即进行清洗和消毒。

13．清洁区和污染区的个人防护服要分开存放。

14．每天至少清理一次垃圾。

15．实验工作区不得存放个人物品,如钱包、外套等。实验室内应配备立急设备,如应急洗眼装置和酒精等消毒用品。

16．实验工作区内的用后废弃物品存量不要太大。

（范兴丽、姜　侃）

REFERENCES　参考文献

［1］中华人民共和国国务院令《病原微生物实验室生物安全管理条例》,中华人民共和国国务院令第 424 号,2004

［2］刘来福.病原微生物实验室生物安全管理和操作指南.北京:中国标准出版社,2010

参 考 答 案

项目一 微生物生理学及技术

任务一 微生物基本概念及生物学性状

一、选择题

1．E 2．B 3．D 4．D 5．E 6．C

二、填空题

1．真核细胞 原核细胞 非细胞 2．微米 纳米 3．荚膜 普通菌毛 4．R质粒
5．非细胞 复制 6．菌丝 孢子

任务二 细菌遗传与变异及其应用

一、选择题

1．A 2．B 3．E 4．B 5．A 6．A

二、填空题

1．温和噬菌体 溶原性细菌 2．转导 接合 溶原性转换 3．相容性 不相容性
4．牛型结核杆菌 结核病 5．细菌细胞壁缺陷型 高渗培养基 6．形态 结构变异 菌
落变异 毒力变异 耐药性变异

任务三 微生物的感染免疫与致病性

一、选择题

1．D 2．B 3．E 4．D 5．E 6．C

二、填空题

1．数量 途径 2．毒素 侵袭力 3．荚膜 菌毛 侵袭性酶 4．血脑屏障 血胎屏
障 5．完全吞噬 不完全吞噬 6．细菌的毒力 侵入的数量 侵入的部位

任务四 与药学有关的微生物主要类群

一、选择题

1．B 2．ABCDE

二、填空题

严重急性呼吸综合征

任务五 光学显微镜使用及油镜养护技术

一、选择题

1．B 2．A 3．E 4．D 5．D

二、填空题

1. 原核细胞型　**2.** 物镜放大倍数　目镜放大倍数　**3.** 低倍镜　高倍镜　油镜

任务六　常用微生物实验器材清洗与准备

一、选择题

1. C　**2.** E　**3.** E　**4.** AC

二、填空题

1. 浸泡　涮洗　浸酸　冲洗　**2.** 指在微生物实训、科研、药品检验等操作过程中,对所用的玻璃器皿等采用洗涤液去除内外污物的过程

任务七　微生物实验室常用仪器简介

一、选择题

1. A　**2.** C　**3.** B　**4.** BC

二、填空题

1. 高效空气过滤器　风机　箱体　**2.** 有手提式　立式　卧式　**3.** 加湿　消毒系统

项目二　常见病原微生物

任务八　临床常见致病性原核细胞型微生物

一、选择题

1. C　**2.** B　**3.** C　**4.** C　**5.** D　**6.** B　**7.** A

二、填空题

1. 肠毒素　血浆凝固酶　**2.** 风湿热　**3.** 新生儿和结核菌素试验阴性的儿童　**4.** 白百破三联疫苗　**5.** 肉毒毒素

任务九　常见引起人类疾病的病毒

一、选择题

1. C　**2.** A　**3.** B　**4.** B　**5.** A　**6.** D　**7.** D

二、填空题

1. HA　NA　HA　**2.** 轮状病毒　**3.** HAV　HEV　HBsAb　**4.** 性传播　血液传播　母婴传播　**5.** HSV　HCMV　**6.** 传染性蛋白粒子

任务十　常见病原性真菌、放线菌

一、选择题

1. B　**2.** D　**3.** A　**4.** D　**5.** D　**6.** A

二、填空题

1. 新生隐球　呼吸道　**2.** 墨汁　双壁　芽生　假　**3.** 外源　内源　**4.** 毛癣　表皮癣　小孢子癣　毛癣　**5.** 暴露　变黑　象皮肿

任务十一　微生物染色标本制备技术

一、选择题

1. D　**2.** ABD　**3.** D　**4.** E

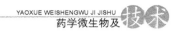

二、填空题

1. 革兰阳性菌（G⁺）　革兰阳性菌（G⁻）　**2.** 结晶紫　碘液　乙醇　稀释复红　革兰阳性菌　革兰阴性菌

任务十二　微生物形态学观察

一、选择题

1. C　2. D　3. A　4. D

二、填空题

1. 球菌　杆菌　螺形菌　2. 粗糙型菌落和黏液型菌落　3. 葡萄球菌　链球菌　肺炎球菌　脑膜炎球菌　淋球菌　4. 肾形　中性粒细胞　5. 阴性

<h2 style="text-align:center;">项目三　微生物分离培养技术</h2>

任务十三　无菌及微生物实验无菌操作技术

一、选择题

1. A　2. D

二、填空题

1. 活　污染　干扰　无菌环境　无菌器材　无菌操作　2. 前后　三步法　加热冷却

任务十四　培养基制备

一、选择题

1. C　2. B　3. A　4. D

二、填空题

称量　溶解　调pH　过滤　分装　加塞包扎　灭菌　无菌试验效果试验　保存备用

任务十五　细菌接种、分离和培养

一、选择题

1. B　2. C　3. A

二、填空题

1. 第一　菌苔　第四或（和）第五区　菌落　2. 菌膜　沉淀　混浊　3. 沿线扩散生长　沿线生长

<h2 style="text-align:center;">项目四　微生物分布与检测技术</h2>

任务十六　微生物分布及其实际应用

一、选择题

1. C　2. E　3. D

二、填空题

1. 体表　腔道　2. 机体免疫功能低下　寄居部位部位改变　菌群失调

任务十七　医院内感染及其监控

一、选择题

1. E　2. A　3. B　4. C

二、填空题

1. 紫外线消毒　2. 龙胆紫　3. 大肠埃希菌　铜绿假单胞菌　金黄色葡萄球菌　肠球菌等

任务十八　微生物分布测定

一、选择题

1. A　2. D

二、填空题

1. 5m　10～15cm　2. 平板上菌落平均数　平板面积（cm^2）　实验中平板暴露的时间（min）

项目五　细菌代谢产物及其检测技术

任务十九　微生物代谢产物及其应用

一、选择题

1. B　2. E　3. D　4. A　5. B

二、填空题

1. 内毒素　外毒素　2. 阴性　发热

任务二十　细菌代谢产物与细菌生化检验技术

一、选择题

1. A　2. D　3. B　4. C

二、填空题

1. 含硫氨基酸　黑色硫化物　2. 靛试剂法

项目六　免疫学基础

任务二十一　免疫系统

一、选择题

1. C　2. C　3. B　4. C

二、填空题

1. SIgA　IgG　IgM　2. 骨髓　胸腺

任务二十二　医学上重要的抗原物质

一、选择题

1. B　2. B　3. C E　4. AC

二、填空题

1. 免疫原性　抗原性　2. 不完全抗原　完全抗原　TD－Ag　TI－Ag　异种抗原

同种异型抗原　异嗜性抗原　自身抗原　3.增强特异性免疫应答　抗肿瘤和抗慢性感染的辅助治疗

任务二十三　免疫应答

一、选择题

1.DE　2.C　3.D　4.B　5.B　6.A

二、填空题

1.IgM　IgG　速度快　滴度高　维持时间长　2.MHC-Ⅰ　CD8$^+$T　**3.**T　细胞免疫　B　体液免疫

项目七　免疫临床应用

任务二十四　人工免疫及其免疫制剂的应用

一、选择题

1.C　2.BD　3.ABCDE　4.ABC

二、填空题

1.儿童　种类　次序　剂量、部位　2.自然感染　皮下注射　肌内注射　3.免疫反应　有损害　一般反应　异常反应

任务二十五　计划免疫

一、选择题

1.CDE

二、填空题

七周岁　结核　脊髓灰质炎　百日咳　白喉　破伤风

任务二十六　免疫学诊断技术

一、选择题

1.ABCD　2.ABC　3.DE　4.DE

二、填空题

1.可溶性　单向免疫扩散　双向免疫扩散　2.颗粒型抗原　凝集反应　3.快速　敏感　简便

项目八　外界环境对微生物的影响及抗微生物药物

任务二十七　外界环境对微生物影响

一、选择题

1.A　2.C　3.C　4.D

二、填空题

1.121.3℃　20～30min　**2.**高压蒸汽灭菌法　3.杀菌效果与波长有关　穿透力弱　对人体皮肤等有损害等

任务二十八　　常用化学消毒剂和防腐剂的使用

一、选择题

1. D　2. A　3. AB　4. C

二、填空题

1. 高效消毒剂　中效消毒剂　低效消毒剂　2. 苯扎溴铵　3. 洗必泰　皮肤　黏膜　物品表面

任务二十九　　抗生素

一、选择题

1. E　2. ABCD

二、填空题

1. 细菌　真菌　病毒　杀灭　抑制　2. 磺胺类　喹诺酮

任务三十　　细菌的耐药性

一、选择题

AB

二、填空题

1. 固有耐药性　获得耐药性　2. 三类或三类

任务三十一　　药物体外抗菌试验技术

一、选择题

1. D　2. C　3. AE

二、填空题

试验菌　培养基　试验药物　试验对照等

项目九　　微生物技术在药学中的应用

任务三十二　　制药工业相关的微生物生态学

一、选择题

1. A　2. A　3. E　4. DE

二、填空题

1. 洁净度　温度　2. 控制温度湿度　净化处理

任务三十三　　制药工业消毒灭菌与灭菌程序

一、选择题

1. C　2. A　3. BC　4. A

二、填空题

1. 灭菌产品经灭菌后微生物残存概率　不得低于 6　无菌保证　**2.** 微生物对热的敏感程度

任务三十四　　无菌制剂与一次性医疗器械

一、选择题

1. C　2. B　3. B　4. ABCDE

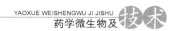
二、填空题

1. 注射用制剂　眼用制剂　埋植制剂　创面用制剂　手术用制剂　**2.** 无菌　无热原

项目十　制药行业和医疗机构卫生

任务三十五　生产经营企业卫生

一、选择题

1. AB　**2.** ABC

二、填空题

1. 良好操作规范或优良制造标准　药品生产质量管理规范　**2.** 两种

任务三十六　医疗机构卫生

一、选择题

1. AB　**2.** E　**3.** B　**4.** D

二、填空题

1. 医院感染管理管理委员会(小组)　主管业务的副院长　医院感染管理科　**2.** 灭菌水平　消毒水平　**3.** 5个　200个

任务三十七　药品生产过程的微生物控制技术

一、选择题

1. E　**2.** E　**3.** E　**4.** A

二、填空题

1. 培养基稀释法　薄膜过滤法　中和法　离心法　**2.** 热原检查法　无菌检查法　微生物限度检查法　内毒素检查法　**3.** 无菌检测室　微生物限度检测室　阳性对照室　**4.** 长螨　发霉　虫蛀　变质

项目十一　药品食品微生物检测技术

任务三十八　药品微生物检验的质量保证

一、选择题

1. BC　**2.** ABC

二、填空题

1. 细菌数　真菌数　大肠埃希菌　金黄色葡萄球菌　**2.** 菌落　保藏方法　检查

任务三十九　注射剂无菌检查技术

一、选择题

1. B　**2.** CD

二、填空题

1. 直接接种法　薄膜过滤法　**2.** 5代

任务四十三　药品中活螨检查

一、选择题

CDE

二、填空题

密丸　糖浆

<h3 align="center">任务四十四　热原质检测</h3>

一、选择题

1. ABCD　**2.** E

二、填空题

1. 38.0～39.6　**2.** 3℃　17～25℃　3℃

<h2 align="center">项目十二　药物霉变防治与监控</h2>

<h3 align="center">任务四十五　微生物腐败、感染危险与预防控制</h3>

一、选择题

1. E　**2.** E　**3.** B

二、填空题

1. 污染　控制　**2.** 原材料　生产过程　设备

<h3 align="center">任务四十六　中药霉变的危害及其防霉技术</h3>

一、选择题

1. AB　**2.** BC　**3.** ABD

二、填空题

1. 黑酵母菌　云白菌　绿霉菌　蓝霉菌　毛霉菌　**2.** 黄曲霉毒素　**3.** 药物变质失效产生有毒致癌物质